JN447292

[정부연구과제-2014]

의료서비스 리더십

안 상 윤

비즈프레스

서 문

한국에서 의료기관은 법률적으로는 비영리조직이다. 하지만 대부분의 병원들이 현실적으로는 기업 못지않게 영리를 추구하는 경영을 하고 있다. 그렇다면 병원 관리자의 리더십은 영리 및 비영리기관 중 어떤 관점에서 발휘되어야 하는가? 사회적으로나 병원의 입장에서 매우 중요한 선택의 문제가 아닐 수 없다. 의료기관은 사회적 필요에 의해 계속 진화하고 있고 연간 국민들이 쓰는 의료비도 지속적으로 증가하고 있다. 한국 의료서비스시장은 연간 매출 100조원이 넘는 시장으로 성장했다. 특히 외국인 진료는 물론 병원의 해외 진출도 활발해지고 있는 환경변화 속에서 의료기관의 글로벌 역할도 주목받고 있다. 당연히 글로벌 의료서비스 리더십도 연구 대상이 되어야 한다.

각종 의료기관에서 관리책임을 맡고 있는 병원장을 비롯한 관리자들은 기본적으로 의료기관에서 생산되는 의료서비스가 국민의 요구와 정서에 부합하여 신뢰를 받고, 또한 병원의 발전에 기여하도록 리더십을 발휘해야 할 것이다. 병원 조직 내부적으로 보면, 핵심 인력으로서 일정부분 관리자 역할도 담당하는 의사집단은 조직의 발전이나 사회에 대한 기여도도 높지만 병원의 수익을 높이는 데 큰 관심을 가지고 있다. 이들을 어떻게 동기부여 시키고 조직에 헌신하도록 할 것인가 하는 문제는 의료기관에서 리더십의 전통적인 숙제이다. 이런 내외부적 요구에 효과적으로 부응하면서, 동시에 병원 조직과 의료산업의 발전에 기여할 수 있는 의료서비스 리더십의 방향을 모색해보고자 하는 것이 이 책의 집필의도이다.

의학은 질병문제를 해결하는데 있어서 기술적 치료만을 제공할 뿐이지 질병 발생의 사회적 근원에 대해서는 관심을 두지 않는 경향이 있다. 하지만, 병원이라는 조직은 분명히 의학 그 자체는 아니다. 병원은 사회적 요구에 의해 만들어지고 사람들이 모여서 일하는 사회적 조직으로 외부와는 끊임없이 상호작용해야 한다. 살아있는 유기체처럼 관리되어야 하고 환자는 물론 구성원들의 인격도 존중되어야 한다. 병원 관리자의 리더십이 중요하게 연구되지 않을 수 없는 배경이다. 하지만 의사나 간호사 같은 핵심 의료인력은 사람보다는 기술적 치료에 집중하는 경향이 강하다. 병원의 리더는 이와 같은 문제를 해결하고 병원을 사회적으로 신뢰받는 조직으로 발전시켜나가야 하는 책임을 지고 있는 주체이다.

이 책은 의료서비스 조직의 내부적 협력과 외부와의 활발한 상호작용을 촉진하고, 조직의 혁신과 시대가 요구하는 조직문화 창조에 기여하기 위해 전통적 리더십이론의 기반 위에서 조직행동론적 관점을 취하고 있다. 실무적으로는 병원 관리자의 조직관리, 성과관리, 인력관리의 역량을 높이는 것에 초점이 맞춰져 있다. 따라서 보건의료분야 종사자들은 이 책을 통하여 변화하는 의료환경 속에서 조직운영의 효과성을 높일 수 있는 리더십의 기본방향을 이해할 수 있을 것이다. 연구의 한계점으로는 집필을 하는 마지막 해에 제4차 산업혁명이라는 중요한 사회적 이슈가 부각되었고, 그것이 의료서비스 리더십에 미치는 영향이 막대함에도 불구하고 깊이 분석할 수 있는 시간을 갖지 못했다. 기회가 주어진다면 후속으로 연구를 하고 싶다.

끝으로 필자가 10년 이상 연구해온 의료서비스분야의 리더십 이론서를 집필할 수 있는 기회를 제공한 한국연구재단과 출판을 맡아준 비즈프레스 추일재 사장님께 깊이 감사드린다.

2019년 6월

저자 안 상 윤

목 차

제1장 의료서비스의 개념

제2장 의료서비스 조직의 구성 및 의사결정체계

제3장 의료서비스 조직과 리더십

이 저서는 2014년 정부(교육부)의 재원으로 한국연구재단의 지원을 받아 수행된 연구임
(NRF-2014S1A6A4026766)

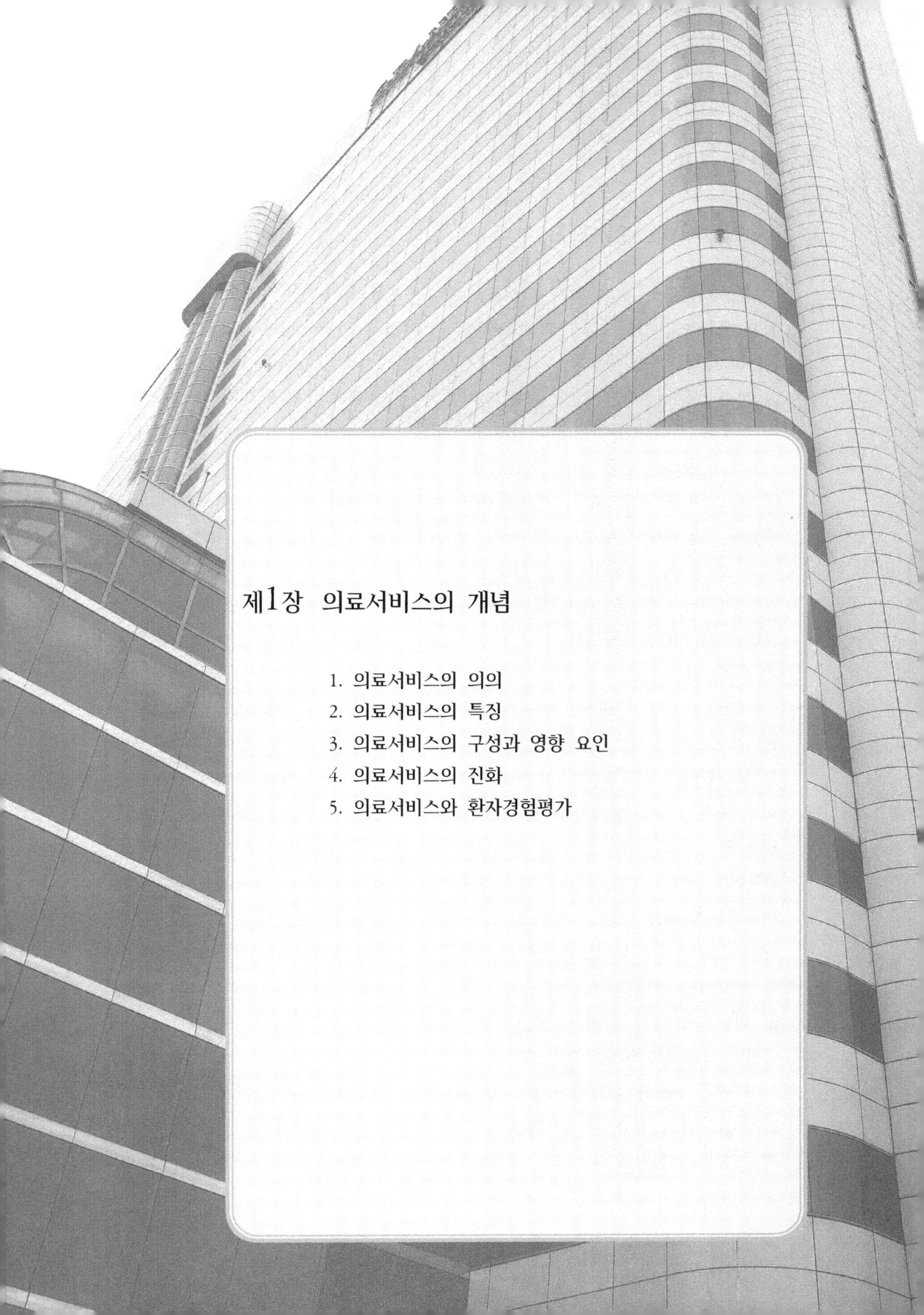

제1장 의료서비스의 개념

1. 의료서비스의 의의
2. 의료서비스의 특징
3. 의료서비스의 구성과 영향 요인
4. 의료서비스의 진화
5. 의료서비스와 환자경험평가

1. 의료서비스의 의의

현대 자본주의 사회 속에서 의료서비스도 교환의 대상인 재화로 보는 관점이 점점 우세하고 있다. 그러나 의료서비스는 확실히 일반 상품과는 다른 특성들을 지니고 있다. 가장 중요한 특징은 아무래도 의료진과 환자가 분리되지 않고 동시에 서비스를 생산하고 소비한다는 점이다. 때문에 환자의 의료서비스에 대한 긍정적 반응과 신뢰를 유인해내기 위해서는 의료인들의 관계 지향적 태도와 커뮤니케이션 능력이 요구된다. 이때 의료진의 태도와 커뮤니케이션은 환자의 태도를 결정짓는데 있어서 매우 의미 있는 작용을 한다. 의료진의 친밀도 높은 관계 지향적 태도와 커뮤니케이션은 환자의 만족, 병원에 대한 이미지의 형성, 재방문의도, 구전 등에 영향을 미친다. 또한 의료진이 이와 같은 입장을 취하는 것은 환자의 자발적 자기정보공개를 촉진시킴으로써 치료효과를 향상시키는 결과를 가져온다. 의료진이 환자와의 관계에서 마치 코치와 같은 리더십을 발휘하는 것은 당연한 시대적 요청이다.

Buller & Buller(1987)는 의료기관에서 서비스 제공자의 친절하고 사려 깊은 커뮤니케이션은 고객만족도를 높인다는 것을 증명했다. 또한 의료진이 고객을 신뢰하면서 협력적 의도를 가지고 커뮤니케이션을 하는 과정에서 의료진의 전문성 정도가 높은 것으로 환자들이 인식하면 환자들은 질적·양적 측면에서 높은 자기공개를 함으로써 치료의 효과를 높일 수 있는 것으로 나타났다. 반면, 의료진의 권위적이고 극단적이며, 의료진 중심의 통제형 커뮤니케이션은 환자의 양적 자기정보공개를 높이는 데는 효과가 있지만 질적 자기정보공개의 수준은 낮추는 효과를 가져 오는 것으로 나타났다(신현희, 2011). 하지만 의료진들이 환자들을 대하여 환자 만족적인 태도를 취하기는 쉽지 않다. 이것은 한국이 갖는 사회문화적 가치관 및 의학교육 등의 문제에 귀인(歸因)하지만 의료기관이 갖고 있는 관료제조직의 특성에 의해서도 영향을 받는다.

이 같은 현상은 의료서비스가 당연히 일반 상품과는 다른 마케팅적 접근을 하도록 요구하고 있다. 우선, 의료서비스를 구매하려는 고객들은 의료기관에 대한 직접 방문을 통하여 서비스를 제공받으며, 의료기관 및 그 구성원들은 고객과의 접촉도가 매우 높다는 특징을 가지고 있다. 가정간호서비스와 같은 경우는 고객이 의료기관을 직접 방문하지 않고 의료서비스 제공자가 고객인 환자를 방문하여 서비스를 제공하기도 하지만, 대부분의 의료서비스는 구매할 고객이 의료기관을 방문하여 서비스를 제공받아야 하는 특성을 가지고 있다.

또한 의료서비스는 환자를 진료하고 질병을 치료하는 과정에서 인간의 생명을 다룬다는 고도의 특수성을 갖고 있고, 일반 제품들처럼 손에 잡히는 상품으로 전환시키는 데는 한계를 가질 수밖에 없다. 의료서비스의 제공과 동시에 형체가 사라지는 무형의 특성을 지니고 있기 때문에 의료서비스를 공급하는 의료기관의 입장에서는 서비스를 개발할 때 잠재고객들의 만족도를 높이기 위해서 매우 특수한 성격의 유형을 개발해야 한다.

첫째, 새로운 개념의 의료서비스를 개발하는 것(예: 새로운 치료법의 개발)이 가장 효과적인 마케팅전략이지만 연구에 매달리지 못하는 일반 병원의 경우에는 새로운 수요를 창출할 수 있는 시장을 개척하는 것도 더 중요한 전략이 될 수 있다. 예를 들면, 기본적인 진료과목 외에 부가 서비스차원에서 관련 건강진단 센터를 운영하거나 고객의 관심이 증대하고 있는 비만클리닉을 개할 수 있을 것이다. 또한 고객이 쾌적한 환경에서 진료를 받고 즐길 수 있도록 카페분위기를 연출하거나 다목적 휴게공간을 제공함으로써 잠재고객들에게 실제제품이나 확장제품이 주는 효익(效益)을 누리도록 할 수도 있다. 말하자면, 서비스를 범주화하는 방법이다.

둘째, 조건이 된다면 최신의 첨단기술을 접목한 의료서비스를 개발하는 것이다. 지금까지 어떤 의료기관에서도 시행하지 못한 새로운 기술 접목 치료법을 개발함으로써 고객에게 신개념의 의료기관이라는 이미지를 제고시킨다. 그동안 이와 같은 일은 대학병원 급에서만 하는 일로 여겨왔으나 최근에는 중견 전문병원들을 중심으로 신개념의 치료법의 도입이나 기술개발을 통해 시장으로부터 큰 환영을 받으면서 부가가치를 창출하고 있다. 예를 들어, 어느 치과병원은 자체 개발한 임플란트 기술과 소재를 통해 임플란트 시술가격을 획기적으로 인하했으며, 어느 척추전문 치료병원은 특수 소재의 개발과 고통 없는 치료법을 개발함으로써 국내 최고 대학병원보다 더 많은 척추질환 치료 사례를 기록하고 있기도 하다. 국내 최대의 네트워크 시스템을 갖추고 있는 한 한방병원은 국내 모든 가맹 병원에서 제공되는 약의 표준화를 위해서 수십 대의 화물차를 확보하여 중앙 공급식 유통망을 갖추어 환자들이 복용하는 약의 표준화를 이룩함으로써 고객들의 신뢰도를 높이려고 노력하고 있다.

셋째, 통상적인 진료과목 중심의 운영에서 고객들 관심이 많은 분야와 연계하여 원스톱(one - stop)의 치료를 받을 수 있는 서비스를 개발할 수 있다. 예를 들면, 최근 노인인구 증가와 함께 노인전문병원들이 증가하고 있는데 병원 내부에 노인전문 재활센터, 노인 건강증진센터, 운동과 오락시설을 갖추고 노인들이 건강, 운동 및 오락에 필요한 것들을 한꺼번에 수행하도록 함으로써 노인 의료소비자들의 효익을 증대시켜줄 수 있을 것이다.

특히 의료서비스 상품으로써 진료행위의 결과는 의료인과 환자의 상호작용이 이루어지는 진료행위의 과정에 의해 결정되는 경우가 많다. 즉, 환자가 처한 조건이나 환자의 특성에 따라서 진료행위는 그 결과로써 병이 빨리 회복되거나 또는 지연되기도 하는 결과의 문제로 인식되기도 하지만, 환자 개인적 특성에 따라서는 오히려 진료행위 과정 그 자체를 더욱 중요하게 인식하는 경우도 있다. 때문에 진료행위의 과정이 어떻게 수행되느냐에 따라 고객만족과 새로운 가치의 창출이 이루어지기도 한다. 말하자면, 의료서비스는 일반적으로 서비스의 제공 시에 의사, 간호사 및 각종 의료기사 및 행정지원 인력 등 다양한 직종의 보건의료인들의 노력이 효과적으로 조합되어야 하기 때문에 공급자들 모두는 자신이 서비스 제공의 주체라는 인식을 갖고 있어야 한다. 병원의 관리자는 의사와 간호사만 의료서비스의 제공에 참여하는 것이 아니라, 모든 직원과 고객인 환자 사이의 긴밀한 상호작용에 의해 서비스가 생산되고 전달된다는 점을 구성원 모두가 인식하도록 하는 것이 중요하다.

실제로 병원을 방문하는 외래환자들의 진료과정에 대한 태도조사에서 고객만족에 영향을 미치는 요소는 단지 의사와의 직면뿐만 아니라 대기시간, 진료시간, 의사의 친절성, 의사의 관심, 의료기술, 증세에 대한 의사의 설명, 간호사 친절도, 간호기술 및 숙련도, 궁금증에 대한 간호사의 설명 등 매우 복잡한 것으로 나타나고 있다. 또한 치료를 마치고 병원을 나갈 때 진료비 내역에 대한 상세하고 알아듣기 쉬운 설명은 고객만족도에 중요하게 영향을 미친다. 의사나 간호사에게 만족을 한 고객이 진료비에 대한 자세한 설명을 듣지 못하여 진료행위 전반에 대하여 불신하는 것은 얼마든지 볼 수 있다.

이처럼 의료기관을 방문하여 진료와 치료를 받아야 하는 고객은 보건의료인들의 협동을 통한 의료서비스를 제공받게 되고 이러한 과정을 통하여 상품으로서 의료서비스를 인식하게 되는데 이 인식의 차이에 의해 의료기관 이용률이 달라진다. 의료서비스의 생산과 제공 과정에서 병원 구성원들 각자가 차지하는 비중과 역할이 모두 중요하다고 하겠다. 따라서 고객인 환자가 만족할 수 있는 수준의 의료서비스를 제공하기 위해서는 의사, 간호사, 기술직을 비롯한 모든 보건의료인들이 최고의 서비스를 제공할 수 있는 능력과 열의가 밑받침되어야 한다. 특히 요즘 감성 중심의 시대 속에서 환자에 따라서는 머리보다 가슴으로 진료하는 의료인을 선호하는 경향이 높아지고 있다고도 한다. 따라서 고도의 전문성을 갖추어야 하는 것은 당연한 일이고 인간적인 의료인이 많은 병원일수록 이용도가 높을 것이라는 것을 예상할 수 있다. 이외에 의료서비스 상품의 수준을 결정하는데 영향을 미치는 것으로 병원 건물의 모양이나 디자인, 직원들의 외모와 복장 상태 등도 있다. 그동안 백색계통의 가운은 병원에서 의료인의 전문성과 자격을 상징하고 의료인의 인상이나 친절도 등에 대한 고객의 인식에 영향을 미쳐 왔지만 시대가 변함에 따라 고객들은 다양한 색상이나 스타일의 복장을 요구하게 되었다. 때문에 병원을 이용하는 소비자의 관점에서 이와 같은 부가적 속성에 대한 조사도 지속적으로 이루어져야 한다. 병원의 유형이나 진료과목의 특성 등에 따라서 구성원들의 복장도 달라질 수 있다는 유연한 사고를 가질 필요가 있다.

2. 의료서비스의 특징

1) 수요의 불확실성

누구든지 미래에 발생될 질병을 정확하게 예측하는 것은 거의 불가능하기 때문에 의료서비스의 수요를 예측한다는 것은 어려운 일이다. 의료기관의 방문으로 이어지는 유효수요(effective demand)를 측정하기는 더욱 어렵다. 언제 어떤 질병이 어느 정도의 규모로 발생할지 알 수 없으며, 일단 발생된 질병이라고, 해도 이를 치료하기 위해 투입되는 실제 비용을 산출하는 것도 쉬운 일이 아니다. 또한, 의료서비스의 구매 전과 후에 나타나는 만족도의 불일치 현상, 경험에 의한 서비스 제공자 선정 등과 같은 소비자 측 요인 뿐 아니라, 제공되는 서비스의 차별화 정도나 품질 관리의 어려움, 광고 또는 촉진방법의 제한과 효과의 불확실성 등과 같은 공급자 측 요인이 동시에 작용하는 것도 수요의 불확실성을 키우는 원인으로 작용한다고 할 수 있다. 이것은 의료서비스 공급자의 입장에서는 일반 기업처럼 안정된 공급계획을 수립하기가 어렵다는 것을 뜻한다. 의료소비자의 입장에서 볼 때도 자신이 언제 어떤 종류의 질병이나 부상에 노출되어 경제적 손실을 입을지 모른다. 이와 같은 의료서비스 수요의 불확실성 때문에 소비자들은 의료보험에 가입하여 만약의 사태에 대비한다. 이상의 맥락으로 볼 때 의료서비스 공급자들은 수요의 불확실성이 의료기관과 보험회사, 의료소비자들의 경제적 행동에 어떻게 영향을 미치는지를 늘 추적하고 통제할 수 있는 능력을 갖추고 있는 것이 효과적일 것이다.

2) 정보의 비대칭성

선풍기나 식사와 같이 생활에 필요한 용품이나 서비스를 구매하는 경우에 소비자가 일정 수준 이상의 정보를 보유하고 있는 것과 달리 의료서비스의 구매에 있어서는 소비자의 무지(consumer ignorance)가 더 크게 존재한다. 의료소비자는 자신에게 나타난 질병의 종류나 특성, 치료방법 등에 관한 정확한 지식을 갖고 있지 못하기 때문에 의료서비스 구매 여부는 공급자가 제공하는 정보를 근거로 판단할 수밖에 없다. 의료기관에서 제공되는 의료서비스의 종류나 범위의 선택도 공급자인 의사에게 크게 의존하고 있는 형편이다. 이처럼 의료시장에서 공급자와 수요자 사이에 존재하는 소비자의 무지는 수요와 공급의 법칙이 적용되는 일반재화와는 달리 의사가 의료수요를 창출하는 의사 유인 수요(physician-induced demand)의 직접적 원인으로 꼽히고 있다. 이처럼 의료서비스에 관한 정보나 지식의 비대칭성 때문에 의사가 환자의 편익보다 자신의 이익을 우선시할 때는 도덕적 해이의 문제가 제기될 수 있다.

3) 첨단 기술 기반 산업

그동안 의료서비스는 사람의 건강과 생명을 보존하기 위해 평균적 치료와 대중요법을 중심으로 한 치료의학에 치중해 왔다. 그러나 21세기에 들어와 현격한 발전을 이룩하고 있는 IT, BT, NT 분야의 기술이 의료분야에 다양하게 접목이 이루어지는 융합을 통하여 개인의 유전자 특성을 분석하여 세포치료나 맞춤의료가 중심이 되는 예측의학으로 발전하는 등 새로운 의료분야가 창출되고 있다. IT 산업의 발전은 신약 개발 분야나 생물 정보학의 발전에 영향을 미치고 있고, BT는 유전자 연구 및 프로테오믹스, NT는 생명과학과의 결합을 통하여 나노바이오에 기반을 둔 의료분야 발전에 기여하고 있다. 주로 병원을 중심으로 한 한국의 의료산업은 우수한 의료 인력과 풍부한 임상자료 등의 보유로 경제성을 갖춘 산업화 가능성이 높은 분야로 각광받고 있다. 첨단산업과의 융합을 통한 의료산업의 새로운 발전 모색은 새로운 일자리의 창출뿐만 아니라 생산 유발 및 부가가치 창출에도 기여할 것으로 기대되고 있다. 그러나 의료산업의 첨단화는 희귀 질병의 치료 및 치료방법의 개선과 같은 긍정적 효과를 낳기도 하지만 가계 의료비 지출의 증가와 같은 경제적 문제를 초래하기도 한다. 최근에는 의료기관이 기대만큼 개방적이지 못하여 관련 산업의 확장을 억제하고 있다는 비판을 받기도 한다.

4) 외부효과의 존재

일반 재화나 서비스는 그것을 구매하거나 소유하는 사람에 대해서만 직접적으로 유용성이 귀속되지만, 의료서비스는 이를 직접 구매하거나 소유하지 않은 제3자에게도 영향을 미치는 외부효과(externality)가 존재한다. 외부효과는 한 사람의 행위가 제3자의 경제적 후생에 영향을 미치지만 그 영향에 대한 보상이 이루어지지 않는 경우에 발생한다. 의료서비스의 공급에 있어서 어떤 사람이 예방접종을 받거나 치료를 통하여 면역기능이 생성되었을 경우에 본인을 포함하여 주위의 다른 사람이 전염병에 걸릴 확률이 줄어드는 현상을 볼 수 있는데 이것은 외부효과라고 할 수 있다. 이것은 또한 국가나 사회가 의료문제에 적극적으로 개입해야 한다는 당위성을 제공하는 근거가 되기도 한다. 만일, 의료서비스 제공을 전적으로 민간에게만 의존하게 되면 공급자는 주로 수익성이 높은 의료서비스를 제공하는데 치중하게 되고 수익성이 낮은 1차 의료나 예방서비스를 소홀히 함으로써 경제적으로 가난한 계층의 사람들은 질병에 노출될 가능성이 높아진다. 이러한 측면에서 볼 때, 외부효과에는 부정적 외부효과(negativity externality)와 긍정적 외부효과(positive externality)가 있을 수 있다. 부정적 외부효과는 제3자의 경제적 후생을 낮추는 것을 말하고, 긍정적 외부효과는 제3자에게 이득을 주게 되는 것을 말한다.

5) 시장참여의 제한

재화의 생산이나 일반서비스 분야와는 달리 의료서비스의 생산과 유통은 법에 의하여 일정한 자격이나 면허를 보유한 사람에게만 허용된다. 의료서비스는 인간의 생명을 다루는 분야이기 때문에 일정한 수준 이상의 자격을 갖추고 훈련을 통한 실무능력을 겸비한 사람에게만 서비스를 제공할 수 있게 하는 것이 의사를 비롯한 의료인력 면허제의 본질이라고 할 수 있다. 의료서비스 생산의 법적 독점은 본래 과도한 경쟁을 제한하는 제도적 장치였다. 그러나 요즘에는 의사를 비롯한 각종 의료인의 높은 소득과 권위를 보장하는 보호막 역할과 집단이익을 위해서 기능하는 측면이 강하여 오히려 국민건강을 위협하는 원인이 된다는 비판이 제기되기도 한다. 의료서비스는 법적독점이 허용되는 분야이기 때문에 이윤동기보다는 서비스와 봉사 동기가 우선되어야 하며, 이를 견지하기 위해 행정기관이나 보건관련 단체, 의사협회, 병원협회 등과 같은 유관기관의 자율적이고 자발적인 견제와 감독기능이 강조된다.

6) 공급의 비 탄력성

일반상품의 구매시장에서는 수요에 대하여 공급은 탄력적이다. 탄력성이란 원인변수의 값이 1% 증가할 때, 그 영향을 받은 변수의 값이 몇 %나 변화하는지를 나타내는 척도이다. 예를 들어, 자동차 판매시장에서 1% 이상의 수요의 증가가 발생하면 공급자는 그 이상의 제품을 생산하게 된다. 혹시라도 팔고 남은 제품이 있으면 창고에 저장을 한다. 그러나 의료서비스는 면허 의료인의 수가 제한되어 있으며, 서비스의 저장이 불가능하다. 때문에 갑자기 큰 질병이 닥치게 되면 제한되어 있는 의료인들로 대처하기가 쉽지 않다. 실제로 2009년 전 세계적으로 발생한 신종플루 사태 시 의사를 비롯한 진료인력의 부족과 예방약의 부족사태로 사회가 큰 혼란에 직면한 적이 있다. 이처럼 의료서비스를 공급하는 인력의 양성과 배치가 전적으로 시장기능에 맡겨지지 않고 정부의 통제 하에 있기 때문에 국민과 사회의 보건 및 안정에 기여하는 점이 있지만, 수요의 변화에 효과적으로 대응하는 데는 한계가 있다고 하겠다.

7) 우량재

전 세계의 191개 나라가 헌법에 국민의 건강권 보장을 명시하고 있다. 한국은 헌법 제36조3항에서 "모든 국민은 보건에 관하여 국가의 보호를 받는다." 라고 명시함으로써 모든 국민은 국가로부터 건강권을 보장받고 있는 것으로 이해되고 있다. 이것은 의료서비스를 우량재(merit goods)로 다루고 있다는 것을 의미한다. 본래 우량재란 열등재(inferior goods)의 반대어로 소득이 증가하면 판매량이 증가하는 소비재를 말한다. 하지만, 의료시장에 있어서 우량재의 의미는 동일 공동체의 이익이 개인의 선택에 우선하는 상황에서 재화의 생산과 소비 및 분배의 전 과정을 시장기능에만 맡기지 않고 국가 또는 사회가 직접 관여함으로써 공급을 조정하는 재화라는 의미를 담고 있다. 의료기관별 구비해야 할 의료인 숫자의 규정, 각종 전염병 예방을 위한 백신의 생산과 유통, 그리고 관리의 전반적 과정을 법률로 정한 향정신성 의약품 등을 예로 들 수 있다. 이처럼 우량재로서 의료서비스의 소비는 개인뿐 아니라 국가 차원에서 장기적 편익을 도모해야 하는 공공재적 성격을 갖고 있다는 측면에서 기본적인 의료서비스의 제공에 정부 개입의 당위성이 주어지는 것이다.

8) 소비와 투자 요인의 양면성

의료서비스는 인간다운 생활을 영위하기 위한 필수품이며 삶의 수준을 향상시키기 위한 일종의 소비재(consumption goods)로 간주되어 왔다. 그러나 경제이론이 발전하면서 물적 자원(physical capital) 뿐 아니라, 인적자원에 대한 교육 및 건강관리에 소요되는 비용을 생산적인 투자로 인식하는 시각이 대두되면서 새로운 각도에서 의료서비스를 평가하게 되었다. 말하자면, 의료서비스가 필요한 근로자에게 적절한 서비스가 공급되지 않으면 노동력이 저하되어 생산성이 떨어지게 되므로 의료는 건강한 노동력을 확보하고 노동의 질과 생산력을 증가시키는 투자요인인 동시에 비용지출을 수반하는 소비요인이라고 할 수 있다.

3. 의료서비스의 구성과 영향 요인

1) 의료서비스의 구성

의료서비스의 구성에 대한 논의는 그것의 구성과 배합(mixing) 및 활용이 환자들의 만족도에 직접적인 영향을 미치기 때문에 중요하다. 일반적으로 의료서비스의 구성은 의료진이 보유하고 있는 의료기술을 기반으로 한 기술적 서비스와 의료기술 외적 서비스로 구분된다. 의료 기술적 서비스 제공 시에는 의료인이 환자의 기대 수준을 충분히 이해하고 이에 부응할 수 있도록 진료과정에 대하여 환자에게 충분히 설명하고 이해시키는 것이 필요하다. 의료진이 이와 같이 행동하는 이유는 의료기술의 동원에 대하여 환자가 충분한 이해를 할 때 더 협조적인 태도를 취하고 진료결과에도 긍정적 영향을 미치기 때문이다. 의료기술 외적 서비스는 의료서비스의 제도적이고 물리적 환경에 관한 사항으로 환자의 접근성, 편리성, 물리적 환경 및 인적 서비스 등을 말한다. 이러한 의료기술 외적 서비스 요소 역시 환자들의 만족도에 크게 영향을 미치기 때문에 갈수록 그 중요성이 강조되고 연구도 많이 이루어지고 있다.

또한 연구자에 따라 의료서비스를 크게 인력 중심의 서비스와 장비 중심의 서비스로 구분하기도 한다. 이것은 의료서비스 제공과정에서 핵심을 이루는 것이 인력인지, 장비인지에 따라서 구분하는 것으로 [그림 1-1]과 같이 나타낼 수 있다. 인력 중심 서비스의 하위 요소로는 의사와 같은 전문가를 필요로 하는 전문가 서비스, 숙련 노동 서비스, 비숙련 노동 서비스 등이 있고, 장비 중심 서비스의 하위 요소로는 자동화 장비 서비스를 비롯하여 숙련노동자가 운용하는 장비 서비스, 미숙련 노동자가 운용하는 장비 서비스가 있다(박종덕 외, 2017).

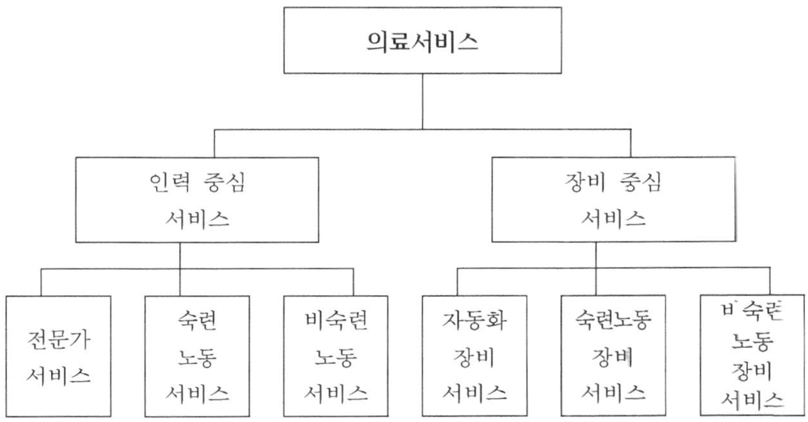

[그림 1-1] 의료서비스 구성요소

이러한 의료서비스의 생산을 결정하는 요인에는 의사, 약사, 간호사, 전문기술자, 행정인 등 보건의료 인력의 숫자와 그들의 근무시간, 장비, 약품, 치료제, 그리고 나이, 지역, 개업형태와 같은 요인들이 있다. 또한 의료서비스 생산에는 여러 가지 제약이 따르는데 그 내용을 보면 첫째, 생산량에 제한이 있다는 점이다. 의사를 비롯한 보건의료인들은 법의 제한에 의해 인력의 무제한 공급이 불가능하며, 그에 연동하여 의료서비스의 무제한 생산도 불가능하다. 둘째, 자원의 희소성 원리에 따라 생산비용을 최소화할 수 있도록 생산요소를 배합하여 투입해야 하나 진료의 전문성과 독립성에 따라서 의사의 의사결정이 중시될 수밖에 없기 때문에 효율성을 중시한 배합에는 한계가 있다. 실제로, 국내 유수의 대학병원에서 동일한 질병을 치료하는 데 의사에 따라서 원가 차이가 5배까지도 나는 것으로 조사되고 있다. 셋째, 아직까지 미지의 영역으로 남아 있는 각종 희귀병 등의 치료를 위해 신(新)의료기술의 개발이 요구되기는 하지만 기술개발에는 많은 투자가 요구된다.

의료소비자의 입장에서는 신(新)의료기술의 신속한 개발이 절실하지만 비용의 제약은 그런 요구에 부응하지 못하는 것이 현실이다.

2) 의료서비스에 대한 영향 요인

의학적 측면에서 볼 때, 의료서비스는 의료인이 주체가 되어 환자를 진찰하고 증세에 적합하게 투약하거나 기술적으로 처치하는 직접적 의료행위를 말한다. 하지만 광의적으로 볼 때는 이와 같은 협의의 개념 뿐 아니라 질병예방활동 및 의료조직이 수행하는 모든 국민 건강 관련 활동을 포함하는 의미로 볼 수 있다. 협의의 개념은 의료인이 주체가 되는 것이고 광의의 개념은 의료기관 전체 또는 정부, 지방자치단체, 관련 공공기관이 주체가 된다고 볼 수 있다. 광의적으로 볼 때 의료서비스는 사회보장정책의 중요한 부분인 의료정책을 구성하는 핵심적 요소가 된다. 때문에 의료서비스는 일반 재화보다는 정부의 정책 개입이 강화되고 여기에 대하여 예민하게 반응하는 특성을 갖는다.

경제학적 측면에서 볼 때, 의료서비스는 비용을 지불하는 소비행위를 통해서 사람의 효용(效用)을 높여주는 재화이다. 경제학적 관점의 의료서비스는 그것의 생산주체인 의료기관이나 공급자와 소비자 간의 교환관계에 있어서 핵심을 이루고 있으며, 상호간의 교환관계 즉 공급과 구매 과정은 공급자, 소비자, 정부정책, 기술, 의료서비스 그 자체 등으로부터 영향을 받는다[그림 1-2].

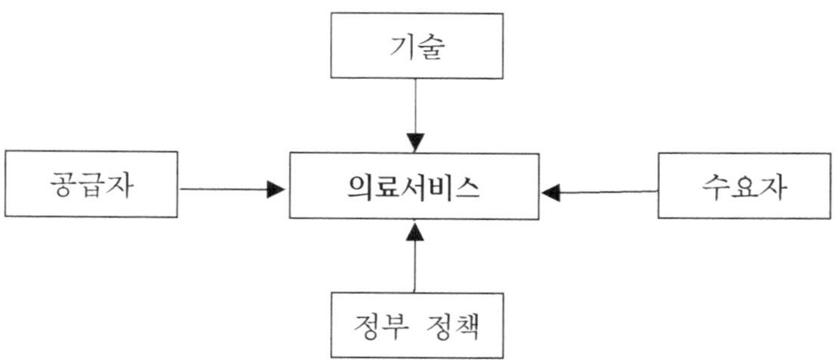

[그림 1-2] 의료서비스에 영향을 미치는 환경

이와 같은 의료서비스는 그 개념의 정립에 있어서도 과거와는 다른 관점에서 접근이 이루어지고 있다. 과거에는 급성기 입원환자에 대한 치료가 의료서비스의 핵심처럼 여겨졌으나 최근에는 한 개인에 대한 연속적 치료가 강조되고 있다. 또한 예전에는 의료서비스 제공에 있어서 질병 그 자체를 치료하여 원상회복시키는데 관심을 두었지만 최근에는 건강을 유지하고 증진시키는데 주안점을 두게 되었다. 과거에는 주로 개별 환자에 대한 책임이 강조되었다면 최근에는 전체 인구 집단이나 공동체에 대한 책임이 강조되고 있다고 보겠다. 이러한 변화는 의료서비스가 본질적으로 갖고 있는 외부효과나 우량재로서의 성격 때문이다. 이러한 변화들에 효과적으로 대응하기 위해 의료서비스를 제공하는 의료기관의 암묵적 지식과 관계되는 각종 기반 자산이 중요시되고 있으며, 병원 경영의 목표가 단순히 병상수를 채우는 것으로부터 최적 수준의 서비스를 제공하는 개념으로 바뀌고 있다. 의료서비스의 개념에 대한 또 하나의 새로운 관점은 단기보다는 장기적 관점에서 접근되어야 한다는 점이다. 이러한 당위성 때문에 의료서비스를 제공하는 조직에 대한 책임자도 과거 관리자의 개념으로부터 의료서비스의 가치를 증진시킬 수 있는 리더십 개념의 도입이 크게 요구되고 있다.

4. 의료서비스의 진화

IT기술과 인공지능의 발달에 따라서 오늘날 전 세계적으로 '디지털 헬스케어' 분야가 전망 있는 의료산업으로 대두되면서 기존의 의료시스템을 뒤바꿀 수 있는 변화들이 일어나고 있다. 세계적인 변화에 비해 의료서비스가 강력한 정부 통제 하에 있는 한국에 있어서 그 영향력은 아직 미미한 편이지만, 빠른 시간 안에 획기적인 변화가 일어날 것은 분명하다. 미래학자들은 앞으로 10년 안에 인간의 건강유지에 대한 의사들의 역할이 대폭 축소될 것이라는 것을 예견하고 있다. 의료와 IT, 인공지능기술의 융합에 따라 단순한 변화를 넘어서 혁신의 수준으로 의료산업이 변화하고 있는 것은 분명하다. 이러한 변화는 많은 부분에서 일반인들의 삶을 바꿔놓는 것은 말할 것도 없고 병원의 경영과 보건의료인들이 역할을 재규정할 만큼 새로운 혁신을 불러일으킬 것이다. 한국에서도 약 조제용 로봇이 대학병원에 투입되어 인건비 절감이라는 효과성을 입증하였으며, 암환자들은 의사의 처방보다는 인공지능의 처방을 신뢰한다는 보도도 나오고 있다. 의료서비스 조직을 이끌어가는 관리자들의 시각, 태도 및 관리방식도 바뀌어야 한다는 것을 알 수 있다. 임상 현장에 대한 정보기술의 도입은 복잡성을 야기하고 있지만 이것은 더욱 안전한 진료, 표준화된 진료, 데이터와 정보의 정확성과 휴대성을 높이는 기회를 제공하고 있다.

1) 유전자검사 서비스

지난 세기 생명과학과 의학계에서 이룬 가장 큰 업적으로는 DNA 이중나선 구조의 발견과 함께 휴먼 게놈 프로젝트의 완성이 꼽히고 있다. 2003년에 끝난 이 세계적인 프로젝트는 인간 한 명의 유전 정보를 모두 해독하기 위해서 무려 13년 동안 27억 달러라는 시간과 돈이 투자되었다. 하지만, 지금은 IT기술의 눈부신 발전에 힘입어 30시간과 1,000 달러 정도의 돈만 있으면 똑같은 분석을 할 수 있게 되었다고 한다. 미국과 유럽 선진국에서는 개인 유전체 분석이 헬스케어분야의 주요한 사업 아이템이 된지 오래다.

이러한 변화에 따라서 미국에는 개인들이 자신의 유전 정보를 분석 받아 평소 건강관리에 활용하고 있다. 대표적인 예로 23andMe 라는 실리콘밸리의 기업을 들 수 있다. 구글의 창업자 세르게이 브린의 아내, 앤 워짓스키가 창업한 이 기업은 단돈 99달러에 개인의 각종 유전 정보를 분석해서 제공한다. 특히 120여 개에 이르는 질병에 대한 위험도를 계산해주기도 하고, 자신이 평생 동안 특정 질병에 걸릴 확률도 계산해준다. 미국에서는 이 분석의 정확도에 관한 논란이 있어 정부로부터 제제를 받기도 했지만, 그 정확도는 지속적 실험을 통해 검증되고 있다. 특히, 지금까지 이 서비스를 이용한 사람들의 수는 자그마치 수백만 명을 넘어서고 있다. 이제는 개인들이 자신의 유전 정보를 가지고 질병의 치료와 건강관리에 어떻게 활용할지를 고민해야 할 때라는 것이다. 개인이 자신의 특정 질병에 대한 발병 확률에 대해서 미리 알고 있다면 의료산업계나 보험업계에서도 연쇄적 변화는 필연적으로 일어날 수밖에 없을 것이다.

2) 모바일 헬스케어

스마트폰 사용의 진화에 따라서, 오늘날 미국에서는 스마트폰을 소형 의료용 기기로 만들어주는 앱과 디바이스들이 많이 나오고 있으며 사업화에 성공하고 있다. 예를 들어, 얼라이브코(AliveCor)는 심전도기계의 크기를 대폭 줄인 것으로 스마트폰 케이스 형태의 기기로써 언제 어느 곳에서든 간편하게 심전도(EKG)를 측정할 수 있게 해준다. 스마트폰에 씌워서 사용할 수 있도록 개발된 이 기기는 미국의 FDA 승인까지 받았으며 의사들이 진료 시에 편리하게 이용할 수 있고, 최근에는 OTC(Over The Counter Drug)의 승인을 받아서 미국의 슈퍼마켓이나 편의점 등에서도 판매하도록 함으로서 일반인들도 자유로이 이용할 수 있다. 뿐만 아니라, 환자들이 측정한 데이터를 원격진료가 허용된 미국에서는 우리 돈으로 1만 원 정도를 내고 스마트폰 앱을 통해서 전문의의 진단결과를 받아볼 수도 있다. 이와 같은 데이터를 병원의 EMR 시스템과 연동시켜 환자의 치료에 도움을 주도록 제도를 개선하고 있다. 하지만, 한국의 경우에 이와 같은 전자 헬스케어 분야가 연구는 많이 되고 있지만 의료계의 반대로 자유로운 유통이 안 되고 있는 실정이다.

3) 웨어러블 디바이스 활용

웨어러블(wearable) 디바이스의 발전 역시 의사들의 진료와 소비자들의 자가 건강관리에 크게 영향을 주고 있다. 그 대표적인 예가 구글 글래스이다. 구글이 개발하고 있는 안경 형태의 웨어러블 컴퓨터인 구글 글래스는 이미 많은 의사들 진료업무 시 착용하여 활용하고 있다. 특히, 구글이 2013년 초에 베타테스터를 모집하였을 때부터 많은 의사들이 지원하였다. 이 얼리어답터인 의사들은 진료현장에서 이미 수술에 구글 글래스를 시범적으로 활용한 경험을 가지고 있다. 각종 언론보도에 따르면, University California, San Francisco 병원의 심혈관계 전문의는 환자의 CT 사진을 구글 글래스에 띄워놓고 수술을 진행하기도 하였으며, 오하이오 주립대 의과대학에서는 구글 글래스를 통해서 의과대학 학생들에게 수술을 실시간 중계하기도 하였다. 구글 글래스를 착용하고 수술을 진행한 의사들의 공통적인 의견은, 이 기기가 매우 편리하고 수술에도 큰 도움이 되었다는 것이다. 이러한 구글 글래스는 이미 제도권 의료시스템 속으로 침투한지 오래다. 수년 전에는 하버드메디컬스쿨 부속병원의 응급실에서 구글 글래스를 정식으로 의료기기로 채택하겠다고 발표했다. UC 어바인 의과대학에서는 아예 의대생들의 교육 커리큘럼에 구글 글래스 원리와 작동법을 포함시키기도 했다. 미국의 많은 벤처기업들은 구글 글래스의 의료용 앱을 개발하고 있다. 예를 들어, 의사가 진료 시에 일일이 EMR에 데이터를 손으로 입력할 필요 없이 구글 글래스를 통해서 말로 편리하게 데이터를 입력할 수 있도록 하는 기술 등이 개발되고 있다.

4) 인공지능을 이용한 진료

슈퍼컴퓨터로 환자를 진단 및 치료하려는 시도는 미국으로부터 전 세계로 확산되고 있다. IBM의 슈퍼컴퓨터 왓슨은 2011년 미국의 퀴즈쇼인 'Jeopardy!' 프로그램에서 인간 챔피언들을 연이어 물리치면서 화려하게 세상에 데뷔했다. 퀴즈쇼 우승을 통해서 자신이 인간처럼 사고할 수 있다는 것을 증명한 왓슨이 야심차게 도전한 분야가 바로 암 진단을 비롯한 질병에 대한 진단이다. 왓슨은 2012년부터 뉴욕의 Memorial Sloan Kettering Cancer Center에서, 그리고 2013년 10월부터는 MD 앤더슨 암센터에서 '트레이닝'을 받으며 성장하고 있다. 사람의 능력으로는 감당하기 어려운 방대한 의학 논문, 데이터, 임상시험, 사례연구 등을 학습하고 수천 시간의 수작업 교정을 거치면서 모든 의사를 능가하는 암 진단에 도전하고 있다. 왓슨은 현재 상당한 수준의 정확도로 암 환자 진단을 수행하고 있다. 한국에서도 이미 가천길병원, 건양대학교병원 등 10여개 병원에서 왓슨을 도입하여 활용하고 있다. 최근 열린 미국 임상암학회(ASCO)에서 MD 앤더슨의 연구책임자가 발표한 바에 따르면, 왓슨이 200명의 백혈병 환자에 대한 표준치료를 권고했는데 그 정확도가 80%가 넘었다. IBM은 이런 왓슨에 대해 '닥터 왓슨'이라고 부르고 있으며, 미래 의료산업 시장에서 확실하게 의사들을 대체할 수 있을 것으로 보고 막대한 투자를 하고 있다. 최근에 아마존은 AI 스피커 제품 '알렉사'를 통해 사용자의 기침소리를 듣고 감기를 판별해내는 특허를 출원했다.

한국에서도 의료계에 인공지능 AI가 도입되면서 의사들이 설 자리가 점점 좁아지고 있다는 의견이 업계에 팽배하다. 2016년 3월, 바둑기사 이세돌과 인공지능 '알파고'가 세기의 대결을 펼치면서 인공지능은 전 세계로부터 주목을 받게 되었다. 인공지능이 탑재된 냉장고, 에어컨, 스피커 등 가전제품들도 계속해서 출시되면서 소비자의 관심도 높아지고 있다. 이런 가운데 의료계에도 인공지능 의료기가 도입되고 있다. 미국을 시작으로 싱가포르, 일본, 대만 등에서도 왓슨으로 암 진료를 진행하고 있으며, 인천 길병원은 2016년 9월 IBM에서 개발한 인공지능 '닥터 왓슨'을 국내 최초로 도입하여 암 치료에 활용하고 있다. 의료시장에 '닥터 왓슨'이 도입된 후 환자들의 만족도는 높아지고 있으나 의사들의 판단은 환자들에게 신뢰를 잃어가는 부작용도 나타나고 있다. 인간이 감당할 수 없는 수많은 정보를 처리하는 인공지능의 능력이 의사의 판단에 비하여 더 정확하다는 환자들의 생각의 변화는 의료생태계에 변화를 가져올 것이다. 종양학 관련 연구논문의 경우를 예로 들면, 지금까지 전 세계적으로 약 4만4천 건의 관련 논문이 발표되었는데 이는 매일 122개에 달하는 숫자의 논문이 생산된 것이다. 이것은 인간의 두뇌로는 도저히 감당할 수 없는 방대한 양의 지식이지만, 인공지능의 실력은 다르다. '닥터 왓슨'은 2015년 기준, 1,500만 페이지에 달하는 의료 정보를 이미 학습한 상태라는 언론보도가 잇따르고 있다.

의료산업에 대한 인공지능의 진출은 비단 '왓슨'만이 아니다. 뷰노코리아가 개발한 인공지능을 이용한 골 연령 영상판독법은 기존에 5분 정도 소요되던 판독을 20초로 단축시켰다. 구글이 개발한 망막병증 진단 인공지능은 이미 의사들의 정확도를 넘어선 것으로 평가받고 있다. 이처럼 인간보다 뛰어난 인공지능으로 인해 질병을 극복하고, 더욱 건강한 삶을 향해 한발 더 나아갈 수 있게 된 것은 사실이다. 반면, 의료계에서는 인공지능으로 인해 의사들의 권위가 추락하고 있는 것에 대한 우려가 커지고 있다. 실제로 일부 환자들의 경우, 국내 여러 대형 병원들을 찾아 권위 있다는 의사들에게 암과 관련한 진단과 치료법을 제시 받았으나, '왓슨'의 진료를 받은 이 후에는 왓슨의 판단을 따르겠다는 선택도 증가하고 있다. 의료계에서는 현재 왓슨의 막대한 질병 치료 관련 지식은 한국의 것이 아니라 미국의 것이 집적된 것이기 때문에 한국인의 질병치료에 도움이 되도록 하기 위해서는 한국형 왓슨의 개발이 요구되는 상황이라고 보고 있다.

5. 의료서비스와 환자경험평가

2017년도부터 한국에서 환자경험평가제도가 도입되어 시행되기 시작했다. 환자경험평가란 의료서비스가 환자를 중심으로 제공되고 있는지를 평가하는 것으로 공신력 있는 정부기관에서 환자와 의료진과의 의사소통을 비롯하여 투약 및 치료 중에 겪었던 경험을 전화 등을 이용하여 조사하는 방식이다. 이러한 제도가 생겨난 배경은 대형 종합병원에 입원한 환자들의 경우 의사를 만날 기회가 부족하다고 느끼는 것을 비롯하여 의료서비스와 관련하여 불만을 제기하고 싶어도 할 수가 없는 등 큰 불만을 겪고 있는 것으로 나타나 이를 개선해보자는 데 있다. 대(大) 평가항목 6가지는 다음과 같다.

- 간호사 서비스
- 의사 서비스
- 투약 및 치료 과정
- 병원 환경
- 환자 권리 보장
- 전반적 평가

조사 내용으로는 입원경험 5개 영역(간호사 서비스, 의사 서비스, 투약 및 치료 과정, 병원환경, 환자권리보장)에 대한 19개 문항, 전반적 입원경험평가 1개 영역에 대한 2개 문항, 그리고 개인특성 3개 문항으로 되어 있다. 환자경험평가는 소비자의 관점에서 의료서비스의 질적 수준을 확인하기 위해 시행되는 것인데, 미국이나 영국 등 선진국에서는 환자가 체감하는 의료의 질 향상을 위해 2000년대 초반부터 환자경험을 조사하고 있다. 이것은 병원들이 공급자 중심의 진료로부터 환자 중심의 의료시스템으로 전환을 통하여 '환자의 긍정적 경험' 을 이끌어내려고 노력함으로써 환자의 증상을 완화하고 치료 순응도를 높이는 효과를 보는 것은 물론 사회의 민주화에도 기여하는 것으로 평가받고 있다.

이와 같은 배경 하에, 보건복지부와 건강보험심사평가원은 2017년 7월부터 11월까지 5개월 동안 전국에서 42개 상급종합병원과 50개의 500병상 이상 종합병원 등 총 92개 병원에 대하여 처음으로 의료서비스 환자경험평가를 실시하고 그 결과를 2018년 8월에 공개했다. 조사대상은 92개 병원에서 2017년도에 1일 이상 입원했던 19세 이상 성인 환자 1만4,970명이다. 조사결과 중앙대학교병원이 환자만족도가 가장 높은 것으로 나타났다. 항목별 평가내용을 보면, 간호사 서비스와 의사 서비스 항목에서는 환자에 대한 의료인의 존중과 예의, 경청 여부 등을 물었다. 투약 및 치료 과정 항목에서는 의사와 간호사를 포함해 약사·방사선사·임상병리사 등 병원 내 모든 직원의 서비스 정도를 평가했다. 병원환경 항목에서는 병원의 위생 상태 등을, 환자 권리 보장 항목에서는 검사나 치료 과정에서의 참여기회 제공 여부 등에 대해 각각 질문했다. 전반적 평가 항목에서는 입원경험에 대한 종합적인 평가와 가족 등에게 해당 병원을 추천할 것인지에 대해 물었다.

평가대상인 92개 병원의 간호사 서비스 평균 점수는 88.8점으로 6개 항목 중 가장 높은 점수가 나왔다. 반면, 의사 서비스와 투약 및 치료 과정에 대한 평균점수는 82.3점으로 다른 항목에 비해 낮은 점수를 받았다. 환자들은 특히 의료인과의 소통 부족을 주요 불만으로 인식하고 있는 것으로 나타났다. 병원환경에 대한 평가점수는 평균 84.1점, 환자 권리 보장은 82.8점, 전반적 평가는 83.2점으로 각각 나타났다. 의료서비스의 질을 개선하여 환자의 만족도를 높이기 위해 실시된 첫 번째 환자경험평가 결과 가장 시급히 개선되어야 할 것은 의료진과 환자 간 원활한 소통인 것으로 나타났다.

평가 대상 병원들 중 중앙대학교병원은 6개의 평가 항목 중 5개에서 최고점을 받았다. 한국 최초로 실시된 환자경험평가에서 1위를 차지한 중앙대학교병원이 이와 같은 평가를 받게 된 주요 내용을 살펴보는 것은 의료서비스의 개념을 실질적으로 이해하는데 도움이 될 수 있다. 중앙대학교병원은 이번 환자경험평가에서 간호사 서비스 93.75점, 의사 서비스 89.90점, 투약 및 치료 과정 90.14점, 환자권리 보장 88.42점, 전반적 평가 91.06점 등 5개 항목에서 최고 점수를 받았다. 병원환경 평가에서도 90.22점으로 상위권을 기록하는 등 총 6개 항목에서 전체 평균을 크게 웃도는 점수를 받았다.

중앙대학교병원은 1968년 6월 서울 중구 필동에 개원한 옛 성심병원(14개 진료과 200병상)을 모태로 하고 있다. 2004년 12월 서울시 흑석동으로 이전한 이후

31개 진료과목에 4개의 특성화센터를 설치하고, 총 836병상을 운영하는 상급종합병원으로 성장했다. 1,100여 명의 의료진을 포함해 2,000여 명의 직원이 근무하고 있다. 중앙대학교병원은 고객관계관리 개선, 외부 고객과의 관계 증진, 고객만족도 및 고객응대 평가 향상 등을 위한 고객만족(CS) 경영시스템 구축에 지속적으로 투자를 했다. 내 · 외부 고객만족도 조사와 현장 모니터링을 통해 발견된 문제점들을 적극적으로 개선했다. 특히 환자들의 의사 서비스 만족도를 높이기 위해 진료 중 발생할 수 있는 상황별 동영상을 제작하여 의료진이 심도 있게 체감하고 행동으로 옮기도록 수시 교육을 실시하는 등 의료서비스의 질을 높이는데 꾸준한 노력을 한 것으로 알려져 있다. 또한 'COE(Center of Excellence)' 육성의 일환으로 특성화센터 활성화를 위해 적극적인 투자를 하고 있으며, 갑상선 질환 원스톱 서비스를 제공하는 '갑상선센터', 검사 당일 결과 확인이 가능한 '소화기센터', 24시간 응급체제로 운영되는 '심장혈관 · 부정맥센터', 신경외과 · 정형외과 전문의가 통증클리닉과 · 재활의학과와의 공조를 통해 동적 진료시스템을 구축한 '척추센터'를 운영하는 등 투자와 교육 및 시설환경 개선 등을 통하여 의료서비스의 질을 높이기 위한 실질적인 노력을 하고 있는 것으로 알려지고 있다(한경BUSINESS, 2018. 8. 31).

한국에서는 최초로 환자가 직접 참여하여 실시한 의료서비스 환자경험 평가결과의 공개는 앞으로 환자 중심 의료서비스의 생산과 제공이 의료기관을 관리하는 리더십의 핵심 지향점이 될 것이라는 중요한 의미를 지닌다. 하지만 이에 대한 비판도 제기된다. 정부가 갖가지 재정지원 정책을 통하여 병원들을 길들이기 위한 차원의 또 다른 '줄 세우기'라는 비판이 있는가 하면, 단순한 환자만족도 조사로써 환자들의 회상에 근거하여 이루어지는 평가이기 때문에 그 객관성을 보장하기 어렵다는 시각도 있다.

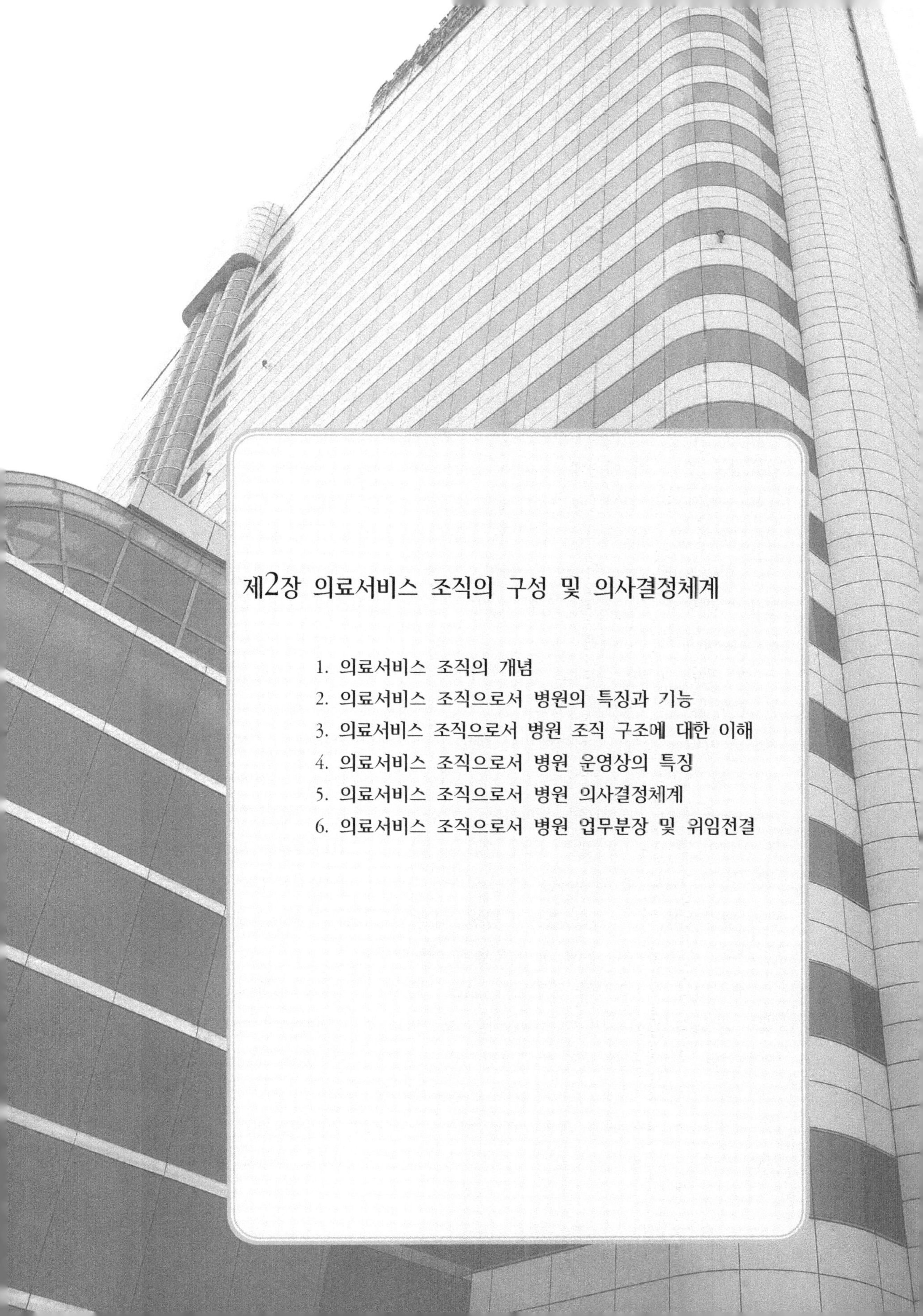

제2장 의료서비스 조직의 구성 및 의사결정체계

1. 의료서비스 조직의 개념
2. 의료서비스 조직으로서 병원의 특징과 기능
3. 의료서비스 조직으로서 병원 조직 구조에 대한 이해
4. 의료서비스 조직으로서 병원 운영상의 특징
5. 의료서비스 조직으로서 병원 의사결정체계
6. 의료서비스 조직으로서 병원 업무분장 및 위임전결

1. 의료서비스 조직의 개념

오늘날 다양하게 발달되어 있는 각종 의료기관 중에서 병원은 인간이 만든 조직 중 가장 복잡한 조직이라는 평가를 받고 있다. 가장 첨단의 장비들을 갖추고 있지만 가장 노동집약적이라는 특징도 동시에 가지고 있을 정도로 내부 구성이 복잡하고 구성원 숫자가 많으며, 그들의 전문적 기술과 노동력에 의존하여 의료서비스를 생산한다. 면허(license)에 의해 보장되는 고도의 전문성을 가진 의료 인력은 자율성을 중시하기 때문에 한 개의 조직 속에서 이들이 목표달성을 향하여 행동하도록 조화롭게 통합시키는 일은 매우 중요하면서도 어려운 일이다. 조직의 구조가 일반 제조 및 서비스업체와 같이 설계되어서는 구성원 간 효과적 상호작용이 미흡하여 성과의 달성을 기대하기 어렵다. 또한 그들의 전문가적 배경이나 개인적 특성을 이해하지 못하고서는 병원 조직의 목표를 달성하는 방향으로 효과적인 행동을 유도해내기도 어렵다.

이와 같은 특징을 지니고 있는 병원은 산업혁명 이후 급속도로 발달이 이루어진 과학기술을 기반으로 의학이 발달하는 과정에서 각종 의료기관을 대표하는 조직으로 자리를 잡았다. 산업혁명의 태동기인 17세기 이후 100년 동안 병원은 의료서비스를 제공하는 사회적 실체로서의 위상을 확립했지만, 그전에는 단순히 환자들의 수용시설에 그쳤으며 심지어는 '죽음의 집' 이라고 불리기까지 했다. 그만큼 의학의 발달이 미미했다. 이와 같은 병원이 한 국가나 지역사회의 건강을 책임지는 중심 기관으로 발전하는 데는 의과학의 발전, 방사선과 같은 전문기술의 발달과 임상에의 적용, 전문 간호의 발전, 의학교육의 발전, 의료보장체계 발전을 위한 사회단체나 정부의 역할 등이 있었기 때문이다.

의료산업이 영리분야로 정착되어 있는 미국에서는 의료 시장에 있어서 진료나 치료 및 건강 관련 서비스를 제공하는 보건의료 관련 업체들이 매우 다양하게 발달해 있다. 직원 수가 불과 3~5명인 조직으로부터 수천 명을 고용하고 있는 대규모의 의료기관도 있다. 미국의 의료조직은 영리를 목적으로 하기 때문에 그 체계나 운영방식이 한국과는 근본적으로 다르다. 미국의 의료기관들은 기업과 마찬가지로 영리를 제1의 목적으로 하기 때문에 의료산업 전반을 최대한 개방하고 있다.

전통적으로 의사 중심의 폐쇄적 시장을 고집하고 있는 한국의 의료체계가 나아갈 방향으로 참고할 수 있다는 점에서 미국의 보건의료 관련 조직이나 업체들의 확장성을 살펴보는 것은 미래에 대비할 수 있다는 의미를 지닌다. 미국에서 운영되고 있는 다양한 종류의 보건의료 관련 조직들을 살펴보면 다음과 같다.

1) 미국의 의료서비스 조직

(1) 의원과 클리닉

내과나 외과 의사들이 개별적으로, 또는 집단을 이루어 진료하는 형태를 말한다. 집단진료는 최근 들어 유행하는 추세에 있으며 이동식 의료센터도 있다. 클리닉센터에서는 월급제로 고용되는 의사들도 늘어나고 있다. 이들 의원과 클리닉은 한국에서는 1차 의료기관의 형태로 운영되고 있다.

(2) 병원

병원은 규모가 작은 것으로부터 큰 것까지 다양하게 운영되고 있는데, 각종 수술을 위한 진료서비스로부터 지속적인 간호 서비스까지 완전한 형태의 의료서비스를 제공한다. 또한 어떤 병원들은 정신적 질환을 비롯하여 암 환자, 어린아이만 전문적으로 다루기도 하며, 또 다른 병원들은 하나의 병원 내에서 종합적인 전문진료 서비스를 제공하기도 한다. 한국에 있어서 이들 병원에 대해서는 의료법 제3조(의료기관)에서 그 종류와 형태를 규정하고 있다.

(3) 간호전문시설

병원의 진료 서비스는 필요 없지만 지속적으로 개별적인 간호 서비스를 필요로 하는 사람들을 위하여 일정한 시설을 갖추고 간호 서비스를 제공한다. 이들 간호시설에서는 커다란 도움이 필요 없이 질병의 회복에 필요한 약간의 간호를 필요로 하는 사람들에게 전문적인 회복 서비스를 제공한다.

(4) 가정 진료 시설

특별한 기능을 요하는 간호나 의료행위는 의사의 감독 하에 가정에서 이루어지는 경우도 있다. 가정 진료는 주로 거동이 불편한 노인들을 대상으로 하여 이루어진다.

(5) 건강 제휴서비스 시설

미국에는 이와 같은 다양한 시설들이 있는데, 신장투석센터, 약물치료 클리닉, 회복 센터, 혈액은행, 출산준비 서비스센터 등이 그것이다.

(6) 치과의원과 클리닉

미국에서 의료시설 4곳 중 하나는 치과의원이다. 대부분의 치과병원은 소수의 인력을 채용하고 있고, 일반적이고 전문적인 치과치료를 제공한다.

(7) 의료와 구강연구소

의사의 처방전에 따라 의사에게 분석이나 진단 서비스를 제공하기도 하고 그와 같은 서비스를 환자에게 직접 제공하기도 한다. 여기에서 일하는 직원들은 혈액을 분석하고 X-ray 촬영을 하거나 기타 여러 가지 진단 실험을 수행한다.

(8) 기타 건강 관련 개업자들

카이로프락틱(chiropractic) 치료사, 검안사, 발 치료사, 영양사, 물리치료사, 심리치료사, 언어치료사, 병리사, 대체의학 치료사, 침술사, 유사요법의사, 최면술사, 자연요법 치료사들은 독립적인 서비스업체를 개설할 수 있다.

이상과 같이 미국에서 운영되고 있는 의료서비스 관련 업체들은 소비자들의 다양한 건강욕구에 부응하여 다차원적으로 다양하게 발달해 있다. 최근 조사에 따르면 미국 내에서 의료서비스산업 시설들은 총 580,000개 정도로 추산되고 있으며 이들 업체에 종사하는 인원은 16,580,000여명으로 집계되고 있다. 시설별로 차지하고 있는 비율을 보면, 일반 및 사립병원이 7,600여개로 1.3%를 차지하고 있고, 간호 및 가정 요양시설이 66,700개로 11.5%, 의원과 클리닉 41.1%, 치과의원

23.8%, 건강 제휴서비스 시설 3.3%, 의료 및 구강 실험실 3.5%, 기타 진료 및 건강 관련 개업자 15.5% 등이다.

미국 내에서 이들 의료서비스 산업에 있어서, 특히, 병원(Hospitals) 시설은 전체 의료서비스 시장에서 차지하는 비율이 2% 미만임에도 불구하고 근무인원은 약 6,600,000명으로 미국 내 모든 의료서비스산업 종사자의 40%를 차지하고 있다. 다음으로는 전체 종사자의 20% 내외를 차지하고 있는 간호요양시설(Nursing Care Facilities)로 여기에는 약 3,200,000명의 노동력이 종사하고 있다. 미국 노동부는 앞으로 계속 증가할 노인인구와 중증질환자 숫자로 인해 가정건강요양 부문의 고용율이 전체 의료서비스산업 종사자의 55% 내외를 차지하면서 그 숫자가 가장 많이 증가할 것으로 예상하고 있다.

2) 한국의 의료서비스 조직

한국의 경우 2017년 말 약국 21,737개를 포함한 전체 의료기관 수는 91,545개에 달하고 병상 수는 703,408개로 집계되고 있다. 이중 종합병원 및 병원 수는 3,339개이며, 의원과 조산원 30,964개, 치과병의원 17,607개, 한방병의원 14,423개이다. 의료법상 종합병원은 301개로 전체 의료기관의 약 0.5%를 차지하고 있다. 총 병상 수는 703,408개이며, 인구 1,000명당 병상 수는 13.7개로 2010년 10.7개에 비해 5년 동안 약 24% 증가했다. 또한 의료서비스산업 분야에 종사하는 전체 인력은 약 458,808명에 이르고 있는 것으로 집계되고 있다. 이들 중 의료기관에 종사하는 인원으로서 의사 100,241명, 치과의사 25,300명, 한의사 20,339명, 약사 4,870명, 간호사 187,455명, 기타 의료기사와 간호조무사 등 340,624명의 분포를 보이고 있다(2017 보건복지통계연보, 2018). 이러한 인력들이 근무하는 각종 의료기관의 유형을 살펴보면 〈표 2-1〉과 같다(문상식 외, 2018). 각종 기준에 의한 의료기관은 그 특성에 따라 관리방식이나 리더의 활동이 다를 수밖에 없다. 즉, 민간병원의 관리자들이 국공립 의료기관의 관리자들이 하는 방식으로는 구성원들을 동기부여 시키기 어려울 것이다. 조직구조, 구성원 특성과 행동이 다르기 때문이다.

〈표 2-1〉 한국 의료기관의 분류

구분기준	형 태	내 용
의료법상 의료기관	의원급 의료기관	주로 외래환자를 대상으로 의사, 치과의사 및 한의사가 각각 그 의료행위를 수행하는 의료기관으로서 의원, 치과의원, 한의원이 있음.
	조산원	조산사가 조산과 임부·해산부·산욕부 및 신생아를 대상으로 보건활동과 교육·상담을 하는 의료기관을 말함.
	병원급 의료기관	의사, 치과의사 또는 한의사가 주로 입원환자를 대상으로 의료행위를 하는 의료기관으로서 병원, 치과병원, 한방병원, 요양병원, 종합병원으로 구분하고 있음.
설립자 및 운영주체	국·공립병원	국가 또는 지방자치단체, 공공기관에서 설립·운영하는 병원(국립중앙의료원, 국립서울병원, 경찰병원, 시·도립병원, 보훈병원 등)
	민간(사립)병원	민간법인 또는 개인이 설립·운영하는 병원으로 학교법인(한양대학병원), 재단법인(서울아산병원), 사단법인(부산 해양병원), 사회복지법인(삼성서울병원), 의료법인(은성의료재단 좋은삼선병원), 개인병원 등
영리추구 여부	영리병원	병원운영을 통한 수익창출을 목표로 하는 병원
	비영리병원	병원운영을 통한 재투자와 효율적 관리를 목표로 하는 병원
외부의료기관에의 개방여부	개방형병원	외부의료기관이 인력, 장비를 이용할 수 있도록 공유하는 병원
	폐쇄형 병원	외부의료기관이 인력, 장비를 공유하지 않도록 하는 병원
진료서비스 수준에 따른 분류	1차 의료기관	기본적인 의료서비스를 제공하는 의료기관(의원급)
	2차 의료기관	전문적인 의료서비스를 제공하는 의료기관(병원급)
	3차 의료기관	전문적인 의료서비스를 제공하는 대형의료기관(상급병원급)
입원기간에 따른 분류	장기병원	만성적인 신체적 또는 정신적 질환을 치료하기 위하여 일반적으로 90일 이상의 진료를 하는 병원
	단기병원	중증의 급성질환이나 상해를 위하여 단기간의 진료를 하는 병원(주로 30일 또는 90일 이내)
의료서비스 기능에 따른 분류	일반병원	다양한 임상 증상을 가진 환자들에게 진단, 치료, 외과적 수술을 하는 병원
	특수병원	특정질환을 대상으로 하는 정신병원, 결핵병원, 나병원 등과 특정 장기를 대상으로 하는 안과병원 등, 특정집단을 대상으로 하는 어린이병원, 여성병원, 산재병원, 노인병원 등 특수서비스를 하는 병원
의학교육 기능에 따른 분류	수련병원	전공의 과정의 수련기능을 갖추고 인턴 및 레지던트에 대한 수련을 담당하는 병원
	비수련병원	전공의사의 수련기능을 담당하지 않는 대부분의 소규모 병원

2. 의료서비스 조직으로서 병원의 특징과 기능

1) 병원 조직의 특징

조직이란 한 개 혹은 그 이상의 특정한 목표를 달성하기 위해 의도적으로 만들어진 시스템이다. 병원 조직도 이 정의 범위 안에서 설명된다. 미국병원협회에 따르면, 병원이란 '조직화된 의료 및 의료관련 전문가가 근무하면서 의료서비스 및 지속적인 간호서비스를 통하여 환자의 진단과 치료, 연구를 제공하는 시설'이다. 병원 조직이 질병치료를 통한 건강회복이라는 본질적 목표를 달성하기 위해서는 두 사람 이상의 의료인이 모여서 상호작용을 해야 한다. 아무리 작은 의원이라도 의사와 간호사 등 2명 이상이 근무하고 있으며, 이들은 조직의 목표를 달성하기 위하여 주어진 역할과 기능에 따라 직무를 수행한다. 병원의 규모가 커질수록 직종도 다양해지고 인원도 늘어난다. 국내에서 규모가 큰 병원은 의료진을 포함하여 전 직원 수가 보통 1,000명을 넘기도 한다. 대학병원을 비롯한 상급종합병원은 다양한 직종의 전문가들이 모여 있는 조직으로서 그 구조가 매우 복잡하다. 특히, 병원은 사람의 생명을 다루는 일을 하고 있기 때문에 조직의 구조나 운용 면에 있어서 일반 조직과는 매우 다른 특징들을 지닐 수밖에 없다.

병원은 의료법의 규정, 진료의 내용, 진료 기간, 의료전달체계, 교육 여부, 설립 주체, 영리추구 여부 및 병상 수와 같은 여러 가지 분류방법에 의하여 구분할 수 있다. 의료법에 따른 한국의 병원의 형태를 살펴보면 다음과 같다.

- 제3조(의료기관) ① 이 법에서 "의료기관"이란 의료인이 공중 또는 특정 다수인을 위하여 의료조산의 업(이하 "의료업"이라 한다)을 하는 곳을 말한다.
  ② 의료기관은 다음 각호와 같이 구분한다. (개정 2019. 4. 23)
  1. 의원급 의료기관 : 의사, 치과의사 또는 한의사가 주로 외래환자를 대상으로 각각 그 의료행위를 하는 의료기관으로서 그 종류는 다음과 같다.
     가. 의원
     나. 치과의원
     다. 한의원

2. 조산원: 조산사가 조산과 임부 · 해산부 · 산욕부 및 신생아를 대상으로 보건활동과 교육 · 상담을 하는 의료기관을 말한다.
3. 병원급 의료기관 : 의사, 치과의사 또는 한의사가 주로 입원환자를 대상으로 의료행위를 하는 기관으로서 그 종류는 다음 각 목과 같다.
   가. 병원
   나. 치과병원
   다. 한방병원
   라. 요양병원(「정신건강증진 및 정신질환자 복지서비스 지원에 관한 법률」 제3조제3호 따른 정신의료기관 중 정신병원, 「장애복지법」 제58조제1항제2호에 따른 의료재활시설로서 제3조의2의 요건을 갖춘 의료기관을 포함한다. 이하 같다.)
   마. 종합병원

- 제3조의2(병원등) 병원 · 치과병원 · 한방병원 및 요양병원(이하 "병원등"이라 한다)은 30개 이상의 병상(병원 · 한방병원만 해당한다) 또는 요양병상(요양병원만 해당하며, 장기입원이 필요한 환자를 대상으로 의료행위를 하기 위하여 설치한 병상을 말한다)을 갖추어야 한다.

- 제3조의3(종합병원) ① 종합병원은 다음 각호의 요건을 갖추어야 한다.
  1. 100개 이상의 병상을 갖출 것
  2. 100병상 이상 300병상 이하인 경우에는 내과, 외과, 소아청소년과, 산부인과 중 3개 진료과목, 영상의학과, 마취통증의학과와 진단검사의학과 또는 병리과를 포함한 7개 이상의 진료과목을 갖추고 각 진료과목마다 전속하는 전문의를 둘 것
  3. 300병상을 초과하는 경우에는 내과, 외과, 소아청소년과, 산부인과, 영상의학과, 마취통증의학과, 진단검사의학과 또는 병리과, 정신건강의학과 및 치과를 포함한 9개 이상의 진료과목을 갖추고 각 진료과목마다 전속하는 전문의를 둘 것

② 종합병원은 제1항제2호 또는 제3호에 다른 진료과목(이하 이 항에서 "필수진료과목"이라 한다) 외에 필요하면 추가로 진료과목을 설치·운영할 수 있다. 이 경우 필수 진료과목 외의 진료과목에 대해서는 해당 의료기관에 전속하지 아니한 전문의를 둘 수 있다.

- 제3조의4(상급종합병원 지정) ① 보건복지부장관은 다음 각호의 요건을 갖춘 종합병원중에서 중증질환에 대한 난이도가 높은 의료행위를 전문적으로 하는 종합병원을 상급종합병원으로 지정할 수 있다〈표 2-2〉.

〈표 2-2〉 상급종합병원의 지정 기준

구 분	인 정 기 준
진료기능	필수진료과목(9개)을 포함하여 20개 이상의 진료과목을 갖추고, 각 진료과목마다 전속하는 전문의 1명 이상
교육기능	레지던트 수련병원으로 지정받은 종합병원 내과, 외과, 소아청소년과, 산부인과, 영상의학과, 마취통증의학과 레지던트 상근
의료인 수	의사 : 연평균 1일 입원환자 10인당 1인 이상 간호사 : 연평균 1일 입원환자 2.3인당 1인 이상
시설	수술실 5개 이상, 특수진료시설이 건축연면적의 10% 이상
장비	CT, MRI, EMG, 혈관조영촬영기, 감마카메라, 심전도기록기 각 1대 이상 특수의료장비(CT, MRI)는 품질관리검사기관의 검사 결과가 적합
환자 구성 상태	전체입원환자 중 전문진료질병군 환자 12%이상, 단순진료질병군 환자 21%이하
의료서비스 수준	의료법 제58조에 따른 의료기관 인증

병원 조직들은 환자를 진료하여 건강을 회복시키는데 가장 큰 목적을 두고 있으며, 목적을 달성하기 위하여 각종 전문 인력과 의료시설을 보유하고 있다. 환자의 건강회복이라는 목표 아래 모인 전문 인력들은 병원이 정한 제도와 규칙에 따라 환자들에게 필요한 의료서비스를 제공하기 위하여 자신의 역할과 직무를 수행한다. 병원에서 생산하여 제공하는 의료서비스는 크게 물적 서비스와 인적 서비스로 구분된다. 물적 서비스란 병원 건물을 비롯하여 각종 첨단 장비에 의한 의료서

비스를 말하고, 인적 서비스란 물적 자산이나 재료를 활용하는 사람에 의한 의료서비스를 말한다. 인적 서비스가 고객으로부터 호응을 얻기 위해서는 의사를 비롯한 병원 구성원들이 높고 숙달된 진료 및 진료지원기술을 갖추고 있어야 한다. 또한 환자나 고객의 만족도를 높일 수 있도록 동기부여가 적절하게 이루어져야 하며, 개인적으로는 역할과 직무수행에 필요한 능력을 갖추고 있어야 한다.

무엇보다 병원 조직에서 리더들은 병원이 물리적 제품을 생산하는 제조업체와는 다른 특징을 지니고 있다는 것을 정확하게 인식하고 행동하는 것이 중요하다. 조직의 핵심 기술 측면에서 본 병원의 조직구조 형태는 사람의 건강에서부터 생명과 직결된 서비스 기술을 제공하는 조직이다. 그런데 이 서비스 기술은 손에 잡히지 않고, 생산과 소비가 동시에 발생하며, 노동과 지식 집약적 특징을 가지고 있다. 또한 고객과의 상호작용이 높아서 서비스 공급자의 인적 요소가 매우 중요하고, 품질이 느껴지긴 하지만 측정은 어려우며, 신속한 반응시간이 필요하기 때문에 설비의 위치가 매우 중요하다. 이와 같은 특징을 가지고 있는 병원은 언제나 개별 고객 한명 한명이 원하고 필요로 하는 것들을 적시에 정확하게 제공해줄 수 있도록 맞춤식 서비스체제를 갖추고 운영될 것이 요구된다.

2) 병원 조직의 기능

병원 조직은 그 고유한 목적을 달성하기 위하여 다양한 기능을 가지고 있다. 기능(機能)이란 서로 의존하고 관계하고 있는 몇 개의 부분으로 이루어져 있는 전체적 구조 속에서 어느 부분이 담당하는 특수한 역할이나 활동을 말한다. 기본적으로 의료서비스의 핵심이라고 할 수 있는 진단과 치료 기능에서부터 교육훈련 및 연구, 지역사회에 대한 공중보건 기능 등에 이르기까지 국민 건강과 관련하여 그 기능은 매우 다양하고 복잡하다.

이러한 기능은 기본적으로 전문화와 관리계층의 차원에서 구분될 수 있다. 전문화 기능은 진료부서, 간호부서, 약제부서, 진료지원부서, 행정 및 관리부서 등으로 나눌 수 있는데 수평적으로 기능별로 분화되어 있다. 관리계층에 따른 기능은 이사회, 병원장, 부문관리자, 감독자 등과 같이 계층별로 나눌 수 있으며 수직적으로 분화되어 있는 것을 알 수 있다.

병원 조직은 인적 구성과 조직 구조 측면에서 이원화된 전문적 권위체계를 갖고 있다. 인적 구성이 복잡하지만 크게 보면, 의료 전문 조직과 이를 지원하는 행정관리 전문 조직으로 나누어진다. 의료 전문 조직은 의사들이 진료를 담당하고 있는 진료부서와 간호부서가 핵심을 이루고 있다. 이들 부서는 전문가적 권위와 자율성을 기반으로 구성되고 운영된다. 반면, 행정관리 부서는 조직관리, 인사관리, 재무관리, 경리회계, 구매 및 물류관리, 정보화관리, 시설 및 장비관리 등 진료가 원활하게 이루어질 수 있도록 지원하는 기능을 주된 업무로 한다. 이들 부서는 진료부서 보다는 낮은 전문적 권위와 자율성을 기반으로 하며, 제도, 규정, 공식적 책임과 권한과 같은 일반적 조직운영의 원리의 지배를 받는다.

특히, 병원 조직은 의료서비스가 갖는 공급의 긴급성으로 인하여 역동적이고, 조직 또한 복잡하다. 병원 조직관리자는 높은 환자만족도를 유지하는 병원으로 인정받도록 하기 위해서 수준 높은 리더십 기술로 직원들을 관리하고 조정하는 역할을 수행할 것을 요구받고 있다. 환자에게 의료서비스를 제공할 때 완벽한 서비스를 제공하고자 의도한다면 그 업무의 범위가 매우 넓고 복잡하기 때문에 개인 혼자서 이것을 감당하는 것은 불가능하다. 따라서 다양한 분야의 전문가들이 모여서 유기적으로 협력하면서 목적달성을 위한 방향으로 업무를 수행할 것이 요구된다. 다양한 사람들이 모여서 각종 전문적 기술을 발휘하는 과정에서 최선의 행동이 이루어져야 하며, 목표달성을 위해서는 적절한 수준에서 인적, 물적 자원들이 동원되는 것이 중요하다.

병원 조직을 구성하고 있는 인력들 역시 합법적으로 부여된 직위에 따라 권한을 가진다. 관리자들은 그 권한에 기반하여 각종 의사결정을 하게 되는데, 중요한 문제는 이것이 조직의 운영에 결정적으로 영향을 미친다는 점이다. 의사결정의 종류에는 예산의 배분과 집행으로부터 의료서비스의 수준과 종류의 조정, 기술개발과 획득, 인력의 채용과 교육훈련, 평가제도의 개선 등이 있다. 만약, 선발해서는 안 되는 특성을 가진 사람을 직원으로 선발하게 되면 두고두고 조직운영에 악영향을 미치는 골칫거리가 될 수 있다. 병원에서 이루어지는 의사결정은 관리자 스스로 관리자로서의 역할수행을 잘 하고 있다고 인정받기 위한 목표에 초점을 두고 이뤄지지만, 무엇보다 기본적으로는 환자들에게 가장 적절하고 신속하게 효과적인 의료서비스가 제공될 수 있도록 하는데 초점이 맞춰져야 한다. 궁극적으로 개별 부서의 계층을 이루고 있는 관리자들이 각자 리더십을 발휘하는 것이 합쳐져서 조직의 운영이라는 결과로 나타나기 때문에 모든 관리자들은 전체로서의 조직이 추구하는 성과가 무엇인지를 정확하게 인식하고 그것이 달성되도록 하는 방향으로 의사결정을 하는 것이 중요하다.

이때 병원 관리자의 기능은 내부적인 기능과 외부적인 기능으로 구분할 수 있다. 외부적인 기능은 주로 상층부에 속한 관리자들이 담당하게 되는데, 그것은 정부의 규제에 대한 대응, 경쟁자 동태 파악 및 기부금의 유치 등을 비롯하여 외부환경과의 상호작용과 관련된 기능들이다. 조직 내부적인 기능으로는 의료서비스 질의 관리, 예산의 배분과 통제 및 직원관리와 같은 기능들이다. 관리자의 기능 중 외부적 기능은 관리자들이 통제하기 어려운 영역의 사건도 다수 존재하며, 내부적인 기능은 조직을 운영하는데 있어서 항상 관심을 가지고 접근해야 하는 일들로 관리자의 통제가 가능하다고 인정되는 것들이다. 관리자가 내부 통제의 기능을 상실하거나 잘 하지 못한다는 것은 권한의 발휘에 문제가 있다는 것을 의미하고, 이것은 조직운영에 부정적 영향을 미칠 수 있다. 관리자들은 언제든지 자신들이 교체될 수 있다는 각오를 하고 있는 경우가 많다. 조직 운영에 있어서 관리자의 의사결정 기능이 높은 효과를 산출하기를 바란다면 외부적인 기능과 내부적인 기능 간에 균형을 이루는 의사결정을 할 수 있는 것이 중요하다.

3. 의료서비스 조직으로서 병원 조직 구조에 대한 이해

1) 병원 조직 구조의 의의

한 조직을 다른 조직과 구별시켜주는 것이 구조이다. 조직 구조는 그 구성원과 부서들을 상호 연결시키고 상호작용을 하도록 하며, 과업을 능률적으로 수행할 수 있도록 분화 및 통합함으로써 조직의 유효성을 가져오도록 한다. 조직이 발전해감에 따라서 구성원들이 지켜야 할 규칙, 해야 할 과업의 분담, 그리고 과업의 서열관계와 집단 간 결속관계가 드러나게 된다. 전체 조직을 구성하고 있는 하위 부서들의 상호연결 수준과 형태에 따라 조직의 목표, 가치체계 및 구성원의 행동체계를 유추해낼 수 있기 때문에 조직 구조는 그 구성원들의 행동에 직접적인 영향을 미친다. 때문에 조직이 운영상 효과성이나 효율성을 높이고자 한다면 그 구조가 환경이나 상황에 적합하게 형성되어야 한다.

이러한 조직 구조를 한눈에 볼 수 있도록 그림으로 나타낸 것이 조직구조도 또는 기구표이다. 일반 기업에서 조직도를 사용하기 시작한 것은 산업혁명 이후의 일이다. 한국의 병원들도 조직 내에서 이루어지는 작업들이 점점 더 복잡해지고 인력의 숫자가 증가함에 따라 조직을 효과적으로 관리하고 통제하기 위한 방법의 일환으로 조직도 개념을 도입하여 활용하고 있다. 이들 조직도 또는 기구표는 조직의 운영체계를 한눈에 알아볼 수 있도록 해준다.

2) 병원 조직구조의 특징

한국의 병원은 조직의 형태상 기본적으로 관료제적 기능식 조직구조를 채택하고 있고, 운영상으로는 간호사, 진료지원직, 행정직 등의 인력이 진료 부서에 배치되어 있는 메트릭스 조직구조 형태를 보이고 있다. 그리고 각종 특수한 사업을 수행할 시 프로젝트 조직을 운영하기도 한다.

(1) 관료제적 기능식 조직

병원 조직이 기본적으로 진료부서, 간호부서, 진료지원부서, 행정부서와 같이 기능별로 분화되어 있는 것을 말한다. 이런 조직은 특정 과업활동과 관련된 모든 지식과 기술을 결합하여 더 깊이 있는 지식을 제공한다는 특성을 갖고 있다. 강점은 기능부서 내에서 규모의 경제효과를 보이며, 기능별 목표를 달성하기가 용이하고, 규모가 작은 조직에서 유리하다. 약점으로는 환경변화에 대한 반응이 느리고 의사결정이 최고경영층에 집중되어 과부하 문제가 발생하며, 부서 간 갈등 시 조정이 어렵고 혁신이 잘 이루어지지 못한다. 한국의 병원들은 진료과별, 기능별로는 목적달성이 용이하도록 구조화되어 있으나 정밀한 기능분화로 인하여 혁신이 이루어지기 어렵고 진료부서 간 양보와 타협이 잘 이루어지기 않는 경향을 보인다.

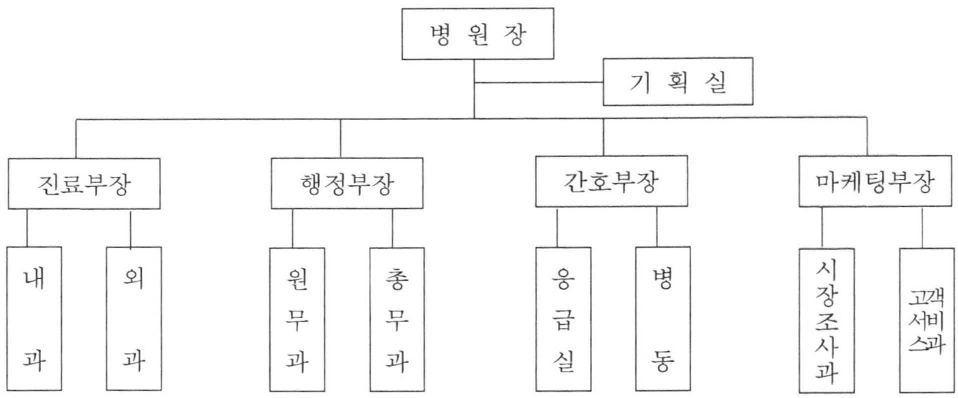

[그림 2-1] 기능식 조직구조

(2) 매트릭스 조직

흔히 기능식 구조와 사업부제 구조를 결합시켜 놓은 형태로 수평적 연결이 강한 것이 특징이다. 기술적 전문성과 서비스 혁신이나 변화가 조직의 목표를 달성하는데 중요할 경우에 사용될 수 있다. 조직 구성원은 기능부서의 장과 사업부서의 장(長)이라는 두 명의 상사를 상대해야 한다. 보통 연구소와 병원과 같은 전문적 조직에서 사용하는 조직형태로 외부환경 적응과 내부 효율성을 최대화시키려는 구조이다. 그러나 2개의 명령계통 중 권한이 강한 쪽으로 힘이 쏠리는 경향이 있다. 예를 들어, 병원의 간호사들은 병원 전체적으로는 간호부서 소속이면서 특정 진료부서에 소속되어 근무하게 될 때 간호부장과 진료과장인 의사 두 명의 지휘자를 두게 된다. 경력 배경이 다른 직종들과의 인간관계로 인한 갈등과 스트레스가 크며, 빈번한 회의와 갈등 조정으로 시간낭비가 클 수 있다.

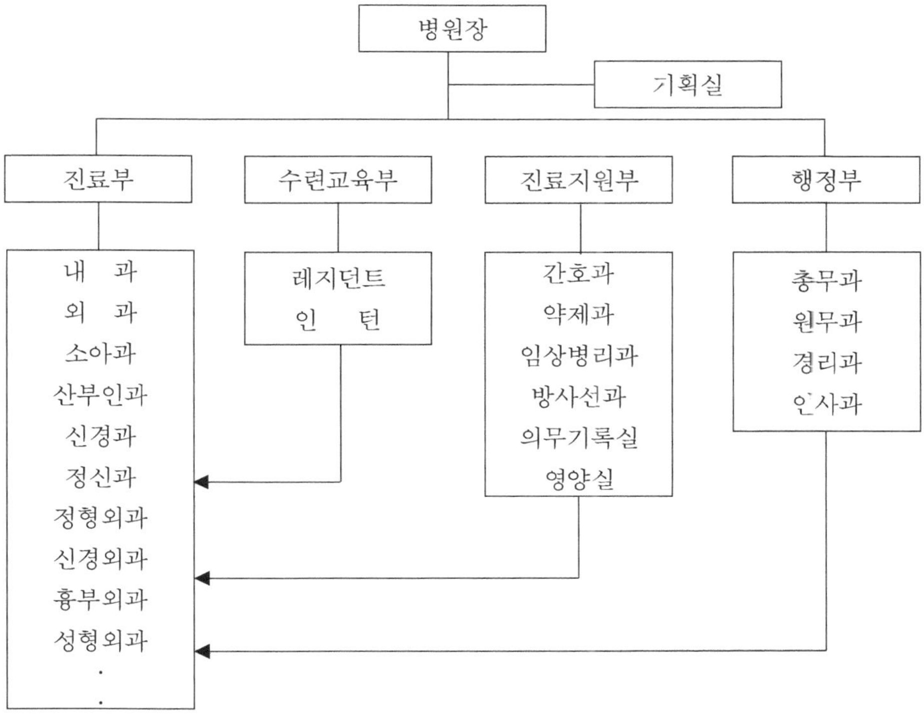

[그림 2-2] 매트릭스 조직구조

(3) 프로젝트 조직

프로젝트 조직(project structure)은 기능식 조직구조의 바탕 위에서 특정 임무나 과제가 주어지면, 그 일을 해결하기 위하여 특수 임무를 부여받아 임시로 운영되는 방식이다. 프로젝트 조직은 긴급하거나 중요한 문제의 해결을 위하여 구성된 만큼 조직이 유연성을 확보하는 것은 필수적이다. 임무를 완수하면 팀이 해체되고 구성원들은 다른 프로젝트 팀으로 이동하거나 원래 소속된 부서로 돌아간다. 한국의 경우 병원에서 정부의 평가에 대응하거나 JCI 인증을 받거나 새로운 사업의 추진을 계획할 경우 그것을 완성하는 시점까지 각 기능별 부서로부터 필요 인력을 차출하여 프로젝트 팀을 구성하여 운영하는 것을 볼 수 있다.

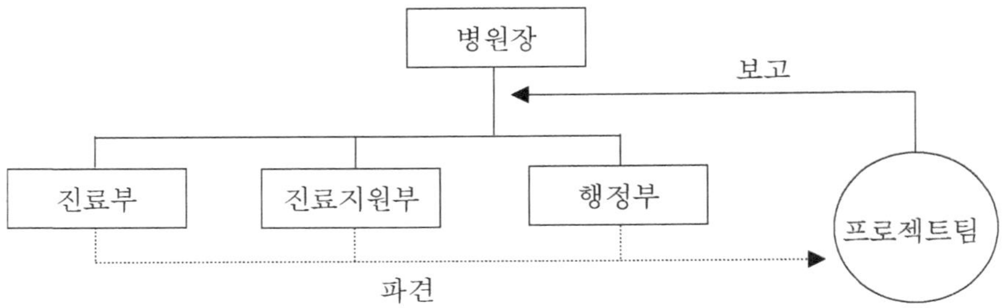

[그림 2-3] 프로젝트 조직구조

(4) 사업부제 조직

사업부제 조직구조는 1920년대 GM사와 듀퐁사에서 처음 만들어서 사용함으로써 널리 알려졌다. 기본적으로 한 개의 사업단위가 자체 완결적인 단위로 기능하기 위해 만들어진 것이다. 따라서 각 사업부 단위는 일반적으로 자율성을 갖고 있으며 사업본부장과 같은 직위의 사업부 책임관리자는 전략과 경영에 대하여 완벽하게 독립적인 권한을 갖되, 업적에 대하여 전적으로 책임을 진다. 이에 대해 중앙 본사에서는 각 사업부에서 중복될 필요가 없는 재무, 법률, 세금 등의 업무지원을 한다. 또한 중앙의 본부는 외부의 감독자 역할을 수행하며 각 사업부의 업적을 평가하고 통제한다. 사업부제 조직이란 전자회사의 'TV 사업부'나 '냉장고 사업부'처럼 기본적으로 한개 회사 안의 또 다른 '작은 회사'들의 개념이라고 할 수 있다. 한국에서 대형병원의 경우 2010년 이후 독립적으로 운영되는 각종 센터 제도가 발달된 이후 최근에는 한 개의 대형 병원 안에 또 다른 병원들이 만들어져서 운영되는 것을 볼 수 있다. 즉, 암 병원, 소아병원 등을 독립적으로 건립하여 운영하면서 사업부제 성격을 띠고 있다.

이러한 사업부제 조직의 장점은 최종적인 성과에 초점을 맞추고 운영됨으로써 조직 전체의 성과를 높이는데 기여할 수 있다. 사업부제 조직구조의 특성인 자율성 및 체제의 자체 완결적 특성은 기능부서의 관리자들을 고도로 교육훈련 시키는데 유용하다. 단점으로는 전체 조직의 입장에서는 자원이 중복됨으로써 과다한 비용지출을 감수해야 한다. 같은 공간에 진료과목들이 집결해 있으면 장비를 공유하는 것이 가능하지만, 건물이 다를 경우 별도로 장비를 마련해야 한다. 또한 조직 전체적으로 요구되는 협동심을 저해할 수 있다. 각 사업부가 독립적으로 자신들의 성과에만 집착함으로써 사업부 간에 과도한 경쟁심을 만들어냄으로써 조직 전체 차원에서 요구되는 협동심을 저해하는 경향이 있다. 또한 사업부제 조직이 사업부의 완벽한 자율성과 독립적 경영을 보장한다고 하지만, 이것은 순전히 이론일 뿐이고 실제적으로 중앙 본부에서 일일이 간섭하고 통제함으로써 사업본부의 분노를 사서 사업부제 운영의 취지를 상실하는 경우도 종종 있다(김남현, 1993). 그림에서 보는 워터게이트요양원 조직도는 의료기관도 사업부제 형태로 운영될 수 있다는 것을 말해준다.

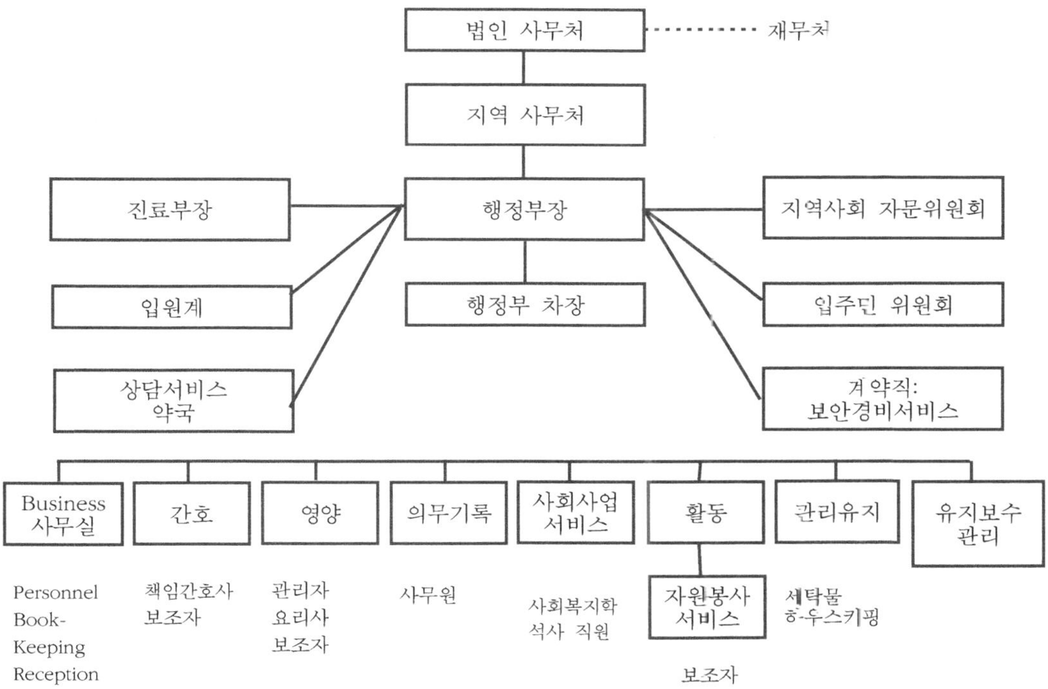

자료 : 윤석준 외 역(2004), *Jonathon S. Rakich* 외 저, 사례로 배우는 의료경영, 아카데미아, p. 371 참조

[그림 2-4] 미국 워터게이트(Watergate)요양원 조직도

이상 몇 가지 조직도를 살펴본 것처럼, 병원의 경영자는 환경의 요구, 조직의 전략, 과업들의 집단화 방법 및 의사결정방법 등에 따라서 조직형태를 다르게 구조화할 수 있다. 기본적으로 조직구조는 전체 목표를 달성하는데 필요한 수평적, 수직적 정보가 원활하게 흐를 수 있도록 설계되어야 한다. 만약 구조가 조직의 운영에 필요한 정보가 효과적으로 흐르게 하지 못하게 방해하면 구성원들의 일처리에 필요한 정보의 양이 적거나 너무 많아지고 그 결과 시간낭비와 불완전한 의사결정을 가져온다. 이때 조직구조에 있어서 수평적 연결은 통제를 완화시켜주는 수단으로서 조정과 협력을 목표로 하고 있으며, 수직적 연결은 통제를 주요 목적으로 하고 있다. 전통적 조직은 효율성을 목표로 하고 있었기 때문에 주로 통제와 수직적 의사소통을 중시했다. 그러나 현대의 학습 지향적 조직은 수평적 의사소통과 조정을 강조하고 있다.

병원의 조직구조를 구성하는 요소 중에 하나인 서비스 기술은 조직의 내부적 특성에 영향을 미친다. 즉 핵심기술을 보유하고 있는 직원의 기능은 상대적으로 활성화되어야 하기 때문에 관련 지식을 충분히 갖춤과 동시에 고객의 문제도 잘 다룰 수 있어야 한다. 이것은 인간관계의 기술과 기술적 능력을 동시에 갖추고 있어야 한다는 것을 의미한다. 기술의 고도화 및 구조적 분산으로 인해 서비스 업체에서는 의사결정이 분권화되고 공식화는 낮게 된다. 그 결과 조직 구성원들은 제조업체에 비하여 더 많은 자유재량권을 갖게 된다.

3) 병원 조직 구조에 대한 영향 요인

병원 조직 구조의 설계와 그 변화는 전적으로 경영자의 의지에 달려있다고 해도 과언이 아니다. 그러나 조직 구조가 경영자 주관에 의해 자의적으로 설계되어서는 안 된다. 그 이유는 환경에 부적합한 조직은 쉽게 무너질 수 있기 때문이다. 따라서 경영자는 여러 가지 조건들을 과학적이고 체계적으로 분석하여 가장 효과적인 조직 구조를 설계하려고 한다. 병원 경영자의 조직구조 설계 의지에 영향을 미치는 요소로는 사명, 외부 환경, 조직 요소, 문화, 인적자원 및 정치권력 등이 있다(안상윤, 2016).

(1) 조직의 사명

그 구체성 여부가 조직의 구조변화에 영향을 미친다. 시대가 변하면서 병원들은 영역의 변화에 따른 영향을 심하게 받고 있다. 예를 들어, 성형외과의 경우 그 진료의 기준이 미적인 요소로 변화되고 있다. 때문에 과거 원상회복 진료 위주의 사명을 강조할 때와 미적인 요소를 추구하는 사명을 가질 때와는 조직 구조가 다르게 설계되어야 할 것이다.

(2) 외부 환경

오늘날 보건의료시장 환경은 매우 복잡하고 변동이 심하다. 예를 들어, 노인인구의 증가에 따라서 급성기 병원들이 요양병원으로 대거 전환되었으며 지금도 진행 중이다. 조직 구조는 이러한 외부 환경 변화에 맞추어 필연적으로 바뀔 수밖에 없다. 또한, 소비자들의 권한이 강화되고 소비자운동이 활성화됨에 따라 상담이나 법률서비스 부서가 새로 생기거나 커지게 되었다. 또한 날이 갈수록 정부의 각종 평가가 강화되고 이것이 언론을 통해 공개되는 것이 일상화됨으로써 평가부서를 별도로 만들어서 운영하는 것이 보편화되었다.

(3) 조직 내부 요소

병원 조직 내부에서 일어나는 각종 변화가 조직 구조 설계의 변화를 가져온다. 예를 들어, 팀제의 도입, 지주회사의 설립, 자원의 부족 등은 조직 설계의 변화를 가져온다. 팀제의 도입은 조직을 수평적으로 만들 것이고, 지주회사의 설립은 지배구조의 변화를 가져온다. 그리고 자원의 부족은 조직을 축소시키거나 가장 효율적으로 운용될 수 있는 구조로 변화되는 결과를 가져올 것이다.

(4) 조직 문화

조직 문화의 변화는 조직 구조의 변화에 중요한 영향을 미친다. 직원들의 가치관의 변화, 계속되는 고객만족도 조사와 대응, 지역사회와의 연계 강화전략은 조직구조의 변화를 가져온다. 직원들의 가치관이 고객 중심적이 되면 조직 구조는 수평적이 되어야 할 것이다. 지역사화와의 관계의 중요성이 강조된다면 경계관리가 강조되는 개방형 조직구조가 되어야 할 것이다.

(5) 인적자원

조직 운영의 핵심적 요소라고 할 수 있는 인적자원의 질과 양은 조직구조에 중요한 영향을 미친다. 오늘날 조직에 진입하고 있는 영상세대 또는 게임세대는 기성세대와는 전혀 다른 인식구조를 가지고 있다. 그들은 무조건적인 복종을 미덕으로 삼지 않기 때문에 피라미드형 조직 구조로는 동기유발을 시키기가 어렵다. 또한 고도의 전문성을 가지고 있는 의사들이 직원처럼 고용되는 경향이 커짐에 따라 병원 조직 역시 이원적 권위구조에서 점차 벗어나게 될 것이다.

(6) 정치권력

조직 내에 상존하는 정치권력의 역학관계는 조직 구조를 바꾸게 만드는 중요한 요인이다. 병원 조직 내에 자원은 한정되어 있고 그 자원을 쟁취하기 위한 권력투쟁은 항상 있기 마련이다. 최근 우리나라의 경우 간호사를 비롯한 전문가 집단의 자기 몫 찾기가 가열됨에 따라 과거 의사 중심의 조직구조가 다원화 체제로 변해가는 것을 볼 수 있다. 또한 병원에는 불확실성이 늘 존재하고 이것의 해결을 위해 다양한 전문가집단이 관계하고 있기 때문에 비공식 집단의 활동이 활발하게 이루어진다. 비공식적 리더의 협조 여부는 조직운영에 중요하게 영향을 미친다. 강한 영향력을 가진 비공식 리더에 의해 조직 구조가 변화될 수도 있다.

4. 의료서비스 조직으로서 병원 운영상의 특징

어떤 사회에서나 역사적으로 긴박한 문제는 조직화된 과업을 수행해나가는데 있어서 인간을 어떻게 하면 효율적으로 운용할 수 있는가 하는 것이었다. 이것을 충족하기 위해서는 조직이 성과를 달성하는 방향으로 구조를 설계할 것이 요구되며, 조직구조를 설계하는데 있어서 기본 방향은 개인들이 그들의 지식과 기술을 제대로 발휘할 수 있도록 하는 것이다. 또한 조직은 시대적 상황에 맞는 바람직한 구조를 가져야 한다. 이것은 그 시대를 살아가는 사람들의 의식 수준을 반영하는 조직구조여야 한다는 뜻이다. 그러기 위해서는 과거의 설계방식을 과감히 탈피할 필요가 있다. 그렇지만 조직운영의 본질적인 면들이 바뀐 것이 아니라는 인식을 갖는 것도 중요하다. 고대 이집트의 파라오들이 피라미드 축조라는 목표를 수행할 때 직면했던 문제들은 오늘날 대학교병원의 병원장이나 기업의 중역들이나 대학교 총장들이 직면하고 있는 문제들과 근본적으로 비슷하였을 것이다. 즉 목표를 달성하기 위해 사람들을 집단화시키고 역할을 부여하고 평가를 통하여 재편성하는 과정이나 방법은 예나 지금이나 매우 유사하다. 따라서 조직을 구조화하고 운영해 나가는데 있어서 고려할 수 있는 기본적인 요소들로는 다음과 같은 것들이 있을 수 있다.

- 조직이 근본적으로 도달하고자 하는 목표가 무엇인가?
- 선택된 목표를 달성하기 위하여 작업을 어떻게 조직화시켜야 하는가?
- 일을 시킬 인적자원(근로자 및 관리자들)을 어떻게 모집하고 훈련시키며 또 작업을 할당하고 관리해야 하는가?
- 근로자와 관리자들이 높은 실적과 충분한 사기를 유지하면서 계속 능률적으로 일을 할 수 있도록 하는 작업조건과 보상 및 처벌 시스템은 어떻게 만들 것인가?
- 조직 외적인 환경과 기술적, 사회적 변화로부터 나타나는 조직 내부 압력에 대처하여 조직을 어떻게 변화시킬 것인가?
- 조직체 내의 노동조합과 같은 기구로부터의 도전과 '증가되는 고통'을 유발시키는 경쟁과 다른 압력 세력 등에는 어떻게 대처해야 할 것인가?

이상과 같은 많은 문제들은 모든 조직을 운영해나가는데 있어서 당면하게 되는 중요한 문제들이고 역사적으로 보면 이들은 주로 조직 관리자들의 조직운영능력에 의해서 해결되기도 하고 좌절되기도 하였다. 조직의 문제는 두 가지의 중요한 관점에서 접근해볼 수 있는데, 첫째는 조직에 의존하는 구성원의 개인적 입장에서 보면 조직이란 노동을 제공하는 원천이고, 경제생활의 기반이며, 소속 구성원이 동일시하는 대상이고 또한 사회적 접촉 및 기본적인 일상생활의 터전이다. 이러한 사실은 현대 사회의 대부분의 사람들이 그들의 많은 활동시간을 다양한 형태의 조직에서 보내고 있다는 점에서도 알 수 있다.

둘째는 조직을 위하여 활동하는 경영자의 입장에서 보면 경영자 자신은 많은 사람의 태도와 일상생활에 영향을 주고, 또 궁극적으로는 조직의 전체적인 운명에 영향을 주는 정책을 수립하고 결정하는 기능을 갖게 된다.

여기에서 전자의 관점은 조직 내부 운영상의 문제이며 후자의 관점은 일종의 조직론적인 관점이다. 즉, 조직은 추상적인 실체로서 행동하는 존재가 아니라, 그 대신 경영상 혹은 리더십에 있어서 중요한 역할을 담당하는 특정한 주요 인물에 의해 그 활동이 복합적으로 이루어진다는 것이다. 조직에 대한 또 한 가지의 관점은, 환자의 입원경험평가 제도처럼 조직에서 창조하는 생산품이나 서비스에 대한 소비자의 관점이 점점 중요하게 고려되고 있다는 측면이다. 조직에 대하여 사람들은 소비자로서, 시민으로서, 학생으로서, 환자로서 또는 경우에 따라서는 희생자로서의 역할을 하게 된다. 이러한 다양한 역할들을 수행함으로써 우리는 조직의 과업수행과 의사결정에 영향을 주게 되고, 또한 조직을 이해하는 데 관심을 갖게 된다. 소비자주의, 환경주의, 고용에 관한 인권 등은 모두 인간 개개인을 조직에 의한 어떤 종류의 부당한 착취로부터도 보호하려는 움직임이다. 이와 같은 관점에서 병원 조직의 운영상 특징을 살펴보면 다음과 같다.

1) 사회적 실체(social entity)

사회적 실체로서 병원 조직이 갖는 특징은 첫째, 어떤 조직이든지 사회의 요구에 의해 만들어지고 사회로부터 존재가치를 인정받는다는 뜻이다. 병원, 기업, 학교, 교회와 같은 다양한 조직들은 모두 사회의 유지를 위해 필요하기 때문에 만들어진다. 둘째, 병원 조직은 두 사람 이상의 집합체이며 사람 없는 조직이란 생각할 수 없다. 조직이 사람들의 집합이라는 뜻은 사람들이 집합적으로 상호작용을 해야 일이 이루어진다는 뜻이다. 한명의 환자를 치료하기 위해서는 '주차원의 안내 → 접수 → 진단과 간호 → 검사 → 처치와 간호 → 입원 안내 및 수납' 등의 과정을 거쳐야 한다. 이들 병원 구성원 각자가 하는 일은 개인적인 차원에서는 단절되어 있지만, 조직 전체로 보면 상호의존적이다. 또한 환자를 진료할 때는 두 명 이상의 의사나 간호사 및 지원인력들이 협동을 해야 하는 경우가 많다.

특히, 병원은 환자 진료라는 특수한 목적을 달성하기 위하여 긴밀한 협동을 기반으로 한 집합적 기술(intensive technology)이 요구되는 조직이기 때문에 구성원 상호간에 체계적인 협력이 제대로 이루어지지 않으면 소기의 성과를 내기가 어렵다. 병원관리자는 리더십을 통하여 구성원 간 자발적 협동을 이끌어내야 한다. 그럴수록 그 사람은 훌륭한 관리자로 평가받게 될 것이다. 이때 조직은 의도적으로 조직이 원하는 방향으로 구성원들이 업무를 수행하도록 조직체계를 만들어내고 보상을 실시하고 동기를 부여한다. 조직 구성원들은 일을 효과적으로 수행하기 위하여 작업팀을 구성하게 되는데 팀의 상호협력은 조직의 목표에 의하여 촉진된다. 각 팀에 속해있는 구성원들은 팀에 공헌한 만큼 보상을 받는다.

또한 조직의 특성은 조직을 구성하고 있는 사람들의 유형에 따라 영향을 받는다. 군대 조직은 군인들로 이루어져 있고 그것은 다른 조직과는 구별되는 독특한 특징을 가지고 있다. 공무원 조직 또한 마찬가지이다. 백화점을 구성하고 있는 사람들의 특징이나 행동양식은 병원이나 은행, 그리고 제조업체 구성원들의 그것과 다르다. 이처럼 각종 조직은 그 조직의 특성에 따라 생각이나 행동양식이 다른 종류의 사람들로 이루어져 있으며, 그 사람들의 생각이나 행동양식에 의하여 조직운영의 방법이 달라질 수 있다. 병원 조직 역시 그 목적과 특성에 적합한 생각과 행동양식을 가진 사람으로 구성되어야 병원 조직이 근본적으로 추구하는 목표와 가치를 달성하기가 용이할 것이다.

이들 조직을 구성하고 있는 사람들은 조직의 목표를 달성하기 위하여 서로 상호작용을 한다. 상호작용을 통하여 성과를 높이는데 기여한다. 하지만 어떤 태도와 방법으로 상호작용을 하느냐에 따라 성과를 높일 수도 있고 그렇지 못할 수도 있다. 병원 조직을 구성하고 있는 의사, 간호사, 약사, 의료기사 및 행정직원들이 자신들의 개인적 주장에만 집착하고 병원 전체의 목표달성 차원에서 상호작용을 하지 못한다면 조직의 발전을 기대하기 어렵다. 특히, 의사나 간호사를 비롯하여 진료 지원 분야에 종사하고 있는 물리치료사, 작업치료사, 의료기사, 사회사업가,

의무기록사, 영양사 등은 다양한 형태의 임상적 제휴관계 속에 있다.

한 조직에 속해 있는 사람들이라도 제각기 다른 특성이나 가치관 및 성장 배경을 가지고 있기 때문에 항상 의견의 일치를 보기 어렵다. 병원 조직을 구성하고 있는 다양한 직종의 직원들은 조직에 대하여 충성하기보다는 자신들이 속한 전문적 직역(職域)에 충성하려는 의도가 강하다. 때문에 고도의 인사관리 기술이 요구된다.

2) 목표 지향성(goal-directed)

(1) 목표의 의의 및 기능

조직의 목표는 조직이 실현하려고 하는 바람직한 상태(狀態) 내지는 달성하려고 하는 성과(成果)를 설정하는 것이다. 목표가 조직의 계속적인 존속과 발전을 위해 중요한 기능을 담당한다는 것을 알 수 있다. 일반적으로 영리조직의 기본적 목표는 수익성이라고 할 수 있는데, 이것은 수익성이 조직의 생존과 발전을 보장하기 때문이다. 영리 조직이 아닌 경찰조직의 목표는 치안의 확보이며, 학교 조직은 교육을 통한 인재의 육성이다. 그러나 한국사회에서 병원은 공익적 조직이면서 영리조직처럼 운영되어야 하는 특수성을 가지고 있다. 경찰조직이 치안을 확보해야 존속되는 것처럼 병원은 환자들의 질병을 고쳐야만 사회로부터 존속을 인정받을 수 있다. 하지만, 경찰조직은 영업을 하지 않아도 국민의 세금으로부터 임금을 비롯한 재정지원을 받지만, 한국에서 병원은 영업활동을 통하여 돈을 벌어야 하는 이중적 목표를 가지고 있다.

조직의 목표와 관리 사이에는 두 가지의 중요한 요인이 작용하는데 그것은 목표가 관리자의 열망을 나타내는 것인 동시에 조직의 도달하려는 최종성과로 표현된다는 것이다. 즉, 어떤 종합병원이 2019년도 외래환자 유치 목표 숫자를 100만 명으로 설정했다면, 그것은 병원 경영자의 열망을 반영한 것이다. 또한, 그 병원이 그 해에 시장점유율 20%, 원가절감률 10%, 투자수익률 20% 달성과 같은 목표를 설정했다면, 그것은 그해년도 말에 그 병원이 최종적으로 도달하고자 하는 도달점을 나타내고 있는 것이다. 또한, 학자들 간에 목적(目的, objectives)과 목표(目標,

goals) 간에 서로 다른 선후(先後) 주장을 하는 경우가 있는데 이 책에서는 두 용어를 구별하지 않고 사용하기로 한다.

(2) 조직의 목표 지향성

위에서 설명한 조직의 목표는 첫째, 구성원들과 부서의 노력의 방향에 지침(指針)을 제공하고, 둘째, 계획의 수립과 조직 활동의 조직화에 영향을 미치며, 셋째, 구성원들을 동기유발 시키는 기반이 되고, 넷째, 조직 운영활동의 평가기반이 되기 때문에 중요하다.

조직은 개인이 할 수 없는 일(목표)을 성취하기 위해 다수의 사람들로 이루어진 집합체이다. 때문에 조직 구성원들의 행동은 목표 지향적이 되고, 한번 정해진 목표를 향하여 구성원들은 반드시 협력적이 되어야 한다. 조직 구성원들의 행동이 목표 지향적이 되지 못하면 조직은 발전을 하지 못하거나 조직 본래의 목적의식을 잃고 혼란에 빠지게 된다.

이러한 목표 지향성은 조직이 반드시 목표를 성공적으로 달성하기 위한 방향으로 운영되도록 만든다. 병원에서 관리자는 환자를 제대로 치료하기 위하여 전문적 능력이 인정된 사람들만을 확보하려는 것부터 시작하여 환자들이 심리적으로 안정감을 느낄 수 있는 구조와 커뮤니케이션 시스템을 가지도록 해야 한다. 또한 이익을 창출하여 병원 조직을 유지시키고 성장 능력을 확보하려고 한다. 병원 조직의 중요한 두 가지 내부적 목표인 환자치료와 이익창출은 서로 상반되는 목표 같지만 매우 상호보완적인 관계에 있다. 즉, 많은 이익을 창출하여 우수한 의료진과 첨단장비를 갖춤으로서 의료서비스의 질을 높일 수 있다. 그러나 이익 창출의 목표는 병원 운영의 효과성(effectiveness)에 있어서 중요한 문제를 야기할 수 있는데, 그것은 "많은 수의 환자를 치료해야 하는가?"아니면, "적은 수의 환자라도 정확하게 건강을 회복하도록 하는 것이 중요한가?"에 관한 문제이다.

또한 조직의 목표는 환경의 영향을 받아 변화할 수도 있기 때문에 조직의 목표가 언제나 불변이라고 인식하는 것은 곤란하다. 특히, 대형 병원들은 조직의 내부적인 목표 외에 사회적 목표를 설정하고 지향해 나가야 한다. 그것은 병원 조직이 사회와 상호작용 하는 유기체이기 때문에 사회로부터의 받는 압력에 의한 것이기도 하다. 만약, 대학병원이 의료분야 연구개발이나 우수 의료 인력의 양성보다는 수익성 추구에만 급급하다면 사회로부터 그 존재 이유를 의심받을 수 있고, 병원 조직 내부적으로도 노조나 의사들의 반발에 부딪칠 가능성을 배제할 수 없다.

조직 구성원들이 목표 지향적이 되도록 하기 위한 타당성을 찾도록 하기 위해서는, 우선 목표 자체가 타당성을 갖추고 있어야 하며, 또한 그것을 달성하기 위해 노력하는 것이 옳다는 정서적인 동의가 있어야 한다. 때문에 조직의 사명이나 목표를 문서로 작성할 때는 그것이 조직의 나아갈 방향을 제대로 제시하고 있는지, 현장에 있는 구성원들에게 부여된 임무와 일치하는지를 분명히 살펴보아야 한다. 목표나 사명이 너무 포괄적으로 기록되어 내용이 애매하거나 방향성을 뚜렷하게 제시하지 못하고 있다면 그것은 구성원들의 행동통일을 유도하는 것이 아니라 혼란을 일으킬 가능성이 크다.

3) 외부와의 상호작용

오늘날 수시로 변화하는 외부 환경은 조직 운영의 성패에 중요한 변수가 되고 있다. 즉, 외부 환경 변화에 대한 능동적이고 합리적인 고려, 그리고 효과적인 상호작용만이 조직의 존속과 성장·발전을 가능하게 한다.

조직은 마치 생물학적 유기체와 같아 외부에 대하여 열려 있으며 폐쇄적이지 않다. 때문에 다른 하위 단위들과 끊임없이 상호작용을 함으로써 환경을 극복해나가면서 환경과의 연관성을 찾아내 최대한 우호적인 관계를 맺으려고 한다. 이처럼 조직은 생존을 위하여 필연적으로 외부와 상호작용을 해야 하는 존재로서 시스템적으로 이해되어야 한다.

이것은 병원이라고 해서 예외가 아니다. 병원 역시 조직과 마찬가지로 정부, 금융기관, 지역, 언론, 시민단체, 공급업체, 주주 및 불특정 공중과 직·간접적으로 중요한 관련을 맺고 있으며, 이들과의 관계를 어떻게 설정하고 관리해 나가느냐에 따라서 외부로부터 우호적으로 평가받을 수도 있고, 아니면 적대시될 수도 있다. 병원 역시 이들 외부 환경과 원만한 상호작용을 하면서 조직을 존속시키기 위해서는 각기 다른 특성을 지닌 환경들과 우호적인 관계를 맺어야 한다.

조직 운영에서 첫 번째로 중요한 상호작용의 차원은 투입(input)이다. 투입은 외부에서 아무런 도움이 없이 조직이 무(無)에서 유(有)를 창조할 수는 없다는 것을 보여주는 것이다. 사람을 비롯한 생물 유기체가 생존하기 위해서는 각종 투입요소가 필요한 것처럼, 조직 역시 목표를 달성하기 위해서는 인적·물적 자원의 동원이 원활해야 한다. 투입 다음으로 외부와의 상호작용에서 중요한 것은 산출(output)이다. 산출은 조직의 목표를 달성하는 것과 매우 중요한 관계를 맺고 있다. 병원이 환자의 질병을 잘 고치고 외부로부터 좋은 인상을 받는 것은 병원의 중요한 목표인 동시에 시스템적인 측면에서 볼 때 산출이다. 산출이 원활하게 이루어지기 위해서는 목표설정이 합리적으로 이루어지고 자원의 투입이 제때 이루어져야 한다. 정확하고 질 높은 산출, 즉 완벽한 질병 치료와 공중들로부터 우호적 인식 등은 조직 내에서 자원의 투입과 관리 및 활용이 제대로 이루질 때 가능하다.

4) 계속성(continuity)

이것은 조직의 장기적 속성을 나타내주는 요인이다. 조직은 고유한 목표를 달성하기 위하여 상황변화에 따라 구성원들을 대체해가면서 생명을 유지하려고 한다. 조직이 장기적 목표를 갖는다는 사실은 조직의 계속성이 의의를 갖는 중요한 원인이 된다.

조직은 앞으로 3년이나 5년, 아니 10년 뒤의 목표를 세우고 그 목표를 달성하기 위하여 투자를 한다. 조직이 장기적 목표를 달성하기 위해서 관리자는 조직을 구성하고 있는 직원들이 날마다 출근해서 정해진 일을 하도록 해야만 한다. 이것은 일단 조직에 진입한 사람들도 그 조직과 함께 계속성을 갖는 것을 의미한다. 그러나 사람이 바뀌어도 조직은 늘 일정한 목표를 달성하려고 한다. 때문에 조직은 시간적으로도 장기적인 안목을 가지고 있을 뿐만 아니라 사람도 폭넓게 포용한다.

조직의 계속성과 관련하여 병원은 내적으로나 외적으로 성숙하지 못한 조직이라는 비판을 종종 받는다. 그 이유는 다른 유형의 조직들은 외부적으로 개방되어 있으면서 외부와의 협력을 통하여 생산성을 높여나가는 추세인데 반해, 병원은 여전히 이러한 점에 있어서는 폐쇄성을 가지고 있다고 볼 수 있다. 또한 기업과 같은 합리적인 의사결정제도가 발달되어 있지 못하다.

조직의 계속성 유지의 조건은 내부적으로는 권한 위임 및 의사결정체계의 확립과 동시에 성숙성이며, 외부적으로는 외부 관련 기관과의 협력에 의한 시너지 효과의 창출이다. 병원이 성숙한 조직으로 인정을 받으면서 계속성을 유지하려면 이와 같은 측면에서 개선이 이루어져야 할 것이다.

5) 구조적 활동체계(structured activity system)

조직은 기본적으로 일과 사람, 그리고 기술과 구조로 이루어져 있다. 조직은 지향하는 목표를 갖고 있기 때문에 처음부터 해야 할 일을 갖고 탄생한다. 경찰조직은 치안확보라는 일을 갖고 만들어지며, 학교는 학생교육이라는 일을 갖고 만들어진다. 이러한 일을 잘 할 수 있는 사람을 구하는 것은 조직 관리자에게 매우 중요한 일이다. 어떤 교사는 사명을 가지고 학생을 열심히 가르치려고 하겠지만 그렇지 않은 교사들도 얼마든지 있다. 기술력도 중요한 문제이다. 잘 가르치는 기술을 가진 교사도 있으나 가르치는 기술이 전혀 없는 교사도 많다. 때문에 조직의 관리자는 일, 사람, 기술이 환상의 조합을 이룰 수 있도록 조직 구조를 만들어내는 책임을 맡고 있다. 학교의 관리자가 조직구조를 수직적이면서 엄격한 보고체계를 갖춘 구조로 만든다면 교사들은 불만이 폭발하거나 사기가 위축될 것이다.

조직은 마치 건물과 마찬가지로 필연적으로 구조(structure)라는 틀(frame)과 특정 목표를 수행하기 위한 활동체계를 가지고 있다. 이 활동체계가 바로 조직의 특성에 부합하는 기술이다. 제조업체는 생산과 판매를 효과적으로 할 수 있는 활동체계, 즉 A 공정과 B 공정을 연결시킬 수 있는 연결기술을 가지고 있다. 금융기관은 돈을 보유하고 있으면서 이자를 벌 사람과 돈을 필요로 하는 사람을 중개하는 활동체계, 즉 중계기술을 가지고 있다. 병원은 환자를 치료하기 위한 집합적 기술(intensive technology)을 제대로 갖추고 있어야 한다.

이와 같은 조직의 구조는 목표를 달성하기 위해 전문화된 활동을 논리적 유형에 따라서 공식화시키고 지위와 책임을 부여하여 조직을 비교적 안정적이고 지속적인 형태로 유지하도록 만드는 것이다. 그런데, 다양한 조직들이 제각기 지니고 있는 고유한 구조에 대응할 수 있는 활동체계를 제대로 지니지 못하면 조직의 안정화를 기대하기 어렵다. 조직의 활동체계가 제대로 기능하기 위해서는 각 기능을 맡고 있는 구성원 간 활발한 커뮤니케이션이 이루어져야 한다.

예를 들어, 종합병원에서 환자에 대한 수술을 시행할 때, 수술 후 일정한 회복기를 거쳐 퇴원을 성공적으로 마치기 위해서는 마취의, 검사를 책임지고 있는 의료기사, 집도의, 간호사, 병동 간호사, 영양사 및 원무팀 직원간의 유기적 협조가 이루어져야 한다. 이처럼, 병원은 고도로 자본 집약적이면서 노동 집약적인 독특한 경영체이다. 의료서비스라는 최종상품을 생산하기 위해서는 일반 조직과는 다른 특이하고 복잡한 과정을 거친다. 병원에는 의료 관련 전문 인력과 일반 관리직이 존재하는데, 이들의 업무는 매우 세부적으로 분화되어 있다. 접수, 검사, 진단, 치료, 마취, 수술, 입원, 간호, 처방, 영양, 보험청구 등 환자 1명을 치료하는데 많게는 60여명의 인력이 동원되기도 한다. 때문에 이들 세분화되어 있는 전문 인력 간에 협력이 잘 이뤄져야만 질 높은 치료를 할 수 있다.

그러나 관리가 미숙한 병원 조직에서는 늘 직종 간, 업무 간, 인적 구성원 간, 그리고 직원과 환자 사이에 의사소통이 원활히 이루어지지 못할 수 있으며, 그 결과 서로 간에 갈등이 유발될 수 있다. 때문에 갈등을 잘 조정할 수 있는 관리방법이 개발되어야 하며, 일반 조직과는 또 다른 독특한 리더십이 요구된다고 하겠다. 따라서 병원장은 경영자로서 갖추어야 될 교육을 철저하게 받도록 해야만 한다. 예를 들어, 미국에서는 병원경영 관련 대학원 교육을 이수하지 않으면 병원장으로 취임하는 것이 불가능하다.

6) 계획된 조정체계(planned coordination)

병원 조직은 다양한 직종의 구성원들로 이루어져 있기 때문에 과업 및 역할의 중복이 이루어져는 안 되며 각 구성원들의 활동이 균형과 조화를 이룰 수 있도록 사전에 조정(調整)이 잘 이루어지도록 관리하는 것이 중요하다. 조정은 어떤 조직이 여러 부문을 효과적으로 연계시킴으로써, 또는 공동의 목표를 추구하는 둘 이상의 조직을 함께 연계시킴으로써 상호의존성을 다루는 수단이다.

모든 조직은 사전에 계획된 조정체계를 갖추고 있어야 하는데, March and Simon(1958)은 프로그래밍과 피드백의 두 가지 메커니즘을 이용하여 조정이 가능하다고 주장하고 있다. 즉, 프로그래밍 접근은 모든 조직에 있어서 업무의 책임과 활동을 명확하게 하기 위한 표준을 만드는 것이다. 또한 피드백을 이용한 방법은 업무가 수행되는 가운데 구성원 간에 상호 커뮤니케이션을 활성화함으로써 상호조정이 되도록 하는 것이다. 피드백에 의한 접근은 예기치 못했던 문제의 발생에 대응함으로써 구성원들 간 상호작용이 활성화되는데 기여한다.

Mintzberg(1970)는 마아치와 사이몬(March & Simon)의 이론을 발전시켜 다섯 가지 형태의 조정이론을 만들었다. 그것은 상호조정, 직접감독, 업무과정의 표준화, 업무결과의 표준화, 직원 기술의 표준화 등으로 그 세부 내용을 살펴보면 다음과 같다.

(1) 상호조정

계층적 상하관계에 있지 않은 구성원들 사이에서 커뮤니케이션을 통하여 조정을 하는 것을 말한다. 한 환자에 대한 임상상태에 대한 정보를 여러 명의 관련된 의사들이 동시에 공유하는 것과 같은 것이다. 관리자는 분화된 조직 단위의 요구와 조정의 필요성 사이에서 상호작용의 수준을 이해하는 것은 매우 중요하다. 예를 들어, 입원환자를 효과적으로 관리하여 불의의 사고나 불만족을 최소화하기 위해 담당의사와 간호사의 역할을 사전에 정확하게 정해놓고 이것이 자동으로 실행되도록 하는 것은 매우 중요한 리더십이다.

(2) 직접감독

계층적으로 상층부에 있는 사람이 하위 계층에 있는 사람에 대하여 책임을 지고 그의 업무행동을 지시하고, 모니터함으로써 생기는 조정을 말한다. 종합병원의 병동에 근무하는 많은 간호사들의 행동을 조정하기 위하여 감독직 간호사를 두는 경우와 같다.

(3) 업무과정의 표준화

업무의 방법과 내용에 대하여 일정한 기준을 정하고 강제로 시행하도록 하는 것이다. 규정이나 사규(社規)과 같은 것이 있다. 종합병원에서는 입원의 절차, 퇴원의 절차, 진단검사의 절차 등을 내규로 정하여 운용하고 있다.

(4) 업무결과의 표준화

작업의 성과와 생산물을 표준화하는 것을 말한다. 기업에서는 생산품의 규격이나 색상 등의 표준화가 매우 정교하게 이루어지고 있다. 한국의 각 종합병원에서도 QI(의료의 질 관리) 활동을 통하여 각종 진료나 수술 결과의 표준을 만들어서 지키려고 노력하고 있다.

(5) 직원 기술의 표준화

업무처리의 과정이나 결과를 표준화하기가 어려울 때 훈련을 통하여 업무수행 기술의 표준화를 기하려고 하는 것이다. 직원 기술의 표준화는 일반 조직과는 달리 병원의 경우에 매우 적합한 것이다. 환자에 대한 수술은 정답을 얻기가 어렵다. 때문에 오랜 기간의 훈련을 통해서 기술의 표준화를 이루는 편이 더 효과적이다. 환자 수술에 필요한 마취의사와 집도의 간에는 서로 조정을 위한 상호작용이 별로 요구되지 않는다. 고도의 기술에 의하여 협력 작업이 질서 있게 이루어지기 때문이다. 표준화된 기술이 바로 조정을 대체하는 것이다.

병원 현장에서 환자의 진료나 수술은 그 과정이나 결과에 있어서 전통적으로 표준화가 어려운 것으로 인식되어 왔다. 그러나 오늘날에 와서 병원들은 각종 행정업무는 물론이고 의료서비스를 표준화시키는 방향으로 활발하게 움직이고 있다. 이것은 병원 현장에서 자원의 낭비를 줄이고 의료서비스의 가치를 높이려는 시도이다. 실제, 국내 병원에서 원가관리에 많은 관심을 보이고 있는 경영자들에 따르면 유사한 상황의 수술에서 원가 차이가 5배까지 나는 경우가 있다고 한다. 만약, 이와 같은 현상이 개선되지 않는다면 병원의 경쟁력 확보나 실질적 성과 향상을 기대하기가 어렵기 때문에 병원들의 조정에 대한 관심은 점점 고조되고 있다.

5. 의료서비스 조직으로서 병원 의사결정체계

의사결정(decision-making)은 조직운영에서 예상되는 문제를 해결하고 기회를 찾아내기 위하여 여러 대안(alternative)을 모색하고 그 중 가장 합리적이고 효과적으로 목표를 달성할 수 있다고 보는 방안을 선택하고 결정하는 과정이다. 의사결정은 불확실한 미래를 극복하는 방법이며 경영의 핵심이다. 미래를 정확하게 예측할 수만 있다면 의사결정은 필요 없을 것이다.

모든 조직의 관리활동에는 결정과 집행이라는 두 가지의 기능과 과정이 있다. 과거의 관리이론은 업무집행의 기법을 주로 다루었으며, 관리행위의 전제요건이 되는 의사결정과정에 대해서는 별로 취급하지 않았다. 그러나 현대 관리의 일반이론에서는 효과적인 행동을 보장하는 원칙(principle)은 물론 장래의 행동방안이나 대안을 선택하고 결정하는 과정, 즉 의사결정과정을 매우 중요시하고 있다.

예측력 높은 의사결정을 하기 위해서는 정보가 필요하다. 관리의 불확실성은 정보의 부족으로부터 나오며, 정보의 부족은 경영자에게 항상 선택을 어렵게 만든다. 정보의 부족은 좋은 리더십을 어렵게 만드는 조건으로 작용한다. 만약, 의사결정자에게 정보가 없다면 문제의 내용을 정확하게 규명할 수도 없고 대안적 해결책을 찾기도 어려우며, 각 대안적 해결책의 예상되는 결과에 대한 예측도 불가능하기 때문이다.

1) 의사결정 효과성의 결정 요소

모든 경영자와 관리자는 자신을 포함한 모든 관련자들이 의사결정의 질을 높일 수 있도록 노력해야 한다. 조직의 의사결정은 적시에 적절하게, 그리고 수용 가능하도록 이루어져야 하는데, 이것이 의사결정의 효과성을 구성하는 요소이다.

- 의사결정의 질(quality): 모든 가능한 대안 중에서 선택된 대안이 최적이라고 볼 수 있는 정도를 말한다.

- 의사결정의 적시성(timeliness): 아무리 좋은 의사결정도 때를 놓치면 의미가 없다.
- 의사결정 수용성(acceptance): 의사결정의 실천을 위해서는 반드시 구성원의 수용이 필요하다.

2) 의사결정의 과정

대부분의 의사결정 과정은 문제의 발견 및 확인, 진단 및 원인분석, 대안적 해결책의 개발, 각 대안의 평가 및 최적 대안의 선택, 선택된 대안의 실천, 그리고 평가 및 피드백 등 6단계로 이루어진다. 의사결정에서 가장 흔히 사용하는 방법은 합리적 의사결정모형(rational decision making model)이다. 이 모델의 가정은 경제적 합리성에 입각해서 경제적 성과를 극대화하려는 개념이지만 실제로 현장에서는 시간의 제약이나 인간 능력의 한계로 인하여 일부 과정이 생략되기도 한다.

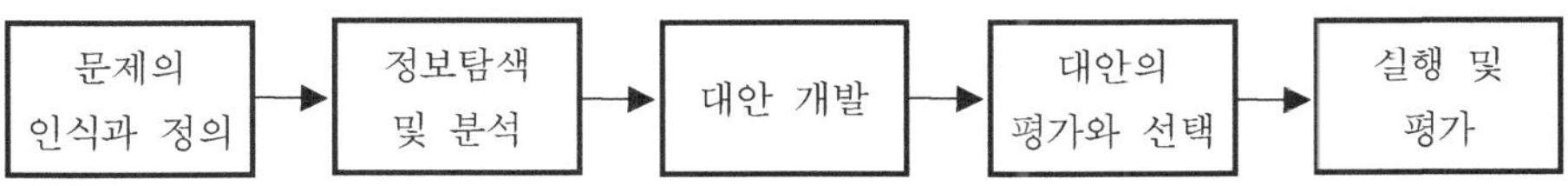
문제의 인식과 정의
정보탐색 및 분석
대안 개발
대안의 평가와 선택
실행 및 평가

[그림 2-5] 합리적 의사결정의 모델

(1) 문제의 발견 및 확인

관리자는 경영상의 문제점을 밝혀내기 위해 조직 내·의부 환경의 정보를 수집하고 또 수집된 정보를 분석함으로써 문제가 무엇인지를 정확하게 밝혀내게 된다. 이때 문제 그 자체와 문제의 징후를 잘 구분해야 한다. 예를 들어 증가하는 결근율과 같은 현상은 문제 그 자체라기보다는 그것보다 더 심각한 문제를 예고하는 징후라고 보아야 한다.

(2) 진단 및 원인분석

문제의 저변이나 의사결정상황과 관련되어 있는 미비점을 분석하기 위한 노력이 곧 진단이다. 문제의 진단 및 원인의 분석은 현재 영향을 미치고 있는 불균형상태가 무엇인지, 불균형상태가 언제부터 지속되고 있는지, 어떻게 발생했는지, 긴급하지는 않은지, 또 다른 사건이 연계되어 있지는 않는지를 구체적으로 밝혀내야 한다.

(3) 대안의 개발

현재의 상황과 바람직한 상황의 격차를 좁히거나 아예 소멸시킬 활동이 무엇인지를 찾아내는 것이다. 이를 위해서는 창의적인 대안을 찾아낼 수 있을 정도의 충분한 시간이 필요하며, 대안을 찾는 과정에서 상대방에 대한 비판을 삼가고 인내해야 한다. 왜냐하면, 문제의 긴급성만 인식한 나머지 대안을 빨리 찾아낼 생각만으로는 효과적인 해결책을 찾지 못하는 경우가 많기 때문이다.

(4) 대안의 평가 및 최적 대안의 선택

대안의 목록이 작성되면 대안에 대한 엄밀한 평가가 이루어져야 한다. 대안을 평가하는 세 가지의 원칙은 실행이 가능해야 하고, 문제를 해결해줄 수 있어야 하며, 대안의 실행결과로써 조직에 미치는 영향이 긍정적이어야 한다. 대안 평가의 방법에는 찬반양론으로 결정하는 방법, 비용 대비 편익의 분석, 대안의 요인별 충족능력 비교분석 방법 등 여러 가지가 있다.

(5) 대안의 실천

대안이 결정되면 실천을 제대로 하는 것이 무엇보다도 중요하다. 실천이 잘 되어야 문제의 해결 가능성이 높아지기 때문이다. 대안이 잘 실천되지 못하는 두 가지 이유는 우선 관리자 측면에서는 필요한 자원이나 에너지, 능력, 지식, 리더십, 동기유발 등이 부족해서 실천이 안 되는 경우가 있다. 또한 직원의 측면에서는 의사결정과정에 참여하지 못해 소외감을 느껴 대안을 수용하지 못하는 경우가 있다. 때문에 직원들을 참여시키는 것이 대안의 실천을 위해서 효과적이다.

(6) **평가 및 피드백**

의사결정의 마지막 단계는 그 효과성에 대한 평가의 단계이다. 실행 후에 과연 문제가 해결되었는지, 아니면 해결에 근접하고 있는지를 평가하고 성공과 실패의 여부를 규명해야 한다. 이때 대안실행이 실패하는 주된 원인으로는 잘못된 대안의 선택, 실천과정의 부적절, 잘못된 문제의 발굴, 시간의 부족 등이 있을 수 있다.

3) 병원의 계층별 의사결정 수준

의사결정은 장래의 행동방안을 찾아내고 결정하는 과정이기 때문에 병원 조직에서 의사결정의 과정과 집행은 모든 부서에서 일어난다. 병원 조직의 각 계층에서 기본적으로 이루어지는 의사결정의 형태와 내용은 다음과 같다.

(1) **병원이사회**(Board of Trustees)

- 조직의 통제와 효율성 유지에 대한 공식적이고 광범위한 책임
- 병원에 대한 외부 지원의 확보
- 지역사회 또는 외부에 병원을 대표하는 문제
- 사업 기획과 운영방침

(2) **병원장**(Administrator)

- 병원의 경영목표와 계획의 수립과 같은 운영 문제
- 병원의 과업을 효율적으로 수행하기 위한 방안
- 병원을 효율적이고 효과적으로 유지하고 발전시키는 일
- 병원조직 구성원의 안전과 적정한 보상의 보장
- 국가와 지역사회에 대한 상호영향을 관리하고 변화에 대한 적응
- 단체교섭, 협약 및 노사분규의 해결

(3) 부문관리자(Sector Manager; 부서장)

- 부서 목표의 설정과 계획수립
- 인력, 시설, 자금 등 자원의 조직화
- 인력의 배치와 과업의 지시
- 부하직원의 과업활동의 평가, 수정 등 통계
- 부서 내외의 상하 및 수평적 관계와 활동의 조정

(4) 감독자(Supervisor; 간호감독 또는 수간호사, 계장, 주임기사 등)

- 소속 직원 과업활동의 평가 및 수정
- 작업수행 목표와 방법의 설정
- 소속 직원 근무태도의 감독
- 소속 직원에 대한 작업수행 기법과 기능 훈련
- 작업집단 업적의 보고

4) 위원회(Committee)

병원을 비롯한 각종 조직에서는 예상치 못한 문제들이 항상 발생한다. 그 문제를 해결하지 못하면 정상적인 조직 운영이 어려운 경우가 종종 있기 때문에 각 전문 분야별로 별도의 위원회를 구성하여 공식적 조직에서 해결하기 어려운 문제들에 대한 의사결정을 해야 할 필요가 있다. 사전적 의미에서 위원회란 동등한 지위에 있는 여러 사람들로 구성되는 합의제 기관으로 계층적 단독제와는 상반된 개념이다. 즉, '이사회→병원장→부서장→감독직'에 이르는 계층적 단독제 조직에서 소홀하기 쉬운 민주적 의사결정과 조정을 보완하기 위해 전문가들이 동등한 지위로 참여하여 합의에 의한 의사결정을 하고 그에 대하여 책임을 지는 합의체이다. 위원회는 구성원 개개인의 의사와는 별개로 집단적이지만 독립된 의사를 가지는 것이 특징이다. 즉, 위원회에서 결정된 사항에 대해서는 위원 개개인이 책임을 지는 것이 아니라 그 구성원 전체를 의미하는 위원회가 책임을 진다. 따라서 개인 위원들은 자유롭게 최선이라고 생각되는 의견을 제시하는 것이 가능하다.

조직에서 독단적으로 의사결정을 할 수 있음에도 불구하고, 구태여 위원회를 설치하여 운영하는 이유는 첫째, 독단적인 계층별 부처만으로는 늘어나는 문제해결의 수요에 대처하기 불충분하기 때문이다. 둘째, 오늘날의 조직운용은 고도화된 전문적 지식의 활용이 요구되기 때문이다. 셋째, 의사결정의 정당성이나 민주성을 확보하기 위해서는 합의제가 더 설득력이 있기 때문이다.

이러한 이유 때문에 위원회제도는 20세기에 들어와 급속히 발전했으며 그 종류 또는 다양하다. 병원에서 운영하고 있는 각종 위원회 종류도 증가하고 있는데 그 예를 보면 다음과 같다.

〈표 2-3〉 병원 조직 내 각종 위원회 사례

가정간호운영위원회, 간호사기숙사운영위원회, 간호업무관리위원회, 감염대책위원회, 도서관리위원회, 보상금지급심사위원회, 보안심사위원회, 복지시설운영위원회, 수습생관리위원회, 안전보건관리위원회, 약사관리위원회, 외래진료위원회, 임상학술연구위원회, 전공의수련위원회, 의료분쟁조정위원회, 의료원윤리위원회, 의료장비심의위원회, 의료의질(QI)향상위원회, 의무기록위원회, 적정진료보장위원회, 전산운영위원회, 정보공개심의위원회, 직원고충심사위원회, 진료비심사위원회, 친절생활화위원회, 특별성과금심사위원회, 진료평가위원회, 중환자관리위원회, 호스피스운영위원회, 환자급식관리위원회, 공공보건의료계획심의위원회, 교육훈련심의위원회, 부설연구서운영위원회, 선택진료위원회, 수혈관리위원회, 연구과제심의위원회, 연구사업실무위원회, 연봉제심의위원회, 인사위원회, 임상시험심사위원회, 제안심의위원회 등

6. 의료서비스 조직으로서 병원 업무분장 및 위임전결

1) 부서별 업무분장

병원 조직은 그 고유한 목적을 달성하기 위하여 다양한 기능을 가지고 있다. 기본적으로 의료서비스의 핵심이라고 할 수 있는 진단과 치료 기능에서부터 교육훈련 및 연구, 지역사회에 대한 공중보건 기능 등에 이르기까지 국민 건강과 관련하여 그 기능은 매우 다양하고 복잡하다. 이러한 기능은 기본적으로 조직과 관리계층의 차원에서 구분될 수 있다. 조직 차원의 기능은 진료부서, 간호부서, 약제부서, 진료지원부서, 행정 및 관리부서 등으로 나눌 수 있으며, 관리계층에 따른 기능은 이사회, 병원장, 부문관리자, 감독자 등과 같이 나눌 수 있다.

(1) 진료부서

- 진료기능
  - -임상진료 각 과는 외래진찰실, 응급실, 병동, 수술실, 분만실 기타 진단 시설에서 의사가 직접 환자진료 기능을 수행한다.
  - -임상병리과, 해부병리과, 진단방사선과, 핵의학과는 임상진료과의 진단에 필요한 검사를 수행한다.
  - -마취과는 수술처치에 필요한 마취를 담당한다.
  - -치료방사선과, 재활의학과는 치료를 요하는 환자의 치료 및 물리치료를 담당한다.
- 교육 및 연구기능
  - -병원의 교육기능에 따라 의학교육, 학생의 임상실습, 전공의(인턴, 레지던트) 수련 및 지도를 담당한다.
  - -의학, 의료기술, 새로운 진단, 치료기법의 개발을 위한 임상연구를 수행한다.
  - -새로운 의학정보의 교류를 위한 각종의 학회활동을 한다.
  - -전문 진료 분야별 연구소를 통한 연구활동을 한다.

- 공중보건기능
  -진료실 각 과에서는 병원의 방침에 따라 지역사회의 진료봉사, 지역주문에 대한 보건교육, 예방접종, 개원의사 및 의료보조 인력의 재교육 등 지역사회 주민의 건강증진을 위한 각종 활동을 한다.

(2) 간호부서

- 간호기능
  -외래, 응급실, 병동 기타 의료시설에서 환자간호를 수행하고 특수진료시설(인공투석실, 내시경실, 방사선 치료실 등)에서 의사의 진단 및 치료행위를 지원한다.
  -환자 및 환자보호자의 건강교육과 원내생활에 관한 안내를 한다.
- 교육 및 연구 기능
  -병원은 교육범위에 따라 간호학과 학생의 임상실습과 간호사, 간호조무사의 간호직무교육을 수행한다.
  -대규모 병원의 경우는 간호업무와 간호행정에 관한 연구기능을 수행한다.
- 행정기능
  -환자나 병원에 관한 정보, 간호행정, 진료비 정보를 행정관리에 제공하고 진료시설의 유지보수, 중앙공급, 진료용품의 수불 등에 필요한 행정기능을 담당한다.

(3) 진료지원부서

- 중앙공급실
  -린넨류 및 피복, 침구류 등을 공급하고 재생한다.
  -진료용 의료기구, 위생재료를 소독, 멸균하여 공급한다.
  -각종 공급 기자재의 구매, 지불에 관련된 행정기능을 수행한다.
- 보건의료정보관리실
  -보건의료정보를 수불, 보존, 행정 관리한다.
  -각종 질병의 통계, 환자통계를 작성한다.

-미완성된 보건의료정보를 검색하여 보완토록 조치한다.

- 영양실

-환자식이의 식단표를 작성하고 조리 및 급식한다.

-환자의 영양 지도 및 상담을 수행한다.

-급식재료의 구매, 수불에 관련된 행정기능을 수행한다.

(4) 약제부서

- 조제 및 투약기능

-의사로부터 처방된 의약품을 조제, 감사, 환자 투약을 담당한다.

-병원의 약무기능 수준에 따라 약품제제 기능을 수행한다.

- 교육 및 연구기능

-대규모 병원의 경우에는 임상약학의 교육수련과 의약품의 동물실험, 신약개발, 신약정보의 제공을 위한 연구기능을 수행한다.

- 행정기능

-의약품의 수불, 독(극)약의 행정관리 등에 관련된 행정기능을 수행한다.

(5) 행정 및 관리부서

- 행정사무부문

-환자 접수, 수속, 진료비 계산, 청구 및 이와 관련된 제반 사무를 수행한다.

-직원의 채용, 배치, 급여, 직원교육 등 인사노무행정 사무를 수행한다.

-현금출납, 수지계산, 자금행정관리와 이에 관련된 제반 사무를 수행한다.

-재산과 물품의 구입, 수불, 유지 행정관리 사무를 수행한다.

-전공의 수련, 학생교육, 의학연구 등 의료진의 교육, 연구활동을 지원하는 행정업무를 수행한다.

-문서, 직인, 업무연락, 비상계획, 민방위, 예비군, 소송 등 병원의 운영과 유지에 필요한 제반 행정업무를 수행한다.

- 시설행정관리부문
  -건물, 의료기기, 기계, 전기, 통신설비, 구축물, 조경의 유지보수와 운용에 관한 업무를 수행한다.
  -전력, 유류 등 각종 에너지의 수불·사용에 관한 업무를 수행한다.
  -청소, 경비, 소방, 기타 청소관리 업무를 수행한다.
- 기획, 통제부문
  -장·단기사업계획, 예산·결산 및 경영분석, 평가에 관한 사무를 수행한다.
  -회계에 관한 업무를 수행한다.
  -이사회, 병원장 등 최고관리층에 대한 자문과 최고의사 결정기구의 회의운영에 관한 사무를 담당한다.

2) 위임전결

위임전결이란 회사의 직무권한을 직위별로 위임하여 업무처리를 신속하게 처리하고 업무능률의 향상을 도모하고 그 직위별 권한과 책임을 다하도록 하기 위한 목적을 갖고 있다. 병원도 각종 사무의 처리 및 의사결정에 관한 최종 결정권한을 그 내용에 따라 하부기관에 위임함으로써 제반업무 처리의 신속성 및 효율성을 증대하기 위하여 위임전결제도를 도입하여 운영하고 있으며, 그 자세한 내용은 병원별 위임전결규정에 따른다. 위임전결규정에서 전결규정이란 결정권자가 결재를 내릴 때의 원칙을 기록한 문서를 의미하는 것으로 이 규정에는 임직원의 정기적인 업무 및 의사결정에 대한 결정권한과 책임에 관하여 기술되어 있다.

이러한 위임전결은 본래 귀속된 권한을 보조 또는 하부기관이 대리로 행사하도록 하는 것을 말하기 때문에 위임전결이라는 개념은 위임전결 기준표나 위임전결 규정을 의미하기도 한다. 모든 병원을 비롯한 대부분의 조직들은 기본적으로 위임전결 기준표를 만들어서 운영하고 있다. 전결권자는 이 규정에 따라 위임된 권한을 성실히 수행하여야 하며 전결처리사항에 관해 감독상의 책임을 진다. 위임전결 규정에는 전결사항, 부재 시 결재, 업무 협조, 전결권의 재위임 등에 관한 사항을 구체적으로 명시해야 한다.

<표 2-4> 병원의 위임전결 사례

구 분		업 무 내 용	전 결 권 자			원장
분야	기능		팀장	부장	부원장	
공통	1. 기획	1. 기본방향과 운형계획의 수립 및 변경				○
		2. 세부계획의 수립과 시행			○	
		3. 계획수립에 필요한 자료수집 및 협조	○			
	2. 규정	1. 소관규정의 제정, 개정 및 폐지안 작성				○
		2. 각종 지침의 제정, 개정 및 폐지				○
		3. 기구 및 정원조정 요구				○
	3. 사업계획 및 예산	1. 소관사업계획 작성				
		가. 1,000만원 이상				○
		나. 1,000만원 미만		○		
		2. 소관예산요구서 작성		○		
	4. 업무개선	1. 제안서 제출		○		
		2. 제도개선안 제출		○		
	5. 직원복무	1. 직원의 시간외, 휴일, 야간근무 명령		○		
		2. 해외출장				○
		3. 국내출장				
		• 3급 이상			○	
		• 4급 이하		○		
		4. 시내출장				
		• 2급 이상			○	
		• 3급 이하	○			
		(간호, 약제, 교육연구부)		(○)		
		5. 휴가신청				
		• 2급 이상			○	
		• 3급 이하		○		
		6. 외출신청				
		• 2급 이상		○		
		• 3급 이하	○			

구분		업무내용	전결권자			원장
분야	기능		팀장	부장	부원장	
공통	6. 통계	1. 제통계의 확정		○		
		2. 주요통계의 보고		○		
		3. 확정된 통계의 관리	○			
	7. 회계	1. 제조, 구매, 임대차, 용역, 기타 품의				
		• 3,000만원 이상				○
		• 3,000만원 미만			○	
		• 1,000만원 미만		○		
		• 300만원 미만	○			
		2. 지출원인행위				
		가. 인건비(정원외 임시직 인력사용)				○
		나. 경비(접대성경비 제외)				
		(1) 500만원 이상			○	
		(2) 100만원 이상		○		
		(3) 100만원 미만	○			
		다. 접대비		○		
		라. 전(前) 각호 이외의 지출로서				
		(1) 지급기준이 결정(단가계약 등) 되어 있거나 정기적인 지출사항		○		
		(2) 품의서를 사전에 득한 경우의 지출사항		○		
		(3) 공공요금 및 경비 (보험료, 일숙직비, 시내여비)		○		

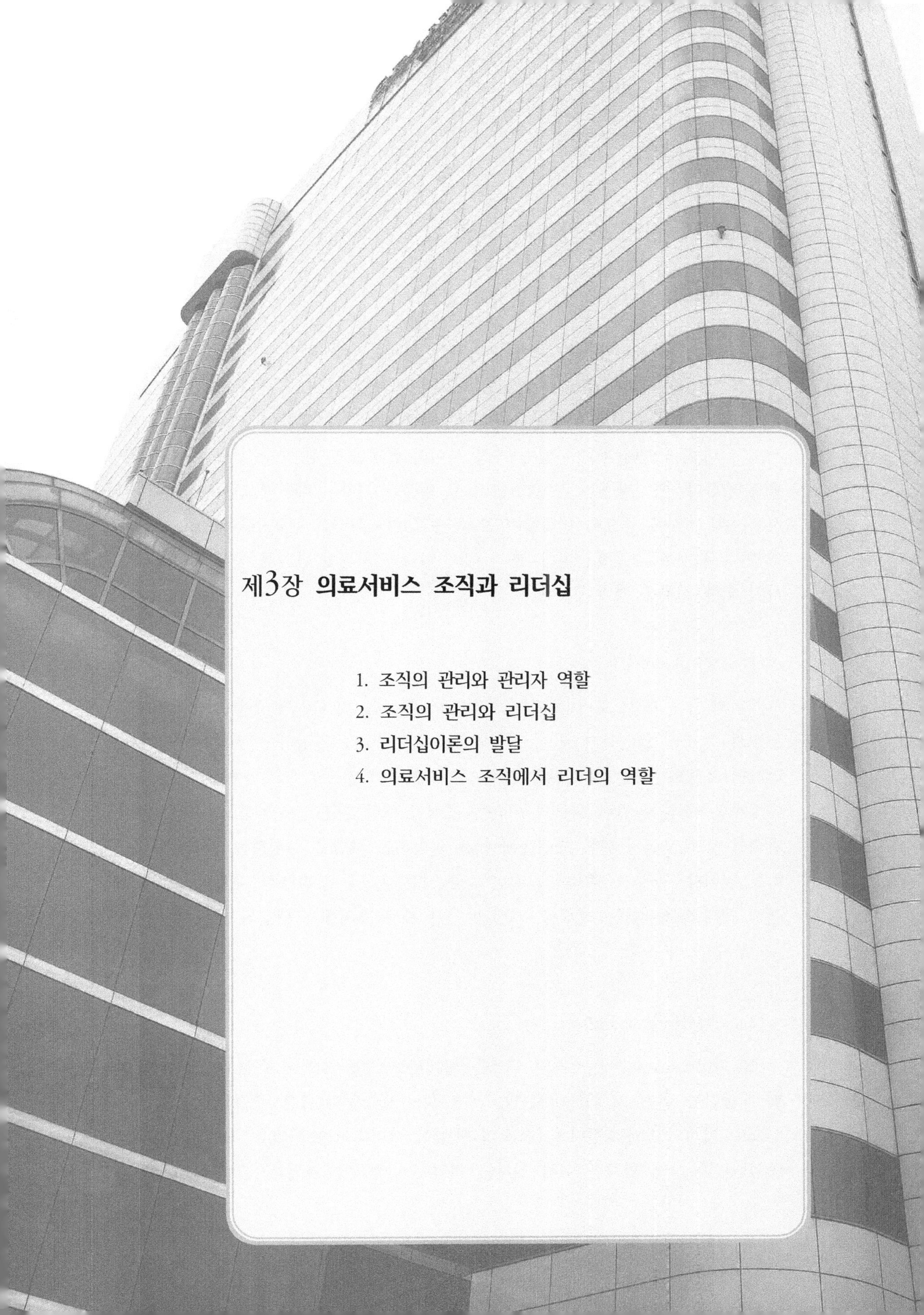

제3장 의료서비스 조직과 리더십

1. 조직의 관리와 관리자 역할
2. 조직의 관리와 리더십
3. 리더십이론의 발달
4. 의료서비스 조직에서 리더의 역할

1. 조직의 관리와 관리자 역할

1) 관리의 기능

조직 안에서 관리자들은 조직이 나아갈 방향을 제시하고, 리더십을 발휘하며, 목표를 달성하기 위해 조직의 자원을 어떻게 활용할지를 결정한다. 또한 관리자들은 조직 안에서 수시로 발생하는 갈등을 해결하고 서로 믿음이 무너진 상황 속에서도 신뢰를 구축해야하며, 일과 가정 사이의 균형을 달성할 수 있도록 돕는 역할을 수행한다. 관리자들은 큰 그림을 보고 일을 추진하기 때문에 그들의 선택과 의사결정은 조직에 중요한 변화를 일으킬 수 있다. 이러한 관리(management)는 조직 안에서 계획, 조직화, 지휘, 조직 내의 사람과 자원의 통제를 통해 목표를 달성하기 위한 절차를 의미한다.

(1) 기획(planning)

계획의 수립과정으로 이해되는 기획(planning)은 미래의 추세에 대해 예측하고 조직의 목표를 달성하기 위한 최선의 전략과 전술을 결정하는 과정이다. 여기서 말하는 조직의 목표 중 병원의 경우에는 대표적인 것으로 고객만족을 꼽을 수 있다. 계획수립과 관련된 최근의 이슈는 조직이 처한 환경을 분석하고, 사업 기회를 탐색하며, 예상되는 위협 요인들에 대해 파악하는 역할을 수행하는 기획팀을 운영하는 것이다. 병원의 경영과 관련된 다른 모든 기능들이 훌륭한 계획의 수립과 시행에 의해 결정된다는 점에서, 기획은 가장 모든 조직에서 핵심적인 관리기능이라고 할 수 있다.

(2) 조직화(organizing)

조직화(organizing)란 조직의 구조를 설계하고 모든 것들이 목표달성을 위해 함께 작동하는 어떤 체계를 구축하는 과정이다. 오늘날의 많은 조직들은 고객을 중심으로 설계되고 운영된다. 조직화의 핵심적 아이디어는 이익을 확보하면서 모든 종업원들이 고객 만족을 위해 일하는 기업을 만들자는 것이다. 그런데 고객의 요구는 변화하게 마련이고, 생존을 위해서는 조직 역시 그러한 고객의 요구 변화에 맞추어 변화해야 하기 때문에, 조직은 반드시 유연하고 적응이 가능한 상태를 유지해야 한다. 1980년대 이후 세계적인 자동차회사로 군림하던 제너럴 모터스(GM)가 연비가 좋은 자동차를 생산하는 업체들에게 고객을 빼앗긴 경우가 고객의 요구 변화에 잘 대응하지 못한 사례라고 할 수 있다. 이후 제너럴 모터스는 연비가 좋은 수소 자동차 생산을 통해 시장에서 그들의 입지를 회복하고자 노력하고 있다.

(3) 지휘(leading)

지휘(leading)는 비전을 수립하고, 조직 목표를 더 효과적으로 달성하기 위해 다른 이들과 의사소통하고, 인도・훈련・코치하고, 의욕을 고취시키는 행동을 의미한다. 최근에는 직원들에게 더 많은 권한과 동기를 부여하여 스스로 방향을 결정하는 직원이 될 수 있도록 자유를 허용하는 추세이다. 이러한 기능은 한때 지시라는 개념으로 불렸는데, 이는 직원들에게 무엇을 해야 하는지를 정확하게 말해주는 것을 의미한다. 그러나 대부분의 기업에서 관리자들은 더 이상 직원들에게 무엇을 해야 한다고 직접적으로 이야기하지 않는다. 그 대신 요청이나 질문, 토의와 같은 민주적 방법을 사용한다. 지식근로자들이나 다른 직원들이 종종 효과적인 업무를 위해 필요한 내용들에 대해 관리자보다 더 잘 알고 있고 기술력이 높은 경우가 더 많기 때문이다. 그러나 훈련, 코칭, 동기부여나 기타 리더의 직무들과 함께 적시에 직원들을 업무에 집중시키기 위한 리더십은 필수적이다.

(4) 통제(controlling)

통제(controlling)는 조직이 목표에 다가가고 있는지 확인하기 위한 명확한 기준을 선정하고, 직원들의 성공적인 직무 수행에 대해 보상하며, 그렇지 않은 경우 일을 바로잡기 위한 행동 등을 포괄하는 개념이다. 기본적으로 통제는 실제로 벌어지고 있는 일들이 조직의 목표와 부합하는지를 확인하는 과정이라고 할 수 있다.

이상에서 살펴본 계획, 조직화, 지휘, 통제는 어떤 조직에서든지 수행되는 관리의 핵심이라고 할 수 있다.

〈표 3-1〉 관리의 4단계

단계	주요 관리 내용
계획	-조직의 목표 설정 -목표 달성을 위한 전략의 개발 -필요한 자원의 결정 -성과를 높일 수 있는 정확한 기준의 설정
조직화	-자원의 배분 -업무의 할당 -목표를 달성을 위한 절차의 구축 -권한과 책임을 표시하는 조직 구조(조직도) 설정 -인력의 모집, 선발, 훈련 -적재적소에 인력의 배치
지휘	-조직의 목표를 달성하기 위한 직원에 대한 동기부여 -합리적이고 과학적인 업무의 할당 -절차에 대한 정확한 설명 -정책의 명확화 -성과에 대한 평가
통제	-목표 대비 결과의 측정 -기준 대비 성과 감독 -성과에 대한 보상 -필요한 경우 조정 역할 수행

2) 관리자의 역할

관리자는 인력, 재무적 자원, 정보, 장비 등의 자원을 동원하여 업무를 완수해내는 주체이다. 조직 안에서 관리자들은 상사라고도 불리는데, 상사의 입장에서는 부하들이 무엇을 해야 하는지 정확하게 알려주고 실제로 그 일을 제대로 하고 있는지 감시하는 역할을 수행한다. 상사들은 부하에게 시킨 일을 올바로 수행하는지 감독하고, 제대로 처리하지 못한 부하들을 꾸짖고, 엄격한 모습을 보이며, 오늘날까지도 대부분의 관리자들은 그러한 방식을 고수한다. 과거에 조직에서는 그러한 모습을 흔히 본 적이 있을 것이다.

하지만 오늘날 병원을 비롯한 대부분의 조직에서 관리는 더욱 진보적으로 변화하고 있다. 오프라 윈프리 같은 관리자는 진보적 관리자를 상징하는 좋은 예가 될 수 있다. 그녀와 같은 관리자들은 부하들에게 무엇을 시키기보다는 그들을 인도하고 훈련시키고 지지해주고 동기를 부여하고 코치해주어야 한다는 점을 알고 있고, 그렇게 수행하려고 노력한다. 이러한 점에서 팀워크라는 개념 안에서 팀을 구성하고 팀을 이루어 업무를 수행하는 중요성은 점점 커지고 있다. 최신 기술을 다루는 현대 하이테크 시대에 관리자들은 부하들이 오히려 관리자들보다 더 많은 기술과 정보를 가지고 있음을 알고 있다. 따라서 최근의 관리자들은 지시와 명령보다 팀워크와 협력을 강조한다. 병원 조직 역시 갈수록 하이테크 조직으로 변화하고 있다. 따라서 병원의 부장이나 과장과 같은 관리자들은 부하 직원들과 더 친밀한 관계를 맺고 훌륭한 동료로 여기지 않으면 많은 부작용이 발생한다.

과거에는 근로자들이 한 병원에서 오랫동안, 또는 평생을 일하는 것이 일반적이었다. 병원 역시 직원을 고용하고 오랜 기간 동안 이를 유지하고자 했다. 그러나 오늘날에는 많은 병원들이 성과를 달성하지 못하는 직원을 쉽게 해고하고자 하며, 직원들 역시 그들의 요구 사항이 충족되지 않으면 주저하지 않고 직장을 떠난다. 포춘(Fortune) 100대 기업의 경우를 보면, 경영자들은 과거에 비해 더 젊고 여성의 비율은 더 높다. 관리자들도 경력을 쌓으면서 나이가 50이 되기 전에는 직장을 옮기는 경향을 보이고 있다. 자신의 능력을 인정받고 거기에 상응하는 보상을 받기 위해서이다. 조직과 구성원 사이의 전통적인 장기계약과 그에 수반되는 신뢰관계는 더 이상 존재하지 않는다고 보는 것이 최고경영자의 입장에서는 오히려 마음 편할 수 있다. 이와 같은 시대적 변화 속에서 병원 조직의 관리자들 역시 직원들의 이야기와 요구를 적극적으로 들어주고, 그들에게 적절한 보상을 제공하며, 조직에 남아 있을 수 있도록 그들을 격려해주어야 하기 때문에 관리업무의 어려움은 더욱 가중되고 있다.

과거 통제 중심의 관리적 관점에서 볼 때, 오늘날 조직에서 관리는 일종의 혁명을 경험하고 있다. 미래의 관리자들은 수평적 팀으로 일하게 될 것이고, 조직 안에서 완전히 새로운 역할을 맡게 될 것이다. 뿐만 아니라 더 빈번한 해외 확장에 나서야 하는 것은 매우 새로운 경험이다. 한국에서는 2009년 5월 의료법 개정으로 외국인 환자가 연 평균 2십만 명 이상 방문하고 있고, 많은 병원들이 외국으로 진출하기도 한다. 이와 같은 상황에서 과거와 같은 권위적 통제 중심의 관리로는 직원들의 만족도를 높여 성과를 달성하는데 실패할 가능성이 높다.

높은 성과를 달성하려고 하는 조직은 새로운 유형의 관리자를 필요로 한다. 이는 이문화(異文化)를 잘 이해하고 외국어를 비롯한 의사소통에 능숙하고 팀 플레이어인 동시에 능숙한 계획자, 조정자, 조직자, 감독자의 역할을 동시에 효과적으로 수행할 수 있는 리더십을 발휘해야 한다는 것을 뜻한다.

2. 조직의 관리와 리더십

일반적으로 리더십(Leadership)이란 조직의 목표를 달성하기 위해 권력을 확보한 리더가 부하들에게 영향력을 행사하는 과정으로 이해되고 있다. 이와 달리 관리(management)는 인적, 재무적, 기술적 자원을 효과적으로 활용하여 이미 정해진 세부적인 목표를 달성하는 과정이다. 모든 조직에서 관리자들에게 두 개념은 혼용될 수 있다. 하지만 조직을 이끌어가는 데 있어서 관리와 리더십을 구분하는 확실한 한 가지 차이점이 있다. 그것은 리더십은 조직이 미래에 달성할 목표를 결정하는 것을 포함하는데 반해, 관리는 정해진 목표를 달성하는데 필요한 활동의 수행에 대한 것이다〈표 3-2〉.

〈표 3-2〉 조직의 업적 향상을 위한 고려 요소

목표의 명확성과 참여도	역할의 명확성과 책임
• 우리 병원의 목적과 방향은 무엇인가? -미션, 비전, 가치, 전략 • 우리 병원의 이해당사자는 누구이며 그들의 요구는 무엇인가? • 그들의 입장에서 볼 때 우리 병원은 얼마나 잘 하고 있는가? • 우리 병원의 목표는 무엇인가? 그 이유는? • 목표는 구체적이며 측정가능한가? • 우리의 목적, 방향 및 목표에 대한 참여 수준은 어느 정도인가? • 구성원 개개인의 목표는 무엇인가? • 우리 병원은 구성원 개개인의 목표를 얼마나 잘 지원하고 있는가?	• 부서별 주요 책임영역은 어디이며 책임자는 누구인가? -중복되는 곳은 없는가? -책임소재가 불분명한 곳은 없는가? • 구성원 모두가 기대되는 역할을 명확히 알고 있는가? • 부서와 개인의 과업승인을 누가 해야 하는지는 잘 알고 있는가? • 직원은 누구와 상담해야 하는가? • 직원에 관한 일은 누가 알아야 하는가? • 리더십 역할에 우리가 원하는 대로 다루어 지고 있는가?
효과적 수행을 위한 절차	**대인관계**
• 과업의 절차는 목적, 방향 및 목표에 부합 하는가? • 고객을 대하는 절차는 효과적인가? • 우리 병원의 의사결정 절차는 효과적인가? • 평가와 보상은 올바른 행위에 초점을 맞추고 있는가? • 각종 회의는 효과적인가? • 우리는 명확하고 효과적인 문제해결 프로세스를 갖고 있는가? • 커뮤니케이션 : 적절한 정보가 적합한 사람에게 전달되는가? • 모든 과업절차는 참여, 창의성 및 생산을 촉진시키며 능력을 배양하는가? • 우리 병원에서는 다른 팀을 대하는 절차를 얼마나 잘 관리하고 있는가? • 우리 병원은 지속적으로 절차를 향상시키고 개선을 위한 절차를 갖고 있는가?	• 피드백과 인정이 이루어지고 있는가? • 구성원들은 소속감과 자신들의 가치를 느끼고 있는가? • 우리 병원 구성원들은 서로 지원하는가? 아니면 대치하는가? • 우리는 갈등을 극복하면서 일할 수 있는 기술(skill)을 보유하고 있는가? • 생산적 커뮤니케이션을 위한 규범들이 제대로 움직이고 있는가? • 구성원들은 그객을 이해하려고 애쓰는가? • 개인차를 존중하고 활용하고 있는가? • 우리는 지속적으로 서로의 최고 이익을 위해 행동하며 신뢰를 구축하고 있는가?

리더십은 관리활동과는 달리 조직구성원의 행동에 영향을 미치기 위한 접근방법의 선택에 따라서 조직 안에서 매우 다양한 모습을 띤다. 리더의 행동에 따라서 조직구성원들이 업무에 대해서 보이는 반응도 달라질 수 있다. 최근 몇 개월 사이에 성과가 하락한 조직구성원을 다루는 몇 가지 방법을 예로 들어보자. 한 가지 방법은 공식적인 권한을 사용하여 성과가 개선되지 않을 경우 해고될 것이라고 경고하는 것이다. 이 방법을 사용하면 두려움을 갖게 된 부하는 문제가 있는 성과를 숨기려고 시도할 수도 있다. 다른 방식은 리더가 그 부하와 친밀한 관계를 형성하며 성과가 저하된 이유가 무엇인지 의논하고, 해결책을 함께 도출하여 부하로 하여금 필요한 변화를 수용하게 만들 수 있다. 이들 두 가지 방법 중 리더가 어떤 행동을 선택하느냐에 따라 부하 직원의 이후 행동은 달라진다. McGrager는 전자의 행동을 리더가 부하를 다루는 데 있어서 X이론적 관점을 갖고 있으며, 후자의 행동을 Y이론적 관점을 갖고 있다고 주장했다.

리더가 설계하고 만들어내는 조직의 구조와 조직문화는 비교적 오랫동안 조직구성원들에게 영향을 미친다(Hooij-berg, Junt, Antonakis, Boal & Lane, 2007). 병원의 최고경영자는 구체적인 조직의 목표를 자신이 정하는 대신 중간관리자나 일선관리자에게 위임하는 조직구조를 설계할 수도 있다. 중간관리자들은 최고경영자가 잘 알지 못하는 현장의 구제적인 상황에 대하여 더 잘 알고 있기 때문이다. 이런 상황에서 일선관리자나 중간관리자는 최고경영자에게 제공되는 정보를 통제함으로써 최고경영자에게 영향을 미치기도 한다. 실제로 병원에서 능력이 뛰어난 진료과장들은 자신이 원하는 방향으로 조직을 만들고 스텝을 구성하며, 병원장에게 올라가는 정보들을 자신이나 부서에 유리하도록 통제하기도 한다.

어떤 조직에서든지 관리자 한 사람이 훌륭한 리더십을 행사하는 동시에 뛰어난 관리기능을 수행하는 것을 볼 수 있다. 리더 역할을 수행하게 되는 사람이 탁월한 목표를 수립하고, 그 목표를 달성하기 위해서 필요한 정보와 자원, 도구를 통제하고 지휘하는 공식적인 관리자의 권한을 이용하여 영향력을 행사하고 조직을 성공적으로 이끄는 일은 얼마든지 자주 일어난다. 하지만, 병원의 규모가 커지면 계층이 확대되면서 조직은 필연적으로 관료제적인 체계를 갖추게 된다. 조직이 일반적으로 보유하고 있는 관리자의 계층은 첫째, 현장의 서비스 제공자를 관리하는 현장관리자, 둘째, 대형 의료 기관에 속한 한 부서 전체를 책임지는 중간관리자, 셋째, 병원 전체, 즉 모든 부서를 책임지는 최고관리자 계층의 세 단계로 이루어진다.

대부분의 병원 조직에서 전략적 방향, 사명 가치에 대한 의사결정을 하는 일은 최고경영자 계층과 이사회에서 주로 이루어진다. 병원과 같은 비영리조직의 경우에 운영이사회의 역할은 더욱 중요하다. 이사회는 공동의 이익을 위해서 조직을 운영하도록 감독해야 하는 법적인 책임을 지고 있다. 최고경영자들의 중요한 임무에는 이사회와 외부 이해관계자에 대해서 효과적인 커뮤니케이션을 수행하는 것이 포함된다. 조직의 사명과 비전을 설정하고 공유하며, 전략적 의사결정을 통해서 우선순위를 결정하고, 조직문화를 형성해나가는 것도 고위관리자들의 임무이다. 이러한 사항에 대한 의사결정은 모든 조직구성원이 날마다 수행하는 일상적인 활동 전반에 영향을 미친다. 병원 조직에서 고위계층에 있는 리더들이 내리는 의사결정이 병원 전체 근로자들의 생각과 태도 및 행동에 얼마나 중요하게 영향을 미치는지를 깊이 인식하고 의사결정에 참여해야 한다.

대부분의 종합병원에서 부장이나 과장과 같은 직위를 가진 중간관리자의 수는 최고관리자의 수보다 더 많다. 중간관리자들은 현장의 부하를 관리하고 감독하는 동시에 최고관리자의 지시를 받고 현장의 상황을 보고하는 등 관계적인 기술을 잘 발휘해야 한다. 어떤 연구자들은 중간관리자들의 주된 역할이 커뮤니케이션과 조정이라는 점을 강조하여 '연결핀'(linking pin)이라고도 표현한다. 하지만 오늘날 정보통신기술의 활발한 활용으로 조직이나 부서 운영에 필요한 자료의 취합이 과거보다 훨씬 더 용이해지면서 중간관리자의 역할과 수, 계층은 점점 줄어드는 추세이다. 그러나 중간관리자는 새로운 아이디어의 제시와 업무 변화, 혁신의 주도자 역할을 수행해야 할 매우 중요한 계층임에는 틀림이 없다. 특히, 조직에서 중간관리자로서 일하는 기간은 최고관리자가 되었을 때 요구되는 조직의 목표설정, 공식적 관계의 처리, 불확실한 상황 속에서 방향성을 유지하는 능력 등을 학습하고 관리자로서의 역량을 쌓는 중요한 시간이다.

끝으로 병원에서도 기업과 마찬가지로 일선관리자들은 내・외부와의 네트워크 구축에 능해야 한다. 그들은 병원에서 내부적으로는 임상 전문가들과 직접 상호작용하면서 팀을 효과적으로 운영하면서 임상 진료과정 속에서 효율성을 높이고 의료의 질을 향상시켜야 하기 때문이다. 또한 현장에서 발생하는 질적인 문제들을 해결하는 활동을 수행해야 하는 책임을 맡고 있기도 하다. 외부적으로는 조직 관리에 있어서 투입적인 요소와 산출의 요소를 효과적으로 관리해야 한다. 예를 들면, 투입의 측면에서는 인력을 공급하는 대학들의 사정을 파악하고, 경쟁병원의 정보를 파악하기 위하여 인맥을 구축하고 있어야 한다. 산출의 측면에서는 병원을 방문하는 고객들의 불편사항을 체계적으로 파악하여 대응하고 지역사회 고객들의 욕구변화에도 민감하게 반응할 수 있어야 한다.

3. 리더십이론의 발달

1) 리더십의 개념

(1) 리더십의 의의

미국의 경우를 보면, 병원 조직들은 주로 영리의 관점에서 운영되기 때문에 관리자들이 훌륭한 리더십을 가진 경우에는 번창했지만, 빈약한 리더십을 가진 경우에는 어려움에 직면하거나 심지어는 시장에서 사라지기까지 했다. 이처럼 한 조직이나 집단의 성패는 몇 명의 리더에 의하여 크게 영향을 받는다. 미국에서 병원 조직의 관리자는 재무적 성과를 달성하는 리더십과 중요하게 관련지을 수 있지만, 한국의 경우에는 현실적으로는 영리를 추구하면서도 법률적 · 형식적으로는 비영리 조직으로 규정되기 때문에 병원의 리더십을 영리적 관점에서 보아야 할지, 비영리적 관점에서 보아야 할지에 대한 논의도 필요하다.

리더십은 구성원들로 하여금 특정목표를 지향하게 하고 그 목표달성을 위해 실제 행동을 하도록 영향력(influence)을 행사하는 과정으로 정의할 수 있다. 이와 같은 맥락에서 리더십의 속성을 세밀하게 분석해보면 다음과 같다(Yukl, 2006).

- 리더십은 과정이다. 즉, 리더십은 행동이다. 그 자체가 동작으로 표현되며, 수행의 기술이라고 할 수 있다.

- 리더십의 위치는 사람인 개인에게 있다. 즉, 집단, 조직 또는 제도와 같은 무생물이 이끌어가는 것이 아니다. 리더십의 주체도 사람이며 그 대상도 사람이다.
- 리더십의 핵심은 추종자(followers)로 불리는 인간시스템이다. 리더십은 이끌어가는 사람과 그것을 따라가는 것을 선택하는 사람들 간의 상호작용이다.
- 리더십은 영향을 주는 것이다. 즉, 이것이 리더십의 핵심이라고 할 수 있는데, 시스템 안에 있는 사람들이 영향을 받는다. 그들은 리더십에 의해 그들의 생각과 느낌, 행동에 영향을 받는다.
- 리더십 발휘의 목적(objective)은 목표(goal)의 달성이다. 즉, 리더십은 목적을 위하여 수행되는 도구적인 특성을 가지고 있다.
- 리더십은 결코 우연적이 아니라 의도적이다. 무의식적으로 영향을 받는 것이 아니라 반드시 의식 속에서 영향을 받는다.

이에 비해 관리자(manager)는 직원에게 작업을 지시하고 통제하며 그 결과에 책임을 지는 사람이다. 관리자는 예산편성과 계획을 수립하고, 인적·물적 자원을 조달하여 조직을 설계하며 계획에 따라 작업과 조직을 통제한다. 반면, 리더는 비전과 방향을 제시하고 구성원들에게 동기를 부여한다. 이러한 맥락에서 볼 때 리더십이 관리자의 중심 역할이기는 하지만 유일한 역할은 아니며, 관리자가 수행해야 할 많은 역할 중 하나의 역할이라고 할 수 있다. 다시 말하면, 리더십이 관리자의 유일한 역할이 아니라는 점이다. 또한 리더란 리더십 역할을 수행하는 한 명의 관리자인 것이다.

조직에서 관리자와 리더가 동일인이라고 해서 관리와 리더십이 같은 개념은 아니다. 관리자와 비교하여 리더가 기본적으로 갖추어야 할 세 가지 요소를 살펴보면 다음과 같다. 첫째, 비전이다. 조직이 어디로 가야 할지 다른 사람보다 더 정확히 알아야 한다. 둘째, 신뢰이다. 구성원으로부터 인간적 신뢰를 얻어야 한다. 셋째, 충성과 지지이다. 목표실현을 위하여 구성원들의 결성과 행동의 전폭적 지지를 얻어야 한다. 리더십은 주로 이 세 가지 관점에서 연구가 이루어져 왔다.

(2) 리더십의 영향력의 원천

리더십이란 구성원 또는 추종자들이 조직의 목표를 향하여 일을 할 수 있도록 영향력을 행사하는 과정이라고 볼 때, 리더십의 핵심은 바로 영향력이다. 영향력은 다른 사람으로 하여금 행동을 하도록 만드는 힘을 말한다. 영향력이 없으면 상대방을 움직이도록 하는 것이 불가능하다. 그 힘의 원천이 바로 권력인데 다음과 같이 다섯 가지로 분류해 볼 수 있다.

- 보상적 권력 : 칭찬, 인정, 관심, 급료, 승진 등
- 강압적 권력 : 강등, 감봉, 해고 등 처벌
- 합법적 권력 : 합법적으로 만들어진 계층적 직위에 따름
- 전문적 권력 : 전문적 지식과 정보
- 준거적 권력 : 부하들이 리더와 동일시하고 존경하며 모방하기를 원하는 정도

이와 같은 영향력은 리더십 상황에 따라서 다양하게 동원되어 사용될 수 있다. 리더와 구성원 간에 이해관계가 강력할 때, 그리고 제재정도의 힘이 강한 위계적 조직구조에서는 리더가 강제적(coercion, force), 조정(manipulation), 합법적 권력(authority)의 수단 등을 사용한다. 리더와 구성원 간에 특정한 이해관계가 없고 수평적 조직구조에 의하여 리더의 제재정도가 약할 때 리더가 사용할 수 있는 영향력 원천에는 전문적 권력(expert power), 준거적 권력(referent power), 중요정보(information)보유, 권유(inducement), 설득(persuasion), 장려(encouragement) 등의 수단이 있다.

조직문화에 의한 암묵적(暗黙的)인 권력은 이해관계나 제재정도에 있어서 중간에 위치한다고 볼 수 있다. 조직문화는 구성원들이 따라야 할 일종의 관행으로서 구성원에게 통제적 역할을 하지만 그렇다고 강압을 띠는 것은 아니다. 리더가 효과적 리더십을 발휘하고자 한다면 조직문화에 대한 깊은 이해가 우선되어야 한다. 외부에서 유입된 훌륭한 리더가 종종 리더십의 발휘에 실패하는 것은 조직문화와 구성원들의 가치관에 대한 이해가 부족하기 때문이다.

(3) 리더십 영향력의 결과

구성원들이 목표 지향적 행동을 하도록 만드는 것이 리더가 발휘하는 영향력의 목적이기 때문에 영향력 사용의 결과 구성원이 느끼는 반응이 중요하다. 리더의 영향력 행사에 대하여 구성원들은 부정 또는 긍정의 정서적 반응을 보이면 그에 따라 구성원의 성과, 혁신, 주도성 등 결과물이 다르게 나타나게 된다. 그 구체적인 내용을 살펴보면 첫째, 보상적 수단을 사용하는 영향은 복종(compliance)을 이끌어내기 위한 것이다. 사람들은 복종하기를 좋아하지 않지만 지시에 그저 따를 뿐이기 때문에 감시가 필요 없다. 둘째, 강제적 수단의 사용 역시 복종을 이끌어내기 위한 것이다. 구성원들은 자신이 감시받고 있는 한에서만 행동하고 솔직하지 않은 복종 태도를 보인다. 때문에 감시가 필요하다. 셋째, 합법적 수단의 사용은 동조 또는 복종(conformity or compliance)을 이끌어내기 위한 것이다. 이것은 규칙이나 원리에 의한 통제를 말하는데 구성원들은 소극적 자세를 보인다. 따라서 창의와 혁신을 적극적으로 끌어내지 못한다. 준거적 수단의 사용은 동일화(identification) 반응을 이끌어내기 위한 것이다. 어떤 사람을 존경하거나 동일시하고 그 사람처럼 되기를 원하는 것을 말한다. 마지막으로 전문적 수단의 사용은 내면화(internalization)를 이끌어내 위한 것이다. 관리자의 가치를 내면화하여 자발적으로 따르도록 하기 위한 것으로 가장 적극적인 자세를 유도해낼 수 있는 방법이라고 할 수 있다.

2) 리더십 이론의 발달

(1) 특성 추구 이론(1930~1950년대)

조직 관리자들의 리더십을 개발하는데 첫 번째의 관점은 리더 자신이 어떠 특성을 구비하는 것이 바람직한 것인가에 초점이 맞춰져 있었다. 많은 연구자들이 오랫동안 성공적인 리더의 효과적 특성을 발견하려는 시도를 해왔다. 리더십의 초기 연구에서 리더는 만들어지는 것이 아니라 타고난 사람이라는 가정이 성립되었다. 그 가정에 따라 연구자들은 리더와 부하를 구별하는 특성이나 특질을 확인하려고 노력했으며, 효과적인 리더와 비효과적인 리더를 구분할 수 있는 일련의 특성을 찾아내는데 많은 시간을 바쳤다. 그렇게 이루어진 리더십의 특성이론 연구에서 40개 이상의 개인적 특성과 성격적 특성이 효과적인 요소로 도출되었다(Landy & Conte, 2004). 이들이 관심을 둔 대상은 역사상 유명했던 위대한 인물들이었다. 위대한 인물들은 어떻게 부하들에게 막강한 영향력을 행사할 수 있었는지가 주요 연구 대상이었다. 연구자들은 대부분의 성공한 위대한 리더들이 갖고 있는 특성들을 확인하기 위해서 높은 에너지 수준, 용모, 주도성, 자립심, 설득력, 지배력과 같은 물리적이고 심리적인 요소들을 분석했다. Robbins & Judge(2010)는 성공적인 리더의 특성으로 외향성(extraversion)이 가장 자주 언급되는 특성이라고 주장했다. 하지만, 외향적인 성격의 소유자들이 리더로 많이 진출하는 이유는 그들이 전통적으로 리더가 될 가능성이 높고, 또 리더로서 성공할 것으로 예상되는 활동에 더 자주 참여하기 때문이라고 뒤집어볼 수도 있다. 즉, 외향성이라고 하는 특성 자체 때문에 리더가 되었다기보다는 외향성이 강한 사람들이 선택하고 행동하는 것들의 결과로 인하여 리더가 되는 경우가 많다고 반대로 이해할 수도 있다.

다른 인구통계적 특성과 함께 성(gender)도 리더십과 리더로서의 효과성에 영향을 미치는 변수로 연구되어 왔다. 미국의 경우를 보면, 의료서비스 조직 안에서 여성의 승진 기회는 매우 제한되어 있고, 급여수준도 남성에 비하여 낮은 것으로 조사되고 있다(Bradley, White, Anderson, Mattocks, & Pistell, 2000; Dey & Hill, 2007; Suter & Miller, 1973). 여성은 남성과 다른 리더십 스타일을 보이는지, 여성의 리더십 스타일은 효과적인지 못한지, 그래서 결과적으로 리더의 지위에 오르는데 방해가 되는지에 대한 다양한 연구들이 이루어져 왔다. 하지만, 일반적인 생각과는 다르게 의료기관에서 여성은 매우 효과적인 리더십 스타일을 지니고 있다는 주장도 제기되고 있다. 여성 리더들은 부하를 지적으로 동기부여 하는 변혁적인 리더십 스타일을 잘 사용하는 경향이 있고, 리더로서의 성과도 높다는 연구결과도 있다(Eagly & Carli, 2007). 실제로 미국의 경우 병원 최고경영자들의 30% 정도가 간호사 출신을 비롯한 여성들인데 이들은 남성 최고경영자들에 비해 조직관리능력에서 전혀 차이가 나지 않는 것으로 조사되고 있다. 이러한 리더십의 특성이론은 1930년대와 1940년대에 미국에서 연구가 활발하게 이루어졌다. 하지만 성공한 리더들이 일관되게 가지고 있는 특질을 구체적으로 설명하지는 못했다. 특성이론이 성공적인 리더십을 보장할 수 있는 일련의 특징들을 발견하지는 못했지만, 외향성과 같은 한 개인의 성격이 리더십의 효과성에 영향을 미친다는 사실을 발견하는 데는 기여했다.

특성 추구 이론의 대표적인 학자는 R. Stogdill(1948)이다. 그가 내세운 이론은 위인이론이었는데, 제시된 리더의 특성으로는 첫째, 성격특성으로 적응력, 친화력, 공격성, 지배성, 정서적 안정, 독립심, 인격, 자신감, 독창성 등을 말한다. 둘째, 능력으로 지능, 판단력 및 결단력, 지식, 연설능력 등을 포함한다. 셋째, 사회적 기술로 협력을 구하는 능력, 관리능력, 협조심, 대중성, 대인관계기술, 외교수완 등을 포함한다. 이러한 리더십의 특성이론은 더 이상 효과적인 리더십 이론으로서 그 타당성을 인정받고 있지 못하다. 그 이유로는 첫째, 조직이나 리더가 처한 상황이 다르면 리더의 특성이 달라져야 한다. 특성이론은 이에 대한 답을 할 수 없다. 둘째, 개인의 특성에만 초점을 두어 실제 리더가 처해 있는 특수한 상황에서는 어떻게 해야 하는지 알려주지 못한다. 셋째, 서로 상이한 상황에서도 지속적이고 일관되게 높은 리더십 효과성을 발휘하는 특정한 특성을 찾아내지 못하였다. 그러나 리더십의 특성이론 중에서 최근에 관심을 받고 있는 것이 카리스마(charisma)적 기질이다. 개인이 소지하고 있는 영적인, 심적인, 초자연적인 특질이 있을 때 집단구성원들이 이를 신봉함으로써 생기는 것이 카리스마 리더십이다.

(2) 기술이론(1950년대)

리더십의 특성이론 다음으로 등장한 이론은 기술이론(Skill Perspective)이다. 리더가 갖추어야 할 기술에 대해 주장한 사람은 Katz인데 그는 1955년 'Harvard Business Review'에서 효과적인 리더십은 다음과 같은 세 가지 핵심적 기술을 갖출 것이 요구된다고 주장했다. 첫째, 기능적 기술로써 조직에서 이루어지는 작업들에 숙달되는 것을 말한다. 둘째, 개념적 기술로 추상적 개념을 구별하고, 정의하고, 다루는데 숙달되는 것을 말한다. 셋째, 인간적 기술로 다른 사람과 상호작용하고 함께 일하는 것에 숙달되는 것을 말한다.

그 후 2000년도에 Mumford와 그의 동료들은 효과적인 리더십행동을 위해서는 다음과 같은 세부적인 기술을 갖추고 있어야 한다는 점을 주장했다. 첫째, 문제해결 기술로 잘못 정의된 조직의 문제를 구별해내고 이해하고 해결하는 기술을 숙달하는 것을 말한다. 둘째, 사회적 판단의 기술로 이것은 사회시스템 안에서 사람들을 이해하고 그들과 상호작용하는 기술을 숙달하는 것을 말한다. 셋째, 지식 기술로써 이것은 정보를 축적하고 그것을 일관된 정신적 지도로 조직화하는 기술을 숙달하는 것을 말한다.

리더십의 기술이론가들은 이와 같은 기술적 능력이 교육훈련, 경험, 코칭을 통해서 획득되고 개발될 수 있다고 주장했다.

(3) 행동이론(1960~1970년대)

리더십의 특성이론 이후의 리더십 이론은 리더가 하는 행동의 패턴에 초점을 맞추고 미래의 리더를 양성하기 위해서 바람직한 행동을 배양하는 방향으로 변화하였다. 모든 상황에서 가장 효과적인 리더십 스타일을 찾아내기 위한 노력은 리더들이 업무를 수행하는 중에 보이는 행동을 강조하게 되었다. 연구자들의 관심은 "효과적인 리더와 비효과적인 리더의 행동의 차이는 과연 무엇인가?"에 있었다. 그리고 리더가 갖추어야 할 바람직한 행동은 외부에서도 관찰이 가능하기 때문에 교육이나 OJT 훈련을 통해서 가르칠 수 있다고 보게 되었다. 나아가 리더십은 조직 안에서 수행되는 역할의 하나로 인식되었다.

행동이론의 초기 연구는 Ohio대학과 Michigan대학에서 1940년대에 이루어졌으며, 리더의 행동을 사람을 다루는 기술과 관련된 행동과 조직목표의 달성에 초점을 맞추는 행동으로 구분했다. Ohio대학의 연구는 구조를 만들어내는(structure initiating) 행동과 사람을 배려하는(consideration) 행동을 구분했다. 구조를 만들어내는 행동은 합리적인 목표를 정하고 사람들에게 개별적인 역할을 부여하여 효과적으로 목표를 달성하도록 하는 행동을 가리킨다(Robbins & Judge, 2010). Michigan대학에서 개발된 모델에서는 생산 지향적인(production-oriented) 행동과 종업원 지향적인(employee-oriented) 행동으로 구분했다. 여기에서 생산 지향적인 행동은 Ohio대학의 구조를 만들어내는 행동과 유사하여 목표 달성을 위한 과업 수행에 초점을 맞추는 행동이며, 종업원 지향적인 행동은 Ohio대학의 사람을 배려하는 행동과 유사한 것이다. 리더의 행동을 강조한 연구들은 이후에 등장한 변혁적인 리더십 또는 거래적인 리더십 유형과 연결되고 있다.

리더십의 행동 패턴 이론 중 대표적 이론으로 R. Blake와 J. S. Mouton(1982)의 리더십 관리격자이론이 있다. 이들은 리더십 차원을 인간에 대한 관심과 생산에 대한 관심 두 차원으로 나누고 이를 관리그리드(managerial grid)라고 불렀다. [그림 3-1]에서 보는 것처럼, 격자에서 생산성에 대한 관심이 가장 높고 동시에 인간에 대한 관심이 가장 높은 팀형(9·9)이 가장 효과적인 리더십 스타일이다. 그들은 평가지를 통하여 관리자의 인간 관점 대 생산성 관점을 측정하여 리더십의 훈련도구로 이용하였다. 즉, 평가지를 통해 리더십의 점수가 (9·1)로 나왔다면, 그는 과업 중심의 리더로서 관계력을 키울 수 있는 훈련을 받도록 하거나 또는 전적으로 과업 중심의 리더십이 요구되는 부서로 이동을 시키는 것과 같은 인사조치를 취할 수 있을 것이다.

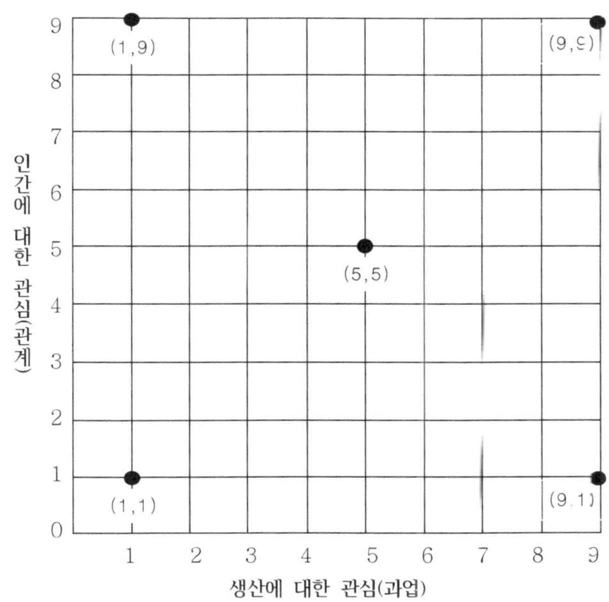

[그림 3-1] 리더십의 관리격자모형

오하이오 주립대학교에서 연구한 리더십이론인 고려(consideration) 대 구조주도(initiating structure), 미시간 대학교의 종업원 지향적(employee-oriented)행동 대 생산 지향적(production-oriented)행동, 그리고 일본의 PM(performance orientation, maintenance orientation)이론도 관리격자이론과 유사한 내용들이다.

(4) 상황이론(1970~1990년대)

상황이론은 리더의 행동이 성공하는지의 여부는 조직이 처한 특수한 상황에 따라서 달라질 수 있다는 점을 지적한다. 최초의 상황이론은 1967년 Fiedler의 연구이다. Fiedler는 리더의 성공이 리더의 행동뿐 아니라 리더가 추종자들과 맺는 관계, 추종자들이 수행하는 과업의 특성에 따라서 달라질 수 있다고 주장했다.(Fiedler, 1967). 업무환경이 리더십의 성공에 미치는 영향은 경로-목표 모형(path-goal model)에서 더 정교화 되었다(R. J. House, 1971). 리더는 부하들의 목표 달성을 방해하는 요소를 찾아내서 부하들이 그것을 극복할 수 있도록 돕는 행동을 한다. 경로-목표 모형에 의하면 리더는 경우에 따라서 부하에게 구체적인 목표를 제시하거나 부하로 하여금 높은 목표를 스스로 설정하도록 격려하며 목표설정 과정에 참여하도록 만들기도 하고, 감정적으로나 육체적으로 힘든 상황일 때는 부하들을 지지하고 격려하기도 해야 한다.

① 피들러의 상황적합이론

Fiedler(1967)는 리더를 인간 중심형과 과업 중심형으로 나누고(LPC척도), 세 가지 변수를 측정하여 리더에게 유리한 상황에서부터 불리한 상황까지 8가지로 분류하였다. 즉, 리더 자신의 특성을 리더에게 "가장 싫어하는 동료작업자(Least Preferred Co-workers: LPC)"에 대해 물어봄으로써 측정한다. 예를 들어, '8점-도움이 된다.'에서부터 '1점-좌절을 준다.'까지 등간척도로 이루어져 있다. 이처럼 LPC 점수는 8점 척도의 20개로 된 설문문항에 대한 점수를 집약하여 산출한다. 피들러에 의하면, 상황의 호의성 정도에 따라 효과적인 리더십 형태는 다르게 나타난다는 것이다. 리더와 부하관계가 좋거나, 수행 과업이 가시적이고 명확하며, 리더의 권력과 지위가 높을 때 상황은 리더에 호의적이라 볼 수 있다. 리더에게 상황이 아주 불리하거나 아주 유리한 상황에서는 과업주도형 리더십이 효과적이며, 상황이 중간 정도일 때는 인간 관계형 리더십이 효과적이라는 것이다. Fiedler는 리더십의 효과성을 높이기 위해서는 리더십 스타일을 바꾸기보다 상황을 바꿀 것을 권장했다. 여기서 상황을 바꾼다는 것은 부하들을 교육훈련 시키는 것과 같은 것을 말한다.

리더-부하 교환(LMX) 이론도 상황이론이라고 할 수 있다. 리더와 부하 사이의 관계는 사회적인 이해관계가 포함된 복잡한 관계이다. 리더는 자신이 신뢰하는 제한된 '내집단(ingroup)'에 속한 부하에 대해서는 자율권과 재량의 여지를 허용하지만, '외집단(out group)'에 속한 부하들에 대해서는 명확하게 규정된 공식적 관계를 맺는다. 시간이 흐르면서 리더와 부하 사이에 신뢰관계가 형성되면 '외집단'에 속했던 사람이 '내집단'으로 이동하기도 한다.

② 허시와 블랜차드의 리더십이론

P. Hersey와 K. Blanchard(1983)는 리더십 스타일을 인간관계 행동과 과업주도 행동으로 나누고, 리더십에서 가장 중요한 유일의 상황변수를 부하의 과업 관련 성숙도(follower task-relevant maturity)로 파악하였다. 성숙도가 높은 부하는 높은 동기유발과 의지, 책임감 있는 행동, 그리고 필요한 역량을 갖추고 있는 것을 말한다. 부하의 성숙도가 중간 정도일 때는 인간관계 중심의 리더십 스타일이 효과적이고, 부하의 성숙도가 아주 낮거나 아주 높은 경우에는 과업주도형 리더십 스타일이 효과적이라는 것이다. 부하의 성숙도가 높은 경우 부하는 자아실현 욕구가 강하며, 이러한 경우 부하가 주도적으로 일할 수 있도록 해주고 리더는 책임과 권한을 위임하는 것이 효과적이다.

③ 하우스의 경로-목표(path-goal) 이론

R. J. House(1971)의 경로-목표 이론은 기대이론을 리더십에 접목시킨 이론이다. 리더의 역할은 부하들에게 업무수행 시 목표달성에 대한 기대를 높여주는 것이다. 리더는 부하의 특성, 과업 및 조직의 환경적 특성을 잘 분석하여 부하가 과업달성에 장애물로 인식하는 것을 제거하여 그들이 효과적으로 일할 수 있도록 도

와주는 것을 말한다. 즉, 리더십은 하급자가 목표를 달성하기 위한 경로 역할을 해야 한다는 것이다. 예를 들어, 부하의 능력이 부족할 경우는 지시적 리더십이 효과적이고, 하급자의 성취욕구가 높은 경우는 성취 지향적 리더십이 효과적이다. 그리고 과업이 비구조화 되어 있어 모호할 경우에는 지시적 리더십이 효과적이라는 것이다.

이 이론은 조직이나 집단의 성과는 하급자들에 의해서 달성되는 것이라는 전제 위에서 출발하고 있다. 따라서 높은 성과를 달성할 수 있는 효과적 리더란 하급자들이 열심히 일할 수 있도록 영향력을 잘 행사할 수 있는 관리자를 말한다. 이때 하급자들은 아무 것도 바라는 것도 없이 열심히 일하는 것이 아니라 직무상 행위를 통하여 무엇인가 구체적인 목표를 추구하고 있다는 것이다. 때문에 하급자들 편에서 볼 때는 자신들이 목표를 달성하는데 도움을 준다고 생각되는 리더의 영향력을 받아들이게 된다. 목표-경로 모델에 따르면 리더들은 부하들이 목표를 달성하는데 있어서 상황이 제공하지 못하는 것을 제공해줄 때 부하들의 추종을 이끌어 낼 수 있을 것이다.

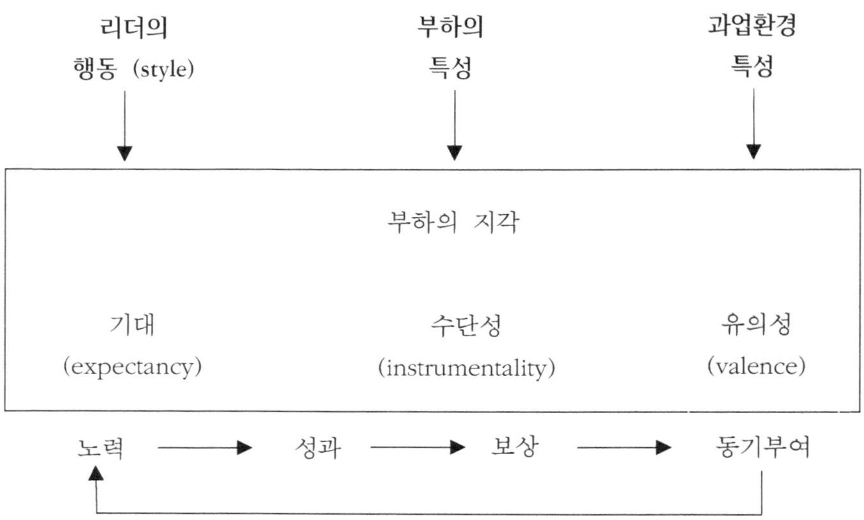

[그림 3-2] 경로-목표 모형

모든 상황에 적용되는 보편적인 리더의 특성과 리더의 행동을 찾아내려는 시도 역시 리더십을 완벽하게 설명하기에는 만족스럽지 못하였다. 따라서 연구자들은 리더십이 일어나는 상황에 대하여 관심을 갖게 되었다. 리더십의 효과성은 상황에 의해 결정된다고 보고 과업의 유형, 부하의 속성, 집단의 특성과 같은 상황변수를 고려하여 그에 적합한 리더십 유형을 찾아내려고 했다. 리더십의 상황이론의 중요한 시사점은 하나의 상황에 가장 효과적인 리더십 스타일은 다른 상황에서는 가장 효과적이 될 수 없다는 점이다.

이상에서 살펴본 리더십의 특성이론, 기술이론, 행동이론, 상황이론은 모두 최근의 리더십 연구에 영향을 미쳤으며, 보건의료 분야의 리더들이 직면하고 있는 상황에 적용되고 있다. 병원 관리자들이 리더십 이론을 배우는 것은 리더로서 요구되는 전문성을 어떻게 개발할 것인가 하는 문제의식에 도움이 되며, 나아가 성공적인 리더로서 역할을 수행하기 위한 조건을 이해하게 하는 데도 도움을 받을 수 있기 때문이다.

3) 현대의 리더십 이론

최근의 리더십 연구는 리더십을 발휘하는데 필요한 지식과 능력을 어떻게 습득할 수 있는지에 대해서도 관심을 보이고 있다. 예를 들면, 대학원 교육과정에서 제공되는 전문적인 교육 프로그램에 관심을 갖는 것은 자연스럽게 여겨지는데, 이를 위해 대학원의 경영 프로그램과 교육방법에 대한 평가가 필요하다(Calhoun et al., 2008). 다음으로 리더십을 배양할 수 있는 중요한 방법은 현장에서 이루어지는 직무훈련(on-the-job training)이다. 실행을 통한 학습보다 더 효과적인 방법은 드물다는 명제는 가능하게 하는 것이 바로 OJT이다. 특히 보건의료처럼 불확실한 상황에 대한 대응과 고객의 설득에 대한 학습이 중요한 관리자의 경우에는 현장에서 주로 리더십 기술을 습득하게 된다. 아닌 다른 상황에서 리더십을 습득하기는 어렵다(Derue and Welman, 2009; McCall eq al., 1988). 리더십은 습득될 수 있다고 전제하는 것은 사람들이 자신의 특성에 따라서 서로 다른 리더십 스타일을 발휘할 수 있고, 자신이 처한 상황 속에서 가장 적절하다고 여겨지는 리더십 스타일을 선택해서 사용할 수 있다는 것을 뜻한다.

개인의 리더십 개발 관점에서 벗어나 최근 등장한 팀 리더십 모델은 적절한 리더십 스타일을 발휘하기 위해서는 리더십 팀을 구성하여 관심과 지평을 확장시켜야 한다고 주장한다(Derue and Wellman, 2009; Morgeson, Derue, and Karam, 2010). 과업을 달성하기 위해서는 일정한 수준 이상의 자율권이 필요하고, 내부 조직구성원들의 상충되는 요구로부터 리더십 팀을 지킬 수 있는 정치적인 지지도 필요하다. 그래야 다른 과업과 집단의 과업 사이에 균형을 유지할 수 있을 만큼의 신축성을 발휘할 수 있기 때문이다. 팀 리더십을 발휘하는데 있어서 책임이 누구 한명에게 집중될 필요는 없다. 오히려 조직 안에 여러 명의 사람들이 필요에 따라서 리더십 책임을 지는 것이 효과적일 수도 있다(Klein, Ziegart, Knight, and Xiao, 2006). 이것은 리더들이 팀의 발전을 위해 수행해야 하는 역할이 무엇인가에 대한 논의로 연결된다.

(1) **리더-성원 교환모형**(leader-member exchange model)

조직 내 리더와 부하의 관계에 있어서 리더와 부하들 모두 상대방에게 동일한 수준으로 대하지 않는다는 것이다. 리더는 부하를 핵심집단(in-group)과 외부집단(out-group)으로 나누어 관리한다. 부하가 핵심집단에 속하는지 아니면 외부집단에 속하는지는 리더와의 결속관계에 의한다. 리더는 그와 결속력이 강한 핵심집단에 더 많은 정보를 제공하고 신뢰하며 중요한 일을 맡긴다. 우리 사회의 전통적 관행은 리더에게 하급자를 편애하도록 만든다. 즉, 리더는 부하들은 핵심집단과 외부집단으로 구분하는 경향이 강하다. 학연, 혈연, 지연 등에 의해 대표되는 한국문화에 영향을 많이 받기 때문이다. 대부분의 조직에서 내 편, 네 편이 갈리는 것을 볼 수 있다.

(2) **리더십 귀인 모형**(attribution model of leadership)

리더가 부하의 행동을 어떻게 귀인(歸因)시키느냐가 리더와 부하관계, 리더의 부하에 대한 행동 등에 영향을 미친다. 관리자의 리더십 행동 선택이 귀인에 의해 중요하게 영향을 받는다는 것이다. 부하의 낮은 업무성과에 대하여 리더가 그 원인을 부하의 노력 부족이라고 내부적으로 귀인시킬 때 리더는 부하를 더욱 통제하려고 할 것이며, 낮은 성과가 외부 경영환경 탓이라고 외부에 귀인시킬 때 리더는 부하를 격려하게 될 것이다. 즉, 리더가 부하의 업무성과에 대하여 내부적으로 귀인시키는 경우 보상과 처벌로 부하의 행동을 변화시키려 할 것이지만 외부에 귀인시키는 경우에는 상황을 변화시키는데 초점이 맞추어질 것이다.

병원에서 매번 환자와 접촉해야 하는 간호사들의 성과(환자 만족도)는 자아효능감이나 성취욕구와 같은 개인특성이 더 중요하게 영향을 미친다. 그럼에도 불구하고, 많은 사람들이 병원이나 상사를 탓하는 경우가 많다. 자신의 낮은 성과나 문제에 대해서 외부적으로 귀인시켜 그 상황으로부터 벗어나고 싶은 욕구 때문이다. 또한 관리자의 경우 자신의 잘못된 의사결정으로 인한 부정적 결과에 대해서는 부하 직원이나 환경 탓으로 돌려 자신의 체면을 세우려고 한다.

(3) **변혁적 리더십**(transformational leadership)

변혁적 리더십은 현대에 들어와서 가장 큰 관심을 끌고 있는 리더십 모델이다. 변혁적 리더십은 조직의 리더가 비전 제시를 통한 영향력 발휘, 영감부여를 통한 동기부여, 부하들에 대한 지적 자극, 그리고 개인적인 배려 행동 등 네 가지 행동을 주로 하는 것이 특징이다. 변혁적 리더십은 사람들의 태도, 가치관, 행동을 조직의 목표에 맞는 것으로 변화시키기 때문에 효과적이다. 변혁적 리더십의 효과를 보여주는 실증연구는 국내외적으로 꾸준히 발표되고 있다. 하지만, 변혁적 리더십이 여러 분야에서 성과를 높이는 것으로 드러났음에도 불구하고, 성공적인 조직변화를 달성하는 데는 충분하지 않다는 증거도 있다.

변혁적 리더십은 거래적 리더십에 대비되는 개념으로 탄생했는데, 거래적인 리더십이란 성과에 따른 직적적인 보상을 약속하면서 리더십을 발휘하는 특성이다. 거래적인 리더십은 변혁적 리더십과 달리 첫째, 성과에 따른 보상 제공, 둘째, 성과에 문제가 생겼을 때 적극적으로 문제를 수정, 셋째, 성과가 기준을 넘을 경우에는 최소한으로 개입, 즉 예외에 의한 수동적인 관리, 넷째, 조직변화에 대해서는 관여하지 않는 것 등 네 가지 특징을 가지고 있다. 변혁적 리더십 개념이 만들어지던 당시에는 변혁적 리더십과 거래적인 리더십이 필요한 상황이 어떤 것인지를 밝히는 데 많은 관심이 모아졌지만 최근에 와서는 동일한 리더가 둘 중에 적절한 리더십을 선택할 수 있다고 이해된다. 거래적 리더십과 변혁적 리더십의 특징을 비교하면 다음과 같다.

〈표 3-3〉 거래적 리더십과 변혁적 리더십의 특징

관점	거래적 리더십	변혁적 리더십
목표	현상의 유지	현상의 개선
행동	규정 안에서 활동	규정의 변화
보상의 위치	개인 보상	시스템 보상
인센티브의 본질	거래적 보상	거래적 보상을 초월하는 대의명분 제공
관리자-부하 상호관계	거래적 의존	상호 의존적
충족된 욕구	낮은 수준	높은 수준
성과	일상적	비일상적

McGregor Burns(1978)은 정치가들을 거래적인(transactional) 특성과 변혁적인(transformational) 특성 두 가지 스타일로 구별했다. 그에 따르면, 기본적으로 거래적 리더십 스타일은 현상을 유지하려는 목표를 가지고 있고 변혁적 리더십 스타일은 현상을 개선하려는 목표를 가지고 있다는 것이다. 보상과 처벌에 의한 영향력 행사를 핵심으로 하고 있는 전통적 리더십은 리더와 부하의 이해관계에 따른 거래적 리더십(transactional leadership)이라면, 변혁적 리더십은 리더-부하 간 상호신뢰에 근거를 두고 있다. 이러한 변혁적 리더의 특징은 다음과 같다.

- 리더가 매우 높은 자신감을 갖고 있다.
- 비전을 체계적으로 제시하는 능력을 지니고 있다.
- 비전을 추구하기 위해 개인적인 위험을 기꺼이 감수하려고 한다.
- 항상 해오던 방식을 계속 반복하지 않고 새로운 방법을 도입한다.
- 리더로서의 자신을 변화담당자로서 인식한다.

(4) 감성지능 리더십

최근 리더십 이론들 중 주목할 만한 것은 성공적인 리더에게 감성지능(emotional intelligence)이 필수적으로 요구된다는 것이다. 감성지능이란 자기 자신이 느끼는 감정이 무엇인지를 지각하는 자기 인식 능력과 다른 사람의 감정을 알아채는 능력을 말한다(Robbins & Judge, 2010). 이와 같은 감성지능은 변혁적 리더십과 관련성이 높다. 두 이론이 공통적으로 리더와 부하들 사이의 인간적 상호적용을 통해서 부하들의 사회적 욕구 충족에 초점을 맞추고 있기 때문이다. 이 감성지능 리더십은 개인적인 욕구에 관심을 갖는 인간관계적인 리더십 스타일에서 더욱 강조된다.

(5) 셀프리더십(self-leadership, self-management leadership)

개인이 스스로 목표를 세우고 그 목표를 달성하기 위해 영향력을 행사하여 자신을 목표로 이끌어가는 과정을 말한다. 부하들의 입장에서는 자기규제와 자기통제에 의해 자신을 스스로 이끌어 나가는 것을 말하며, 리더의 입장에서는 부하들이 그와 같은 능력을 갖도록 촉진하고 지원하는 과정을 말한다. 자기 통제력이 높아 자기관리를 잘 해나가는 사람의 행동 특성은 다음과 같다(송계충, 정범구, 2006).

- 스스로 자기 목표의 설정(self-goal setting)
- 성공에 대한 예행연습(encourage rehearsal) 수행
- 자기비판(self-criticism) 수행
- 자신과 팀의 성과목표에 대한 기대수준을 더욱 높이기 위한 자기기대(self-expectation)
- 업무수행 결과에 대해 팀 구성원 상호간에 격려하는 자기강화(self rein-forcement)
- 자기관찰과 자기평가(self observation/evaluation)

(6) 멘토링

멘토(mentor)란 교사, 충고자, 조언자, 상담자로서의 역할을 하는 사람을 일컫는

다. 회사에서도 선임자와 후배 직원 간에 관계를 맺어주고 선임자가 후배 직원을 지도하도록 하는 제도를 많이 이용하고 있다. 1 대 1 지도로 조언을 받기 때문에 업무수행이나 개인행동에서 구체적이고 세부적으로 효과적인 변화의 성과를 거둘 수 있다. 최고경영층을 대상으로 외부 전문가를 활용하는 것에서 출발한 멘토링 기법은 최고경영층의 리더십효과를 높이는데 효과가 있는 것으로 증명되고 있다.

(7) 겸양과 의지의 리더십

Jim Collins(2001)는 좋은 기업에서 위대한 기업으로 성공한 기업의 리더는 겸양과 의지를 지닌 리더라는 것을 밝혀냈다. 그는 리더십 스타일을 5단계로 나눈다.

- 1단계 : 능력이 뛰어난 개인으로 재능과 지식, 그리고 좋은 작업습관으로 생산적인 기여를 한다.
- 2단계 : 합심하는 팀원으로 집단의 목표달성을 위해 개인의 능력들을 바치며, 구성된 집단에서 다른 사람들과 효과적으로 일한다.
- 3단계 : 역량 있는 관리자로 이미 결정된 목표를 효율적으로 추구할 수 있는 방향으로 사람과 자원을 조직한다.
- 4단계 : 유능한 리더로 저항할 수 없는 분명한 비전에 대한 책임 의식을 촉구하고, 그것을 정력적으로 추구하게 되며, 보다 높은 성취 기준을 자극한다. 전설적인 인물을 리더로 영입하는 경우 이에 해당한다. 좋은 기업의 리더는 되어도 위대한 기업의 리더는 아니니다.
- 5단계 : 위대한 기업의 리더십 스타일로 개인적 겸양과 직업적 의지를 역설적으로 융합하여 지속적이고 큰 성과를 일구어 내는 리더이다. 이러한 리더십은 눈에 잘 띠지도 않고 언론에 노출되지도 않는다.

  짐 콜린스는 이 중 제5단계의 리더십이 좋은 기업을 위대한 기업으로 발전시키는데 기여하는 가장 훌륭한 리더십이라고 주장했다.

4. 의료서비스 조직에서 리더의 역할

1) 목표의 설정

리더십의 3대 핵심이 비전 제시, 신뢰 확보, 충성과 지지라면 리더 활동의 핵심은 목표의 설정과 한결같은 추진이라고 해야 할 것이다. 이때 조직 전체적 차원에서의 목표와 세부적인 목표는 구분되어야 한다. 오늘날 기업이나 병원의 특징이 재정의 됨으로써 목표의 개념도 바뀌고 있다. 과거에는 기업이 '싸게 사서 비싸게 파는 존재'로 인식되었다면, 오늘날의 병원이나 기업은 '가치를 증가시키고 부를 창조하는 조직'의 개념으로 변화되고 있다(현대경제연구원, 2003). 이와 같은 조직의 존재의 의미를 실제로 구현하고자 한다면 조직운영의 목표에 접근하는 사고방식도 전환될 것이 요구된다. 우선, 목표(goal)란 조직이 달성하고자 하는 큰 그림을 가리킨다. 이에 반해, 세부 목표(objective)는 그 과정에서 반드시 달성해야 할 하위의 목표를 가리킨다. 조직이 목표를 달성하려면 조직 안에 목표가 광범위하게 공유되어야 하고, 도전적이면서 현실적이어야 하며, 시간 요소를 포함하고, 보상체계와 잘 연결되어야 한다. 무엇보다도 리더는 조직구성원들이 목표의식을 갖도록 동기를 부여하고 지속적으로 각성을 시키는 노력을 기울여야 한다. 세부적인 목표들은 조직 전반의 목표를 달성하기 위해서 반드시 달성되어야 하는 것으로 그 수가 많을 수 있다. 그러나 각 부서에서 추진되는 세부적인 목표들은 반드시 조직의 전략적 문제해결과 일치하는 방향을 갖고 있어야 한다. 이때 관리자가 잊지 말아야 할 것은 과거처럼 육체적 힘이나 지식만을 이용해서 목표를 달성하는 것이 아니라 컴퓨터나 인공지능의 발달로 목표의 달성을 위한 정보수집, 정리 및 적용방법이 과거와는 매우 다르고 창조적이어야 한다는 점이다.

현대 사회에서 조직에서 목표달성을 위해서 가장 널리 사용되는 방법은 1954년에 Drucker(1954)가 개발한 목표에 의한 관리방법(MBO; Management by Objective)이다. 이것은 목표가 상부계층에서 일방적으로 주어지고 상사가 일일이 간섭하면서 목표를 관리하는 방법에서 많이 벗어나 있다. MBO에서는 목표가 가져야 할 특성을 SMART란 용어로 요약하여 제시하고 있다(Doran, 1981). 목표는 최대한 구체적이고(specific), 측정이 가능하며(measurable), 달성이 가능하고(achievable), 현실적이며(realistic), 시간의 제약(time bound)이 있어야 한다는 것이 바로 그것이다. 목표가 구체적이기 위해서는 눈에 보이는 것과 같이 실체가 있고 세부적이어야 한다. 눈에 보이지 않고 손에 잡히지도 않는 것 같은 목표는 잘못된 목표라는 것이다. 측정이 가능하기 위해서는 목표달성 여부를 판단할 수 있는 수치 기준이 필요하다. 달성이 가능하고 현실적이기 위해서는 주어진 자원과 시간의 제약 속에서 우선순위를 조정하여 성취할 수 있도록 해야 한다. 시간제약이 있어야 한다는 것은 언제까지 목표를 달성할 것인지를 정해야 한다는 것이다. SMART한 목표를 가지고 관리를 하려면, 언제 어떻게 무엇을 하여 목표를 달성할 것인지 조직구성원이 서로 공유하도록 해야 한다. 이러한 방법을 사용하면 구성원들에게 동기를 부여하기가 쉽다. 하부 조직이 조직목표 달성을 위해서 어떤 책임을 지도록 할 것인지도 분명하게 드러난다.

2) 문제의 해결

병원 조직은 내부적으로 구성원들의 욕구 수준이 계속 높아지고 있고, 외부와의 네트워크는 더욱 활성화되면서 전보다 더욱 다양한 문제에 노출되고 있다. 수준이 높은 전략적인 문제해결이 요구된다고 하겠다. 전략적으로 문제를 해결한다는 것은 여러 하부 조직단위의 활동을 조정하여 각 하부 단위의 활동이 정해진 조직목표를 달성하기 위해서 필요한 방향으로 이루어지도록 통합하는 접근방법을 말한다.

이와 같은 문제해결의 모델은 보통 5단계에서 8단계로 나누어 설명된다. 조직 또는 하부 조직들이 현재의 상태로부터 미래의 바람직한 상태로 나아가는데 도움이 되도록 설계되는 것이 기본이다. 병원의 리더들에게 현재로부터 미래의 상태로 나아가기 위한 방안이 무엇인지 발견할 수 있도록 하는 단서를 제공한다. 여기에서 6단계로 나누어 설명하자면, '1)문제의 발견과 정의→2)문제의 원인분석 및 목표의 설정→3)문제해결을 위한 대안의 도출→4)대안 간 비교 평가를 통한 최적 대안 선택 →5)실행계획의 수립 및 실행→6)평가계획의 수립 및 평가'의 순이다.

1단계 : 문제의 발견과 정의

오늘날 급속한 경영환경의 변화 속에서 문제를 해결하나가는 것도 필요하지만 성과달성에 장애가 되는 문제를 발견해내는 것은 더 어렵고도 중요한 일이다. 발견된 문제를 전략적으로 해결하기 위한 첫 단계는 문제에 대한 해결책을 찾을 수 있도록 문제를 잘 정의하는 것이다. 무엇보다 조직이나 부서가 처한 문제를 정확하게 정의하는 것이 중요하다. 이를 위해서는 '문제기술서'를 작성함으로써 문제해결의 달성 가능성과 현실성을 높일 수 있다. 리더는 할 수 있는 한 많이 문제에 대해 파악해야 하고 문제에 대하여 생각해낼 수 있는 한도 안에서 많은 설명을 기록하고 또 목록도 작성해야 한다(김인원, 2000). 조직의 리더는 경영과정에서 여러 개의 복합적인 상황을 흔히 경험한다. 이때 전략적 문제해결을 위해서는 초점을 맞출 하나의 문제를 명확하게 확인해내야 한다. 물론, 조직 전체의 입장에서는 여러 개의 문제를 동시에 해결하는 것이 효과적이다. 하지만 각각의 문제가 분명하게 정의되어야 제한되어 있는 자원을 활용하여 해결책에 접근할 수 있게 된다. 문제를 정의하는 데 있어서 그림, 스케치, 데이터의 그래프 등을 올바르게 사용한다면 효과적인 해결책을 찾아내는데 도움이 될 것이다.

잘 작성된 문제는 어떻게 정의되는가? 그것은 정의가 간결해야 하고, 핵심 구성원 모두에게 문제로써 공유되어야 한다. 즉, '간호사 숫자가 부족하여 간호사들이 과로하고 있다.'라는 문제의 정의보다는 '간호사들이 과로하고 있다.'고 정의하는 것이 효과적이다. 간호사의 숫자가 적어서 과로하고 있다고 정의하게 되면, 해결방안이 주로 간호사의 수를 늘리는데 맞춰진다. 하지만, '간호사가 과로하고 있다'고 정의하면 숫자를 늘리기 전에 과로를 해결할 수 있는 방안을 찾아볼 수 있는 여지가 생긴다. 간호사의 숫자를 늘리는데 들어가는 비용을 절약할 수 있는 방안을 찾을 수도 있다.

문제를 해결하기 위한 노력을 하는 동안에 문제를 잘 정의하는 것 자체가 매우 어려울 수 있다. 이것을 도와줄 수 있는 기법으로는 문제의 근원 찾기, 문제 탐구하기, Duncker 도표기법, 진술-재(再)진술 기법, KT 문제분석기법 등이 있다(김인원, 2000). 여기에서 Duncker 도표기법이란 현재 상태와 원하는 상태의 진술을 통해서 제시된 기준을 만족시키는 해결책을 얻도록 도와주는 기법이다. 그 방법은, 맨 위에 문제를 기술하고, 그 아래 단계에서 일반적 해결책을 제시하며, 다음 단계에서는 기능적 해결책을 제시하고, 마지막으로 특별한 해결책을 제시한다.

2단계 : 문제의 원인분석 및 목표설정

문제의 해결을 위한 좋은 전략을 만들어내기 위해서는 문제에 영향을 미치는 원인들을 찾아내고 이들의 배경을 분석해야 한다. 이때 문제의 원인을 명확히 할수록 더욱 효과적인 전략적 대안을 만들어낼 수 있다. 리더는 '문제가 과연 어디에서부터 시작되었는가?'를 질문해 보아야 한다. 다음으로는 누가 최초로 문제를 진술했는지가 매우 중요하다. 진술자의 특성을 파악하는 것은 문제를 객관적으로 볼 수 있게 만드는데 도움이 된다. 문제의 근본적인 원인을 발견하려면 문제를 세밀하게 분석할수록 효과적이다. 이를 위해서는 원인분석표를 만들어서 활용할 수 있고, 피쉬본 차트(fish bone chart), 플로우 차트, 파레토 차트, 히스토그램, 산포도, 회귀분석 등과 같은 도구를 사용할 수도 있다. 원인분석을 위해서 리더는 문제의 원인에 대해 직접적으로 조사할 수도 있지만, 전문가와 관계자들과 대화를 나누는 것도 정확한 분석을 위해 효과적이다. 원인분석 후에는 이를 해결하기 위한 세부적인 목표를 설정한다. 이때 좋은 목표란 SMART(specific, measurable, attainable, relevant, time-ensitive) 특성을 지닌 목표이다. 예를 들어, '간호사가 과로하고 있다.'고 문제를 정의하고 나면, 이 문제를 해결하기 위한 목표를 '3개월 이내에 간호사의 과로도를 30% 이상 낮춘다.'라고 목표를 세울 수 있다. 아주 구체적으로 기간이 정해진 문제해결의 목표가 설정된다면 해결하기도 그만큼 쉬워진다.

3단계 : 문제해결을 위한 대안의 도출

원인 분석의 결과를 토대로 중요한 원인이 밝혀지면, 이에 대한 해결책을 마련하여 문제를 해결하고 목표를 달성할 수 있는 대안을 도출해야 한다. 대안을 도출하기 전에 리더는 모은 정보가 옳은 것인지를 증명해야 한다. 데이터를 비롯한 참고자료, 사실, 숫자 등을 다른 관점에서 체크하고 비교 검토할 것이 요구된다. 그래야 제대로 된 대안을 찾아내는 것이 가능하다. 대안의 목록을 작성할 때는 정확하고 구체적으로 해야 한다. 각각의 대안은 하나의 온전한 전략으로서 다른 대안과 분명히 구별되어야 한다. 비현실적이거나 효과가 없을 것으로 이미 알려진 전략이 대안에 포함되는 것은 리더의 치명적 실수이다. 또한 각 대안은 세밀하게 기술되어야 한다. 대안의 수가 너무 많으면 혼란을 가져오기 때문에 보통 문제해결을 위한 대안은 3~4개가 효과적이다. 특히 대안은 실행이 가능해야 한다. 효과적인 대안은 첫째, 구체적이어야 한다. 달성해야 할 산출물이 수치, 빈도 및 비율 등으로 세부적으로 구체적으로 기술되어야 한다. 둘째, 측정이 가능해야 한다. 측정의 기준과 방법이 제시되고 자료의 수집과 분석방법도 제시되어야 한다. 셋째, 달성이 가능해야 한다. 현재의 경제적 및 정치적인 상황을 고려할 때 제시된 목표는 주어진 시간 안에 달성이 가능한지를 확인해야 한다. 넷째, 현실적이어야 한다. 목표가 조직이 추구하는 방향으로 나아가도록 하는 데 기여하는지를 확인해야 한다. 다섯째, 목표를 달성할 기간이 분명히 정해져야 한다.

4단계 : 대안 간 비교 평가를 통한 최적 대안 선택

대안을 도출한 후에는 적절한 평가기준을 활용하여 각 대안을 비교 평가한다. 조직이 중요하게 여기는 요소들을 평가 기준으로 선정한다. 즉, 1) 문제해결에 효과적인가? 2) 비용 효과적인가? 3) 조직의 전반 전략과 일관성이 있는가? 4) 시기적으로 적절한가? 5) 정치적인 측면에서 적절한가? 등이다. 각 대안에 대해서는 상대점수나 절대 점수를 통하여 계량적으로 평가할 수도 있고, 질적인 기준으로 평가할 수도 있다. 계량적으로 평가하였을 때는 각 평가 기준의 가중치를 고려하여 총점을 계산하여 가장 우수한 대안을 선정한다. 비계량적으로 평가하였을 때는 각 평가를 종합하여 각 대안의 장점과 단점에 대해서 토의하여 결정한다. 평가점수나 평가기준의 가중치를 변화시킬 때 산출물의 변화가 얼마나 큰지를 분석하는 민감도 분석(sensitivity analysis)을 하는 것도 도움이 된다. 각각의 대안을 평가할 때 사용하는 수치들은 절대적인 것이 아니며 토의와 사고에 도움을 주는 것으로 이해해야 한다. 각 대안을 비교한 후에는 최적 대안을 선택한다. 이때 선택된 대안에 대해서 잠재적인 한계점을 기술하고 어떻게 하면 한계를 극복할 수 있는지 생각해야 한다. 문제해결을 하기 위한 가장 강력한 방법 중의 하나가 선택한 대안의 한계를 확인하고 이를 극복하는 것이다. 조직에서 리더는 전략적인 선택이 지닌 한계점을 인식하면서도 전략적 방향을 견지하면서 한계를 극복하는 능력을 발휘해야 한다.

〈표 3-4〉 질적 측면의 대안 평가 사례

대안	평가기준			
	생산성에 대한 영향	연간 비용	정치적인 수용성	소요 시간
1. 교육훈련	매우 좋음	높음	낮음	3개월
2. 임금인상	알 수 없음	높음	매우 낮음	1년
3. 평가제도 변경	약간 좋음	낮음	낮음	6개월

5단계: 실행계획의 수립 및 실행

선택한 전략을 실행으로 옮기기 위한 세부계획을 수립한다. 좋은 실행계획이란 완수되어야 할 과업이 제시되고, 각 과업을 완수해야 하는 시점과 각 과업을 담당할 사람이나 부서가 정해져야 한다. 즉, 실행계획은 여러 과업과 그 실행 시점, 거기에 대해 동원할 자원이 포함된 작업계획이 되어야 한다. 전략을 실행하기 위해서는 무엇보다 먼저 핵심적인 이해관계자로부터 지원을 확보하는 것이 필요할 수도 있다. 실행계획을 잘 세우는 것은 시기별로 전략적 계획이 어떻게 추진되는지를 알려주고, 개인과 집단에게 업무를 할당하며, 목표 달성에 필수적인 의사소통을 원활하게 한다. 이를 위해서 간트(Gantt) 차트 등을 활용하면 좋을 것이다(김한중 외, 2013).

6단계: 평가계획의 수립 및 평가

전략적 문제해결의 마지막 단계는 평가이다. 평가는 문제해결 과정을 시작할 때부터 염두에 두어야 한다. 평가는 계획된 활동이 계획과 예산에 비추어 어떻게 진행되는지를 점검하는 것과 목표 대비 실제 성과의 달성수준을 측정하는 것을 모두 포함한다. 문제해결의 진행과정과 그 성과를 공개절차를 통해서 평가하는 것은 직원들을 동기부여 시키는 효과가 있다.

평가과정의 핵심은 성과지표를 선정하는 것이다. 지표란 수익, 사망률, 투약 순응비율과 같이 성과의 수준을 수치화하여 측정하기 위한 항목이다. 평가계획에는 달성하고자 하는 지표의 수준을 목표로 표시하는 것이 일반적이다. 예를 들어, 평가 지표가 '간호사의 이직률'이라면 달성하고자 하는 수준을 '1년 이내에 간호사 이직률을 30% 낮춘다.'와 같이 정할 수 있다. 성과지표는 대개 산출물을 지표로 삼게 되는데, 이것은 전반적 목표가 달성되었는지를 직접 측정하는 것이다. 올바른 지표를 설정하지 못하면 자료를 수집하기 어렵고 비용도 많이 든다. 의미 있는 현실적인 지표를 선정하려면, 누가 자료를 사용할 것인지, 어떻게 수집하고 확인할 것인지, 그리고 어떻게 분석할 것이며, 어떻게 보고할 것인지를 고려해야 한다. 산출지표뿐 아니라 과정지표도 선정할 수 있다. 과정지표란 목표를 달성하기 위해서 실행되어야 할 구체적인 활동이 제대로 이루어졌는지를 평가하는 것이다. 예를 들면, 훈련을 이수해야 할 직원의 수, 워크숍 개최 여부, 신규 장비의 구입량 등과 같은 것들이 있다(김한중 외, 2013).

3) 외부 이해관계자 관리

조직에서 최고경영층의 역할 중 핵심적인 것은 외부 이해관계자들과 관계를 긍정적으로 맺는 것이다. 병원장이라면 이사회 구성원과는 자주 교류하여 조직의 일상적인 활동에 대해서 정보를 제공하도록 한다. 이사회는 조직의 전략적인 방향을 설정하고 사회적 책임의 영역을 결정하는 핵심적인 역할을 수행하기 때문이다. 어느 경우이든 이사회 구성원과 의사소통을 활발히 하는 것은 매우 중요하다. 이사회를 비롯한 외부 이해관계자와 의사소통을 잘하려면 우선 조직의 성과가 단지 재무적인 측면에만 한정되지 않는다는 점을 인식하는 것이 중요하다(Letts et al., 1999). 때문에 균형성과표(balanced score card)를 활용하여 조직의 성과를 측정하고 그 결과를 효과적으로 전파할 줄 알아야 한다. 외부 이해관계자들은 조직의 성과에 대해서 내부에 있는 사람과 같은 부담을 느끼지 않는다. 그렇기 때문에 최고경영자들은 외부 이해관계자들이 조직성과에 긍정적인 영향을 미칠 수 있도록 상황을 조성하는 기술을 발휘해야 한다.

4) 팔로워십의 구축

병원 조직의 리더들은 서로 다른 직종으로 구성되어 있는 구성원들이 함께 협력하여 성과를 달성하도록 관리해야 할 책임을 지고 있다. 리더는 조직구성원을 개별적으로 관리하는 동시에 팀 구성원으로서 관리해야 한다. 개인의 성과를 극대화시켜야 하는 것은 물론이고 팀성과를 동시에 높여야 한다. 때문에 현대적 리더십에서는 리더와 추종자 사이의 관계가 강조된다. 조직에서 리더십은 리더와 추종자 사이의 관계로 이해해야 한다는 주장이 설득력을 얻고 있다(Berg, 1998).

리더십은 조직의 목표를 달성하도록 사람들에게 영향을 미치는 것이다. 이러한 이해에는 팔로워십(followership)에 대한 고려가 누락되어 있어 불완전하다는 지적도 있다. 팔로워십이란 리더와 목표를 공유하고, 조직이 달성하고자 하는 것을 믿으며, 조직과 리더가 성공하기를 바라는 것이다. 순조롭게 목표를 달성하기 위해서는 리더십이 중요한 만큼 팔로워십도 중요하다(Kellerman, 2008)는 것을 깨닫고 실천할 것이 요구된다.

리더십과 팔로워십은 상호의존 관계에 있기 때문에, 리더가 효과적인 리더십을 발휘하려면 부하들의 팔로워십을 이끌어내고 관리하는 것이 필요하다. 리더가 그렇게 할 수 있는 정도는 부하와 어떤 수준의 관계를 형성하고 있는가에 따라서 달라진다. 리더가 부하와 좋은 관계를 형성하게 되면 부하는 과업을 달성할 수 있는 능력이 확장된다. 따라서 서로 좋은 관계를 형성하기 위해서는 부하나 리더가 모두 조직목표를 달성하기 위해서 상호관계가 중요하다는 사실을 인지적으로 또한 감정적으로 지각해야 한다.

리더가 추종자와의 좋은 관계를 맺는 것이 중요함에도 불구하고 많은 리더들은 부하와 진실하고 참여적인 관계를 형성하는 것을 불편하게 느낀다. 그들은 정보와 권력에 의존하는 대신 의사결정이나 의제 설정과정에 부하들을 참여시키지 않는다. 이것은 조직성과에 기여할 수 있는 부하의 열정과 참여를 이끌어내지 못하는 결과를 가져오게 된다. 추종자의 입장에서도 리더와 관계를 형성하는 것이 편하지 않을 수도 있다. 추종자들은 상사의 계획이나 행동에 대해서 의견을 개진함으로써 비판적인 태도를 드러내게 될까봐 우려하고, 상사의 전문적인 영역을 침범하지 않으려는 경향이 있다. 그 결과 조직에서 팔로워십이 약해지면 리더는 억압적 경영을 하게 되고 그것을 부하 탓으로 돌리기도 한다. 이때 부하들은 소극적으로만 참여하려고 하고 틀에 박힌 대로만 행동하려고 한다. 반대로 양자 사이에 신뢰와 상호 인정의 전통이 형성되어 관계가 좋을 경우에는 모든 조직구성원이 두려움 없이 조직의 목표 달성을 위하여 자신의 기술을 충분히 발휘하게 된다(Weick, 1993). 팔로워십 역할과 리더십 역할 사이의 강력한 관계가 형성되어 있으면 상하관계를 초월한 협력적인 연결이 이루어져 조직의 안전성이 높아지고 변화에 잘 적응하며, 어려움도 효과적으로 극복할 수 있다. 현대 병원경영에 있어서 조직 내 팔로워십을 형성하는 것은 리더의 중요한 책무라는 것을 알 수 있다.

5) 벤치마킹을 통한 성과관리

리더의 중요한 세 가지 활동은 조직관리, 사람관리, 성과관리이다. 오늘날 경영환경이 급속히 변해가는 상황에서 리더의 올바른 벤치마킹은 매우 중요하다. 벤치마킹이 조직을 발전시키는 정답은 아니지만 중요한 수단이라는 점에 있어서는 이의가 별로 없다. 벤치마킹은 우수한 성과를 낼 수 있는 최선의 업무 방식을 찾아서 실행하는 것으로 알려져 있다. 하지만 최선이라는 말에 이의를 제기하는 사람들은 많다. 한 조직의 경영에 최선인 방법이 다른 조직에는 최악이 되는 경우는 얼마든지 많기 때문일 것이다. 어쨌든지 벤치마킹은 조직의 구체적인 개선 요구에 맞추어 방법, 업무방식 및 프로세스를 발견하고 조사하고 종합하여 수정 및 보완을 하는 것이다(Camp, 1989).

이와 같은 벤치마킹은 인식과정, 기획 및 전략적 과정, 검색과정, 측정과정, 변화과정을 거쳐서 수행된다. 인식과정은 리더부터 조직이 시장에서 성공을 거두기 위해서는 변화가 필요함을 인식하고 이것을 조직 전체 차원에서 공유하도록 해야 한다는 것을 말한다. 둘째, 기획 및 전략적 과정은 조직의 리더가 조직의 미래의 모습에 초점을 맞춰 행동하는 것을 말한다. 이런 모습이라야 구성원들을 미래의 비전으로 이끌고 갈 수 있다. 셋째, 검색과정은 조직의 리더가 자신의 환경을 벗어나 외부의 성공한 사례들을 찾아내는 것을 말한다. 넷째, 측정과정은 조직의 리더가 더 나은 업무방식을 발견하고, 비교하고 모니터하는 것읋 말한다. 다섯째, 변화과정은 조직의 리더가 미래에 다가올 과제에 대비하여 내부 변화를 촉진하는 것을 말한다.

어떤 의료기관이든지 벤치마킹을 하게 되면 프로세스, 제품 및 서비스를 개선하여 경쟁적 환경 속에서 성공할 가능성이 높아진다. 벤치마킹은 의료기관이 강점과 약점을 평가하고 해당 산업분야의 선두기관이나 경쟁기관이 가장 잘 하고 있는 것을 배우며, 이러한 최신의 업무수행방식을 자신의 기관운영에 맞게 수정하거나 받아들이는데 도움이 되기 때문이다. 이러한 벤치마킹에서 사용되는 전향적이고 조직적인 접근법들은 총체적인 질 관리(total quality management)나 지속적 질 개선(continuous quality improvement)의 기반이 될 수 있다(이상일, 2007). 실제로 벤치마킹은 병원경영에 있어서 수술과 같은 고위험 프로세스, 산부인과에서의 자궁경부도말검사를 비롯한 다빈도 프로세스, 그리고 직무기술서상의 기대치의 달성도 평가와 같은 문제 발생 소지가 있는 프로세스의 개선에 효과가 있다는 점에서 병원 조직의 리더들이 연구해야할 분야이다.

제4장 의료서비스 시스템과 리더십 환경의 변화

1. 의료서비스 시스템의 발달
2 한국의 의료서비스 시스템
3. 의료서비스 외부 환경의 변화
4. 의료서비스 시스템 발전을 위한 리더십

의료서비스 시스템이란 한 국가나 사회가 그 구성원의 건강수준을 향상시키기 위하여 마련한 보건의료사업에 관련되는 요인들 간의 구조적, 기능적 체계를 총칭한 것을 말한다. 이는 국민의 건강권을 보장하기 위해 보건의료서비스를 필요로 하는 국민에게 적절한 방법으로 전달하는 체계이다. 이러한 의료서비스 시스템은 의료서비스를 제공하는 공급자와 의료서비스를 이용하는 소비자, 그리고 이러한 시장의 공익성과 효율성을 관리하고 감독하는 중재자를 중심으로 이루어지는 모든 활동과 관련된 체계로 이해할 수 있다. 하지만 Patricia(1984) 같은 사람은 소비자 개인들이 비용을 지불하고 의료서비스를 구매한다는 측면에서 볼 때, Health Care System은 Medical Treatment System으로 불러져야 한다고 주장한다. Care란 의사가 환자에 대하여 개별적(individual)으로 경청을 하여(listening), 감동적이 되게 하고(touching), 안심을 시켜주는(reassuring) 일련의 전인격적인 행위를 말하는데 현재의 의료체계에서 의사는 환자에게서 발생한 특수한 질병에 대해서만 자동차를 수리하듯이 침습적으로 고치는 일에만 주로 전념하기 때문이라는 것이다. 병원의 관리자들은 이와 같은 용어에 대한 인식의 차이도 보건의료인들의 생각과 행동을 바꿀 수 있다는 점에 착안해 있어야 한다. 훌륭한 리더는 훌륭한 언어학자라는 비유는, 리더들이 얼마나 올바른 용어를 선택해서 사용해야 하는지를 말해준다.

이러한 의료서비스의 이념을 확립하고, 시스템을 구축하며 이끌어가야 할 리더십은 다양한 환경의 영향을 받는다. 이때 환경이란 의료서비스가 생산되고 제공되는 과정에서 발휘되는 리더십에 영향을 미치는 외부 및 내부적 환경을 말한다. 국가 전체의 의료시스템은 말할 것도 없고 각각의 의료기관도 의료소비자 집단에 대한 마케팅 주체임이 분명한 만큼 조직을 관리하는 리더의 입장에서 마케팅전략의 수립과 수행에 영향을 미치는 환경을 분석하는 일은 매우 중요하다. 병원이 내보내는 광고를 한번 보고 병원을 찾는 환자는 거의 없다. 소비자는 수많은 광고 노출에 의해 조금 움직일 뿐이다. 때문에 병원 조직에서 경영자나 마케팅 관리자는 의료서비스의 생산과 공급 환경을 구성하는 요소들에 대한 과학적이고 정밀한 분석을 통해 정확한 정보를 확보할 것이 요구된다. 의료서비스의 생산과 제공에 영향을 미치는 환경변수로는 환자를 포함하는 소비자, 공급업체, 의료기술, 정부기관 및 의료서비스의 내부 구성 요소 등을 들 수 있는데, 마케팅은 이들 요소들과 부단하게 상호작용을 하면서 수행된다.

1. 의료서비스 시스템의 발달

세계적으로 각 나라들이 갖추고 있는 의료시스템은 그것을 구성하는 요소의 특성이 서로 다르기 때문에 각자 상이한 모습을 띠고 있다. 이것은 한 사회가 선택하는 의료시스템의 유형이 정치, 경제, 사회, 문화적 여건과 역사적 배경 등에 따라 다르게 선택되기 때문이다(조병희, 2010). Roemer(1991)는 의료시스템 유형을 구분하기 위한 변수로 국가의 의료부문 개입정도로 보고 이것에 따라서 영리형, 복지형, 보편주의형, 사회주의형으로 나누고 있다. 여기서 영리형과 복지형 의료시스템은 의료비 조달과 의료공급체계에서 민간이 중심적 역할을 하는가, 아니면 국가가 중심적 역할을 하는가에 따라 달라진다. 영리형은 국민의료비 중 개인이 지출하는 몫이 절반을 넘고, 의료재원조달이 집합적으로 이루질 경우에도 그 비용의 절대적 비중이 사적 공급자들의 의료서비스를 구매하는 데 사용되는 경우이다. 반면 복지형에서는 경제수준은 서로 비슷하더라도 의료재정에 지출하는 국가의 몫이 크고 의료의 공급(병상 수)에서 국가가 직접 소유하고 관리하는 부분이 크다는 것이 특징이다. 한국의 경우 재원조달은 집합적 조달과 개인부담이 각기 반반으로 이루어지며 의료서비스의 공급은 민간에서 주로 하기 때문에 이념형적으로 어느 한 유형으로 분류하기가 어렵다. 영리형과 복지형의 중간 정도에 해당된다고 하겠다. 한국의 의료체계는 규제는 정부가 하고 운영은 전체 시장의 90%를 민간병원들이 주로 맡고 있다는 점에 있어서 '시장 친화적 혼합형'이라고 할 수 있다(송호근, 2006).

Field(1980)는 한 국가의 의료시스템을 의료서비스의 성격, 의사 및 의사협회의 역할, 의료기관 소유구조, 경제적 이전방식, 정치의 역할 등에 다라 아노미형, 다원형, 사회보장형, 국가보건형, 사회주의형으로 구분하고 있다. 〈표 4-1〉에서 왼쪽에서 오른쪽으로 갈수록 국가의 개입정도가 증가하고 있고 의료비용에 대한 부담 역시 개인 책임에서 국가 책임으로 옮겨가고 있다. 이 과정에서 의사의 권력은 약화되며, 의료비는 직접적인 지불방식에서 보험료나 조세와 같은 간접적인 지불방식으로 바뀐다.

〈표 4-1〉 Field의 이념형적 의료시스템 모형

구분	아노미형	다원주의형	사회보장형	국가보건형	사회주의형
의료의 성격	개인의 소비재	소비재	보장된 소비재	국가가 지원하는 소비재	국가가 제공하는 공공재
의사의 지위	개인 개업	개인 개업+집단/조직 성원	개인 개업+의료조직 성원	개인개업+의료조직 성원	국가 공무원+의료조직 성원
의사회의 역할	매우 권력적	매우 강력함	강력함	보통	약함 또는 없음
의료기관 소유	사적 소유	사적+공적	사적+공적	대부분 공적	모두 공적 소유
경제적 이전 (의료비 지불)	직접	직접+간접	대부분 간접	간접	완전히 간접
정치의 역할	최소한	분산적/간접적	중앙집권적/간접적	중앙집권적/직접적	전체
원형	19세기의 미국과 유럽	20세기 미국	스웨덴, 프랑스, 일본, 캐나다, 스위스	영국	러시아

참고문헌 : 조병희(2006), 질병과 의료의 사회학, 집문당, p. 405.

이러한 구분은 유럽 사회에서 의료시스템이 발전해 온 과정을 잘 설명해주고 있다. 그러나 역사와 경제사회적 배경을 달리하는 다른 사회에 그대로 적용하기에는 무리가 있다. 한국의 경우 의료시스템은 다원주의형과 사회보장형의 중간쯤에 해당된다고 하겠다.

Elling(1980)은 의료의 정치경제적 성격을 강조하면서 의료시스템을 핵심 자본주의형, 핵심 자본주의-사회복지형, 산업화된 사회주의형, 주변부 자본주의형, 자족적 사회주의형으로 나누었다. 핵심 자본주의형은 사회계급에 따라 부와 권력이 극도로 집중되어 있고, 노동자는 비조직화되어 있어 계급, 인종, 성별에 따라 의료서비스에 대하여 접할 수 있는 기회의 차이가 크다. 미국이나 스위스가 여기에 해당된다. 사회복지형은 계급격차가 존재하지만 노동운동이 활발하여 복지혜택을 받게 되는 국가로 캐나다, 영국, 일본, 북유럽 국가들이 해당된다. 산업화된 사회주의형은 중앙집권화된 국가에 의하여 의료서비스 혜택이 제공되는 1980년 이전의 동유럽 국가들이 해당된다. 주변부 자본주의형은 계급 간 소득격차 및 건강격차가 극심하고 노동운동이 통제되는 경우로 브라질, 인도, 인도네시아 등이 해당된다. 독자적 사회주의형은 쿠바, 니카라과 등에서 볼 수 있는 유형으로 노동운동이 활발하고 의료자원이 보다 평등하게 배분된다. 의료서비스 공급을 이렇게 분류하는 것은 '냉전시대'에 유용했던 분류체계로 오늘날 세계화된 단일시장 체제 하에서는 적용하기 어려운 측면이 있다.

이런 유형구분법에서 공통적으로 강조되는 것은 국가의 역할이다. 그런데 국가가 개입하는 대상이 의료인지, 의사인지, 아니면 노동인지에 따라 그 관점은 크게 달라진다. Elling의 모형에서 노동 대신에 국민이란 범주로 일반화하면 세 가지 모형에서 국가, 국민, 의사라는 3개의 주체를 가정할 수 있고, 이들 간의 관계를 맺는 모습에 따라서 의료시스템이 다르게 구성된다. 즉 의료시스템은 Roemer(1991)의 구분에서 제시된 다섯 가지 기능적 요소들의 단순한 합으로 볼 수도 있을 것이다. 하지만 사회학적 측면에서 더 중요한 것은 이러한 기능적 요소들이 어떻게 만들어지고 서로 결합되는가의 여부인데 그것은 국가, 국민, 의사라는 세 주체의 사회적 관계에 따라서 결정기도 한다(Frenk, 1994). 현대 의료시스템은 의사나 국가의 이해관계가 전적으로 반영되는 경우는 찾아보기 어렵다. 또한 국가와 의사의 관계도 국가가 개입하면 의사가 자율성을 상실하는 제로 섬(zero-sum)의 관계로 단순화하기도 어렵다. 물론 이 세 주체 중에서 국가와 의사의 관계가 특히 중요하기는 하지만 국민들도 주체적 소비자로서 또는 독립된 집단으로서 일정하게 의료부문에 영향을 미치고 있고 참여하는 경향을 보인다. 따라서 의료시스템은 전적으로 국가개입의 산물이거나 또는 전문적 직업 특성이 완전하게 지배하는 영역으로 보기 어렵다. 그 대신 국가, 국민, 의사들 간의 사회적 관계에 따라 다르게 구성되는 지배구조가 의료시스템의 성격을 이해하는 핵심 특성으로 기능한다. Ham(1997)은 서구 유럽과 미국의 의료개혁을 분석하면서 과거의 공공적 보상모형(사회보험형)이나 공공적 통합모형(국가보건형)보다는 공공적 계약모형이 자기조절 능력과 공급자의 자율성을 확보하는데 보다 적합하다고 주장한다(윤석준 등, 2003). 이것은 국가나 의사 어느 일방에 의한 지배와는 다른 계약에 의한 새로운 지배구조의 출현으로 볼 수 있다. 같은 맥락에서 Light(1986)는 지배구조의 측면에서 의료시스템을 국가주도형, 전문가형, 조합주의형으로 구분하였다.

〈표 4-2〉 지배구조에 따른 의료시스템 유형

구분	국가모형	전문가모형	조합주의모형
이념	평등, 국가책임	개인자유, 양질의료	공동참여, 집단갈등 최소화
지배권력	국가	전문가	힘의 균형
재원조달	완전 국가 부담	개인부담	국가+사용자+피용자
의료생산	매우 높다	낮다	중간
행동규제	매우 높다	낮다	중간

참고문헌 : 조병희(2006), 질병과 의료의 사회학, 집문당, p. 408.

우선, 국가모형의 의료시스템에서는 집단주의적 또는 공동체적 이념이 강조되면서 집단의 보편적인 건강문제의 해결이 우선시 된다. 동시에 형평성이 중요한 가치로 강조되며 그에 대한 전 사회적인 책임이 요구된다. 국가는 이러한 책임의 수행을 자처하면서 권력적 위치에 서게 된다. 영국과 같은 경우가 국가모형의 대표적 사례이다. 국가모형에 있어서 핵심적 목표는 건강하고 활력 있는 인구를 육성함으로써 국가를 강력하게 만드는 것이다. 국가는 국민들의 건강관리를 위하여 역학적 접근법을 사용한다. 즉 희귀하고 고도의 기술이 요구되는 질환에 대한 임상적 관심보다는 지역공동체에서 주로 문제가 되는 건강과 질병의 문제가 무엇이고 이를 해결하기 위하여 단지 의료 프로그램만이 아니라 주로 영양, 위생, 사회복지 등 여러 프로그램과 연관하여 종합적인 해결을 도모한다. 극단적으로 높은 수준의 기술을 사용하는 단일적 프로그램이 아닌 중간이나 그보다 낮은 수준의 기술을 사용하되 '보편적인 건강한 생활의 유지'라는 이념에 초점을 맞추게 된다. 이들 사회에서 1차 의료와 예방이 강조되는 것은 이 때문이다. 이와 같은 체제에서 의료서비스의 이용은 모든 사람의 자연적 권리로 규정된다. 따라서 국가는 보건의료조직을 능동적으로 구성해 나가고 조세를 통하여 재원을 도달하게 된다. 지불능력보다는 의료욕구나 건강상태에 따라서 의료서비스가 제공되어야 한다.

전문가 모형에서는 개인주의와 시장원리를 신봉하는 사회에서 건강문제는 개인 책임으로 돌려진다. 자유경제시장 원리에 의한 보건의료서비스의 생산과 전달이 국민의 보건의료 유효수요(demand)에 가장 효율적이고 효과적으로 대응하는 방식이라고 인식한다. 환자 개인이 의사를 선택하는 권한과 의료보험 가입을 통하여 의료서비스에 접근하는 기회보장이 중시되는 방식이다. 개인의 경제적 능력에 따라 보험의 혜택수준이 달라지는 것은 사회의 보상체계 측면에서 볼 때 상당부분 용인할 수 있는 정도의 것으로 인정된다. 극빈층이나 노인과 같이 '예외적인' 무능력 집단에게만 공적 부조를 통한 의료서비스에의 접근기회가 부여된다. 의료서비스 제공자들은 환자에게 가장 매력적인 양질의 서비스를 제공하고자 경쟁함으로써 의료기술의 혁신이 이루어지고, 이는 의료시스템을 역동적으로 만든다. 반면 그에 따르는 자원의 낭비나 비효율성의 문제가 동반된다. 이와 같은 체제에서 의료전문직은 전문적 숙련성(expertise)을 중시한다. 전문성은 의사에게 권위와 부를 가져다주기 때문에 전문성을 향상시키기 위한 방향으로 의료시스템이 구성되고 진화한다. 의과대학과 대학병원은 여기서 핵심적 기관이 된다. 의사의 전문성은 의학지식의 문제이므로 전문가 모형에서는 기술적 지식의 습득과 연구가 매우 강조된다. 그러나 이것이 국민의 건강수준을 높이는 것과는 큰 관련성을 갖지 못한다. 왜냐하면 이것은 국민들의 건강을 잘 유지시키고 질병을 사전에 예방하는 효과보다는 질병 발병 이후 단계에서 적용될 수 있는 기술과 관련된 것들이기 때문이다. 결과적으로 전문가모형은 값이 매우 비싸고 병원 중심의 하이테크 의학을 추구하게 된다. 고도로 전문화된 임상기술을 강조하기 때문에 공중보건의 중요성은 평가 절하된다. 공중보건에 사용되는 예산은 상대적으로 미미하며, 공중보건 프로그램이 빈약하여 건강이 악화된 사람들은 나중에 비싼 값으로 치료를 받아야 하는 모순이 발생한다. 이와 같은 체제를 채택하고 있는 미국 의학교육과정을 보면 영양이나 공해, 예방의학과 산업보건 같은 분야를 강조하기 보다는 주로 질병을 치료하는 기술을 습득하는데 많은 시간을 할애하게 된다.

이 모형에서는 의사와 환자의 관계가 중시된다. 환자의 자율성을 위축시키는 대가로 의사의 자유가 확대되고 보장되는 방향성을 갖고 있다. 의사는 환자와 정보를 공유하지 않으며 모든 결정은 의사가 독점하는 매우 비대칭적인 관계이다. 이런 결정권의 독점은 의사의 높은 수입을 보장해준다. 미국에서 의사는 환자에게 최고 수준의 진료를 제공하려고 노력하는데 그 결과로써 최고의 수익을 보장받으려고 한다. 따라서 의사는 그의 환자들과 매우 긴밀한 유대관계를 형성하려고 노력하고 환자에게 세심한 관심을 보이게 된다.

조합주의(corporatist)모형은 국민, 정부, 의료전문직의 서로 다른 가치관이나 우선순위를 상호 견제하고 균형을 유지하는 데 목적을 둔다. 의료시스템의 구조나 재정형태는 이들 간의 평등한 지위에서의 협상으로 이루어진다. 독일, 이탈리아, 캐나다 등이 이 모형에 속한다. 정부는 보통 규칙을 정하고 게임을 주관하는 심판으로서의 역할을 수행한다. 국가는 의료에 관한 의사결정이 어떻게 이루어져야 하는지, 게임의 상대방에게 어떤 정보를 제공해야 하는지, 또는 힘의 균형이 이루어졌는지 등에 대하여 관심을 갖고 조정한다. 한쪽의 힘이 너무 강해지면 정부가 개입하여 규칙을 바꾸어 힘의 균형을 재확립한다. 즉 의료시스템을 정부가 직접 운영하기보다는 국민과 의료전문직이 맡아서 하고 정부는 이를 지원하고 조정하는 것으로 볼 수 있다. 이러한 모형이 성립되기 위해서는 국민과 의사가 모두 조직화될 것이 요구된다. 의사들은 대게 이미 조직화되어 있기 때문에 중요한 과제는 국민들을 조직화하는 것이다. 노동조합이나 경영자조직들은 의사조직의 상대편으로 재구성된다. 이들은 보험료를 지불하여 보험재정을 만들고 이를 바탕으로 의사들과 협상하여 의료서비스를 제공받는다. 이 모형은 국가모형에서 야기되는 관료제적 경직성이나, 전문가모형에서 나타나는 고가의료의 문제를 극복하고자 할 때 고려되는 모형이다. 즉 이 모형에서는 어느 한편의 기득권을 완전히 제거하지도 않지만 동시에 그것이 극대화되지도 않도록 하는 제도적 기반을 가진 것이 장점이 될 수 있다. 그러나 의료서비스 공급의 문제를 해결하기 위해 시민사회단체를 재구성하는 일은 쉽지 않다. 건전한 협상문화가 발달하지 못했다면 이런 모형을 구성하기는 정말 어려울 것이다.

이상의 논의를 요약하면, 의료시스템은 하나의 사회체계이면서 동시에 조직으로 볼 수 있다(조병희, 2006). 의료시스템은 인력, 시설, 재정 등 여러 가지 구성 요소들의 단순한 집합이기보다는 국가와 국민, 의사와 병원, 기업과 시민단체 등 여러 주체들 간의 사회적 관계 속에서 각각의 구성 요소들이 특정한 방향으로 특정한 목적으로 가지고 구조화된 체계이다. 특히 의사, 국민, 국가라는 3주체가 어떤 역학관계에 있으며, 시설과 재정 같은 물적 요소들이 3주체 간의 관계에 개입하여 서로 어떤 영향을 주고받는지가 의료시스템의 분석에서 중요한 관점이 된다. 이들 간에는 권력과 복종의 관계뿐만 아니라 협력과 교환, 후견과 예속, 갈등과 조화 등 여러 형태의 모습을 보이지만 권력 측면에서의 사회적 관계가 가장 중요하면서도 기본적인 속성으로 생각할 수 있다. 전문가모형에서는 의료시스템이 기본적으로 의사와 환자의 관계로 구성되고, 국가가 이 관계에 개입하는 형태를 띠게 된다. 경우에 따라서는 보험회사나 의료기기 회사, 또는 제약업체와 같은 기업이 한 주체로 설정될 수도 있다. 반면 국가모형에서는 국가와 국민의 관계가 중심축을 이루고 의사는 보조적인 역할을 한다. 이러한 맥락에서 볼 때, 한 국가의 의료서비스 시스템 구축에서 비롯되는 비효율성 같은 문제의 원인은 그것을 구성하고 있는 중심축이 무엇인지에 따라 달라진다는 것을 알 수 있다.

2. 한국의 의료서비스 시스템

1) 의료서비스 시스템의 형성 과정

한국의 의료서비스 시스템은 전통적으로 동양권 국가들이 추구해온 낮은 보장과 영리의료체제 하에서 최소한의 공적 부조만이 존재하는 형태로부터 출발했다고 할 수 있다. 1960년대에 집권하여 근대화를 추진한 군부세력은 1970년대에 들어와 국내적으로는 정치적 정당성을 확보하고 국제사회에서는 그 일원으로서 인정을 받기 위한 노력의 일환으로 북한과의 체제 우월성 경쟁을 강력하게 추구하게 된다. 이 과정에서 공공의료의 성격을 강하게 지닌 공적 의료보험제도를 도입하고 재원조달 방식도 중앙집권적으로 급속히 추진하게 되었다. 정부재정이 워낙 빈약하여 의료서비스 생산은 주로 민간에 의존하고 재원은 공적 사회보장방식으로 조달하는 방법을 채택했다. 이것은 향후 한국 보건의료시스템의 변화에 중요한 방향성을 결정하게 되었다. 의료보험이라는 아이디어를 통하여 한편으로는 공적으로 재원을 조달하고, 재원의 많은 부분은 개인부담으로 남겨 놓음으로써 국민의료비의 공적 부담비율은 낮은 수준에 머물렀다. 하지만 정부는 의료보험제도 하에서 의료의 가격을 통제할 수 있게 되었고, 개인이 의료비 전액을 내고 구매하는 것보다는 낮은 가격으로 의료서비스 구입을 확대함으로써 의료서비스의 생산과 공급을 급속히 확대할 수 있게 되었다. 1980년대부터는 의료보장과 복지의 확대를 요구하는 운동이 본격적으로 일어나게 되었다. 정치 · 경제 · 사회적 변화 속에서 의료보험의 통합을 통하여 불필요한 행정비용을 줄이고 대신 급여를 확대하려는 노력이 이루어졌다. 마침 1988년 발생한 '문송면 산재 사망사건'으로 촉발된 산업재해추방운동을 계기로 공공의료의 확대, 복지예산의 증가 등, 의료복지 전반에서 양적, 질적 수준의 향상을 요구하는 목소리가 이슈화되었다. 이는 1990년대에 들어서서야 비로소 의료문제가 사회정책의 영역으로 편입되기 시작했다는 것을 뜻한다(송호근, 2006).

1997년 김대중 정부의 출범과 함께 이러한 요구사항들은 부분적으로나마 실현되었다. 의료보험체계가 통합되고 산업재해보상보험, 고용보험, 의료보험, 연금보험 이라는 국가 4대 보험체계가 완성되면서 재정이 확충되거나 새로운 부속 제도들이 실행되는 과정에서 의료보장의 폭도 전보다는 많이 넓어졌다. 하지만 김대중 정부 하에서도 의료문제가 의약분업이라는 부분적인 문제에만 국한되었고 의료체제의 제반 개혁사안들은 봉합된 채 미래과제로 유보되었다(송호근, 2006). 결국 정부, 의사집단, 약사집단, 시민단체 등이 뒤엉켜 주도권경쟁을 벌인 의약분업이 2000년도부터 시행되면서 의사와 약사 간에 기능이 분리되고 두 직능이 대체적 기능에서 보완적 기능으로 정비되었다. 이것은 한 국가체제 안에서 각자의 전문성을 활성화하면서 의료소비자들의 복지를 위해서 유기적 통합을 시도하려고 한 노력이었다. 정부는 의료서비스의 접근성 및 경제적 장벽을 낮추기 의해 지속적으로 보장성을 확대하는 등 다양한 노력을 전개하고 있다(노옥희, 2019). 하지만 아직까지도 병원 안에서 진료와 투약이 원스톱으로 해결되는 것이 소비자에게 이익이라는 인식을 해소하는 데는 실패하고 있다. 실제로 이 제도의 시행으로 의사 집단이 꾸준히 문제제기를 한 저수가 문제를 또 다시 폭발시키는 계기로 작동했고, 이로 인한 수가인상은 의약분업제도의 시행을 위한 비용증가와 맞물리며 의료보험재정의 위기를 초래했다. 의료보험 재정의 위기는 전통적으로 내재되어 있던 '낮은 의료수가'라는 불만의 문제로 제기되었다. 이 문제를 타개하기 위해 의료보험료가 인상되었고 그 결과 의료보험 재정이 다시 흑자로 전환되었고 보장의 범위도 확대할 수 있게 되었다. 이러한 변화에도 불구하고 한국의 의료서비스 체계는 여전히 많은 문제점을 안고 있다. 공공의료의 확충이라는 사회적 요구가 진전을 보지 못하는 가운데 의료서비스의 생산이 민간에 주로 의존하고 있다는 것이 바로 그것이다. 의료소비자들의 불만을 무마하면서 동시에 보험회사의 사업성을 높여주기 위해 도입한 민간보험시장은 갈수록 커지고 있고, 또 한편으로는 의료시장의 개방이라는 움직임 하에서 의료분야가 갈수록 사적이고 영리적인 사업처럼 인식되어 가는 경향이 크다. 병원들은 상대적으로 낮은 수가로 인한 조직의 쇠퇴를 극복하기 위해 각종 비 보험진료를 개발하였고, 장례식장이나 종합건강검진 사업의 확장 등을 통해 부가적인 수익을 높이기 위한 노력을 기울여왔다.

이와 같은 맥락에서 볼 때, 한국의 의료시스템은 유형분류상 '전문가형-영리형' 체계에 가깝다. 이념적으로 볼 때 정부의 의료정책 추진 과정에서 형평성의 실현은 1차적으로 중요한 과제가 아니었다. 박재영은 이와 같은 상황을 '한국의료의 두 얼굴'로 표현한다(박재영, 2013). 마땅히 자랑스러워해야 할 부분도 많지만, 드러내기 면구스런 부분도 많다는 것이다. 이것은 건국 이후 1980년대까지 정부가 개입하여 의료인력 및 시설의 확대를 위해 노력해 왔지만 가장 핵심이 되는 재정의 투입은 회피하면서 민간의 투자를 지원하는 방식으로 이루어진 것에 기인하는 측면이 있다. 일반적인 복지철학에 입각하여 국민의 보편적 의료욕구를 규정하고 이에 들어가는 재정을 정부가 주도적으로 해결하는 재정투입방식보다는 민간시장의 활성화와 이의 지원에 초점을 두었다. 그 결과 정부 주도의 거시적 국민건강증진보다는 의사 개개인이 수익을 염두에 둔 임상적 판단에 따른 치료방식이 의료시스템 작동의 기본원리가 되었다. 즉 정부가 추진해야 할 보건이나 예방, 1차 의료가 중시되는 의료서비스 체계라기보다는 수익을 위한 치료목적의 대형화가 한국의 의료의 흐름을 지배하는 추세처럼 되었다. 그 과정에서 의료서비스 시스템은 합리적 자원배분을 위한 정부의 규제와 조정이 크게 작동할 수 있는 여지가 줄어들었고, 환자 개인의 구매의사결정으로서의 선택과 의사간 더 높은 수익을 달성하기 위한 경쟁이 중시되는 풍토가 형성되었다. 재원조달에 있어서 조세를 확대하기보다는 개인의 직접 부담이나 보험료 추가 부담 방식의 의료비 확대는 당연한 것처럼 받아들여지고 있다. 정부가 공공의료를 강조하는 만큼 전문가 집단의 중심에 있는 의사들의 기여가 크다고 해야 할 것이다. 의사들은 한국이 공공의료를 추구하는 체제라는 불합리성 속에 놓여 있다는 인식하에 전문가 집단으로서의 힘을 과시하면서 의사 수의 증가정책과 같은 불이익에 적극 대처하고 있다. 그 결과 한국에서 인구 1,000명당 임상의사 수는 OECD 국가 중 최하위를 차지하는 등 국민의 의료선택권이 침해당하고 있다. OECD 2018년 보건통계에 따르면 2016년 기준 한국의 인구 1천 명당 임상의사 수는 2.29명으로 OECD 국가 평균 임상의사 수 3.34명에 크게 미치지 못하고 있다. 가장 많은 오스트리아(5.13명)의 절반에도 미치지 못하고 있다(병원신문, 2018). 의사들의 자신들의 전문가적 이해관계에 매달릴수록 국민들의 의료서비스 선택권은 약화되고 있는 셈이다.

2017년 들어선 문재인 정부가 의료의 공공성 확대를 주창하고는 있지만 한국에서 의료서비스 생산과 공급이 국가와 공공영역의 역할과 책무로 인식되기는 어려울 것이다. 여전히 공공병원은 의료서비스 총 생산에서 10% 미만을 담당할 뿐이다. 이들 공공병원조차도 '지방공사' 등의 형식을 갖추고 이윤을 추구하여 자립해야 한다는 사회적 요구가 강하다. 공공병원이라도 이윤을 내지 못하면 폐쇄되는 것이 당연하다는 인식은 2013년 경상남도지사의 진주의료원 강제 폐원 이후 더욱 강하게 확산되고 있는 모습이다. 따라서 공사립병원을 막론하고 이제는 모든 병원이 이윤의 극대화를 지향하고 있고 때문에 한국의 의료서비스체계의 특징은 '영리추구의 성격'이 매우 강한 것으로 특징지을 수 있다(신영수, 1997). 의료보장제도의 형식적 틀은 갖추고 있지만 공적 보장이라고 말하기에는 개인부담의 비율이 너무 크다. 의료서비스 생산자로서의 국가의 역할은 너무 미미하고 의료서비스 공급자들의 시장주의 행동에 대한 규제도 빈약하다. 이처럼 한국의 의료서비스 시스템은 국가로부터 면허를 취득한 의료전문가가 수익의 관점에서 의료서비스를 생산하고 공급하는 영리지향형 의료서비스체계로 발전해 왔다. 이런 역사적 흐름상에서 소비자들은 의료를 영리사업으로 인식하는 경향을 갖게 되었다.

2) 취약한 의료서비스 시스템

오늘날 한국은 생활수준의 향상과 높은 의료기술 덕분에 개인의 기대수명은 많이 길어졌다. 보건복지부가 최근 공개한 'OECD 보건통계 2018'에 따르면 한국인의 기대수명은 82.4세로 OECD 국가 평균 기대수명 80.8세보다도 더 긴 것으로 나타났다. 그러나 급성기 질병치료를 위한 병상의 과다, 민간보험시장의 급격한 성장, 취약계층의 의료서비스 사각지대 형성 등 당양한 차원에서 의료서비스 체계의 문제점을 안고 있다. OECD에서 발표한 보건지표에 따르면 한국의 병원 총 병상 수는 인구 1,000명당 10.3 병상으로 OECD 평균 4.8병상보다 2.1배나 된다. 아시아 국가의 평균 병상 수인 3.3보다도 더 많다. 이와 같은 분석이 의미하는 바는 한국의 의료서비스체계가 여전히 수익 중심의 급성기 질환의 진료에 집중되어 있다는 점이다. 수명의 연장에 따른 노인의료복지나 갈수록 증가하고 있는 정신질환에 대한 공적 진료체계는 잘 발달하지 못하고 있는 불균형적 의료서비스체계를 유지하고 있다. 이것은 근대기에 보편적이고 상식적인 의료복지체계를 갖추기 위한 공론의 장과 기회를 가져보지 못한 것에 기인한다.

한국의 의료보장제도는 1970년대 후반 김대중 정부시대에 이르러 상당한 진전을 이루었다(조병희, 2006). 의료보험조합의 통합이 이루어졌고 보험재정이나 복지예산은 전에 비해 상당히 증가했다. 이러한 노력에도 불구하고 진정으로 질적, 양적 의료복지의 확대를 가져왔는지에 대해서는 여전히 의문이라는 것이 전문가들의 진단이다. 왜냐하면, 의료서비스를 사회적으로 보장한다는 것은 그것을 수익을 얻기 위해 판매되는 상품으로서가 아니라 탈상품화된 형터의 보편적이고 필수적인 공공재로서의 의료서비스로 제공한다는 의미를 갖고 있기 때문이다. 한국에서 의료서비스체계가 시장논리에 의하여 만들어진 상품화된 의료에 지나치게 의존하는 영리적 구조라는 점은 중요한 문제점으로 인식되고 있다. 이와 같은 상황은 한국에 삼성과 현대가 각각 삼성서울병원과 서울아산병원을 건립하며 의료업에 진출한 것과 무관하지 않다. 이들 재벌병원들이 규모를 확장해감에 따라 모든 병원들이 규모를 키우기에 바빠졌고 수익의 극대화라는 경쟁상황으로 빨려 들어갔다. 국민들은 대형마트를 선호하는 것처럼 대형병원을 선호하고 '의료서비스도 비싼 것이 좋은 것'이라는 왜곡된 의료서비서관(觀)을 갖게 되었다(노환규, 2013). 이에 대응하여 규모를 키워서 고액의 의료비를 지불하는 중증질환자를 유치하지 못하는 동네의원이나 중소병원들은 박리다매(薄利多賣)식 진료를 하지 않으면 생존할 수 없는 구조적 조건에 내몰리고 있다. 한국 의료의 지속가능한 발전, 그리고 의료계와 국민 모두에게 이로운 의료제도를 위해서는 의료전달체계의 확립이 시급한 과제(이원철 외, 2015)라는 목소리도 크다.

문제는 수익을 추구할 수밖에 없는 상품으로서의 의료서비스의 개념과 사회보장이라는 개념은 서로 조화를 이루기보다는 모순되고 대립적일 수밖에 없다는 것이다. 이것은 사회 내부적으로 계층 간, 진영 간에 신념이 충돌하는 양상을 만들어내고 있다. 일부 지역에서 보듯이 영리병원이나 외국인 병원 유치가 의료를 보는 신념이나 가치관으로 인한 갈등 때문에 활성화되지 못하고 있다. 만일, 의료서비스체계의 특성에 의한 탈상품화 여부가 중요한 변수가 아닌 상황이라면 보험료 납부에서의 형평성이나 건강보험 급여의 확대, 또는 본인부담의 축소 등이 중요한 정책과제가 되고 이것이 결국에는 국가의 복지특성이나 형태를 규정하는 중요한 잣대가 될 것이다. 하지만, 한국의 경우 형평성이나 보장성의 점진적 개선에도 불구하고 의료서비스가 전형적으로 상품화된 의료서비스로 다수 국민에게 인식된다면 의료가 복지라는 규정의 설득력은 떨어질 수밖에 없을 것이다.

복지의 확대와 관련된 국가의 역할이나 성격의 규정 또한 유사한 문제를 안고 있다. 지금까지의 복지확대운동은 진보성향의 정당이나 시민단체들이 정부를 압박하여 관련된 혜택들을 더 많이 얻어내는 방식이었다고 할 수 있다. 그 결과 많은 분야에서 복지의 확장이 이루어졌지만 의료서비스시장의 특성은 거의 변화가 없다. 의약분업에 따른 의사파업 이후 오히려 자본주의적 시장으로서의 성격이 더 강화되었다는 비판도 있다. 높은 수준의 본인부담률에서 알 수 있는 것처럼 한국의 의료서비스체계는 명백하게 소비자 개인이 주로 부담하는 체계를 갖고 있으며 이것은 보험수가가 책정되지 않은 희귀질병에 대한 치료일수록 더 심하다. 의료보장에 대한 개인부담을 낮추어 보장성을 강화하려면 필연적으로 공급구조를 바꾸어야 한다. 공급구조의 변화 없이 진행된 복지기회의 증가는 결국 시장구조의 기본틀을 유지 또한 강화하는 결과를 가져올 뿐이다.

의료서비스체계의 이러한 시장주의 성격에도 불구하고 일각에서는 한국의 의료가 '의료사회주의'라고 비판한다. 정부의 규제가 그만큼 강력하기도 하다는 뜻이다. 특히 의료수가의 결정은 서비스의 공급권자인 병원이나 의사들에게 속하지 못하며 전적으로 정부 주도로 이루어지고 있기 때문이다. 의료의 질에 대한 적정성 평가를 통한 의료비 삭감제도는 의사들의 강력한 저항의 대상이다. 이러한 상황은 한국의 의료서비스가 보수적 국가주의와 시장주의를 혼합하여 운영하고 있기 때문이다. 정부의 규제는 주로 특정 의료행동에 대한 수가결정과 같은 의료의 미시적 수준의 문제들에 집중되어 있고 따라서 의사와 병원 등 의료서비스 공급자들이 보기에 국가는 강력한 규제자이지만 일반 국민들에게 의료는 아직도 개인의 책임에 속하는 영역이라는 모순이 존재한다. 의료보험제도의 도입으로 의료접근성이 매우 높아진 것이 사실이지만 개인들의 입장에서 유럽 선진국과 비교해 볼 때 질병치료는 국가가 책임지지 않는다는 인식도 매우 높다.

하지만, 1980년대 이후 의료보험제도의 확대 적용으로 국민의 건강요구 수준은 획기적으로 높아지고 있다. 전 국민 의료보험제도의 적용은 이전의 개인 전액 지불제도에 비해 마치 환자들이 무료로 의료서비스를 구매하는 것과 같은 착시현상을 일으키기에 충분했다. 의료보험제도의 도입은 국가의 개입 없이도 한동안 자본의 주체인 병원의 성장과 개인사업자로서의 의원의 쇠퇴와 같은 시장원리가 작동하도록 만들기도 했다. 의료수가체계도 의사들의 지속적인 불만과 압력으로 보수정권 기간동안 경쟁원리의 작동을 유지하는 시장주의 방향으로 흘렀다. 한국의 의료시스템의 정립과정에서 정부는 시장주의에 반하는 정책을 강하게 추진한 적이 없다고 보아야 한다. 의료시장의 원활한 작동을 통하여 국가의 부담을 가능한 한 줄이고 시장주의와 공생하는 입장을 견지하고 있다고 보아야 할 것이다. 어설픈 의약분업정책의 시행은 의료제도를 개선하려는 정부의 능력이 얼마나 취약한가를 단적으로 보여 주는 사례이다. 이런 맥락에서 본다면, 일명 문재인케어의 추진에도 불구하고 한국의 의료시스템은 과거에도 자유시장주의적이었고 현재도 그 수준이라고 평가할 수 있다. 정부가 국가주의적인 의료시스템의 확립에 대한 노력을 하지 않는 것은 아니다. 오히려 의료시스템의 합리성과 효율성 또는 공공성을 확보하려는 정책을 꾸준히 지속적으로 추진했고 이러한 정책적 지향만큼은 진보적이라고 평가할 수 있다. 하지만 정책이 의도하는 결과대로 귀결되기 위한 재정의 투입이나 조직의 지원이 뒷받침되지 못함으로써 의료시스템을 변화시키려는 정부의 노력은 형식적일 수밖에 없다는 평가에 직면해 있다.

3) 의료시스템 구축 이념의 부재

오늘날 선진국의 의료시스템을 보면, 국가마다 정도의 차이는 있지만 의료시스템의 밑받침이 되는 이념적인 지주가 존재한다. 예를 들어, 독일이나 프랑스 같은 사회주의적 의료시스템을 유지하고 있는 국가들은 평등 또는 형평성의 이념에 따라 의료시스템을 구성했다. 영국의 경우에는 2010년대 이후 의료개혁에 대한 논의가 활발히 일어났다. 영국에서는 형평성이 관료주의적 경직성과 재정의 위기를 불러왔다고 보기 때문에 이를 보완하기 위해 효율성이라는 새로운 가치기준을 도입하여 내부경쟁의 원리로 삼고 의료기관의 민영화를 적극 추진하고 있다.

미국의 경우에는 자본주의적 시장경제의 원리가 신봉되면서도 극빈자 등에 대한 의료서비스의 무상제공의 문제와 같이 시장의 실패를 보완할 수 있는 자선(charity)의 전통이 존재하면서 광범위한 공공병원이나 자선병원들이 운영되고 있다. 미국의 의료전문가들은 전문적 직업 특성을 기반으로 '양질의 의료의 생산과 제공'이라는 이념을 만들어 냈고, 동시에 영리적 동기에 의한 비도덕적, 비의학적 의료행동을 스스로 규제하려고 노력했다. 미국은 철저한 자본주의적 생산방식에 의해 의료시스템이 운영되고 있는데, 그 핵심은 보험회사들이 경쟁적으로 낮은 의료가격에 양질의 의료서비스를 제공하기 위해 노력한다는 점이다.

반면, 한국은 의료시스템을 확립하는 과정에서 유럽이나 미국에 비교될 만한 이념적 지표를 만들어내지 못했다. 정부는 효율성을, 의사들은 수익과 의료의 질을, 그리고 시민사회단체는 형평성을 주장하고 있다. 당연히 어떤 일정한 이념이 지배적인 의료복지 이념으로 밑받침되지 못했다. 그 결과 의료시스템은 공급자와 소비자가 흥정을 통해 거래를 하는 일반적 시장처럼 발전하였다. 무엇보다 국가재정 투입이 빈약하기 때문에 '저부담-저수가-저급여'의 원칙은 고착화되었고 의사들이 자기자본을 투입하여 의료기관을 설립하고 운영하는 것이 한국 의료시스템의 주요한 특징으로 굳어졌다. 이것은 어떤 이념과도 관계없이 가능한 한 저렴한 비용으로 국가의 의료책임을 실천해보겠다는 권위주의 정권의 정치적 의도와 깊은 관련을 맺고 있다(송호근, 2006). 문제는 정부가 의료복지에 대한 과감한 재정지원을 하지 못하는 한 의사들이나 병원들의 과도한 영리추구를 억제할 수 있는 내부적, 외부적인 기전을 갖기 어렵다는 점이다. 의사들의 전문가로서의 직업적 특성에 따른 권위는 매우 강력하게 형성되었지만 거기에 걸맞게, 과도한 영리 동기나 비도덕적 의료행동에 대한 집단적인 자율규제를 제대로 하지는 못하는 취약성을 노정시키고 있다. 한국 의료시스템의 발전사에서 형평성의 가치는 아주 최근에야 시민사회단체를 중심으로 제기된 가치이다. 의료시스템 전반에서 이것이 제대로 반영되고 실천되려면 앞으로 많은 시간이 필요하다. 실제로, 진료 시에 환자 본인부담금의 비중이 약 40% 수준인데 전체 국민들 중 빈곤층 30%는 그 정도의 의료비도 감당할만한 경제력을 갖추고 있지는 못하다. 때문에 빈곤층의 의료서비스 구매력은 크게 낮아질 수밖에 없다. 의료서비스 생산의 주체인 병원과 의사, 정부 모두 확고한 이념적 지주를 갖고 있지 못한 상황에서 한국의 의료시스템은 자본주의적 시장 원리에 따라 의료서비스의 공급자들 간에 무한대의 경쟁이 이루어지고 있는 것이나 마찬가지이다. 이런 상황은 앞으로 빈곤층에 대한 의료서비스 혜택이 상대적으로 감소할 수밖에 없다는 것을 말해준다.

이상 살펴본 것처럼 의료시스템의 정립에 있어서 이념의 부재는 의료시스템을 경험하고 있는 국민들에게서도 발견된다. 부유한 계층은 소득분배 기능으로서의 고가의 의료보험료 부담에 대해 불만스럽고, 취약계층은 국가가 의료복지에 대한 책임을 해태하고 있다고 인식하는 측면이 있다. 한국에서의 이런 현상은 의료시스템에 대한 개인적 책임 대 국가의 책임의 문제로 귀결된다. 서양에서는 이와 관련하여 오랫동안 논쟁이 전개되어 왔다(Knowles, 1977). 의료시스템에 대한 접근 관점에서 개인과 국가 책임의 문제는 정책적으로 국가의 역할을 어느 정도로 하고 시장의 역할을 어떻게 정할지에 대한 근거가 된다. 그런데 한국에서는 이것을 주제로 한 심도있는 논의를 통한 최대공약수를 만들어내지 못했다. 국민들은 대개 원론적인 수준에서는 국가의 책임을 주장하면서도 어느 정도는 개인의 선택의 문제라는데도 동의한다. 한 연구결과에 의하면 의료시스템 정립에 있어서 국가책임을 우선하는 국민들이 80% 정도이고 개인의 책임이라는 주장은 17% 수준인 것으로 조사되었다. 이와는 별도로 의료시장을 개방하는 문제에 대해서는 '외국 병원들이 들어오면 의료를 발전시킬 것이므로 찬성한다.'는 의견이 54% 정도, 의료를 상업화시킬 것이기 때문에 반대한다는 의견이 38% 정도였다(국민건강보험공단, 2004). 이러한 조사들을 통해서 볼 때 한국 국민들이 의료시스템 정립에 관련된 인식은 이중적이라고 할 수 있다. 즉, 의료서비스 공급체계 정립의 책임소재에 대한 인식도에서는 정부에게 80%씩이나 책임이 있다고 인식하면서도 영리 외국병원의 수입에 있어서는 국민의 절반 이상인 54% 정도가 찬성하는 것으로 나타났다. 의료서비스 공급체계의 정립에 대한 인식이 이중적임을 알 수 있고, 이러한 상황은 정부가 의료정책을 추진하는데도 혼란을 줄 가능성이 크다.

한 국가의 의료시스템은 하나의 이념을 중심으로 구성되어야 문제의 해결책 제시가 비교적 명쾌해진다. 예를 들어, 영국은 평등이라는 이념에 의하여 의료시스템을 구성하고 있기 때문에 이를 보완하기 위해서 효율성을 제고시키는 방향의 정책들이 추가적으로 제시될 수 있는 것이다. 미국의 경우에는 개별 환자에 대한 양질의 의료서비스 제공이라는 시장주의적 이념이 과도하게 구현되어 급속한 의료비 상승이 사회적으로 문제가 되자 이를 규제하기 위하여 HMO로 대표되는 '관리형 시장'(managed market)으로의 전환을 모색하게 된 것이다(송호근, 2006). 그러나 한국의 경우 의료시스템의 정립이 효율성, 평등 또는 효과성 등 어느 이념적 원리도 기반으로 하지 못하고 일종의 아노미 상태에 있다고 할 수 있기 때문에 발전적 해결책의 제시도 어려울 수밖에 없다.

4) 취약한 책무성

의료시스템의 이념은 사회적 합의정신인 기본적 가치에 기초하는 것이긴 하지만, 다른 한편으로는 의료시스템의 구성을 주도하는 지배집단의 가치를 반영하는 것이기도 하다(조병희, 2006). 의료시스템 이념이 취약하다는 것은 역으로 의료시스템의 지배구조에서 확고한 지배집단이 만들어지지 못한 것으로 해석할 수도 있다. 한국의 경우 의사들은 면허를 통하여 병원의 소유를 장악하고 의료시스템의 공급구조에 강력한 영향력을 발휘하고 있다고 가정할 수 있다. 그런데 그 영향력이 일견 매우 강력한 것으로 보이지만, 의사들은 개별 병원에서 서로 경쟁해야 하는 체계 속에 있기 때문에 영향력 또한 개별적으로 분산되어 있고, 의료전달체계 전반이나 그 이상의 의료시스템에 대하여 체계적인 조정과 통제력을 발휘하는 데는 한계를 지니고 있다. 실제로 정부에서 추진하는 원격의료제도에 대하여 종합병원 집단에서는 찬성하고 있지만 개별 의원들은 자신들의 수익의 원천인 환자 감소가 두려워 반대한다.

의료시스템에 대한 지배는 각 의료기관의 집합체로서 의료전달체계라는 조직을 상정할 수 있다. 여기에는 규모나 기능을 달리할 수 있는 많은 의료기관들이 속해 있다. 대규모 대학병원과 소규모 지역병원, 종합병원과 특수 분야 클리닉, 보훈병원이나 산재병원 같은 특수목적 병원과 일반병원, 국공립 병원과 민간병원 등 각 의료기관은 수행하는 목적과 기능이 다르다. 문제는 이러한 의료기관의 차별성이 의료전달체계상에서 뚜렷하게 나타나지 않는다는 점이다. 의료서비스를 구매하는 소비자들은 의료전달체계라는 것을 아예 염두에 두지 않고 병원을 이용한다. 이것의 문제는 진료수준별 차이가 뚜렷하지 않다는 데도 있다. 감기나 설사, 또는 간단한 외상치료를 담당해야 할 개인병원과 고난도의 수술을 담당해야 할 종합병원 간에 역할과 책임의 구분이 명확하지 않다. 병원 관리자들은 어떤 환자든지 한명이라도 더 유치해야 하는 경쟁구조 속에서 병원을 운영해야 한다. 한국의 어느 종합병원 외래 진료실을 보더라도 동네 개인의원에서 진료해도 좋을 수많은 1차 진료 대상의 환자들로 북적대는 것을 볼 수 있다. 의료전달체계 구축의 본래 취지대로 전달체계상의 위치에 따라 지배의 수준이 달라지는 것이 아니라 환자를 많이 유치하고 수익을 많이 내는 병원이나 의사들이 정치사회적으로 영향력을 크게 행사할 수 있는 자본력 우선구조로 되어 있다고 볼 수 있다.

한국의 의료시스템이 이와 같은 모순점을 안고 있는 것은 단순한 이유 때문이다. 환자의 의사 선택권이 거의 무한정 보장되어 있고, 병원은 한 명의 환자라도 더 유치하는 것이 병원경영에 도움이 되는 상호보완관계에 있기 때문이다. 혹시 방문환자가 그 병원의 전문 진료과목에 부합하지 않더라도 이를 하급 의료기관이나 해당 병원에 전원하려고 하지 않는다. 이것은 병원이라는 경계를 넘어서 전체 의료시스템 수준에서 환자의 병원 선택을 통제할 능력이 의사들에게 없다는 것을 말해준다. 한국 정부가 구축한 의료전달체계의 개념은 원래 진료의 수준별로 환자를 진료하자는 제도이다. 의료시스템의 선택을 환자가 임의로 하지 못하도록 규제하기 위해 '1차→2차→3차'의 순서대로 선택을 하도록 하는 것이다. 그렇게 하는 이유는 당연히 환자의 질환상태에 적합한 수준의 의료서비스를 제공하여 과도한 투약이나 검사를 방지하는 것이 환자의 의료복지에 기여하는 것이기 때문이다. 또 의료시스템 전체적으로는 자원의 효율성을 높이기 위한 목적에서다. 국가 전체적으로 볼 때는 1차 진료기관에 보다 많은 자원을 투입하는 것이 자원배분 측면에서 가장 합리적인 방법이 될 것이다. 하지만 정부가 당초 의도한 이러한 시장질서는 현재 한국의 의료시스템 안에서는 기대하기 어렵게 되었다.

정확한 의료전달체계의 확립과 실행은 병원이나 의사에게도 과연 이익이 될까? 의료전달체계가 본래의 취지대로 작동하면 의사는 자신의 전문분야에 맞는 환자만을 진료하게 됨으로써 더 높은 전문성을 발휘할 수 있고, 더 높은 수준으로 발전시킬 수도 있다는 가정이 가능하다. 또한 자신을 찾는 환자가 어떤 특성을 가진 환자이고 하루에 몇 명이나 방문할지 예측이 가능하기 때문에 업무를 계획하고 진료를 준비하는 것도 효율적이 된다. 이러한 상황은 환자에 대한 전문가로서의 권위확립에 도움이 되고, 예측 불가능한 환자가 방문하여 불필요한 갈등을 겪는 불상사를 최소화할 수 있다. 이와 같은 맥락에서 볼 때 의료전달체계는 의사들의 전문성을 확보하기 위한 합리적인 제도이자 수단이며 전문가로서의 명예와 권위를 높이는데도 도움이 된다. 그럼에도 불구하고, 한국에서 이상적으로 구축된 의료전달체계가 무력화되고 있다는 비판을 받고 있다. 그 이유는 전적으로 개별 병원들이 추구하는 경제적 이익의 한 요소로 의사들이 행동하고 있기 때문이다. 소비자들이 볼 때 의사들은 환자를 단순히 수익의 원천으로만 취급한다. 그 수준을 넘어서는 이해관계의 조정은 의사들의 권한과 능력 밖의 일로 평가받는다. 이처럼 한국에서 의료전달체계가 확립되어 있지만 개별 의사들은 의료시스템을 지배하는 구조에서 소외되어 있다. 오히려 의료시스템은 정부의 젊은 관료들이 좌지우지하는 경향이 더 크다. 당연히 의료시스템의 변화와 발전에 주도적 역할을 하지 못하는 의사들의 불만이 클 수밖에 없다. 이것은 환자들이 요구하는 Health Care에 대한 책무성을 병원이나 의사에게 기대하기 어렵다는 것을 뜻한다.

한국의 의료시스템 안에는 의료전달체계 말고도 의료재정이나 의학교육, 또는 의약품과 시설 및 장비를 만드는 기업 등 직간접적인 여러 의료서비스의 영역이 존재하는데, 그 또한 의사들의 영향 하에 있지 못하다. 즉, 의사나 병원 이외에도 한의사나 약사, 최근에는 건강보조식품 기업 등 보건의료서비스를 제공하는 다양한 다른 집단이 존재하고, 이들에게 적지 않은 의료자원이 배분되고 있다. 의료서비스의 제공자가 여럿으로 분산되어 있다는 사실은 한국의 의료시스템에서 의사의 권력이 그만큼 축소될 수밖에 없다는 것을 보여주는 것이다. 국가 의료시스템 안에서 의사는 질병과 치료와 관련된 문제를 독점적으로 관장하지 못하고 있고, 의사가 관장하고 있는 영역 내에서도 정부의 개입 등으로 그 권위의 발휘가 제한적이기 때문에 의사들이 의료시스템 전체를 효과적으로 통제한다고 보기 어렵다(조병희, 2006).

그렇다면 국가는 의료시스템을 완벽하게 조정하면서 통제하고 있는가? 국가의 통제력 역시 제한적이라는 것이 일반적인 시각이다. 그 이유는 1차적으로는 대부분의 의료기관이 민간 병원이기 때문에 사실상 민간 기업처럼 운영되고 있다. 국가가 의료기관들을 강제로 통제하기 위해서는 많은 부작용을 감수할 수밖에 없다. 정부는 의료시스템 정립의 1차 의료 부문을 의료복지 혜택의 핵심 부문으로 설정한 적이 없다. 의학교육에서도 의사의 양성이 1차 의료의 정착을 위한 데 있지 않다. 정부는 병원 중심의 의학교육체계와 진료체계를 전통적으로 유지하고 있다. 이것은 정부의 재원이 상당부분 투입되는 국립의대의 경우에도 동일하게 적용된다. 의사의 면허제도 관리 역시 형식적으로는 정부의 인증 하에 있으나 실질적 운영권은 의사단체에 속해 있다. 어떤 수준의 의학교육이 이루어져야 하고, 어떤 능력을 갖춘 졸업생에게 의사자격을 부여해야 하는가에 대하여 정부가 간섭하지 않는다. 현재 한국 의학교육의 평가 및 인증을 하는 기관은 한국의학교육평가원이다. 한국의학교육평가원은 의학 학문분야를 포함한 학교의 교육과정 운영 등을 평가 및 인증하는 기능을 부여받고 있다. 이 기관의 평가위원은 주로 전국 의학과 교수들로 구성되어 있다.

다음으로 정부는 어떻게 의료시스템에 대한 통제권을 발휘하는가? 그것은 주로 의료보험제도를 통해서이다. 보험재정운영을 통한 의료의 통제는 정책적 의지에 따라서는 상당한 효과를 발휘할 수 있다. 예를 들어, 의료전달체계 확립의 문제와 관련하여 만일 각 의료기관의 진료수준을 정해 주고 이를 벗어나는 의료기관에는 보험급여를 하지 않을 수 있다. 예를 들어, 3차 병원에서 감기환자를 진료하면 이에 대한 보험급여를 중단하는 것이다. 그것은 의료기관에 거의 치명적인 영향을 미치는 것이기 때문에 진료영역을 벗어나 진료하기가 매우 어려워질 것이 분명하다. 그러나 정부는 이러한 방식의 규제는 생각하지도 못한다. 그것은 분명히 아노미 같은 의료체계 정립의 이념 때문이기도 하고, 병원 설립에 정부가 어떤 혜택을 제공한 것도 없기 때문이다.

따라서 정부의 의료시스템에 대한 규제는 일견 강력하면서도 다른 한편 매우 자유방임적인 모습을 띤다. 의료인의 의료시장 진입이나 퇴출은 거의 자유롭다. 국가로부터 면허를 획득한 의사가 어떤 인력과 장비를 갖추고 어떤 의료서비스를 생산하고 공급할지에 대한 정부의 규제는 사실상 존재하지 않는다. 그러나 정부는 의료수가에 대해서만큼은 엄격히 규제하고 있다. 의사가 수행하는 대부분의 업무에 행동별 또는 포괄적 가격이 정해져 있지만 그 가격이 반드시 시장가격을 반영하지는 않는다. 의료계 일각에서는 한국의 건강보험수가는 원가보전율의 75% 수준으로 진료수가의 원가에도 미치지 못한다(노환규, 2013)는 불만으로 가득한 것이 현실이다. 예를 들어, 병원의 입원비가 여관의 숙박비보다 싸며, 정상 분만에 대한 처치료가 동물 분만의 경우보다 낮다. 또는 외과 수술비가 턱없이 낮다고 의사들은 불만이다. 의사들은 최대한 수익을 높일 수 있는 진료과목으로 진출을 시도하고 있으며, 의료수가 책정이 자유로운 부문의 진료를 주로 하려고 하고 여기에 수가가 정해지기 전에 있는 의료장비를 활용하여 진료수익을 높이려고 애쓴다. 정부는 의사들의 수익추구 아이디어를 사전에 규제할 방법은 없으며 사후적으로 규제가 따라가는 방식이다. 이러한 추종적 정부규제의 특성은 보건복지에 역사적으로 부여된 이념적인 목표가 결여된 데 근본적인 원인이 있는 것으로 볼 수 있다. 정부의 의료정책은 1980까지는 의료서비스 공급의 확대라는 목표에 맞추어져 있었고, 이에 따라 의사인력의 양성을 위한 의과대학 신설과 병원시설의 확대 정책이 추진되었다. 그러나 그 이상의 상위 목표는 설정된 적이 없었다. 의료시스템을 보다 평등을 지향하는 것으로 만들어 갈지 아니면 철저하게 시장주의 원리에 기초하여 양질의 서비스 제공을 명분으로 삼을 것인지에 대한 방향이 정립되지 못한 채 임시방편적인 아이디어에 의해 의료정책 수립이 흔들렸다. 특히, 의료가 보수와 진보 간 정책경쟁의 대상으로 전락함으로써 의료소비자들도 의료복지에 대한 정체성을 갖지 못하게 되었다.

의료시스템에서 정부의 전략적 소외는 의료시스템 안에서 발생하는 갈등을 조정하는 능력도 취약하게 만들었다. 수십 년 간 지속된 한약조제권을 둘러싼 한의사와 약사 간 갈등이나 아직까지 진행중인 거지지 않은 의약분업을 둘러싼 갈등, 그리고 해묵은 과제이지만 의료일원화를 둘러싼 의사와 한의사 간의 갈등은 모두 의료시스템 내 아노미적 권위구조에서 기인한다. 의사나 한의사, 약사 모두 자신들의 집단경계를 확장하려고 노력하기 때문에 이들 사이에 갈등이 발생하는 것은 필연적이다. 이러한 갈등을 봉합할 수 있는 권위가 정부에게 주어져 있는 것 같지만 정부의 노력은 근본적 해결보다는 여전히 미봉책으로 끝날 수밖에 없는 처지에 있다. 정부의 지위가 의료시스템 안에서 주도자인 동시에 추종자이기도 하기 때문이다. 한국의 의료시스템의 이념적 정립이 어느 한 방향으로 정립되지 않는 한 이해관계자 사이의 갈등은 앞으로도 계속될 것이다.

3. 의료서비스 외부 환경의 변화

1) 수요자 측면의 변화

의료소비자들은 갈수록 건강에 대하여 높은 관심을 가지고 있으며, 의료서비스에 대한 욕구가 고급화하고 또 다양해지고 있다. 현대인들은 높은 교육수준으로 인하여 주체의식, 건강에 대한 관심이 높아지면서 자가 치료에 대한 관심도 높아지고 그 결과 보완대체의학이 부각되고 있기도 하다. 사회의 민주화와 함께 SNS를 통한 집단적 힘이 증대함에 따라 소비자의 권리의식이 향상되고 있으며 진료에 능동적으로 참여하려는 의식이 높아지고 있다. 하지만, 텍사스대학교 Lynda Chin 의료개혁연구소장은 한국이 인공지능(AI) 도입에는 적극적이면서도 원격의료(Telemedicine)에는 부정적이라고 평가하고 있다. 그녀는 미국 의사들은 의료분야 변화를 막을 수 없다는 걸 깨닫기 시작하면서 오히려 훨씬 더 개방적인 자세로 바뀌었다고 강조하면서 의료소비자가 주도하는 변화를 의사가 막기는 힘들다는 점을 강조했다. 또한 그녀는 의료소비자가 미국의 의료시장의 변화를 주도했다면서 미국은 전통적인 의료서비스 부분과 함께 의료산업계가 대안을 제공하고 소비자인 환자들이 이를 선택하면서 큰 변화를 이루어냈다고는 점을 한국 의료계가 주목해야 한다고 강조했다(청년의사, 2018).

또한 의료서비스에 대한 수요자 측면에서의 중요한 변화로 지적하지 않을 수 없는 것이 급속한 노령화이다. 한국은 노인인구가 급속히 증가하고 있으며, 그 결과 2018년에는 드디어 고령사회로 접어들었다. 노인계층의 의료비는 점점 증가할 것이고 이것은 국가 의료재정에 심각한 영향을 미칠 것이다.

이러한 변화 속에서 우리나라의 의료소비자들의 행동을 선진국과 비교해볼 때 여러 가지 문제점을 가지고 있는 것으로 분석되고 있다. 우선 의료서비스의 이용횟수 면에서 과잉소비를 하고 있고 의약품도 남용하고 있는 것으로 평가받고 있다. 최근 OECD 발표 자료에 의하면 한국의 국민 1인당 의료기관 이용횟수는 연간 12.3회로 영국의 5.4회, 미국의 5.8회, 프랑스의 6.5회에 비해 너무 높다. 의약품의 남용도 심각하여 미국인들의 약제비가 전체 의료비에서 차지하는 비율이 12%인데 반하여 우리나라는 약 30%를 차지하고 있다. 이러한 의료서비스의 남용은 비용지출 면에서 가계운영에 부정적 영향을 미치고 의료자원의 낭비도 초래하는 것으로 지적되고 있다. 의료서비스의 과다사용은 환자 개인의 특성과 함께 우리 사회의 문화, 의료기관의 마케팅 강화 및 의료서비스와 관련된 정보의 비대칭성에 기인하는 것이다.

질병의 고통 때문에 병원을 방문해야 하는 환자들은 각종 첨단 의료장비는 물론이고 의료인을 포함한 다양한 직종의 전문가들의 협동행동을 통하여 의료서비스를 제공받게 되고 상품으로서의 의료서비스를 인식하게 된다. 소비자들의 인식의 차이에 의해 의료기관 이용이 결정되기 때문에 의료인들의 태도와 행동이 의료서비스 품질에서 차지하는 비중과 역할은 매우 크다. 일반적으로 고객들은 자신의 질병에 대해 의료인들이 자세한 내용으로 전문적인 방법을 동원하여 진료해주기를 기대한다. 고객이 얼마나 만족감을 느끼도록 진료해주었는지가 바로 의료서비스의 질을 결정하기 때문에 의료서비스가 제공되는 전(全) 과정에서 의료인의 진료행동 및 부가적인 서비스 행동은 매우 중요하다고 하겠다. 오늘날 감성이 지배하는 시대적 관점에서 볼 때는 머리보다는 가슴으로 진료하는 의료인이 고객들로부터 선호된다. 때문에 높은 전문성과 동시에 인간미를 갖춘 의료인이 많은 병원일수록 고객의 방문빈도가 높을 것이라는 것을 알 수 있다. 병원을 경영하는 관리자의 입장에서는 고객인 환자가 감동받을 수 있는 수준의 의료서비스 제공이 보장되도록 하는 리더십을 발휘해야 한다. 때문에 의사를 비롯한 병원 구성원들은 소비자가 기대하는 수준 이상의 서비스를 제공할 수 있는 전문지식은 물론 능력과 열의를 당연히 갖추고 있어야 한다.

2) 공급자의 측면의 변화

공급자 측면의 변화에 있어서 가장 첫 번째로 부각되고 있는 요소는 의료서비스 공급의 주체인 의사들과 병원을 비롯한 각종 의료기관의 숫자가 증가하면서 의사 간 의료기관 간 경쟁이 가속화되고 있다는 점이다. 의사들의 숫자만 보더라도 전국 41개 의과대학에서 매년 3천명의 의사들이 배출되고 있어 2011년도에 의사 면허번호가 이미 10만 번을 넘어섰다. 2011년도에 건강보험 심사평가원이 공개한 2006~2010년 의원 표시과목별 폐업 현황에 따르면, 최근 5년 동안 연평균 1천7백여 개의 의료기관이 문을 닫은 것으로 나타났다. 2015년 한 해 동안에는 약 2천여 개 의원이 개원을 하였고 1,559개 의원이 문을 닫았다. 정신과와 산부인과의 경우에는 개원 의원보다 폐업하는 의원들이 더 많았다. 정신과의 신규 개원은 28개, 폐업 기관은 34개였고, 산부인과도 개원은 50개, 폐업은 93개 기관이었다. 의원급 의료기관뿐만 아니라, 병원과 요양 병원의 폐업도 늘어나는 추세이다. 병원의 경우 지난해 153개가 폐업했고, 요양병원의 경우 114개가 폐업했다. 이들 의료기관들의 폐업 사유는 경영상의 이유가 750건으로 가장 많은 것으로 나타났다.

이러한 내적인 팽창에도 불구하고, 우리나라 의료시장은 국제경쟁에서는 분리되어 국가적으로 보호를 받고 있는 폐쇄적인 구조를 갖추고 있다. 교환의 원리에 의해 볼 때, 서비스에 대한 보호정책은 고비용과 품질 저하의 문제를 불러올 수 있다. 국내 시장에서 의료기관 간 경쟁이 커짐에 따라 의료서비스의 가격은 낮아지고 대신 품질은 높아진다고 볼 수 있으나, 국제경쟁의 경우에 유지되어야 할 수준에는 못 미칠 것이라는 것을 예상할 수 있다.

우리나라 의료시장에 있어서 소비자가 원하는 품질에 도달하지 못하는 의료서비스의 공급은 가격통제의 문제로부터 기인한다. 의료서비스의 가격이 정부에 의해 통제됨으로써 각종 의료기관들은 환자들의 숫자를 늘리는데 역량을 모으고 있다. 환자 숫자를 늘려야만 의료서비스 판매량의 확대가 가능하기 때문이다. 이와 같은 의료서비스 환경의 조성으로 '30분 대기, 3분 진료'라는 낙후된 환경이 개선되지 못하고 있으며, 대기시간이 개선되지 못함으로써 의료서비스 공급에 대한 불만족은 여전히 남아 있다. 시장개방에 의한 국제경쟁이 보장되지 못함으로써 의료서비스에 대한 다양성 및 차별화도 보장되지 못하고 있다. 교환이론의 측면에서 볼 때 이와 같은 획일화된 낮은 의료서비스를 낮은 가격에 구입하는 한 가지 선택권밖에 가질 수가 없어 소비자의 편익이 확대되기 어렵다. 시장에서 자유교환으로서의 의료서비스 공급체계에 대한 반대의 입장도 충분히 고려할 수 있다. 즉, 의료서비스는 그 특성상 외부화(外部化)를 가지고 있고 국민의 노동력을 보존하는 중요한 기간재이기 때문에 국가에서 정책적으로 개입하는 것이 옳다는 관점이 그것이다. 이와 같은 입장은 국가보험체제를 유지하고 있는 유럽에서 주로 채택되고 있는데, 자유경쟁의 원리에 의해 의료서비스를 공급하는 것보다 평등의 정신에 입각하여 공급하는 것이 정의라는 입장이다.

두 번째로, 공급자 측면의 변화로는 대체의료 시장이 넓어지고 있는 것이다. 전통의학은 주로 개발도상국에서 광범위하게 이루어지고 있지만 보완대체의학은 선진국에서도 급속하게 증가하고 있는 추세다. WHO 조사에 의하면 미국의 경우도 2005년도에 이미 보완대체의학 이용률이 42%에 달하고 있으며, 벨기에 31%, 프랑스 49%, 싱가폴 46%, 호주 48.5%, 캐나다 69%의 이용률을 보이고 있다(WHO, 2005) 국민 의료비와 보험재정 등으로 압박을 많이 받고 있는 선진국에서 의료재정의 절약차원에서 보완대체의학을 지원하고 있기도 하다. 2000년 이후 우리나라의 보완대체 의료시장은 약 5천억 원 규모로 추산되고 있는데, 일각에서는 연간 17조원에 달하는 사회의료비용 가운데 약 2조원 정도는 보완대체의학으로 보험료가 절감되고 있다는 주장도 제기되고 있다. 이에 따라 국내에서는 2004년도부터 각 대학에 보완대체의학 관련 학과들이 설치되어 운영되고 있다. 국내 많은 대학과 대학원에서 대체의학 관련 학과들을 설치되었으며, 각종 민간협회에서는 자연요법사, 마사지요법사, 미술치료사 등 각종 민간자격증도 부여하면서 저변을 확대해나가고 있다. 최근에는 극도의 기술 중심의 치료보다는 자연과 조화를 이룬 치료에 대한 관심이 증대함에 따라 의학분야에서도 삼림욕치료요법과 같은 대체요법이 겸용되고 있기도 하다.

세 번째로는 전문과목간 경계가 모호해지고 있다는 점이다. 기존의 각 진료과들이 진료영역을 확장하기 위한 노력을 기울이면서 진료영역의 절대적 기준은 점점 사라지고 있다. '소아과'에서 '소아청소년과'로, '진단방사선과'에서 '영상의학과'로, '마취과'에서 '마취통증의학과'로, '일반외과'에서 '외과'로, '임상병리과'에서 '진단검사의학과'로 명칭을 변경한 것이 그 예이다. 피부과, 성형외과, 내과, 산부인과, 가정의학과, 비뇨기과 개원의들은 너나 할 것 없이 피부, 미용성형, 비만 등 비급여 진료에 뛰어들었다. 비급여도 이제는 포화상태에 이르러 정부가 제도를 폐기시키기 위한 노력들을 전개함으로써 병원업계에 불만과 위기를 불러왔다. 개원의들은 살아남기 위해서 인턴, 레지던트 과정 내내 배운 전문과목의 표기를 포기하고라도 일반의원, 클리닉 등으로 개원하면서 비급여 진료에 관심을 기울일 수밖에 없다고 항변한다. 개원가의 경영난이 가중되면서 진료영역 확장을 두고 다투는 일도 많다. 이비인후과와 성형외과의 비중격만곡증 수술, 치과와 성형외과의 양악 수술, 이비인후과와 치과의 코골이 수술, 외과와 내과의 내시경 검사, 산부인과와 비뇨기과의 유방 질환, 요실금 수술 등에 대한 대립과 갈등은 언론을 통해 이미 잘 알려져 있다. 또한 양방과 한방 사이의 진료에 관한 경계도 일부 허물어지고 있다. 보건복지가족부는 2008년부터 일정한 요건을 갖춘 의원, 치과의원, 병원, 치과병원 및 종합병원은 한의사를 두고 추가로 한의과 진료과목을 설치하고 운영할 수 있도록 했다. 이와 함께 치과의원이나 한방병원에서도 의사를 두고 진료과목을 설치·

운영할 수 있도록 했으며, 요양병원이나 한방병원에서는 치과의사를 두고 치과치료를 할 수 있도록 했다. 이처럼 진료과목의 경계가 허물어지고 모호하게 됨에 따라 소비자들의 병원 선택의 폭도 다양해졌다.

네 번째로는 의료기관의 대형화 및 네트워크 병원의 등장으로 의료서비스 공급의 양극화가 이루어지고 있다는 점이다. 병원들이 대형화를 추구하는 이유는 생존전략의 측면이 강하다. 즉, 우리나라 의료소비자들이 대형병원을 선호하기 때문이다. 동네의원 급에서 해결하지 못하는 질병의 치료에 대해서는 무조건 대형병원 및 대학병원 급을 선호하다보니 병원들도 앞 다투어 대형화를 선호하게 되었고, 그 결과 중소병원들은 경영난에 빠지는 모순된 결과를 초래했다. 의료기관에도 규모의 경제학이 경쟁력을 보장하게 되면서부터 병원의 대형화가 급속히 추진된 셈인데, 그 선도적 병원들로는 서울아산병원, 서울삼성병원 등 재벌기업 소유의 병원과 가톨릭대학교 강남성모병원을 비롯한 각종 대학병원들이다. 그 뒤를 이어 전문병원들의 대형화 및 고급화도 급속히 추진되고 있다. 마치 동네 슈퍼마켓이나 가게들이 SSM(Super Super Market)의 입점으로 도태되는 것처럼 전문병원도 대형화 및 고급화되지 못하면 도태한다는 위기의식은 성형외과와 치과병원과 같은 전문병원들의 대형화를 가져왔다. 이처럼 급성기병상이 급격히 증가한 결과 우리나라는 OECD 권고치보다 더 높은 급성기 병상수를 유지하게 되었으며, 그 결과 의원들과 중소병원들의 경영상 어려움이 더욱 가중되었다는 분석이다. 하지만 병원관리자들이 눈여겨볼 점은 최근 들어 한국에서도 급성기 병상이 급격이 감소하고 있다는 점이다. 이것은 통상 예방과 치료의 경계가 허물어지고 있다는 것을 뜻한다. 인구의 고령화와 만성질환자의 증가에 따라 과거의 상식으로 볼 때 당연히 증가해야 할 입원진료가 실제로는 감소하고 있다. 이런 현상의 이유 중의 하나는 그동안 기술적, 제도적 제약 때문에 일어나지 못했던 '병원에서 가정으로의 이행'이 이제 전 세계적으로 본격화되고 있다(이상규, 2019). 전통적 관리방식에서 벗어나지 못하고 있는 병원 관리자들이 주의를 기울여야 할 환경변화임에 틀림이 없다.

1990년대 이후 병원의 대형화 추세와 함께 증가하고 있는 것이 네트워크병원이다. 네트워크병원이란 진료과목이 유사한 병원들이 마케팅비용을 줄이고 최신의 트랜드 공유, 브랜드 강화 및 부대사업을 공동으로 추진하는 것 등을 목적으로 직영체제 외에 가맹점이나 체인과 같이 프랜차이즈 형태를 띠는 것을 말한다. 네트워크병원 시스템 역시 병원들의 생존전략으로부터 생겨나게 되었는데, 소비자들이 병원을 선택할 때 입소문이나 인지도를 중요하게 여기는 태도에 부응하기 위한 것이라고 볼 수 있다. 한국에서 가장 흔한 네트워크병원의 형태는 본점에 가입비 등의 로열티를 지불하고 상표를 사용하는 프랜차이즈이다. 프랜차이즈는 전국적으로 이름 있는 병원의 이름을 사용함으로써 인지도와 신용도를 한꺼번에 높이고자 한다. 인지도를 높이기 위한 마케팅비용이 절감되고, 상대적으로 개별 의원보다 많은 환자들을 유인할 수 있는 효과를 노릴 수 있다. 그러나 병원이 처한 입지를 제대로 고려하지 못하거나 본사 병원과 균일한 의료의 질을 보장하지 못할 때는 실패할 수도 있다.

3) 의료정책 측면의 변화

시대적 변화에 따라 병원경영 및 의료소비자행동에 중요하게 영향을 미칠 수 있는 보건의료정책도 변하고 있다. 사실 1980년대 이후 의료문제는 세계 대부분의 국가들에게 중요한 해결과제로 부상했다. 인구구조의 변화, 의료서비스의 다기화, 의과학의 발전, 의료수요의 폭증 등으로 인해 기존의 관용적 · 포괄적 · 보편적 제도로는 급증하는 의료비용을 감당하기 어렵게 되었다. 날로 누증되고 있는 재정적자의 주범이 의료보험으로 지목되자 유럽 국가들은 의료보험의 개혁에 나서지 않을 수 없는 상황에 직면해 있다. 따라서 이들 국가들의 의료개혁의 최대 목적은 비용절감(cost containment)이다. 의료급여 자격요건의 강화, 기여금 인상, 불요불급한 서비스의 삭감 등이 의료개혁의 중요 쟁점으로 떠오르고 있다(송호근, 2012).

우리나라에서도 2010년 이후 정부가 추진하고 있는 주요 의료정책들을 살펴보면, 보건의료서비스의 공공성을 보완하기 위해 시장기능의 확대를 모색하고 있다. 또한 국민 대다수의 요구에 따라 저수가 정책을 유지하는 대신 지불제도의 변화를 모색하고 있다. 제주특별자치도와 인천 자유경제구역 등 일부 지역에서 실험적으로 의료시장을 개방하고 있으며, 그에 따른 영리법인의 인정을 모색하고 있다. 공공의료보험제도의 미비점을 보완하기 위하여 민간의료보험 시장의 확대를 모색하고 있기도 하다.

어느 사회든지 보건의료정책의 수립과 시행은 국민건강은 물론 소득의 재분배효과에 미치는 효과가 크기 때문에 관련 법 제정을 통해 효과적으로 추진할 것이 요구된다. 한 사회가 기본적으로 지향해야 할 의료정책의 수립과 추진방향을 살펴보면 다음과 같다. 첫째, 의료서비스 관련 기본법에는 국가가 보호해야 할 인구집단이나 질병 등 보건의료의 내용을 구체적으로 정의하도록 하고, 이를 집행하는데 필요한 보건의료계의 권리와 의무뿐만 아니라 국민 역시 자신의 건강을 보호하고 증진시키는 의무와 권리를 규정할 것이 요구된다. 둘째, 정부는 보건의료의 지표를 개발하고, 재정추계 및 조달을 결정하고, 의료인력 등 관련 전문 인력을 양성·배치하는 기준을 설정해야 한다. 또한 관련 행정기관의 개혁방향을 설정하고, 지역별·인구별로 의료기관을 배치하는 기준을 명확히 하고, 국민의 의료비 부담방법 등과 같은 국가 보건의료목표를 설정할 수 있는 제도적 장치를 마련해야 한다. 지방의 기초단체도 지역보건의료계획을 수립하여 시행할 수 있도록 해야 한다. 셋째, 격변하는 시대 속에서 보건의료의 범위와 한계를 예측하여 보건의료에 대한 실용적 개념을 정의해야 하며, 국가의 보건의료에 관한 이념에 근거하여 보건과 의료의 성격을 규정하고 보건의료의 공공성 확보방안과 민간의 자율성에 대한 허용의 정도, 비영리성과 영리성의 성격 규정 등을 명확히 해야 한다. 넷째, 보건의료정책을 지속적으로 책임질 수 있는 조직을 구성하고 각종 조직에는 의료소비자들의 의견이 충분히 반영될 수 있도록 민간의 참여를 증대시켜야 한다. 다섯째, 보건의료정책이 실질적으로 수행될 수 있도록 재원을 조달하는 방법이 명시되어야 한다. 끝으로 보건의료정보의 이용을 규정해야 한다. 보건의료에 관한 정보는 국가의 보건의료시스템 관리·운영에 있어서 중요한 자산이므로 적절하게 수집·보관·관리되어야 하며, 개인의 비밀이 보장될 수 있는 규정이 강화되어야 한다.

4) 기술 측면의 변화

보건의료기술 산업은 지금까지 멈추지 않고 발달하고 있으며, 새로운 기술을 개발하는 업체에게는 어김없이 높은 이익을 안겨주고 있다. 인류의 건강을 증진시키고 생명을 연장한다는 목표 아래 추진되는 다양한 보건의료 기술들은 현대에 들어와 IT 기술을 기반으로 획기적인 발전을 이룩하고 있다는 평가를 받고 있다. 앞에서도 보았듯이 텍사스대학교 린다 친(Lynda Chin) 의료개혁연구소장은 같은 사람은 의료분야 변화에 대하여 한국의 의사들이 조금 더 개방적인 자세를 취할 필요가 있다고 강조한다. 그녀는 의료에 부는 변화의 바람을 막을 수 없다고 강조하면서 의료영역을 병원 밖으로 확대하고 편의성을 증대해야 하며, 그 과정에서 의사는 다른 직역 종사자들과 융합해야 한다고 주장한다. 그녀의 주장에 따르면, "미국은 의료산업에 아주 관심이 많다. 수많은 기업이 원격의료와 원격 모니터링 서비스를 제공하는 기술을 개발해 시장에 내놓으면서 환자의 선택권이 넓어졌다. 그 결과 의료에 많은 변화가 생겼고 이런 변화는 쓰나미처럼 밀려오고 있다. 병원이나 의사는 변화를 인정하지 않거나 막을 수 없다(청년의사, 2018)"는 것이다.

실제 미국에서는 의사들의 인식이 개방적으로 전환됨에 따라 의료산업분야에서 획기적인 기술의 발달이 이루어지고 있고 새로운 일자리가 생겨나고 있다. GE사는 최근 자기공명 영상 진단기 유도 고집적 초음파 수술 장치 'MRgFUS' (focused ultrasound surgery)를 개발했는데, 이 장치는 몸속의 암세포 근육에 생기는 양성 종양(근종) 등을 칼로 절개하지 않고 초음파를 통해 몸속에서 태워 제거하는 장치이다. 초고화질 HD급 3차원 영상기기를 이용해 암이나 근종의 위치를 정확하게 확인한 다음, 마우스로 수술할 부위에 동그라미 표시를 하면 컴퓨터가 초음파를 쏘아 작은 수술부위에 집적된 초음파가 조직의 온도를 높여 근종을 파괴하는 방식이다. GE사의 마케팅 내용에 의하면 마취나 칼이 필요 없이 수술이 가능한 시대가 열릴 수 있다는 것이다.

국내에서는 KIST 기술진들에 의해 로봇이 환자의 체온을 재고 노인들의 말벗이 되어주면서 건강상태 변화를 수시로 측정하고 이상 시 경보를 보내주는 케어로봇을 개발했다. 지식경제부는 노인 가사생활을 지원하는 실버도우미 로봇개발에 예산을 투입하고 있다. 수술로봇이 등장한 이래 자식과 떨어져 살고 거동이 불편한 노인들을 케어할 수 있는 로봇이 일본을 비롯한 기술 선진국들에서 개발되고 있는 것이다. 불과 몇 년 전부터 개발에 들어간 E-헬스케어 시스템은 실제 상용화되고 있다. 과거 같으면 병원에 가야 물어볼 수 있는 건강 관련 의료정보들을 인터넷을 연결하여 직장이나 가정에서 24시간 접속하여 전문의와 상담도 하는 일이 가능해졌다. 이와 함께 인터넷 관련 업체들은 의료분야와 융합에 있어 경쟁사들보다 유리한 위치를 선점하기 위해 노력하고 있다. Google은 2008년부터 개인 의료정보관리를 위한 Google Health를 열었으며, MS사도 2008년 7월 환자 스스로 자신의 의료정보를 입력하여 의사와 공유할 수 있는 Health Vault 시스템을 출시했다. 물론, 두 시스템 모두 의료정보 입력과정이 복잡하거나 의료진과의 상담 창구가 없어 아직까지 활용도가 높은 편은 아니다. 무엇보다 최근 의료기술의 발달은 U-헬스케어 시스템을 통한 원격진료에 집중되고 있다고 하겠다. 이미 영상장비와 IT기술의 발달을 기반으로 개혁을 거듭하고 있는 의료산업은 인터넷에 이어 스마트폰과도 융합을 진행하면서 언제 어디서나 진단과 처방을 받을 수 있는 원격진료를 상용화하는데 노력을 기울이고 있다.

최신 아파트에는 이미 U-헬스홈케어 시스템이 도입되고 있다. 실제로 인천 송도 국제도시의 한 아파트단지에는 서울대학병원 강남센터와 포스코건설, 유라클 등이 공동 개발한 U헬스 시스템이 서비스되어 입주민들이 고혈압, 당뇨와 같은 만성질환을 홈케어로 처리할 수 있도록 했다. 각 가구에 설치된 측정기기로 잰 수치는 의료기관 이용 시 참고할 수 있도록 자동으로 전자건강기록부에 저장되고 측정된 정보는 병원 전자의무기록과 연동되어 주치의가 필요시에 볼 수 있다. 또한 당뇨병을 앓고 있는 환자는 병원에 힘겹게 가는 대신 휴대폰과 휴대폰에 연결된 작은 기기를 통해 혈당과 혈압을 확인하고 이를 주치의와 공유한다. 이 원격시스템을 통해 위험신호가 발견되면 곧바로 병원으로 가 진료를 받으면 된다.

2010년부터 미국 공립학교들은 의료서비스를 받기 힘든 시골 어린이나 저소득층 학생을 위해 학교에서 원격진료를 받을 수 있는 학교기반 원격진료 네트워크를 구축하고 있다. 미국 캘리포니아주 비영리단체 칠드런스 파트너십은 2007년부터 가정형편이 어려운 학생들이 학교에서 원격으로 의사로부터 진료를 받을 수 있는 특수장비와 네트워크를 설치하는 사업을 전개하고 있다. 미국은 2020년까지 전 국민의 전자건강기록(EHR) 시스템을 구축하는 IT시스템 도입으로 의료서비스의 효용성을 높이고 비도시 및 의료서비스 부족 지역에 의료서비스를 제공하기 위해 2조5천억 원의 예산을 책정했다. 일본의 경우에는 만성질환자를 대상으로 원격진료를 허용하기 시작했고, 원격진료에 대한 보험급여도 지급하고 있지만 아직까지 오지(奧地) 생활자나 재진환자, 만성질환자 등에 대하여 제한적으로 허용하고 있다.

이처럼 전 세계적인 의료 트랜드가 되고 있는 원격진료는 아직까지는 보완해할 점이 많은 것으로 지적되고 있다. 가장 중요한 것이 환자 개인정보 브호와 진료 책임소재의 문제이다. 영상장비나 기타 첨단 기기를 통해 진료 시 종종 발생하는 모니터 오류 등에 의해 일어난 오진사고에 대한 책임소재 등에 대한 논의는 아직 진행 중에 있다. 또한, 의사단체나 관련 시민단체에서는 원격의료 기반의 새로운 보건의료 환경 조성의 주체가 기업으로 넘어가게 될 경우 여러 가지 사회 · 경제적 문제들이 발생할 수 있다고 우려를 표명하고 있다. 현재 정부 주도로 취약계층을 대상으로 주로 시행되고 있는 원격진료가 만약 기업의 손으로 넘어가게 되면 높은 의료비를 부담할 수 있는 소수 계층의 전유물이 될 수 있다는 우려도 있다.

의료와 첨단기술의 접목은 환자들에게 높은 편의를 제공하는 것은 사실이다. 하지만 의료기술의 확장으로 인한 의료비 상승은 이미 통제하기 어려운 상황으로 발전하고 있으며, 모든 병원에서 동일한 의료장비를 앞 다투어 구비함으로써 소비자들의 의료비 부담은 물론이고 전체 자원의 낭비를 초래하고 있다는 비판을 받고 있기도 하다. 때문에 정부의 적절한 통제와 의료소비자들의 지혜로운 의료서비스 구매태도가 요구된다고 하겠다.

보통 제조업체에서 만들어지는 상품은 소비자의 욕구와 필요를 충족시키기 위해 만들어지는 최종산물로 정의된다. 이와 같은 상품은 잠재고객으로부터 충족되지 못하고 있거나 또는 부족한 욕구나 확인된 문제를 해결해나가는 과정의 산물로써 마케팅믹스에 의해 제공되고 고객만족을 창출함으로써 기업에게 이윤을 안겨주기 때문에 경영의 핵심 요소이다. 이와 같은 특징을 가지고 있는 상품은 제품계획의 내용에 따라 신제품, 기존 제품의 개량 및 용도의 개선 등으로 구분되고, 제품의 수요에 따라서는 핵심제품, 유형제품, 확장제품으로 구분된다. 이러한 특징을 갖는 상품은 주문에 의해 생산과 배달이 가능하고, 또 진열과 보관이 용이하다.

그러나 의료서비스는 고객들이 의료기관을 직접 방문하여 서비스를 제공받아야 하는 특징을 지니고 있고, 그 과정에서 의료기관과 고객 사이에는 반드시 접촉이 이루진다는 특징을 가지고 있다. 의료서비스는 정상적인 건강 상태에서 벗어난 환자를 진료하고 질병을 치료하는 과정에서 인간의 생명을 다룬다는 특수성 때문에 일반 기업에서 생산하는 제품처럼 다양하게 유형화하는 것이 곤란하다. 따라서 대부분의 의료기관들은 환자의 치료에 있어서 기존의 질병치료방법이나 기술에 머물러 있게 되는 경우가 많다. 하지만, 의료시장에서도 고객의 욕구는 끊임없이 변화하고 있다. 때문에 고객의 선호에 부응할 수 있는 의료서비스를 개발해낼 것이 요구된다. 즉, 경영의 관점에서 접근할 때는 동일한 질병에 대한 치료나 수술이라도 더욱 새로운 차원의 의료서비스를 개발해내는 것이 우선되어야 하고, 다음으로는 일반 제품의 판매와 마찬가지로 새로운 수요를 창출할 수 있는 시장을 개척해야 한다. 예를 들어, 많은 병원들이 기본적인 진료과목 외에 서비스차원의 건강관리센터를 운영하거나 고객이 관심 있는 비만클리닉, 또는 고객이 카페와 같이 쾌적한 환경에서 진료를 받고 즐길 수 있는 공간을 제공하고 있다. 이와 같은 마케팅 노력은 과거 공급자 중심의 서비스 제공방식에서는 벗어난 것이다.

또한, 산업 전반에 있어서 기술 환경의 급속한 변화로 의료서비스 공급자들 역시 최신 주변 기술과의 결합으로 높은 수준의 서비스를 개발해서 공급할 것을 요구받고 있다. 경영의 관점에서 볼 때, 첨단기술을 기반으로 지금까지 어떤 의료기관에서도 시행하지 못한 치료방법의 도입과 개발을 통해 새로운 의료서비스를 개발함으로써 고객들에게 신개념의 의료기관이라는 이미지를 제공해야 하는 상황에 당면해 있다. 또한 병원들은 의료서비스 자체의 수준을 높이는 것도 중요하지만, 부가서비스 수준도 향상시켜야 한다는 것을 잘 알고 시행하고 있다. 이는 마치 백화점이나 호텔이 상품 판매, 숙박 외 부가서비스를 제공하고 있는 원리와 유사하다. 하지만, 의료서비스가 제공되는 과정이나 방법을 보면, 제조업체나 호텔과 같은 기업과는 전혀 다른 방법의 기술을 사용하는 것을 볼 수 있다. 즉, 의료서비스의 생산과 공급은 의사, 간호사, 물리치료사, 각종 의료기사 및 행정지원 인력 등 다양한 직종의 조합에 의하여 시행되기 때문에 이들 의료인들은 의료서비스의 제공과정에서 핵심적 요소라고 할 수 있다. 또한 의료서비스는 의료인과 고객인 환자와 긴밀한 접촉과 상호작용에 의해 서비스가 생산되고 전달된다는 점에 있어서 소비자들에 대한 이해와 편의제공 의지를 지니고 있어야 한다. 일반적으로 의료서비스란 진료행동의 결과라고 보는 경우가 많지만, 이것은 의료인과 환자의 상호작용이 이루어지는 진료행동 그 과정에 의해 결정된다. 공급자들은 진료행동의 결과를 중시하는 경향이 강하다. 하지만, 소비자들에 있어서는 오히려 전체 진료행동의 과정이 더욱 중요하게 인식된다. 즉, 소비자가 한 개 병원에 대하여 이미지를 떠올리고 방문결심을 하고 병원 현관을 들어서서 접수를 하고 진료, 입원, 퇴원을 하는 전 과정이 어떻게 수행되느냐에 따라 고객만족과 새로운 가치창조가 형성된다. 때문에 병원 조직의 구성원들은 이러한 전 과정을 의료서비스 상품으로 인식해야 하며, 병원 관리자들은 이것이 가능하도록 끊임없이 교육하고 리더십을 발휘해야 한다.

4. 의료서비스 시스템 발전을 위한 리더십

한국의 의료서비스 시스템은 통일된 이념의 부재 속에서 시스템을 움직이는 주체인 의사들이 주도자 지위로부터 소외되어 있다는 인식이 강하다. 이로부터 파생되는 부작용이 상존하는 것이 현실이다. 정책을 입안하고 추진해야 할 정부조차도 전폭적인 재정지원자가 되지는 못하고 있다. 그 결과 의료서비스 시스템 안에서 수시로 발생하는 갈등의 조정자 내지는 통합자로서의 역할을 제대로 수행하지 못한다. 의료서비스 시스템을 둘러싸고 자신들의 경계분야를 확장하려는 각 세력들간에 갈등이 발생할 경우 가장 피해를 보는 집단은 의료소비자들뿐이라는 것을 알 수 있다. 갈등이 심화될 경우 의사들의 파업으로까지 이어지면서 심지어는 사회적 혼란으로 비약되기도 한다. 따라서 운영형태는 서로 다르지만 의료선진국으로 평가받고 있는 미국이나 유럽의 사례처럼 기본적으로 통일된 이념을 확립하고 그 기반 위에서 의료서비스 시스템이 국민들을 통합할 수 있는 의료복지로 발전할 수 있도록 하는 리더십이 필요한 시점이다. 21세기에 들어와 세계 각국의 의료정책은 치료 중심에서 질병 예방을 위한 건강증진(Health Promction)과 공중보건(Public Health) 중심으로 옮겨가고 있다. 특히 일본처럼 고령사회로 진입한 나라들은 고령자에 대한 새로운 의료서비스 시스템을 만들어내는데 많은 노력을 기울이고 있다. 오늘날 보건의료체계의 중심이 치료에서 예방 및 고령자 건강 유지 중심으로 전환되는 것은 만성질환의 증가와 새로운 전염병의 유행에 따른 불가피한 선택이기도 하다.

세계보건기구는 1977년 열린 제30차 세계보건총회에서 이미 모든 회원국들의 일반 목표로 "향후 2000년까지 인류 모두에게 건강을"이라는 슬로건을 채택한 바 있다. 또 1978년에는 '알마아타 국제회의'에서 "인류 모두에게 건강을"이라는 일반목표를 달성하기 위한 지도전략으로 '1차 보건의료'라는 개념을 공식화했다. 1981년 제34차 세계보건총회는 "향후 2000년까지 인류 모두의 건강을 위한 세계전략"을 채택하고 "인류 모두에게 건강을"이라는 일반목표를 달성하기 위하여 1차 보건의료에 기초한 적절한 보건의료체계 구축이 필요하다는 점을 천명했다. 세계보건기구가 1984년 펴낸 '모든 인류의 건강을 위한 보건의료체계의 방향 재설정'에 의하면, 1차 보건의료의 범위는 건강증진, 전염병 예방, 질병치료, 재활, 중증장애인 및 불치병의 의학적 치료 등으로 구성되며 국가는 안정된 보건의료체계의 확립과 유지 및 개선을 통하여 모든 국민들이 균등하게 1차 보건의료의 혜택을 받도록 해야 한다고 밝히고 있다.

세계보건기구가 2002년 슬로건으로 채택한 '건강을 위한 운동(Move for Health)' 또한 이전의 이념들의 연속선상에 있다고 할 수 있다. 이러한 건강증진과 공중보건은 결국에는 국가나 지방정부가 주도하는 보건의료관리체계에 의해서만 기능이 가능한 것이다. 건강증진과 공중보건은 '국민건강증진법(제3조)'이 규정하고 있는 것처럼 국가의 책임이며, 질병예방 없이는 영양개선이나 건강생활 실천 등의 사업이 무의미하다. 특히 한국의 경우 급성기병상은 적정 수요를 초과하고 있는 반면 건강증진사업이나 만성질환관리 및 고령자 건강관리를 통한 보건복지의 수행은 선진국에 비해 미흡하다. 이에 대한 국가 차원의 실질적인 대책마련이 요구되는 것이 현실이다. 특히, 갈수록 심각해지고 있는 고령화에 따른 노인의료비 문제에 대응하기 위한 리더십이 하루빨리 확립되어야 한다. 정부와 시민사회단체에서 주도하에 가장 먼저 추진되어야 할 과제는 아무래도 정통성이 확보된 관련 의료계획을 수립하는 것이다. 2000년 제정된 '보건의료에 관한 기본법'에 따르면 보건복지부장관은 관계 중앙행정기관의 장(長)과의 협의와 보건의료정책심의위원회의 심의를 거쳐 보건의료발전계획을 5년마다 수립하도록 하고 있다. 하지만 보건의료발전계획의 수립과 실행이 지금까지 제대로 이뤄지지 못했다는 비판을 받고 있다. 그 비판의 주요 내용은 노인의료비 관리를 위해서 가장 선행되어야 할 정책은 사회적 합의가 있는 계획수립에 있다는 것이다. 결국 미래의 위기에 대비한 구체적이고 합의된 계획이 없다보니 의료체계의 발전 방향을 알 수 없고, 그 결과 개별 의료기관들은 자신들의 경영적 판단이라는 영리적 리더십을 더욱 강하게 발휘하게 된다. 한국의 의료시스템이 의료공급의 적정성이나 형평성이 유지될 수 없는 상황으로 빠져드는 것은 어찌보면 당연한 일이다.

특히 고령화 사회에 대한 준비가 되어 있지 않기 때문에 현재대로 의료서비스 시스템을 병원 중심체계로 유지할 경우 2030년대가 지나면 우리 사회의 모든 자원을 노인들의 병원 뒷바라지에 다 쏟아 부어야 할지도 모른다는 우려가 있는 것이 사실이다. 때문에 각종 시민사회단체에서는 보건의료기본법에서 규정하고 있는 의료계획을 정부 주도로 빠른 시간 안에 수립하여 의료정책의 비전과 방향을 설정해야 한다고 주장하고 있다. 의료서비스 시스템을 하루빨리 병원 중심에서 지역사회 중심으로 전환해야 한다는 목소리도 높아지고 있다. 의료체계를 지역사회 중심체계로 전환해야만 노인의료비를 국민의 부담능력에 맞게 관리할 수 있게 되고, 향후 의료서비스 시스템, 건강보험제도, 요양보험제도의 지속가능성을 보장할 수 있게 된다는 것이다. 현재의 병원 중심의 의료서비스 시스템은 병원과 의사들을 수익을 보장하고 무한경쟁을 유도하는 신호를 갖고 있다. 이것이 더욱 심화되고 돌이킬 수 없는 지경까지 도달하기 전에 정부는 의료서비스 시스템을 지역사회 중심으로 전환한다는 전제 하에 인력을 비롯한 자원수급계획, 인력양성계획, 시설계획, 재정계획 등을 새로 설계하는 역량을 발휘해야 한다. 또한 장기적으로 실행해야 할 노인의료비 관리방안으로 의료서비스와 사회서비스를 결합한 통합서비스 제공이 유효하다는 주장도 제기되고 있다. 이러한 통합서비스를 만들어나고 시행하기 위해서는 지금부터 계획을 수립하고, 제공될 서비스 내용을 구체적으로 정립해 나가야 한다. 이를 위한 인력의 양성, 시설의 재편성, 지배 구조의 재정립, 재정의 확보, 거주 및 생활 지원책의 확보와 같은 준비들 또한 필요하다.

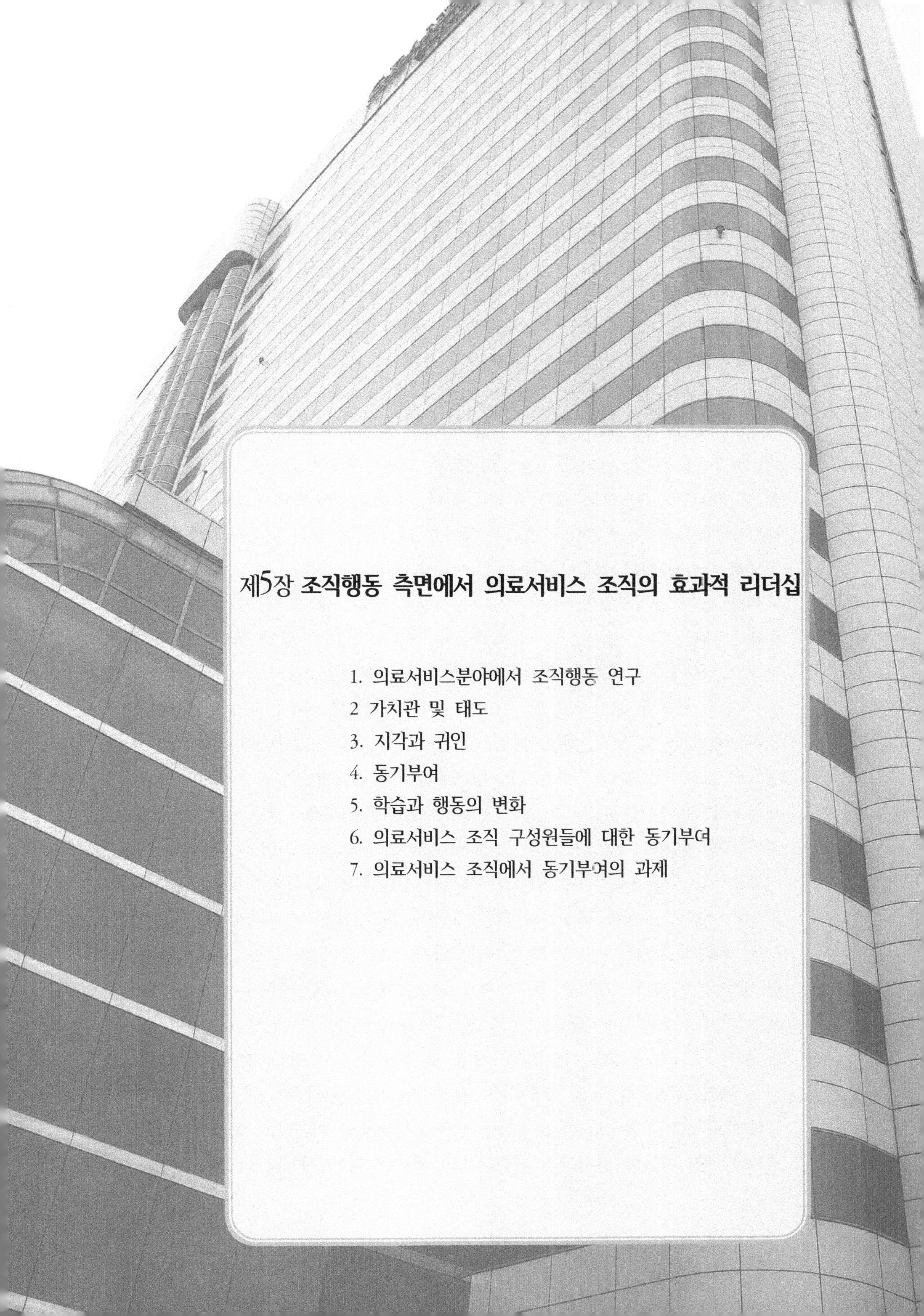

제5장 조직행동 측면에서 의료서비스 조직의 효과적 리더십

1. 의료서비스분야에서 조직행동 연구
2 가치관 및 태도
3. 지각과 귀인
4. 동기부여
5. 학습과 행동의 변화
6. 의료서비스 조직 구성원들에 대한 동기부여
7. 의료서비스 조직에서 동기부여의 과제

1. 의료서비스분야에서 조직행동 연구

조직행동 연구는 조직에서의 사람의 문제를 다루는 것으로 사람 자체에 대한 이해뿐만 아니라 사람과 사람과의 관계나 사람과 일 사이의 상호작용에 주된 관심을 둔다. 이러한 조직행동연구의 목적은 크게 세 가지로 구분된다. 먼저 조직 중심적 관점에서 보면 첫째, 조직 구성원들을 인적자원으로 보고 그들을 활용하여 조직의 목표를 달성하되 조직구성원들에게도 성장의 기회를 부여하는 것이고 둘째, 조직구성원들을 관리의 대상으로 보고 그들이 정해진 규칙을 지키고 목표달성에 기여하도록 유도하는 것을 주제로 한다. 반대로, 조직구성원들의 관점에서 볼 때는 개개인의 직장생활이 무엇보다 즐겁고 의미 있는 삶의 일부가 됨으로써 궁극적으로 개인의 삶의 질을 높이는데 기여해야 한다는 것이다.

이와 같은 조직행동연구에서 다루는 사람의 심리, 태도, 행동 및 관계에 관한 주제는 개인, 집단, 조직 각각의 차원에서 영향을 미친다. 뿐만 아니라 이들 상호간에도 영향을 미치므로 조직행동에 관한 연구는 사실 조직의 운명 및 인간의 삶과 직결된 중요한 분야라고 할 수 있다. 개인차원에서 다루는 조직행동관련 연구의 주제는 개인의 성격, 행동, 태도, 가치관, 지각, 인지, 판단능력 등의 개인적 특질(attributes), 스트레스, 학습과정, 동기유발의 방법, 개인의 교류 등이 있고, 이 개념들의 연속선상에서 성과(performance), 조직몰입(organizational commitment), 직무만족(job satisfaction), 조직시민행동(organizational citizenship behavior) 등의 결과물까지 포함하게 된다. 집단차원에서는 집단의 형성 이유와 과정, 집단과 팀의 차이, 팀의 유형과 구성원의 역할, 고성과 팀의 특성, 커뮤니케이션, 의사결정, 갈등, 리더십 등을 다루고 있으며 이는 다시 집단 및 팀의 성과, 팀의 개인에 대한 영향(성과, 태도, 가치관, 동기, 학습 등), 기타 팀 관련 문제의 해결 등의 결과로 이어지게 된다. 마지막으로 조직 전체의 차원에서는 조직변화 및 개발, 조직문화 등을 주로 다루는데 이를 통해 개인 및 집단 차원의 변화, 조직성과 증진, 조직과 개인의 적합화 등을 추구하게 된다. 따라서 병원의 관리자들은 무엇보다도 사람의 문제를 기본으로 한 조직행동 연구의 중요성을 이해하고 있을 필요성이 제기된다. 관리자들이 발휘하는 리더십은 무엇보다 직원 개인의 특성과 현장 간의 조화를 잘 이루도록 하는 기술이기도 하기 때문이다.

국내 병원경영 및 보건행정 관련 연구논문에 게재된 병원조직행동 관련 주제를 분석한 결과를 보면, 직무만족이 26편으로 가장 많고, 다음으로 조직몰입 17편, 리더십 15편, 조직효과성 13편, 이직의도 7편 등 조직효과성 관련 변수들이 가장 많이 다루어지고 있는 것을 볼 수 있다〈표 5-1〉. 이러한 주제들이 다루어지는 이유는 많은 선행연구 덕분에 후속 연구를 진행하기에 편리한 점도 작용하겠지만 조직행동 관점의 새로운 주제들에 대한 연구가 아직까지 병원을 대상으로는 많이 축적되지 못했음을 보여주는 것이기도 하다. 예를 들어, 다수의 병원들이 채택하고 있는 팀제의 효과성, 커뮤니케이션의 유형과 효과 및 개선전략, 의사결정과정의 효율성, 갈등해결의 기법과 사례, 조직정치 및 권력의 유형과 관리, 조직침묵 및 냉소, 변화에 대한 저항 등에 관한 연구들은 아직 많이 미흡한데 앞으로는 이런 주제들에 대한 연구가 더욱 활성화 될 필요가 있다. 또한 현재까지 가장 많이 다루어진 직무만족, 조직몰입, 조직효과성, 이직의도 등의 경우 그동안에는 주로 이러한 변수들을 종속변수로 놓고 거기에 영향을 미치는 조직 내부 특성(직무특성, 동료 및 상사와의 인간관계, 업무량, 임금, 복지 등), 개인 심리 특성(성격, 동기부여 정도, 가치관 등), 외부 환경 특성(가족관계, 외부노동시장, 지역사회 특성 등) 변수들의 영향력에 초점을 두고 연구를 해 왔다면 이제는 이러한 요인들의 개념과 측정. 통계적 분석방법들을 보다 정교하게 다듬고 인과관계의 과정에서 다른 영향요인 및 결과요인들과의 상호 관계를 구명하는데 더욱 많은 연구가 이루어져야 할 것이다(서영준, 2015).

〈표 5-1〉 병원조직행동 관련 연구주제(2000~2015)

주제	병원경영학회지	보건행정학회지	계	순위
직무만족	20	6	26	1
조직몰입	13	4	17	2
리더십	10	5	15	3
조직효과성	8	5	13	4
이직의도	4	3	7	5
조직문화	3	2	5	6
임파워먼트	1	3	4	7
병원조직인력관리	3	0	3	8
조직시민행동	0	3	3	8
조직신뢰	1	1	2	10
지식경영	0	2	2	10
책무성	0	2	2	10
감정노동	0	1	1	13
업무성과	0	1	1	13
자기효능감	0	1	1	13
조직정치지각	0	1	1	13
조직충성도	0	1	1	13
직무스트레스	0	1	1	13
직무특성	0	1	1	13
프렌드십	0	1	1	13
소진	1	0	1	13

자료 : 서영준(2015), 조직행동 관점에서 본 병원인력관리의 변화와 과제, 병원경영학회지, 제20권 특별호, p. 93.

2. 가치관 및 태도

1) 가치관

(1) 가치관의 개념

가치관은 상대적으로 무엇이 옳고 그른지를 밝혀주거나 좋고 싫음을 명백하게 밝혀주는 일반적 신념이다. 이러한 가치관은 내용과 강도로서 표시된다. 가치의 내용은 어떤 행동 또는 존재의 상태에 대한 가치를 말한다. 이러한 가치의 내용은 수없이 많이 존재한다. 또한 가치의 강도는 그 행동이나 존재 상태를 상대적으로 얼마나 중요한가 하는 판단이다. 한 개인의 가치관을 강도에 따라 순서를 매기면 그 사람의 가치체계(value system)를 얻을 수 있다. 가치관의 또 하나의 특징은 안정성과 항구성이다. 가치관은 개인이 오랫동안 학습을 통하여 형성해 온 확신체계이고, 성격의 한 부분으로서 쉽게 변하지 않는 영구성을 지니고 있다. 이러한 가치관은 개인의 태도, 지각, 성격, 동기 등 개인행동에 작용하는 중요한 요소이다. 가치관을 연구한 Allport와 Vernon(1968)은 가치관을 다음과 같이 분류했다.

① 이론적 가치관 : 지식과 이론의 중시
② 경제적 가치관 : 실질성과 기능성 및 효과성 중시
③ 미학적 가치관 : 예술과 아름다움 중시
④ 정치적 가치관 : 권력과 영향력을 중시
⑤ 종교적 가치관 : 정신적 측면과 윤리 도덕성을 중시

또한 Rokeach(1968)는 가치관을 수단적 가치관(instrumental value)과 궁극적 가치관(terminal value)으로 분류하였다. 근면, 능력, 용기, 관용, 정직, 책임, 자제 등 수단적 가치관은 개인의 단기적 행동방식에 그리고 안락한 생활, 성취감, 성숙된 조화, 자아존경, 사회적 안정 등 궁극적 가치관은 개인이 장기적으로 선호하는 상태와 관련되어 있다. 수단적 가치관은 궁극적 가치관을 실현시킬 수 있는 개인행동의 영향요소라고 할 수 있다. 수단적 가치관과 궁극적 가치관이 서로 일치되고 일관성이 있을수록 그 가치관체계는 보다 건전하다고 할 수 있다.

(2) 가치관과 갈등

가치관은 그것이 갖는 순위와 차별화의 신념 때문에 자기 자신이나 다른 사람과의 갈등을 일으키는 원인이 된다. 우선, 개인의 내적 갈등(intrapersonal value conflict)의 원인이 될 수 있는데, 자신의 가치 관계에 중요성이나 우선순위에 혼돈이 일어나 갈등을 느낄 수 있다. 예를 들어 독립성과 자율성을 소중히 여기는 구성원에게 상급자가 복종을 강요하는 경우에 해당한다.

둘째로는 개인 간의 가치관 갈등(interpersonal value conflict)으로서 구성원 사이, 구성원과 상급자 사이에 흔히 경험하는 갈등이다. 개인 간 갈등은 직장에서뿐만 아니라 일상생활에서도 가장 흔히 접하게 되는 갈등이다. 이것은 개인이 지니고 있는 가치관에 대한 차별적 신념 때문이다.

셋째로는 개인과 조직체 간의 가치관 갈등(individual-organization value conflict)이 있을 수 있다. 개인의 가치체계와 조직체의 공식적 가치체계가 일치되지 않기 때문에 구성원이 느끼게 되는 갈등이다. 평소 자유분방함을 추구하는 직원은 획일적이고 권위주의적 문화를 가지고 있는 조직에서 일하게 되면 가치체계가 맞지 않아 갈등을 일으키게 된다.

(3) 리더는 가치관을 어떻게 다룰 것인가?

가치관은 장시간의 학습을 통하여 습득된 신념체계로 비교적 쉽게 변하지 않는 안정성과 지속성을 지닌다. 이처럼 사람들은 가치관을 가지고 태어나기보다는 성장하는 과정에서 학습한다. 사람이 가치관을 학습하게 되는 중요한 방법 중에 하나로 모방이 있다. 사람은 자라면서 부모, 형제자매, 친구, 교사 및 외부 준거집단 등으로부터 가치관을 모방한다. 이러한 가치관은 그것에 대하여 의문을 제기해보거나 이의를 제기함으로써 변화가 가능하다. 다음으로 가치관이 학습되는 경로는 커뮤니케이션이다. 사람들은 대화를 통하여 은연중에 가치관을 습득하기도 하고 미디어를 통해 특정한 사람의 가치관을 배우기도 한다. 종교는 가치관의 중요한 학습 수단이다. 종교를 가지고 있는 사람들은 종교적 가치관을 가지게 된다.

2) 태도

(1) 태도의 의의 및 구성요소

태도(attitude)란 사람이 어떤 대상에 대하여 비교적 일관되게 반응하려는 마음 상태이다. Allport는 태도를 '어떤 대상에 대해 지속적으로 호의적 또는 비호의적으로 반응하려는 학습된 사전적 경향(predisposition)'으로 정의했다. 태도는 이처럼 사람의 미래 행동이나 개인성과를 예측하는 요인으로 여겨진다. 이런 이유들 때문에 태도는 외부에서 개인의 내부를 바라볼 수 있는 창으로 간주된다. 조직에서 관리자들은 개인의 태도에 대한 조사와 태도변화에 더하여 많은 관심을 가질 수밖에 없다. 태도는 인지적 요소, 감정적 요소, 행동적 요소의 3요소로 구성되어 있다.

(2)태도의 구성요소

① 인지적 요소

어떤 대상에 대한 신념(beliefs)이나 지식을 말한다. 병원은 사람의 질병을 고치는 역할을 부여받고 있다고 인식하고 있는 것과 같은 것을 말한다.

② 감정적 요소

어떤 대상에 대해 가지는 감정이나 느낌으로 구성된다. 주로 긍정적, 부정적, 중립적 감정이 있다. 기업이라는 용어를 욕심, 착취, 오만 등의 단어와 연관시켜 부정적 감정을 지니거나, 또는 일자리, 기회, 서비스, 편익 등의 단어와 연관시켜 긍정적 감정을 지닐 수 있다. 1970년 닉슨은 캄보디아를 진격하면서 침략(invasion) 대신 투입(incursion)이라는 용어를 사용했다. 이러한 표현은 일반인의 감정적 요소를 고려하여 단어를 선택한 것이었다.

③ 행동적 요소

행동의 전초단계로서 행동의도를 말한다. 만약, 병원에 대하여 긍정적 태도를 지니고 있으면 병원에 근무하는 사람들에 대하여 호의적인 태도를 보일 것이다.

3) 태도와 행동

대부분의 인간 행동은 그가 지닌 태도에서부터 나온다고 믿고 있지만 많은 연구를 검토한 결과 태도와 행동은 아무런 관계가 없거나, 아니면 아주 미약한 관계만 있는 것으로 밝혀졌다. 즉, 태도가 바로 행동으로 연결되는 것은 아니다. 1972년 L. Bickman은 500명의 시민들을 대상으로 '길에 버린 휴지를 주워야 한다.' 라는 제목으로 인터뷰 측정을 한 결과 94%가 긍정적인 태도를 보였다. 그러나 인터뷰를 끝내고 돌아가는 길에 실험자가 몰래 버려 놓은 휴지를 줍는 사람은 그들 중 2%에 불과했다(송계충, 정범구, 2006).

태도가 행동을 유발시키기보다는 이미 발생한 행동에 대한 의미를 부여하기 위해 사용되는 경우가 있다. 이것을 자아지각이론(self-perception theory)이라고 하는데, 태도가 행동에 영향을 미치기보다는 반대로 태도를 결정하는 데 행동이 원인이 된다는 주장이다. 예를 들어, 대학 재학시절에 병원을 그렇게 비판하던 사람이 졸업 후 막상 병원에 취업하여 근무하게 되면 병원에 대하여 긍정적인 태도를 가지게 되는 것을 볼 수 있다. 또 어떤 사람이 10년 넘게 한 병원에서 근무한 자신을 바라보면서 자신이 그 병원을 좋아하고 있는 것이라고 생각하는 경우는 행동이 태도형성의 원인이 된 것이다.

4) 직무와 조직에 대한 태도

병원 조직의 관리자들은 구성원들의 직무태도를 알고 싶어 하고, 마케팅 담당자는 소비자의 태도에 관심을 기울인다. 기업에서의 직원이든, 고객이든 그들의 태도는 성과 또는 매출과 관련이 있을 것으로 믿어지기 때문이다. 조직에서 직무수행과 관련하여 대표적인 태도로는 직무만족(job satisfaction)과 조직몰입(organizational commitment) 두 가지가 있다.

(1) 직무만족(job satisfaction)

직무만족이란 직무 전반에 대한 태도를 가리키는 것으로 높은 수준의 직무만족을 느끼는 사람은 직무에 대해 긍정적인 태도를 갖고 있다. 반면, 자신의 직무에 대해 불만족을 느끼는 사람은 직무에 대해 부정적인 태도를 갖고 있다. 직무만족의 측정은 얼굴표정 척도(Faces Scale), 직무기술 지표(Job Descriptive Index : JDI), 미네소타 만족설문(Minesota satisfaction Questionnaire : MSQ), 조직반응 지표(Index Organizational Reactions : IOR) 등 여러 가지가 있다. 직무만족에 영향을 미치는 변수로는 ①보상의 절대량과 형평성, ②직무자체의 의미성, ③작업환경 조건, ④동료집단과의 긍정적 관계, ⑤상급자의 관리스타일 등이 있다.

많은 현장연구들이 직무만족이 생산성, 결근율, 이직률에 영향을 미치고 있다는 것을 밝혀냈다. 그러나 한 연구에 의하면 직무만족과 생산성과의 관계는 아주 미약(상관계수 0.14)하기도 하다. 에 있기도 하다. 직무만족이 성과에 영향을 미치는 것이 아니라 성과가 직무만족에 영향을 미친다는 연구도 있다. 즉, 일을 열심히 해서 높은 성과를 내니까 자신의 직무에 대한 만족도가 높아진다는 것이다.

(2) **조직몰입**(organizational commitment)

조직몰입이란 사람들이 특정 조직 및 조직의 목표와 동일시하며, 그 조직의 성원자격을 계속 유지하기를 바라는 심리적 상태를 말한다. 조직몰입은 조직에 대한 전반적이고 지속적인 반응으로서의 태도를 측정한다. 우리나라 기업의 경우 직무보다는 조직단위의 채용과 이동으로 조직 관련 태도는 생산성의 중요한 지표가 되고 있다. 그러나 연봉제의 도입으로 개인별 성과가 강조되기 시작하면서 조직보다는 직무에 더 많은 관심을 갖고 있기도 하다. 연봉제 등 신인사제도의 도입은 이전의 종신고용이나 장기고용의 개념을 위협하면서 직원들의 조직에 대한 몰입을 떨어뜨리고 있다.

Steers(1981)는 조직 내 직원들의 태도와 행동과의 관계를 설명하는 태도와 행동과의 관계를 설명하는 직무태도의 개념적 모델을 다음과 같이 제시했다.

직무에 대한 신념
1. 직무가 지루하다. 2. 직무가 지저분하다. 3. 직무에 자율성과 책임감이 부족하다.

⇓

직무에 대한 태도
1. 직무 불만족 2. 낮은 직무몰입

⇓

행동의도
1. 이직의사 2. 노력감축 의사

⇓

실제행동
1. 결근 2. 이직 3. 성과 하락

자료 : R. M. Steers(1981), *Introduction to Organizational Behavior*, Good years Publishing Co. Inc., Santa Monica, California, p. 286.

[그림 5-1] 직무태도의 개념적 모델

5) 태도의 변화

조직 운영에는 분명히 직원의 태도변화의 요구가 뒤따른다. 노조원의 회사에 대한 태도변화라든가 성과 지향적 태도의 견지라든가 하는 것이 요구된다. 갖가지 경험을 통해 얻어진 태도는 안정적으로 자리 잡게 되지만, 또 한편으로는 고객의 욕구변화와 같은 외부세계의 변화에 적응해 나가기 위해서는 태도의 변화가 수반되어야 한다. 태도변화에는 행동주의적 접근(behavioral theory)과 장의 이론(field theory), 인지부조화 이론(cognitive dissonance)이 있다.

(1) 행동주의적 접근(behavioral theory)

새로운 자극을 주어 이에 따른 새로운 반응을 만들어 내는 것을 핵심으로 한다. 이때 새로운 반응행동에 대하여 보상을 주어 새로운 반응을 강화해 주는 방법이다. 예를 들어, 경영자에게 부정적 태도를 갖고 있는 구성원을 경영자가 개인적으로 생일선물(자극)을 주면 그 구성원의 태도는 중립 또는 긍정적으로 바뀌게 될 것이다.

(2) 장의 이론(field theory)

Lewin(1951)은 '장(場)의 이론'에서 인간의 심리상태인 태도는 안정되어 있는 것처럼 보이지만, 서로 상충되는 힘이 계속 작용하고 있는 등적인 세력 장에서 균형 상태를 유지하고 있는 것이라고 한다. 균형 상태에 변화를 주려면 영향을 주는 변수가 작용해야 한다.

예를 들어, 쇠고기 내장을 먹지 않으려는 태도는 '맛이 덜하다.', '비위생적이다.', '남들이 흉을 본다.'와 같은 들이다. 쇠고기 내장에 대한 호의적인 태도는 '값이 싸다.', '다양한 요리 가능성이 크다.', '상류층도 먹는다.' 등이다. 변화 저해 요인(쇠고기 내장에 대한 부정적 태도)의 힘을 약화시키고 변화 추구 요인(긍정적 태도)의 힘을 강화시키기 위하여 유명 연예인이 TV에 출연하여 쇠고기 내장요리를 먹는 것을 보여 줌으로서 변화 억제세력을 약화시켜 새로운 균형 상태로 변화시킬 수 있다. 그 결과 그동안 쇠고기 내장 등에 대해 부정적 태도를 가지고 있던 사람들이 유명 연예인이 그것을 먹는 것을 보고 긍정적 태도를 갖게 된다.

(3) 인지부조화 이론(cognitive dissonance)

Festinger(1957)는 둘 또는 그 이상의 태도 사이나 혹은 자신의 행동과 태도 사이에 나타나는 양립 불가능성을 인지부조화(cognitive dissonance)라고 하였다. 사람들은 이러한 인지부조화 상태에서는 긴장감을 갖게 되기 때문에 '부조화'를 '조화'상태로 바꾸어 놓으려고 노력한다. 예를 들어, 실제 담배를 피우는 행동과 담배는 몸에 해롭다는 태도는 한 개인에게 인지부조화를 가져온다. 이로 인하여 발생하는 긴장을 해소하기 위하여 '오래 사는 사람들도 담배를 피우더라.'는 식으로 합리화를 하든지, 아니면 담배를 끊게 되는 것을 볼 수 있다. 인지의 조화상태가 되어야 마음이 편하기 때문이다.

3. 지각과 귀인

1) 지각의 개념

외부의 사물이나 사건, 사람이 5관(눈, 귀, 코, 혀, 피부)을 통해 뇌에 전달되고 분석, 종합, 해석될 때까지를 통틀어 지각(perception)이라고 한다. 개인이 외부의 어떤 자극 대상을 '지각'한다고 할 때 이 활동은 크게 두 단계를 거치게 된다. 첫 단계는 그 대상에 대한 정보들을 받아들이고, 두 번째 단계는 얻은 정보를 서로 연결하고 종합하여 해석하는 활동이다. 그래서 태도가 외부에서 개인 내부를 들여다보는 창이라면, 지각은 개인이 외부 세계를 내다보는 창과 같다. 사람들은 현실세계의 객관적 정보 자체보다는 지각이라는 창을 통하여 들어온 주관적 정보를 기반으로 반응하게 된다.

2) 지각의 과정

외부의 사물이나 사건이 5관을 통하여 뇌에 전달되어 분석 및 해석 되는 모든 과정을 지각(perception)이라고 한다. 개인이 접하는 환경에 어떤 의미를 부여하고 이를 이해하는 과정으로서 개인행동 형성에 많은 영향을 주는 요소이다. 지각과정은 '주의→집중→조직화→해석→회상→판단'의 다섯 단계 과정을 거친다. 이를 요약하여 설명하면 다음과 같다.

(1) 주의집중(attention)

사람은 감각체계의 한계로 인해 모든 감각정보에 주의를 집중할 수 없다. 많은 정보 중에서 극히 일부의 정보에만 주의를 기울이게 된다. 예를 들어, 지각의 대상 자체가 심하게 움직이거나, 다른 것과 색상이 대조적이거나, 특이하게 생겼을 때, 그 자체가 현저한 자극체가 되어 사람들은 집중하게 된다. 즉, 대상의 크기, 강도, 대비, 움직임, 반복, 새롭거나 친숙한 것과 같은 대상의 외적요소가 주의집중에 영향을 주게 된다.

주의집중에는 지각자의 특성이 반영된다. 지각하는 사람의 과거 경험에 의해 형성된 성격이나 학습 그리고 욕구 등에 의한 현재의 심리상태가 선택적 지각에 영향을 미친다. 이때 상황도 주의집중에 영향을 미친다. 한가한 지방도로에서 운전할 때는 라디오의 모든 내용을 듣는 것이 가능하지만 복잡한 도심에 접어들면 방송내용을 자꾸 놓치게 된다. 또한 바쁘게 백화점에 잠깐 들러서 지갑 한 개를 사가지고 나온 사람에게 구두, 핸드백, 넥타이 등이 어디 있었는지 물으면 잘 알지 못한다.

(2) 조직화(perceptual organization)

일단 선택된 감각정보는 지각 대상을 묘사하기 위해 조직화된다. 조직화를 위한 방법으로는 그림-배경의 법칙, 범주화가 있으며, 범주화는 근접성(proximity), 유사성(similarity), 연속성(continuity), 폐쇄성(closure), 연결성(connectedness)등의 원리를 따른다(송계충, 정범구, 2006).

우선, 그림-배경의 법칙이란, 사람은 어떤 상황의 배경을 달리 지각함에 따라 그 안의 그림을 다르게 지각하는 것을 말한다. 관리자가 직원들의 행동을 지각할 때 그들의 작업조건을 고려하여 지각하거나, 다른 조직의 직원의 행동을 고려하여 지각할 수 있다.

다음으로 범주화란, 5관으로 감각된 정보자극들을 재구성할 때 사람들은 천성적으로 타고난 일정한 법칙을 따르게 되는데, 여기에는 근접성(proximity), 유사성(similarity), 연속성(continuity), 폐쇄성(closure)의 원리가 작용한다.

① 근접성(proximity)

가까이 있는 것들을 함께 집단화하여 지각한다. 한 부서 사람들 여러 명이 동시에 사표를 냈다면 뭔가 공통적 이유가 있다고 생각하게 된다.

② **유사성**(similarity)

비슷한 사람들은 동일 집단으로 지각한다. 간호사 집단에는 간혹 남성들이 있는데 사람들은 간호사 집단을 여성 집단으로 지각한다.

③ **연속성**(continuity)

불연속적인 것보다는 부드럽게 연속적인 패턴으로 지각한다. 앞으로의 경기변동을 예측할 때 과거의 경기변동이 일정한 연속성을 지니고 있는 것으로 지각한다.

④ **폐쇄성**(closure)

불완전한 자료를 가지고 전체적인 완전한 형태로 지각하는 것이다. 강연자의 강연을 앞에서 20분만 듣고 난 후 마치 1시간 강의를 다 들은 것처럼 상상으로 지각하는 것이다.

(3) 해석

해석이란 개인이 지각한 것에 의미를 부여하기 위해 묘사한 것을 해석하는 과정이다. 이때는 어떤 것이 선택되었는지, 어떻게 조직화되었는지에 따라서 해석이 달라진다. 선택되어 조직화된 정보를 해석하는 과정에서 사람들은 일정한 패턴을 갖고 있는 것을 볼 수 있는데, 여기에는 전형(prototype), 기대(expentency), 투사(projection) 및 귀인(attribution) 등이 있다.

① **전형**

전형은 인간이 지각된 자료를 해석하기 위해 장기기억에 저장된 정보에 의존하는 것을 말한다. 즉 기억들 속에서 빈번히 경험한 전형적인 자극들을 저장해 놓게 되는데, 이를 전형(典型)이라고 한다. 다음번에 어떤 유사한 것을 보면 자세히 보지 않고도 머릿속의 전형과 비교해서 쉽게 지각하게 된다. 즉, 전형은 판단의 기준이 되는 것이다.

② 기대

과거의 경험은 사람의 머릿속에 전형을 만들어 놓을 뿐 아니라 어떤 상황이 일어날 것이라고 기대하고 예측하게 만든다. 즉 무엇을 겪었으면 다음에도 그럴 것이라고 기대를 하게 되는데, 이 기대가 지각에 영향을 주게 된다. 예를 들어, 까다로운 상사로부터 핀잔을 몇 번 듣다보면 계속 그렇게 기대하기 때문에 보통의 충고도 핀잔으로 해석한다. 그러나 사랑하는 애인으로부터는 온정과 인정을 기대하기 때문에 무슨 말을 듣더라도 사랑으로 느낀다. 이처럼 해석은 애매한 상황에서 자신의 기대에 의해 영향을 받는다.

③ 투사

투사(投射)란 지각대상을 설명하는데 있어 자신의 생각과 느낌에 비추어 보는 것을 말한다. 조직에서의 직무와 직장에 만족을 느끼는 직원은 직장을 옮기는 동료가 불만족 때문에 직장을 옮긴다고 생각하지 않는다. 반면, 직무와 직장에 불만족을 느끼는 직원은 동료가 직장을 옮기는 이유가 바로 불만족 때문이라고 생각하게 된다. 또한, 남을 잘 속이는 사람은 다른 사람도 다 속인다고 지각하고, 무책임한 사람은 다른 사람들도 무책임한 경향이 있다고 지각한다.

④ 귀인

귀인(歸因)이란 행동 결과의 원인을 추리하는 과정을 말한다. 즉 행동의 원인을 찾아 해석하는 것을 말하는데, 한겨울에 어떤 사람이 길을 가다가 미끄러져서 넘어졌을 때 이것을 보고 길이 미끄러워 넘어졌다고 해석할 수 있고, 다른 한편으로는 그 사람이 부주의해서 넘어졌을 것이라고 다르게 해석할 수 있다. 만약, 자신이 미끄러져서 넘어졌을 경우 부주의했다고 지각하기보다는 길이 미끄러워 재수없이 넘어졌다고 해석하게 되는데 이것을 귀인오류라고 한다.

3) 지각에 대한 영향 요인

앞의 지각과정에서 본 것처럼 사람들은 객관적이고 정확한 지각보다는 많은 실수를 범할 수 있다. 특히 대상이 사물이 아니라 사람이나 사건일 경우 그 정도는 심해진다. 명확하지 않은 모호한 사건이나 또는 대상들로부터 받아들이는 정보는 제한적이며, 제한된 정보에 의한 조직화와 해석은 사람에 따라 다를 수 있기 때문이다. 그렇다면 사람들은 동일한 대상이나 사건을 왜 다르게 인식할까? 그 이유는 지각과정에 여러 간섭요인이 작용하기 때문이다. 이를 크게 세 가지로 나누어 보면, 지각의 대상(타인, 사건, 사물), 지각 주체(관찰자), 지각 상황 등이다.

(1) 지각의 대상

지각 대상은 지각하는 사람에게는 자극으로 나타난다. 지각 대상의 독특함과 신선함과 같은 두르러진 현상은 관찰자의 주의집중에 영향을 미친다. 일상적인 것은 무시되거나 간과되지만 독특하거나 신선한 정보는 주의를 끈다. 여성 버스 운전사나 남성 간호사는 특별한 시선을 끈다. 주의를 집중시키는 자극에는 강도(intensity), 비교(contrast), 빈도(frequency), 새로움(novelty), 규모(size), 동작(motion), 배경(background), 근접성(proximity) 등이 있다.

(2) 지각의 주체

지각자 개인의 특성은 지각 대상의 정보를 받아들이고 조직화하며 해석하는데 영향을 미친다. 지각자의 가치관 성격, 태도, 욕구, 기분 등 이전 경험이나 현재의 심리상태는 지각과정에 영향을 미친다. 매력적인 미혼 여직원에 대하여 미혼이나 또는 독신인 남자 직원은 그렇지 않은 사람에 대하여 더 큰 관심을 쏟을 것이다. 또 최고경영자의 행동에 대하여 야심적인 직원은 특별한 관심을 갖겠지만, 평범한 직원들은 그렇지 못할 것이다. 이와 같이 다른 행동이 나타나는 이유는 지각자들의 가치관, 경험, 생각 등이 서로 다르기 때문이다.

(3) 지각의 상황

동일한 자극이 동일한 지각자에게 주어질 때도 어떤 상황에서 이루어지느냐에 따라 다르게 지각될 수 있다. “앞으로 잘 해보시오.”라는 상사의 말이 혼자 있을 때 해주면 충고로 들리지만 남들이 있을 때는 비난으로 들릴 수 있다. 이성을 처음 만난 장소가 도서관인지 아니면 디스코장 인지에 따라서도 상대방에 대한 지각은 달라진다. 동일한 이성이라도 도서관에서 만나면 공부를 열심히 하는 사람으로 지각하게 될 가능성이 높지만, 디스코장에서 만나면 평소에 놀기나 하는 사람으로 지각할 가능성이 높다.

4) 대인지각과 귀인

(1) 대인지각

대인관계는 서로 간에 심리적으로 상호작용이 이루어지기 때문에 상대방이 갖고 있는 태도, 욕구, 기대, 가치관 등을 의식하면서 상대를 지각하게 된다. 이렇게 하여 우리는 남을 알아내게 되는데, 이를 사회적 인지(social cognition)라고 한다. 이때 우리는 상당히 제한된 몇 개 안 되는 정보를 가지고 다른 사람을 평가하게 된다. 이와 같은 대인지각 이론에는 첫인상 효과, 일관성의 원리, 중심특질-주변특질 등이 있다.

우선, 처음에 다른 사람을 만나면 다른 정보를 열심히 더 알아내려고 노력하기보다는 한두 가지 정보만 가지고 서둘러서 판단하게 된다. 예를 들어, 어떤 사람을 도서관에서 만나게 되면 그를 지적 탐구심이 강한 사람으로 생각한다. 이처럼 처음 만난 사람에 대하여 잘못 지각할 위험을 '첫인상 효과'라고 한다.

또한 사람에 대하여 일관성을 갖지 못하면 마음이 불안해서 좋은지 싫은지 둘 중의 하나를 선택하도록 심리적 강요를 받게 된다. 그래서 우리는 어떤 사람에 대한 모순된 차이를 최소화하기 위해 한쪽의 정보를 왜곡하고 재구성하여, 다른 한쪽에 조화시켜서 지각하게 되는 경향이 있는데 이를 '일관성의 원리'라고 한다. 즉, 내가 좋아하는 사람은 나에게 좀 싫은 행동을 해도 내가 좋아하는 쪽으로 재해석을 하게 된다.

끝으로 사람에 대한 평가요소는 한두 가지가 아니지만 그 중의 어떤 것은 다른 것들보다 더욱 큰 가중치를 두는 것이 있다. 예를 들어, 우리는 어떤 사람에 대하여 '참 정직하다.' 또는 '참 냉정하다.'는 식으로 단순하게 평가하고 대응한다. 즉,

그것 외에 다른 주변 특질이 있음에도 불구하고 이러한 주변특질은 보기보다는 주로 중심특질(central traits)에만 의존하여 그 사람의 전부를 평가하게 되는데 이것을 '중심특질-주변특질' 이라고 한다.

(2) 귀인(attribution)

귀인(歸因)이란 행동 또는 행동결과의 원인을 해석하는 인지과정이다. 귀인은 현재 행동을 이해할 수 있을 뿐만 아니라 미래의 행동을 예측하고, 행동계획을 수립하는데 영향을 미친다. 예를 들어, 낮은 성과의 원인이 직원 개인 탓이라고 관리자가 귀인하는 경우 그 관리자는 그 직원에게 관대하게 대하지 않을 것이다. 반면, 그 원인이 불경기와 같은 외부환경 탓이라고 지각할 경우 관리자는 직원에게 좀 더 관대하게 대할 것이다. 이처럼 그 원인을 어떻게 해석하느냐에 따라 귀인을 하는 사람의 생각과 행동은 달라진다.

어떤 사람의 행동의 원인이나 결과를 해석할 때 사람의 내부로 원인을 돌리는 것을 내부귀인이라 하며, 외부에서 원인을 찾는 것을 외부귀인이라고 한다. 예를 들어, 어떤 영업사원이 영업에서 거절을 당했을 경우 '내가 영업실력이 부족해' 하고 그 원인을 자신 내부에서 찾으면 내부귀인이 되며, '고객이 돈이 없기 때문' 이라고 그 원인을 외부에서 찾으면 외부귀인이 된다.

따라서 사람들이 언제 내부의 탓(성격, 감정, 능력, 의지)으로, 또 언제 외부 탓(강요, 운, 환경)으로 귀인을 시키는지 그 일정한 패턴을 알아낼 수 있다면 타인평가에 도움이 될 것이다. 이러한 패턴에 대해서는 Kelly(1971)의 주장이 대표적이다. 켈리의 주장에 따르면, 사람들은 외부 및 내부로 귀인하기 전에 일관성(consistency), 합의성(consensus), 특이성(distinctiveness)이라는 세 가지 판단기준에 맞추어 보고 난 후 평가한다고 한다. 첫째, 일관성이란, 그는 다른 때에도 항상 똑같이 그렇게 행동하였는가? 하는 문제이다. 일관성이 있을 때는 내부귀인을 한다. 둘째, 합의성이란, 그의 옆에 있는 다른 사람들도 그 사람과 똑같이 행동하는가? 하는 문제이다. 이때는 외부귀인을 한다. 셋째, 특이성이란, 그는 다른 상황에서는 다르게 행동하는데 유독 이 상황에서만 그렇게 행동하는가? 하는 문제이다. 이때에는 외부귀인을 한다.

예를 들어, 김길동 환자가 우리 병원뿐만 아니라 다른 병원에서도 불평을 많이 하면 일관성이 있기 때문에 그는 원래 불평이 많은 사람으로 내부귀인을 할 수 있다. 그런데 우리 병원에서 다른 환자들도 모두 불평을 한다면 합의성에 따라 김길동 환자의 불평 행동을 외부귀인하게 된다. 김길동 환자가 다른 병원에서는 불평을 하지 않는데 유독 우리 병원에서만 불평을 한다면 그의 행동은 특이성에 따라 외부귀인을 하게 된다.

귀인에 있어서 사람들은 보통 자신의 성공적인 일은 내부귀인을 하고, 자신의 잘못된 일은 외부귀인을 하는 경향이 있다. 사람들이 자신의 자존심을 높이는 쪽으로 귀인하는 경향을 자존적 귀인이라고 한다. 그 예로서 기업의 연차보고서(annual report)에서 부정적 결과는 외부적 요인 즉 시장침체, 높은 이자율, 격심한 경쟁으로 돌려지는 반면에 긍정적인 결과는 주로 내부적 요인 즉 새로운 마케팅 캠페인, 신제품 개발, 새로운 기술도입 등으로 돌려지는 것을 블 수 있다. 이러한 자존적 귀인은 타인에 대해서는 보통 반대 방향으로 나타난다.

5) 지각의 오류

앞에서 우리는 선택적 지각, 조직화 그리고 해석의 과정에서 지각의 오류가 있을 수 있다는 것을 살펴보았다. 이러한 지각의 오류를 대인평가 오류라고도 하는데, 조직생활에서는 다음과 같은 오류들이 발생한다.

(1) 스테레오타입(stereotype)

원래 스테레오타입(stereotype)이란 인쇄를 하기 위한 동판(銅版)을 말한다. 사람은 경험에서 만들어진 수많은 원판을 머릿속에 가지고 다니다가 하나라도 비슷한 사람이 생기면 그 사람에게 즉시 자신이 갖고 있는 원판을 찍게 된다. 그리고 그 원판에 의해 해석하게 된다. 이를 스테레오타입 또는 상동적(常同的) 태도라도 한다. 가정에서 부모로부터 남자를 조심해야 한다는 교육을 지속적으로 받은 여성이 만나는 남자들을 모두 늑대와 같다고 생각하는 것과 같은 현상을 말한다.

(2) 대조효과(contrast effect)

시간적으로 최근에 지각된 것, 공간적으로 가까운 곳에 있는 것과 비교하면서 대상을 파악하려는 것을 말한다. 예를 들어, 면접 시 바로 앞에 정말 예쁘게 생긴 피면접자가 있었다면 그 다음 평범한 외모의 면접자는 손해를 볼 수 있다고 지각하는 것이다.

(3) 관대화 경향(leniency tendency)

인사고과 시 상급자는 가급적 자신의 부하들에게 점수를 잘 주어 호감을 사려는 경향이 있다. 이와 같이 관대하게 평가하려는 것을 관대화 경향이라 한다. 이와 반대로 가혹하게 평가하려는 경향을 가혹화 경향이라고도 한다.

(4) 중심화 경향(central tendency)

평가자가 피평가자에 대하여 잘 알지 못할 경우에는 적당히 중간 점수를 주는 경향이 있다. 이처럼 중심에 점수를 몰아주는 것을 중심화 경향이라 한다.

(5) 최근 효과(recency effect)

인간은 망각의 동물이다. 지각(perception)을 할 때도 최근에 얻어진 정보에 더욱 비중을 두어 평가하게 된다. 인사고과 철이 되면 직원들의 행동이 빨라지고 더욱 열심히 일하는 것을 볼 수 있는데 바로 최근효과를 의식한 행동일 것이다. 한국 사회에서 정치인들이 잘못을 저지르고도 뻔뻔하게 행동할 수 있는 이유는 선거철이 되면 국민들이 과거의 잘못한 일들은 잊어버리는 경향이 있다고 믿기 때문이다.

(6) 첫인상 효과

첫인상이 이미지 상으로 큰 영향을 미치는 것을 말한다. 신입사원 면접 후 오랜 세월이 흘렀음에도 상사가 첫인상에서 형성한 좋은 이미지로 부하 직원을 판단하고 있는 경우 새 정보가 기존정보에 일치하면 역시 자신이 맞았다고 생각한다. 또한 어긋나는 정보가 추가되더라도 추가 정보가 오히려 틀렸을 것이라고 생각하게 된다.

(7) 피그말리온 효과(pygmalion effect)

희랍신화에 나오는 조각가 피그말리온은 자신이 제작한 아름다운 여인상 작품을 사랑하게 되고 그가 실제 사람이 되기를 바랐다. 이를 안 아프로디테 여신이 그의 소망대로 조각상을 인간으로 만들어 주었다. 그의 기대가 이루어진 것이다. 이처럼 자기 충족적 예언을 '피그말리온 효과(pygmalion effect)'라고 부른다

여성 A 씨는 사실 소극적인 사람이 아니다. 그러나 애인 B 씨는 A 씨가 여자니까 소극적일 것이라고 평가한다(스테레오타입). 애인 B 씨는 A 씨에게 지배적으로 행동한다. A 씨는 B 씨를 좋아하므로 자기주장을 참기로 하고 그의 말에 순순히 따랐다. A 씨의 순종적 태도를 보고 B 씨는 자신의 예측이 정답 맞았다고 생각한다(피그말리온 효과).

일반적으로 어떤 개인의 업적에 대한 높은 기대는 높은 업적으로 이어지고, 낮은 기대는 낮은 업적으로 이어지는 경향이 있는데 피그말리온 효과 때문이다.

(8) 후광효과(halo effect)

어떤 대상으로부터 얻은 일부의 정보를 가지고서 다른 부분의 여러 특성을 추론하는 것을 후광효과라고 부른다. 예를 들어, 어떤 여자의 얼굴이 예쁘다는 정보만 가지고 그녀의 마음씨나 지적 능력 또는 부모에 대한 효도 등 모든 요소도 긍정적일 것이라고 지각하는 오류이다. 그녀의 예쁜 얼굴이 마치 후광(後光)이 되어 다른 분야에 대한 평가에 영향을 미쳤다고 볼 수 있다.

4. 동기부여

1) 작업과 동기부여

어떤 병원에 근무하고 있는 유사한 능력을 지니고 있는 두 명의 간호사 사이의 성과에서 상당한 차이가 난다면 그 이유는 무엇 때문인가? 아마 그 이유의 첫 번째는 동기부여(motivation)과 관련이 있을 것이다. 다음으로는 무슨 이유가 또 있을까? 그것은 개인의 능력이 될 것이다.

조직 관리에 있어서 직원 개인에게 목표 지향적인 행동을 유발하게(arousal) 만들고, 일정한 방향을 지향토록(direction) 하며, 그러한 행동을 지속시키기(persistence or maintenance) 위한 에너지를 분출하게 만들고 그 에너지가 작동하는 과정에 대하여 이해를 하는 것은 작업관리에 있어서 매우 중요하다. 이처럼 동기부여(motivation)란 직원에게 어떤 특정 목표를 지향하도록 행동의 원인을 제공하여 자발적 및 지속적으로 행동하게 만드는 힘(drive, 推動)이라고 할 수 있다.

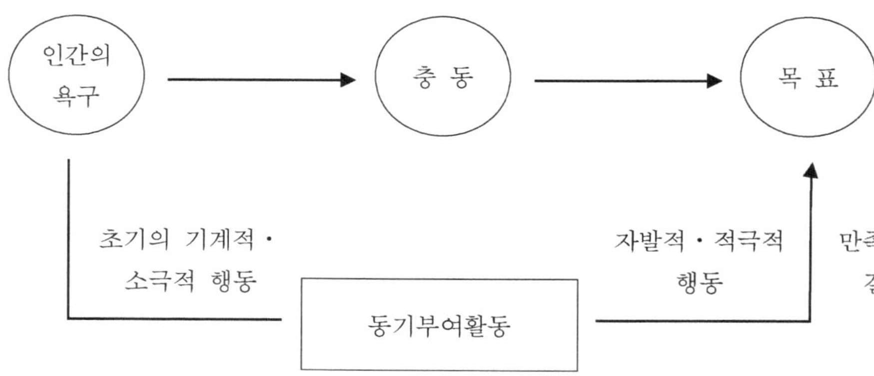

[그림 5-2] 동기부여가 일어나는 경로

개인의 성과를 함수로 나타내면, 성과는 동기부여와 능력의 곱에 의한 비례로 표현될 수 있다. 아무리 지식이 높고, 기술이 뛰어나도 능력 그 자체 만으로서는 높은 성과를 기대할 수 없다. 동기부여가 있어야 그 능력도 발휘될 수 있기 때문이다.

성과(performance) = f(동기부여·motivation × 능력·ability)

리더가 조직에서 직원들을 동기부여 시키고자 한다면, 그 과정은 우선 개인의 욕구(needs)의 확인으로부터 시작된다. 욕구란 특정 시점에서의 경험되는 결핍(deficiencies)을 말한다. 이러한 결핍은 심리적, 육체적, 사회적인 특성을 지닐 수 있다. 사람은 욕구의 결핍을 느끼면 긴장감을 갖게 되고, 그 긴장감을 줄이기 위하여 행동하게 된다. 이때 결핍된 욕구는 에너지원으로써 사람에게 행동을 유발하게 만드는 원천이 된다.

이러한 욕구는 사람마다 또 처한 상황에 따라서 다 다르다. 말하자면, 여성들은 직장에서 기여도에 대하여 남성과 동등한 대접을 받고 싶어 할 것이다. 장애인의 경우는 신체적 장애보다는 능력에 초점을 두고 인정받기를 바랄 것이다. 또한 지방대학 출신자들은 입사 시에 서울지역 대학 졸업자들과 동등한 기회를 갖고 싶어 할 것이다.

또한 욕구는 시시각각 그 자체가 변할 뿐만 아니라, 개인은 욕구 간의 갈등도 겪게 된다. 예를 들면, 어떤 지방 병원에서 근무하는 한 행정직원이 연봉이 좀 더 높은 서울 지역 병원으로 전직을 하고 싶어 하는 욕구를 가지고 있다. 그러나 한편으로는 현재 함께 살고 있는 부모와 또 알고 지내는 많은 친구들과 헤어져 전혀 아는 사람이 없는 서울로 가는데 부담을 느낀다. 이 행정직원은 상대적으로 높은 연봉에 대한 욕구와 친구들이나 부모와 잘 지내고 싶은 욕구 사이에서 갈등을 느낄 수 있다.

동기부여에 관한 이론은 내용이론(content theory)과 과정이론(process theory)으로 구분된다. 내용이론은 동기를 유발시키는 원천이 무엇인지를 파악하며, 과정이론은 동기가 어떻게 유발되고 어떠한 단계로 진행되는지를 분석한다.

2) 관리로서의 동기부여

리더십을 성공시킬 수 있는 가장 중요한 요소로서 동기부여는 의료서비스 조직에 몸담고 있는 관리자들에게는 관리의 핵심적인 주제라고 할 있다. 모든 보건의료인들은 환자를 대상으로 하여 서비스를 제공해야 하기 때문에 진료의 대상인 환자들에 질병 치료에 대한 동기를 부여하는 일도 중요하다. 하지만, 이와 같은 목적을 달성하기 위해서는 우선 환자들을 상대해야 할 보건의료인들의 심리적 안정이나 높은 사기(morale)가 절대적으로 필요하다. 이와 같은 측면에서 의료서비스 조직 안에서 동기부여를 관리하는 일은 결코 쉬운 일이 아니다. 의료서비스 관리자들이 동기를 부여하고자 하는 조직구성원들은 의사나 간호사들과 같은 고학력의 전문가들로부터 간호조무사와 같은 저임금 근로자에 이르기까지 다양한 유형으로 존재한다는 점이 리더의 동기부여를 어렵게 만드는 요소이기도 하다.

의료서비스 환경은 갈수록 비용절감을 요구하는 동시에 생산성의 지속적인 증가를 요구하는 방향으로 변하고 있다. 따라서 의료서비스 조직의 관리자들이 발휘해야 할 리더십의 핵심 주제로서 동기부여에 대한 이론과 기법들은 의료기관이 보유하고 있는 고가의 자원들을 가장 가치 있는 자산으로 만들기 위한 귀중한 도구이다. 동기부여는 조직 안에서 합리적이고 체계적인 인사관리(제11장)의 실천을 통하여 조직의 재무성과에 긍정적 영향을 미칠 수 있다는 사실을 조직의 관리자들은 놓쳐서는 안 될 것이다. 따라서 어떤 조직에서든지 고도로 동기부여 된 노동력은 경쟁 조직이 모방하기 어려운 경쟁력이 될 수 있다.

조직에서 직원 개개인들이 생산성과 효율성을 높이도록 하기 위하여 동기를 부여하는 데 더하여 의료서비스 조직의 관리자들은 기본적으로 직원들의 결근과 태업을 줄이도록 해야 하며, 문제해결능력을 높이기 위해 창조성과 혁신성을 개발시켜야만 한다. 또한 한 개 팀의 성원으로서 상호의존적으로 협조하면서 일하고, 의료소비자 중심의 태도와 행동을 개발하고, 도전의식을 상실한 구성원들이 재충전되도록 동기를 부여해야 한다. 특히 의료서비스 조직에서 일하는 모든 구성원들은 어떤 경우에도 도덕적이고 윤리적 행동을 할 수 있도록 동기가 부여되어야 할 것이다.

(1) 동기부여의 정의와 특성

조직에서 일하는 인력에게 동기를 부여해야 하는 리더들에게 요구되는 지혜의 출발점은 무엇이 동기부여이고 무엇이 동기부여가 아닌지를 정확히 인식하는 것이다. 동기부여(motivation)란 누군가가 과업을 성취하거나 특별히 수행해야 할 과업을 표적으로 하여 행동을 해야 할 때 자발적이고 능동적으로 수행하도록 활력을 불어넣어 개인 스스로 목표를 향하여 고취되는 느낌이나 생각의 상태라고 할 수 있다. 이러한 정의는 행동과는 별개의 정서나 인지(認知) 상태로서 동기부여에 초점을 맞추고 있다. 이러한 동기부여는 단순히 과제를 잘 달성하는지의 여부나 그 결과와는 명백히 구분되는 것이다. 따라서 동기부여는 느낌이나 생각의 상태 또는 그 둘의 조합일 수도 있다. 동기부여는 개인에 따라서 생각보다는 느낌의 문제가 될 수도 있고 다른 사람들에게는 그 반대일 수도 있다.

(2) 동기부여에 대한 오해들과 대응책

사람들에게 동기를 부여한다는 의미가 오해되고 있는 경우는 흔하다. 그 첫 번째는 동기가 부여된 근로자들은 좀 더 생산적이라는 주장이다. 우리는 흔히 한 개인의 생산성이 떨어질 경우 동기부여가 제대로 되지 않아서 그런 것으로 오해하는 경우가 많다. 하지만, 동기부여가 성과 그 자체와 혼돈되어서는 안 된다. 동기부여 수준이 높은데도 불구하고 성과는 낮을 수 있다. 우리가 흔히 사용하는 성과 공식 [Performance = (Motivation x Ability) + i]을 보더라도 성과는 동기부여에만 달려 있는 것이 아니고 개인의 능력이나 어떤 일을 잘 수행하는 데 필요한 자원의 가용성과 같은 상황적 요인으로부터 영향을 받기도 한다는 사실을 리더는 직시해야 한다. 다시 말하면, 동기부여는 관리자들이 개인들의 성과를 증진하거나 유지시키기 위하여 고려할 필요가 있는 여러 가지 요인들 중 하나에 불과하다. 그렇지만 동기부여는 결정적인 요인일 경우가 많다는 것이 조직행동론자들의 주장이기도 하다.

두 번째 오해는, 어떤 사람들은 동기부여가 잘 되는데 반하여 어떤 사람들은 그렇지 못하다는 주장이다. 이러한 오해는 동기부여가 시기나 장소에 관계없이 비교적 안정적으로 유지되고 있는 인성의 경향이나 특성이라는 관점에 근거한다. 이러한 관점이 극단으로 간다면 관리자들이 동기부여나 행동에 영향을 거의 줄 수 없기 때문에, 동기부여가 잘 될 만한 사람들을 주의해서 선발하여야 할 것을 암시하게 된다. 하지만, 동기부여란 안정적인 인성의 속성이나 특성이라기보다는 개인을 둘러싼 환경요인들에 의하여 영향을 받는 상황에 따른 특수한 것이라는 관점도 있다. 상황의 영향을 받아서 개인들의 행동이 형성된다는 견해는 경험적으로 뒷받침되고 있다. 이것이 의미하는 바는 어떤 특정한 시기와 상황에서 동기가 부여된 개인들은 자신들에 부여된 작업조건들이 변화하면 동기를 잃을 수도 있다는 것이다(Davis, 1981).

이와 같은 논의로부터 유추할 수 있는 결론은, 동기부여가 어느 정도는 개인의 일정한 특성이라고 하더라도 관리자들은 적어도 병원의 구성원들에게 동기를 부여하거나 그들로부터 동기가 상실될 수도 있는 작업조건을 변화시킴으로써 동기를 유지하거나 생겨날 수 있도록 할 수 있다는 사실이다. 즉, 동기가 부여된 행동은 각 개인이 처한 상황적 요소의 복합적인 상호작용에 의하여 산출된다고 볼 수 있다.

동기부여에 대한 세 번째 오해는 동기부여가 대량생산될 수 있다는 주장이다. 예를 들어, 어떤 병원에서 카리스마 수준이 높은 병원장이 매주 월요일 아침마다 조회를 통해 직원들에게 끊임없이 비전을 제시하면 과연 집단적으로 동기가 부여되는가 하는 문제이다. 이러한 접근이 때로는 옳지만 대개는 그렇지 못한 것으로 알려져 있다. 조직구성원들을 효과적으로 동기부여하기 위해서는 관리자들이 그들을 개별적으로 대하는 것이 기본원리이다. 모든 개인들은 여러 가지로 다양한 특성을 기반으로 행동한다는 것을 확신하는 것이 리더다운 관리자들의 태도이다. 결과적으로 관리자들은 조직구성원 각자가 처한 상황들을 세심하게 고려하여 동기를 부여하도록 하는 것이 원칙이다. 조직에서 구성원 개인에게 동기를 부여하고자 할 때 고려되어야 할 상황적 요소들은 다음과 같다.

첫째, 개인적 요소이다. 조직에서 일하는 대부분의 근로자들이 직무를 수행할 때 개인적 삶의 배경에 따라 생성되는 다양한 요인들에 의하여 영향을 받는다는 것은 이미 알려진 사실이다. 이러한 개인적 요인들은 조직 안에서 추구하는 근로자 개인의 경력단계들과 대개는 병렬적이다. 이제 막 학교를 졸업한 근로자들은 아직까지 미혼이고 가족 간의 유대관계가 많지 않아서 업무상 여행을 하는 일에 관심을 많이 갖고 있다고 한다. 그에 비해 어린 자녀들을 둔 관리자는 일과 결부된 여행에 그다지 높은 관심을 보이지 않는다. 집안을 비울 동안의 걱정이 오히려 직무수행을 방해할 수 있다. 개인의 동기부여에 영향을 미칠 수 있는 다른 중요한 개인적 요인들에는 경제적 능력, 가족의 질병, 이혼, 개인의 취미, 건강문제, 자녀 양육 등이 있다. 이런 개인적 요소들은 확실히 관리자들이 다루기 쉽지 않는 영역들이다.

그럼에도 불구하고, 관리자들은 구성원 각자의 삶의 배경으로 작동하고 있는 개인적 요인들이 작업동기에 영향을 미칠 수 있다는 것에 유의해야 한다. 물론 관리자라고 해서 부하 직원이나 동료의 사생활을 꼬치꼬치 캐묻는 것도 부정적 영향을 미치는 만큼 유의해야 한다. 하지만 관리자는 다른 한편으로 부하들의 업무가 요구하는 수준에 대하여 그들의 사생활에 얼마나 영향을 받는지를 민감하게 인식하고 상황마다 대응해야 동기부여적인 관리를 할 수 있을 것이다. 예를 들어, 임신을 한 간호사가 야간 업무를 하도록 하는 것은 병원을 떠나라는 것과 같다. 컴퓨터에 대하여 부정적 인식을 갖고 있는 의무기록사에게 반드시 스캔작업만을 하도록 한다면 그 직원의 직무 스트레스는 고조될 수밖에 없다 직무와 관련시켜 직원 개인에게 동기를 부여하고자 한다면, 관리자는 기술적으로 부하 직원의 자존심을 건드리지 않고 그가 처한 사생할이나 특성에 집중할 필요가 있다.

동기부여에 대한 네 번째 오해는 외재적 동기부여 요소로서 돈은 항상 직원들에게 높은 동기를 부여한다는 광범위한 믿음이다. 조직의 구성원에게 동기가 부여되는 원천은 내재적인 측면과 외재적인 측면으로 나누어진다. 외재적 동기부여 중 가장 효과가 큰 것은 과연 돈인가, 칭찬인가? 하는 논란은 진행형이다. 한국에서는 돈이 칭찬보다는 동기부여 효과가 큰 것으로 알려져 있다. 한국의 직장인들은 '뭐니 뭐니 해도 돈이 최고다' 라는 말을 즐겨 쓴다. 그것은 어느 정도는 진실이지 않는가. 특히, 대부분의 병원 관리자들은 의사들이 돈에 매우 민감하게 반응하는 것으로 이해하고 대응한다. 또한 대부분의 간호사, 의료기술직, 행정직원들 역시 관리자들이 이해하기 어려운 정도의 돈의 액수에도 정든 직장을 버리고 다른 병원으로 옮겨가는 것을 경험한다.

하지만, 병원 직원들의 입장에서는 관리자들이 돈만을 가지고 동기를 부여하려한다고 비판한다. 예를 들어, 직장을 옮기기 위한 면담을 시작하려는 초기부터 관리자들은 머릿속에 돈부터 떠올리며 대화하려고 한다는 것이다. 이것은 돈을 놓고 관리자들과 직원들 간에 다른 시각을 갖고 있다는 것을 의미한다. 따라서 병원의 관리자들은 직원들에게 동기를 부여시킬 때 돈과 함께 다른 요소들도 포괄적으로 고려하는 훈련을 할 필요가 있다. 돈은 항상 가장 중요한 동기요인이 아니고 경우에 따라서 중요한 요인으로 작용한다고 인식하고 대응할 것이 요구된다.

둘째, 직종, 직무, 직위의 요소이다. 의료서비스 조직의 가장 뚜렷한 특징의 하나는 아주 다양한 종류의 서로 다른 직종과 그에 따른 직무와 직위가 함께 모여 목표달성을 위한 일을 한다는 점이다. 병원 조직은 간호조무사들로부터 간호사, 물리치료사, 약사, 영양사, 사회복지사, 행정직원 및 의사들에 이르기까지 다양한 직종의 대(大) 집합소이다. 병원 조직은 이들 직업의 필수적인 훈련의 양과 유형, 권한과 지위, 그리고 개인들의 특성 등의 차원에 따라 다양성을 안고 있다. 병원의 고위경영자나 부서를 책임지고 있는 관리자들은 이들 다양한 구성원들에게 효과적으로 동기를 부여하기 위해 자신들의 직업과 직무범위에 따라 어떻게 변해야 하는지를 잘 이해하고 있어야 한다. 예를 들어, 어떤 진료과의 과장은 과(科) 내 의사들에게 동기를 부여할 때와 배속되어 간호업무를 담당하고 있는 간호사에게 동기를 부여하는 상황은 다르다는 것을 이해하고 대응해야 한다.

셋째, 경력단계의 요소이다. 병원 조직에서 구성원들에게서 나타나는 다양한 모습들 중 하나는 각자가 추구하는 서로 다른 경력단계이다. 의사, 간호사, 의료기술직, 약사 및 행정직원이 추구하는 경력단계는 확실히 다르다. 이들은 서로 다른 교육을 받으며 서로 다른 목표점을 향해 그들의 역량을 발휘하고 새로운 기술들을 배양한다. 종합병원에 근무하는 의사들은 경력을 쌓아서 결국에는 의원으로 독립하는 것이 목표가 될 수 있고, 간호사들이나 의무기록사들은 동일 조직 안에서 직위의 상승을 경력목표로 삼을 수 있다. 이들에게 제공되는 교육훈련 프로그램은 전혀 다른 것이다. 간호사의 보수교육 프로그램과 재무팀 직원의 그것은 유사점을 찾아보기 어렵다. 관리자들은 각 직종의 직원들이 주어진 경력개발 프로세스에 대해 만족함으로써 동기부여가 되도록 해야 할 책임을 지고 있다. 병원 조직의 관리자들은 서로 다른 경력단계 욕구와 동기, 가치들에 민감하게 대응할 수 있어야 한다(Kanfer & Ackerman, 2004).

(3) 동기부여와 관련된 관리자의 역할

병원에서 일하는 직원 개인들의 동기부여 수준은 시간에 따라 변할 수 있고 또 수행하는 일의 종류와 특성에 따라 당연히 다를 수 있다는 것을 관리자들은 잘 이해하고 대응하도록 해야 한다. 관리자들은 직원들의 직종과 경력, 개인적 요인들을 고려하면서 동기부여와 성과를 주기적으로 평가할 수 있어야 한다. 직원에 대한 '동기부여-성과' 관련성에 평가는 직원 개인의 욕구, 동기, 인식, 가치 등에 대한 개방형 질문들에 의한 비공식적 면접을 수단으로 사용할 수 있다. 이와 관련된 평가들이 어렵거나 수행하는데 시간이 걸리는 것들은 아니다. 평소의 커뮤니케이션 기술을 발휘함으로써 수시로 기록할 수 있다.

예를 들어, "요즘 김 간호사에 대한 고객 만족도 점수가 상승하고 있는데 새로 맡은 업무가 마음에 드는 거지요?" 하는 질문으로 답변을 유도할 수 있다. 물론 이와 같은 평가는 시간과 장소를 잘 선택해야 한다. 직원들이 편안하게 자신들의 느낌이나 감정, 일에 대한 관심을 숨김없이 드러낼 수 있어야 하고, 관리자들은 문제해결과 목표설정을 위하여 그 기회를 활용할 수 있어야 한다. 병원에서 관리자들은 직원들의 동기부여 수준을 평가하는 것뿐만 아니라 동기부여를 증대시킬 수 있는 조건들을 변화시킴으로써 결정적인 역할을 수행할 수 있어야 한다. 즉, 직원들의 동기부여 수준을 높일 수 있는 기회를 포착하고 개선하는 것이 조직 관리자의 중요한 역할이 될 것이다.

예를 들어, 지방의 한 대학병원에서는 각 부서장들에게 직원의 승진 및 보상과 관련된 평가에 대한 권한을 일부 위임함으로써 부서별 자치(自治) 관리가 이루어지도록 하고 있고, 이것은 매우 높은 동기부여 환경을 조성하고 있다. 부서 자체의 개인 능력 경연대회, 병원 조직 발전을 위한 아이디어 경진대회, 자체 학술세미나가 수시로 열리고 있으며, 부서장들은 여기로부터 나온 의견을 병원 전체의 경영에 반영하려고 노력함으로써 직원들의 자발적인 일에 대한 열정과 조직에 대한 충성심을 유도해내고 있다. 이와 같은 동기부여 환경을 조성하는 데는 큰 비용이 들어가는 것도 아니다. 조직 구성원들이 마음으로부터 진정으로 원하는 수평적 커뮤니케이션을 가능하게 만들고 자신의 능력을 발휘할 수 있는 기회를 제공하는 것만으로도 가능한 일이다.

3) 동기부여의 내용이론

조직구성원 개개인의 성과를 높이기 위해 동기부여가 이루어져야 하고, 이 동기부여는 인간 각자가 추구하는 욕구에서 시작된다는 것은 널리 인정되고 있다. 동기부여의 욕구이론들은 사람들이 그러한 욕구들과 부족감을 충족시키려한다는 것을 가정한다. 모든 조직의 관리자나 감독자가 부하 직원들의 동기부여의 잠재성을 찾기 위해 기본적으로 해야 하는 것은 그들의 욕구를 밝히고 그것들을 충족시키기 위한 단계로 나아가는 것이다. 하지만 관리자들은 모든 개인에게 동일하게 적용할 수 있는 보편적인 욕구들의 단순한 집합과 욕구 충족 인자는 없다는 것을 이해하는 것이 중요하다.

그 이유는 첫째, 사람들은 각자 연령이나 성, 인종, 기타 다른 인구학적 배경 특성들이 다르기 때문이다. 사람들 각자의 욕구가 다르기 때문에 어떤 동기 요인들의 최적 집합이라고 해도 모든 이들에게 적합하기는 어렵다. 둘째, 조직의 맥락과 문화 역시 조직들 사이에 있어서나 조직 내 모든 개인에게서 다를 수밖에 없다. 한 개인의 학습된 욕구는 자신의 조직 내에 있는 유인에 따라 다를 수 있다. 모든 사람들이 돈에 의해 동기부여 되기도 어렵고, 모든 사람들이 관리자의 칭찬이나 무료 식사 제공에 동기부여 되지 않는다. 셋째, 한 개인에게서도, 욕구들은 시간에 따라 변화한다. 이것은 욕구단계론 연구자들에 의해 이미 잘 알려져 있다. 다양한 욕구들의 상대적 중요성은 지속적으로 변화하며, 따라서 관리자들에게 있어서 동기부여는 움직이는 목표물을 겨냥하도록 하는 것과 같다. 넷째, 한 조직의 계층에서 서로 다른 위치에 있는 직원들은 자신들의 욕구와 잠재적 동기요인들의 구성을 다르게 만들 것이라는 것은 자명한 사실이다. 다섯째, 자원의 제한과 같은 제약이나 결여 또한 여러 욕구들의 상대적 중요성에 영향을 미칠 수 있다. 외부 출장을 가는데 KTX를 타지 못하고 보통 기차를 타야 한다면 자존감의 저하로 동기부여는 낮아질 수 있다.

많은 유의점들에도 불구하고, 욕구에 기반하고 있는 동기부여 이론들은 주어진 상황에서 동기부여를 증진시킬 수 있는 요인들에 대한 유용한 통찰력과 활용 가능성을 제공해준다. 관리자들은 태도조사와 여러 하위 집단들과의 지속적인 양방향 구두 의사소통을 이용하여 직원들의 욕구를 밝혀낼 수 있다. 가능한 한 관리자는 또한 개별 직원들을 동기부여 하는데 어떤 욕구들이 중요한지를 인식해야 하고 그러한 욕구들을 그 개인들에게 할당된 직무요건에 맞추려고 노력해야 한다. 좀 더 치밀한 관리자들은 밝혀진 욕구들에 근거하여 자신들의 리더십과 의사소통 방식, 경제적 및 비경제적 보상, 직무할당, 훈련과 개발의 강조점을 변경할 것이고 또한 가능한 한 많은 부하직원들의 욕구충족을 극대화하기 위한 피드백 조치를 취할 것이다. 예를 들어, 어떤 직원들은 독립적으로 혼자 일하도록 관리하는 방식이 필요할 수 있다. 다른 어떤 사람들은 조직 안에서 여럿이 함께 일하기를 원하면서 좀 더 많은 구조와 목표들, 피드백을 필요로 할 것이다. 이처럼 직원들은 각자 서로 다른 욕구들을 갖고 있기 때문에 다른 방식으로 관리되어야 한다. 이것이 바로 동기부여이론의 실무적용 시 핵심적인 사항이다.

(1) 욕구단계이론

Maslow(1943)가 인지적 통찰에 의해 설계한 욕구단계이론(need hierarchy theory)은 경영 실무자들에게 가장 널리 알려져 있는 동기부여의 고전적 이론이다. 그 내용을 보면, 인간의 욕구는 5개의 범주로 구분되는 계층을 형성하고 있으며, 이러한 욕구는 저차원의 욕구부터 고차원의 욕구로 순차적으로 일어난다. 즉, 하위 단계의 욕구가 충족되어야 상위 단계의 욕구가 개인의 행동에 영향을 미치게 된다는 이론이다. 이 이론은 실증연구의 결과에 의하여 지지받고 있지는 못하지만, 연구자의 경험을 토대로 인식론적으로 인간의 욕구를 가장 처음으로 체계화시킨 것으로 인정받고 있다. 작업장에서 각 개인이 어떤 욕구를 가지고 있는지를 파악하여 제도적으로 욕구충족 수단을 강구할 때 잘 활용될 수 있다. 다섯 가지의 욕구체계는 다음 그림 [5-3]과 같다.

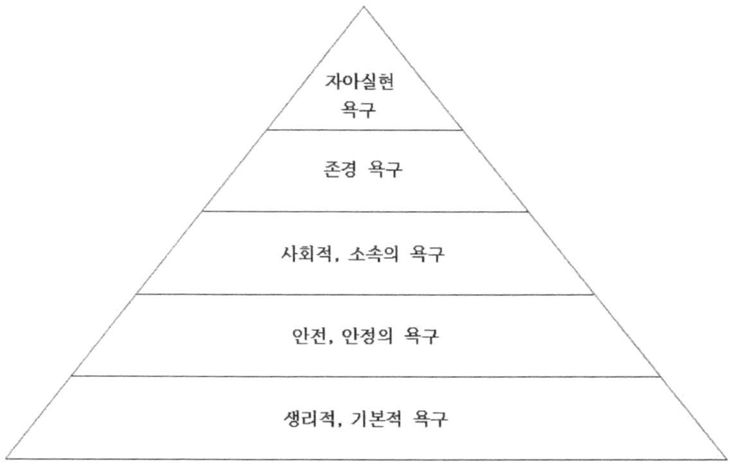

[그림 5-3] 매슬로우의 욕구단계

그림에 따르면 첫째, 생리적 또는 기본적 욕구(physiological needs)는 생존을 위한 의식주 욕구와 성욕, 호흡 등의 신체적 욕구로써 작업에 적합한 조명장치의 설치나 최저임금의 충족 등을 들 수 있다. 조직에서 그러한 욕구들은 일반적으로 적당한 임금과 적절한 조명, 온도, 환기와 같은 것을 제공하는 만족스런 작업환경에 의하여 충족된다는 것을 관리자들은 이해해야 한다.

둘째, 안전의 욕구(security needs)는 물질적 안정과 타인의 위협이나 재해로부터의 안전 욕구로써 고용보장, 생계보장수단, 작업조건의 선진화 등을 충족시킬 수 있다. 이것은 돈이나 직업의 안정에 관한 걱정으로부터 자유롭고자 하는 욕구를 포함한다. 작업 현장에서 안전욕구는 기본적으로 장기근속, 해고의 회피, 불만해소 체계(grievance system), 질병과 영구적인 은퇴로부터의 안정을 위한 적절한 건강보험과 은퇴제도에 의하여 충족될 수 있다. 병원 조직은 일을 하는데 상당히 위험한 장소로 지각될 가능성이 있기 때문에 직원들의 안전욕구를 충족시켜 줄 수 있는 관리적 접근은 매우 중요하다. 예를 들어, 중환자실 간호사들은 결핵이나 간염 또는 HIV와 같은 위험스런 상황들에 노출되는 위험을 두려워한다는 사실을 관리자들은 이해하고 이것들이 회피될 수 있도록 사전 조치되어야 한다.

셋째, 사회적 또는 소속욕구(social needs)는 사람은 사회적 존재로서 다른 사람과 애정이나 사랑을 나누고 모임에 소속되려는 욕구로써 우호적 작업팀의 구성이나 인간 중심적 리더십 발휘 등으로 충족시킬 수 있다. 당연히 소속욕구는 사회적 과정들을 포함한다. 이 욕구는 애정과 정서적 욕구, 동료들로부터 인정받고자 하는 것들을 포함한다. 그것들은 많은 사람들에게서 직무나 직무와 관련된 친구관계 밖의 가족이나 공동체 관계들의 조합에 의하여 충족된다. 관리자는 직원들의 사회적 상호작용을 고취하거나 직원들이 팀이나 작업집단의 부분으로 느끼게 함으로써 이 욕구충족을 증진시킬 수 있다. 직원 가족들의 문제에 세심하게 대응하는 것 또한 직원들의 사회적 욕구를 충족시키는 데 도움을 줄 수 있다.

넷째, 존경욕구(esteem)는 타인으로부터의 존경을 받거나 타인을 지배하려는 욕구로써 병원 관리자는 포상, 승진, 인정, 책임감 부여, 중요업무 부여 등과 같은 정책을 강구할 수 있다. 이러한 존경욕구는 긍정적인 자아상 또는 자존심 충족에 대한 욕구와 타인들로부터의 인정과 존경이라는 두 가지 다른 차원의 욕구들로 구성된다. 예를 들어, 중환자실 간호사들은 자신들이 하는 일의 중요성에 대하여 적절하게 인정받지 못한다고 지각하며, 반면에 생색은 의사들이 낸다고 믿는 경향이 있다. 따라서 병원 관리자들은 직책과 공적인 인정, 칭찬과 같은 성취의 표시를 제공함으로써 간호사들이 존경욕구에 접근하도록 할 수 있다. 관리자들은 또한 동기부여 대상에 따라서 좀 더 도전적인 일을 하도록 할 수도 있고, 성취감을 느끼도록 색다른 기회들을 제공해 줄 수도 있다.

다섯째, 자아실현욕구(self actualization) : 자아의 발전과 이상적 자아를 실현하고 싶어 하는 욕구로써 도전적 과업, 창의성 개발, 잠재능력 발휘와 같은 정책을 강구할 수 있다. 병원 관리자들은 부하 직원들이 의사결정과정에 참여하거나 자신들의 직무와 관련하여 새로운 것들을 배울 수 있는 기회를 마련해줌으로써 직원들이 자아실현을 증진감을 갖도록 할 수 있을 것이다. 매슬로우는 자아가 실현된 사람의 특징으로는 건전한 생각과 태도를 갖고 있고, 사고와 정서에 있어서 자발적이고 자연스러우며, 또 윤리적이며 수단과 목적을 잘 구별할 수 있다고 보았다.

(2) ERG 이론

Alderfer(1972)는 매슬로우의 욕구단계이론을 수정·보완하여 인간의 욕구를 3개의 범주로 분류하였다. 알더퍼는 실증연구를 통하여 매슬로우의 욕구단계설에서 하위욕구가 만족되어야 상위욕구가 생긴다는 만족-진행(satisfaction-progression)의 과정과 함께, 상위 욕구가 충족될 수 없을 때 이미 충족된 하위욕구가 더욱 강해진다는 좌절-퇴행(frustration-regression)의 원칙을 새롭게 제시하였다. 즉, 관계욕구나 성장욕구가 좌절될 때에는 존재에 대한 욕구가 더 커지기 때문에 월급인상과 같은 물질적 욕구가 더 왕성해질 수 있다.

또한 매슬로우는 사람들이 한 시점에서 한 가지 욕구에 의해서만 영향을 받는다고 주장한데 반하여 알더퍼의 ERG 이론에서는 두 가지 이상의 욕구가 동시에 작용할 수도 있다고 보았다. 첫째, 존재 욕구(existence needs; E)는 생리적 및 물리적 욕망을 말한다. 매슬로우의 생리적 욕구와 물질적 측면의 안전욕구가 이 범주에 속한다. 둘째, 관계 욕구(relatedness needs; R)는 만족스러운 대인관계에 대한 욕구이다. 매슬로우의 인간적 측면의 안전욕구, 사회적 욕구 및 존경욕구 등이 이 범주에 속한다. 셋째, 성장 욕구(growth needs; G)는 자기 자신의 계속적인 성장과 발전에 대한 욕구이다. 매슬로우의 존경욕구의 일부와 자아실현 욕구가 이 범주에 속한다.

(3) 학습된 욕구이론

McClelland(1961)는 인간의 행동을 이해하는데 중요하다고 생각되는 세 가지의 욕구를 구별해 냈다. 그는 주제통각법(主題統覺法, Thematic Apperception Test: TAT)을 사용하여 사람들의 욕구를 측정한 결과 인간의 욕구는 선천적으로 타고난다기보다는 후천적인 경험을 통하여 획득된다고 주장했다. 즉, 후천적 학습에 의하여 욕구상태를 변화시킬 수 있다는 점에서 다른 욕구이론과 차이점이 있으며, 그의 욕구이론을 학습된 욕구이론(learned need theory)이라고 부른다. 그는 실제로 성취욕구 프로그램을 개발하여 피험자들에게 적용한 결과, 그 프로그램에 참여한 사람들이 그렇지 않은 사람들에 비하여 사회적 성공의 확률이 높았다고 한다. 또한 성취욕구는 국가 간에도 차이가 나며 성취욕구가 높은 나라가 경제력이 높다는 주장을 하기에 이르렀다.

그의 세 가지 욕구이론은 첫째 성취욕구(need for achievement : n-Ach)로써,

이것은 높은 업적을 달성하기 위해 높은 기준을 설정하고 이를 반드시 이룩하고자 하는 욕구이다. 둘째, 친교욕구(need for affiliation : n-Aff)인데, 이것은 타인에 대하여 따뜻하고 친근한 관계를 유지하려는 욕구이다. 친교욕구는 Maslow의 사회적 욕구와 유사하다. 높은 친교욕구를 가진 직원들은 동료들과의 집단 상호작용이 성취나 영향보다 더 높은 가치가 부여되는 친밀하고 참여적인 작업환경을 선호한다. 친교에 대한 욕구가 강한 사람들은 많은 사회적 상호작용을 수반하는 일을 좋아하며, 그런 직장생활 속에서 성과를 더 내는 경향이 있다. 오늘날 더 높은 성과달성을 위하여 팀워크가 더욱 필요해짐에 따라, 좀 더 강한 친교욕구 관리가 병원 관리자들에게 직원관리의 중요한 속성이 될 수 있다. 좀 더 순응적이고 협조적이 됨으로써 친교욕구를 충족시키려고 노력하는 관리자들이 직원 간에 발생할 수 있는 역기능적인 갈등을 줄이고 다양한 작업 집단들을 통합함으로써 융합적 작업환경의 변화 속에서 유리한 고지를 점령할 수 있을 것이다. 셋째, 권력욕구(need for power : n-Pow)로서, 이것은 타인에게 영향력을 미치거나 논쟁에서 이기려고 하는 욕구이다. 권력욕구가 강한 사람은 타인의 행동을 지배하고, 더 나아가 자신의 요구에 맞춰 타인의 행동을 변화시키기 위해 노력한다.

관리자들은 McClelland가 주장하는 대로 성취욕구가 높은 사람을 선발하거나 성취욕구를 높여주기 위해 노력할 수 있다. 성취욕구가 높은 사람의 특징으로는 첫째, 운보다는 노력에 의해 무엇인가를 성취하려는 것을 선호하며, 둘째, 목표가 분명하고 곤란도와 위험 정도가 중간 수준인 도전적인 과업을 선호하며, 셋째, 결과에 대한 피드백을 선호하여 성공과 실패를 분명히 하는 것을 선호하며, 넷째로 미래지향적인 상황을 선호한다. 따라서 성취욕구가 높은 사람들이 많을수록 조직의 성과는 높아질 것이라는 것을 병원 관리자들은 인해하고 있어야 한다.

McClelland는 성취욕구를 향상시키면 개인이나 국가가 경제적으로 부강해질 수 있다고 주장하면서 개인의 성취욕구를 개발할 수 있는 지침을 제시하고 있다. 그의 지침은 미국에서 성취동기훈련(achivement motivation training)이라는 이름으로 제도화되기도 했다. 맥클리랜드의 학습된 욕구이론은 거시경제 분야까지 확대되어 많은 지지를 받았지만, 인간의 욕구의 대부분은 어릴 때 형성된다는 점에 있어서 성인의 행동변화가 쉽지 않다는 측면에서 비판을 받기도 했다.

(4) 2요인 이론(two-factor theory)

Frederick Herzberg(1987)는 직무충실화(job enrichment)의 관점에서 조직 구성원들의 만족감을 높이고 보다 더 높은 동기를 유발시키기 위해서는 개인의 업무에 자신의 능력을 활용하고 자기통제를 할 수 있도록 책임과 기회를 더 많이 부여해야 한다고 주장했다. 그는 200명의 엔지니어와 회계사들을 대상으로 직무에 있어서 특별히 기분이 좋았던 때와 특별히 기분이 나빴던 때에 대하여 자세하게 조사했다. 이에 대한 4,000여 개의 응답을 분석한 결과, 허쯔버그는 어떤 요인들은 불만족과 관련을 맺고 있고 또 어떤 요인들은 만족과 관련을 맺고 있는 것을 발견했다.

어떤 사건이나 대상에 대한 사람의 만족과 불만족은 전통적으로 일차원적이라고 믿어졌다. 즉, 급여라는 한 가지 변수의 일직선상의 한쪽 끝에는 만족이 있고, 그 반대편에는 불만족이 있다는 관점에 입각해 있었다. 그러나 허쯔버그는 조사 결과 만족의 반대는 만족하지 않는 것이고, 불만족의 반대는 불만이 없는 것이라는 복수의 차원의 지각이 존재한다는 것을 알아냈다. 즉, 불만족 요인이 충족되면 만족하는 것이 아니라 불만족이 감소하게 되며, 만족 요인이 충족되지 않으면 불만족이 생기는 것이 아니라 만족이 감소하게 된다는 것이다. 2요인을 정리하면 첫째, 직무 불만족에 영향을 미치는 요인을 위생요인(dissatisfiers; hygiene factors)이라고 하는데, 이것에는 병원의 정책 및 관리방침, 감독, 상사와의 관계, 작업조건, 임금, 동료와의 관계, 개인생활, 부하와의 관계, 지위, 안정 등 직무환경 관련 요인들이 포함된다. 둘째, 직무만족에 영향을 미치는 요인으로 동기요인(satisfiers; motivator factors)이 있는데, 이것에는 성취, 인정, 책임, 발전, 성장 등 직무 그 자체 즉 직무내용 관련 요인들이 포함된다.

허쯔버그의 2요인 이론에 의하면 정책이나 감독과 같은 위생요인들만 가지고는 조직 구성원들로부터 적극적인 동기부여를 유도해낼 수 없다는 것이다. 오직 동기요인만이 내재적 만족요인으로서 적극적인 만족을 유도하여 동기부여를 높일 수 있다는 것이다. 경영 현장에서 관리자들은 동기부여 요인을 제공할 수 있는 방안을 강구하면서, 만족요인을 높여주기 위하여 직무확대(job enlargement)와 직무충실(job enrichment)의 개념을 현장에 응용할 수 있을 것이다. 직무확대란 직무의 범위를 확대시키는 것이며, 직무충실화는 직무담당자에게 직무에 대한 보다 많은 책임이나 재량권을 부여하는 것이다.

병원의 관리자는 직원의 만족 차원에 영향을 미치는 요인인 동기요인들은 특히 작업 내용 즉, 내재적 요인들과 관련된다는 점에 유의해야 한다. 불만을 초래하는 것으로 알려진 요인인 불만 억제 요인들은 주로 작업환경과 관련이 있다. 허쯔버그에 의하면, 변화하는 환경만으로는 직원에게 동기를 부여하는 데는 한계가 있다는 것을 관리자들은 유의해야 한다.

그러나 허쯔버그의 2요인이론은 각 요인들이 그렇게 두개의 개념으로 명확히 구분되는지, 그리고 만족요인이 동기부여 요인과 동일시 될 수 있는지 의문이라는 비판을 받고 있다.

(5) X·Y 이론

McGregor(1960)는 인간관을 두 가지로 구분하였다. 하나는 전통적 인간관으로 인간은 일을 싫어하고 수동적이라고 보는 관점이다. 이러한 관점을 X이론이라 하였다. 그리고 인간은 능동적이고 자율적이라는 새로운 인간관인 Y이론을 제시했다.

조직에서 관리자는 인간관을 X이론적 관점에서 보는가, 아니면 Y이론적 관점에서 보는가에 따라 관리방식이 달라질 수밖에 없다. 만일, X이론적 관점에서 본다면 부하들을 감시하고 통제하려고 할 것이며, Y이론적 관점에서 본다면 부하를 신뢰하고 자율적으로 임무를 수행할 수 있도록 책임과 자율을 부여할 것이다. 맥그리거는 조직관리가 성공하기 위해서는 인간에 대한 전통적 관점에서 새로운 관점으로의 변화가 중요하다고 언급하였다. 그가 1960년에 출간한 「기업의 인간적 측면(The Human Side of Enterprise)」에서 주장하고 있는 Y이론적 인간관의 단적인 측면을 살펴보면 다음과 같다.

> "조직에서 관리자가 해야 할 일은 직원이 조직의 요구사항과 자신의 개인적 목표 모두에 부합되는 공동의 목표를 발견하도록 도와주는 것이며, 또 그들이 그 목표에 진정으로 헌신할 수 있도록 다양한 방법으로 도와주는 것이다. 더 나아

가 직원이 그 목표를 달성할 수 있도록 도와주는 것도 관리자의 업무인데, 그것을 위해서는 선생님이 되고 상담자가 되고 동료가 되어야 하며 아주 필요한 예외적인 경우에만 전제적인 상사가 되어야 한다. 만약, 관리자가 직원에 대한 명령과 통제권을 자신이 장악하려 한다면, 그는 직원을 도울 수 없을 것이며 오히려 직원의 성장을 방해하는 동시에 그들로 하여금 상사에 맞서는 대응책을 고안해 내도록 부추기는 셈이 될 것이다."

이러한 관점은 특히 개인의 지적 역량을 충분히 활용해야 할 오늘날 지식정보화 시대에 병원 관리자들에게 시사하는 바가 크다고 하겠다. 맥그리거의 X • Y 이론의 인간관을 요약하면 다음〈표 5-2〉와 같다.

〈표 5-2〉 X • Y 이론의 인간관

인간관	X 이론	Y 이론
특성	• 원래 사람은 일하기 싫어하기 때문에 가능한 한 일을 조금만 하려고 한다. • 인간이란 책임지기를 싫어하기 때문에 가능한 한 회피하고 시키는 일만 하려고 한다.	• 일이란 인간에게 자연스러운 것으로 적절한 조건만 갖추어지면 자율적으로 책임을 맡아서 하려고 한다. • 인간은 스스로 목표달성을 위해 스스로 통제하고 관리한다.
관리방식	• 통제와 지시를 주로 한다. • 물질적 보상을 한다. • 수직적 관리를 한다.	• 자율에 맡긴다. • 일할 수 있는 조건을 만들어 준다. • 내재적 보상을 한다. • 수평적 관리를 한다.

맥그리그의 X · Y 이론의 관점에서 볼 때 오늘날 직장에서 직원들의 동기부여를 유도해내기 위한 조직관리 방식을 살펴보면 다음과 같다(임창희, 1997).

첫째, 직원들에게 권한을 위임하고 책임도 준다.

둘째, 직무를 확대하고 일의 재량폭도 넓혀준다.

셋째, 직무관련 의사결정에 직원들을 참여시킨다.

넷째, 스스로의 목표를 설정하고 자신을 평가할 수 있는 자율경영체제를 도입한다.

(6) 7단계 욕구이론

최근 미국의 전문 경영컨설턴트이자 '넬슨 모티베이션 주식회사' 설립자인 Bob Nelson은 그의 저서 「매니지먼트 바이블(Management Bible)」이라는 책에서 관심을 끌만한 동기부여 전략을 제시하고 있다. 그에 따르면, 경영자는 조직 구성원들에게 동기를 유발시키고 그들을 이끌어 효율적이고 신속하게 조직의 목표를 달성해야 하는 임무를 띠고 있기 때문에 훌륭한 경영자라면 직원들의 동기부여와 잠재력을 최대한 이끌어내서 시장의 기대를 능가하는 큰 성과를 이룰 수 있어야 한다고 주장하고 있다. 오늘날은 경영자가 직원들에게 최고의 성과를 내라고 닦달할 수 있는 시대가 아니다. 때문에 그들이 최고의 성과를 낼 수 있는 분위기와 환경을 조성해주는 것이 중요하다는 점을 강조했다. 그가 내세우고 있는 동기부여의 7단계는 다음과 같다.

- •1단계 : 목적과 의미(Purpose & Meaning)의 단계로 직원들에게 업무의 중요성을 환기시킨다.
- •2단계 : 신뢰와 존중(Trust & Respect)의 단계로 직원들을 전문가로 인정해준다.
- •3단계 : 커뮤니케이션과 정보(Communication & Information)의 단계로 부서와 회사의 정보를 적극적으로 공개한다.
- •4단계 : 칭찬과 인정(Praise & Recognition)의 단계로 과업의 수행에 대하여 칭찬하고 인정해준다.
- •5단계 : 자율과 유연성(Autonomy & Flexibility)의 단계로 업무의 자율성을 최대한 보장한다.
- •6단계 : 참여와 격려(Involvement & Encouragement)의 단계로 직원의 제안에 대하여 관심을 보인다.
- •7단계 : 배움과 도전 및 성장(Learning, Opportunity and Growth)의 단계로 자기 성장의 기회를 제공한다.

이와 같은 Nelson의 동기부여 이론은 직원 개개인이 7개의 욕구 단계 중 현재 어떤 단계에 위치해 있는지를 정확하게 파악하여 개별적으로 필요한 욕구를 충족시켜주면 된다는 것이다. 이와 같은 주장은 아직 이론으로 정립되고 검증된 것은 아니지만 다양한 수준의 직원들로 구성되어 있는 오늘날 조직 관리에 적용해볼 만한 내용이라고 하겠다.

4) 동기부여의 과정이론

욕구에 기반한 관점들은 동기부여를 일으키는 요인들에 대하여 유용한 통찰력을 제공해 주기는 하지만, 직원들의 동기부여에 대한 이론적 또는 관리적 접근법을 완전하게 구성하지는 못한다. 즉, 내용이론은 “어떻게” 동기를 부여할 것인가? 하는 방법이나 과정에 대해서는 잘 설명하지는 못한다. 예를 들어, 그것들은 직원들이 왜 주어진 수준에서 다른 것이 아닌 이 요인에 의하여 동기가 부여되는지 또는 다른 욕구들은 어떻게 충족될 수 있는지 설명해 주지 못한다는 것이다. 이와 의문들은 동기에 대한 다양한 과정이론들에 의해 도입된 행동이나 목표, 그리고 개인의 감정을 포함한다. 동기부여의 과정이론(process theory)은 동기부여가 어떤 과정을 거쳐 이루어지는가에 초점을 두고 있으므로 관련 이론들을 살펴보는 것은 병원 관리자의 리더십 발휘에 도움을 줄 수 있을 것이다.

(1) 기대이론

사람들은 자기가 바라는 목표에 도달할 수 있다고 확신이 설 때 비로소 행동으로 옮길 것이라는 것이 기대이론(expectancy theory)의 기초이다. 기대이론은 기본적으로 어떤 행동이 일어날 경향은 세 가지 요소에 의해 결정된다고 본다(Vroom, 1964). 즉, 동기부여의 힘은 기대, 수단성, 유의성의 곱으로 표시된다.

① 기대(expectancy) : 일정한 노력을 기울이면 일정한 수준의 업적을 올릴 수 있으리라 믿는 가능성으로 0에서 1사이의 값을 갖는다.
② 수단성(instrumentality) : 어떤 업적을 올리면 그것이 바람직한 보상으로 연결된다고 믿는 가능성으로 0에서 1사이의 값을 갖는다.
③ 유의성(valence) : 궁극적으로 얻게 되는 보상이 개인에게 얼마나 매력적인

가를 나타내는 것으로 -1에서 1사이의 값을 갖는다.

이를 모형으로 나타내면 다음과 같다.

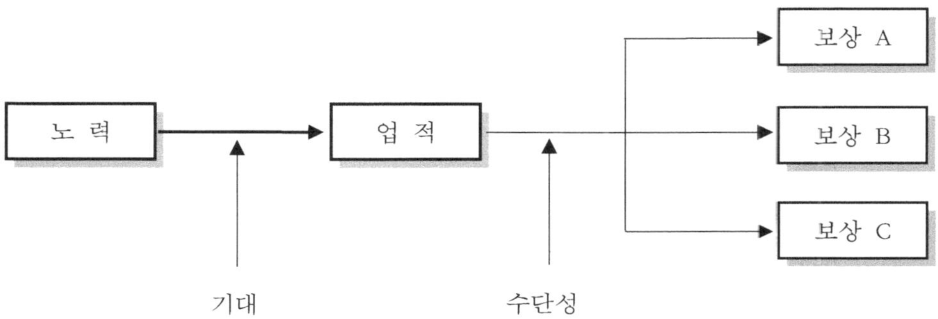

[그림 5-4] 기대이론의 모형

기대이론 모형 [그림 5-4]는 우선, 실무에서 직원들의 기대감을 높여주어야 동기부여가 이루어진다는 것을 보여주고 있는데, 기대를 높이기 위해서는 관리자는 먼저 직원들에게 노력을 하면 업적을 달성할 수 있다는 자신감을 심어주어야 한다. 노력해도 바라는 목표를 달성할 수 없다고 느끼면 행동하지 않으려고 하기 때문이다. '하면 된다.'는 기대감을 심어주기 위하여 관리자는 직원에 대한 코치나 안내를 해주고, 직원에 대한 후원 내지는 후견인 역할을 해주어야 한다. 그리고 능력있는 직원을 선발하는 것도 기대감을 높이는 중요한 방법이다. 또한 달성해야 할 업적 목표를 명확하게 해주는 것도 직원의 기대감을 높일 수 있다.

다음으로, 수단성(instrumentality)이란 보상에 대한 욕구로 인해 높은 성과를 올리려는 자세이다. 즉, 높은 성과는 승진이라는 보상의 수단이 되는 것이다. 이 수단성을 증대시키는 방법으로서는 실제 보상이 업적에 따라 이루어진다는 것을 공개적으로 명확히 하는 효과적이다. 즉, 업적에는 반드시 그에 상응하는 보상이 주어진다는 것을 제도화시키거나 실천을 통하여 보여주어야 한다.

이때 보상은 기본급 외 주로 인센티브를 의미하는데 직원들에게 매력적인 것일

수록 효과가 있고, 그러기 위해서는 카페테리아식(cafeteria) 보상방법을 사용하는 것이 좋은 것으로 알려져 있다. 카페테리아식 보상이란 현금 보너스, 유급 휴가, 주식 구매권, 보험 혜택의 증가 등과 같은 여러 종류의 보상 중에서 개인이 가장 선호하는 것을 선택하도록 하는 방법이다. 이를 통하여 직원은 자신이 가치가 높다고 생각하는 보상 방법을 택할 수 있기 때문이다.

이러한 기대이론은 관리자들이 관심을 갖고 탐구해야 할 네 가지의 핵심적인 요소를 갖고 있다. 첫째, 직무의 결과(job outcomes)이다. 이것은 급여인상, 승진, 인정과 같은 보상들과 다른 한편으로는 실직, 좌천과 같은 부정적 경험들을 모두 포함한다. 둘째, 유의성(valences)이 있다. 이것은 직무결과들에 대한 개인들의 느낌을 말한다. 즉, 승진과 같은 결과물에 대하여 긍정적인 것에서 중립적인 것, 부정적인 것에까지 분포하고, 방향성은 물론 강도에 있어서도 다양하다. 셋째 구성요소는 수단성 또는 도구성(instrumentality)인데, 작업 성과와 결과 사이의 인지된 연계성을 뜻한다. 즉, 도구성이란 개인들이 직무결과를 얻는 것을 자신들의 작업성과에 달려있거나 조건적으로 종속적이라고 믿는 정도이다. 예를 들면, 한 간호사가 급여와 같은 결과가 병원의 환자 규모와 같은 객관적 요인들보다는 자신의 업무수행과 고도로 관련되어 있다고 생각한다면, 결과에 대한 도구성이 높다고 주관적으로 인식하게 된다. 끝으로, 기대(expectancy)는 노력과 업무성과와의 인지적으로 연결되어 있다는 점이다. 기대이론 모형에 따르면, 연말에 아무런 인센티브도 없다는 인지의 결과는 노력이 성과와 연결되어 있지 않기 때문에 동기부여를 일으키지 못한다는 것이다. 한 연구에서 이와 같이 인지하는 의사들은 질 높은 질병관리업무를 수행하려는 동기가 실질적으로 감소되는 것으로 나타났다.

기대이론에서 동기부여는 유인성과 수단성, 기대의 최종 산물이다. 근로자들은 결과에 가치를 두고(즉, 유인성이 높고 긍정적이다), 업무성과가 좋으면 원하던 결과로 보상이 된다(즉, 수단성이 높다)고 믿으며, 자신들의 노력이 좋은 성과를 낳을 것으로(즉, 기대가 높다) 믿는다. 반대로, 기대이론의 구성요소들이 낮은 값을 갖고 있으면 동기부여가 낮을 가능성이 높다. 예를 들어, 급여인상을 성과보다는 연공서열에 연계시키고 있는 조직에서와 같이 개인의 업무적 노력의 결과를 성과와 연계시키지 않는다면, 사람들은 자신들의 성과에 신경을 덜 쓰게 된다. 마찬가지로, 노력과 성과가 관련되지 않은 것처럼 지각되어도 조직구성원들은 열심히 일할 이유를 찾기가 어려워진다.

결과적으로 동기부여의 기대이론은 조직에서 관리자의 리더십 행동을 위해 매우 유용한 지침들을 제공해 준다. 그 첫 번째는, 인센티브나 직무 결과는 직원들에게 매력적이도록 선택되어야 한다. 아마도 이를 위한 최선의 길은 표본조사나 면담을 통하여 직원들의 선호도에 관하여 직접적으로 질문하는 것이다. 두 번째는, 인센티브를 얻기 위한 규칙들은 관련된 모든 직원들에게 명확하게 공지되어야 한다. 예를 들어, 작업성과 수준은 가능한 한 상세하게 기술되어야 한다. 그러한 규칙들은 직무분장과 직원 직무교육에서 명시되어야 한다. 또한 이 규칙들은 비공식적으로나 공식적으로, 정기적으로 검토되어야 한다. 세 번째는, 조직구성원들은 자신의 노력이 기대한 수준의 작업성과를 이룰 수 있다고 인식하여야 한다. 이것은 조직의 관리자들이 효과적인 리더십을 발휘하여 늘 직원들의 사기가 높은 상태를 유지하도록 해야 한다는 것을 알려준다.

병원의 관리자들이 현장에서 기대이론을 적용하여 직원들을 동기부여 시키고자 할 때, 노력과 작업성과 간의 연계성을 약화시키는 몇 가지 요인들이 개입될 수 있다는 점을 간과해서는 안 된다. 예를 들어, 직원은 열심히 일하려고 하더라도 장비나 재정지원이나 인력의 부족과 같은 자원이 부족하여 성과를 내지 못할 것으로 예측되는 경우도 있다. 특히 의료서비스 분야는 이직종의 구성원들 간에 상호의존성이 매우 크기 때문에 작업성과가 개인이 아닌 동료 모두의 노력에 달려 있어서 자신만 최대한 노력하는 것이 무의미해지는 경우도 있다. 공동으로 작업을 하는 경우에 나 아닌 다른 작업자들의 노력이 결여되어 있다고 인식할 때, 자신의 노력과 집단 또는 작업단위의 작업성과 간의 연관성에 대한 개인의 동기부여는 감소되기 마련이다. 따라서 관리자들은 이러한 경우에는 직원들 스스로가 통제할 수 없는 요인들에 의해 발생하는 저성과에 대해서는 책임을 묻지 않는다는 것을 명확히 함으로써 오히려 직원들의 사기를 높일 수 있을 것이다.

(2) 공평성 이론

공평성 이론(equity theory)은 조직 내 개인들이 자신의 투입과 산출의 비율을 비교가 되는 다른 사람의 투입과 산출의 비율과 비교하는데서 출발한다. 비교 결과, 그 비율이 동일하다고 지각하면 공평하다고 느끼는 반면, 비율에 있어서 자신의 것이 작거나(과소보상감) 크면(과대보상감) 불공평성을 지각하게 되고, 사람들은 이와 같은 불공평한 상태를 수정하는 행동을 하게 된다는 것이다. 이것은 사람이면 누구든지 자신의 투입에 애착을 가지고 있고, 또 비교의식을 가지고 있다는 것을 말해준다.

공평성 이론은 사회심리학자 Festinger(1957)의 인지부조화(cognitive dissonance) 이론에 근거하고 있다. 즉, 사람은 사고나 태도 또는 행동 간에 모순 또는 불일치감을 느끼면 심리적 부조화 상태에 있게 되어 불편함을 느낀다. 이러한 불편함을 줄이기 위하여 모순되는 사고나 태도 또는 행동을 어느 한쪽으로 일치시키려는 행동을 하게 된다는 것이다. 예를 들어, 어떤 사람이 한 달에 100만원의 급여를 받고 열심히 일하고 있는데, 자기와 비슷한 능력과 자격을 갖춘 직원이 한 달에 150만원을 받고 있다는 사실을 알게 된다면 불공평성을 지각하여 마음에 동요를 일으키게 된다. 따라서 그는 50만원을 더 요구하든지, 아니면 업무에 대한 노력을 그만큼 더 줄이거나 심지어 조직을 떠나려고 한다. Adams(1963)의 연구에 따르면, 공평성 이론은 사람들이 노력에 대한 대가로 받게 되는 보상에 대하여 절대액수뿐만 아니라 다른 사람이 받는 보상액과의 비교에도 관심을 가지고 있다는 사실을 일깨워준다. 사람들은 자신의 투입(Inputs; I) 즉, 시간, 노력, 교육, 경험, 훈련, 아이디어, 능력 등을 자신이 돌려받는 산출(Outcomes; O)에 대한 보상 즉, 보수, 승진, 인정, 안정, 개인적 개발기회, 부가급, 친교의 기회 등과 비교한다. 비교 결과, 그것이 상대적으로 공평하면 만족감을 느끼지만 불공평한 상태에 있다면 심리적으로 불편함이나 긴장감을 느끼게 된다. 이처럼 불공평한 상태를 지각하게 되었을 경우에는 투입의 변경, 산출의 변경, 투입 또는 산출에 대한 지각의 변경, 타인의 투입 또는 산출의 변경, 비교대상의 변경, 현장으로부터의 이탈 등의 행동을 취하게 된다. 반면에 과대보상을 받은 경우에는 자신이 그럴만하다고 이를 합리화시키는 경향이 있거나, 자신이 받은 과대 보상 수준에 이르기 위하여 더욱 열심히 노력하는 경우도 있다.

〈표 5-3〉 공평성 모델

비율의 비교	갑에 의한 지각
갑 $\frac{O}{I}$ 〈 을 $\frac{O}{I}$	과소 보상으로 인한 불공평 지각
갑 $\frac{O}{I}$ = 을 $\frac{O}{I}$	공평성 지각
갑 $\frac{O}{I}$ 〉 을 $\frac{O}{I}$	과다 보상으로 인한 불공평 지각

최근에는 각종 사회의 민주화나 개인의 지적 능력이 크게 신장됨으로써 조직 내부적으로 분배적 공평성과 함께 절차적 공평성의 중요성이 대두되고 있다. 이것은 법원의 재판과정에서 절차상으로 피고나 원고의 의견을 얼마나 충실히 반영하여 진행하는지 그 절차가 그 결과보다 더 중요하다는 관점에서 대두되기 시작했다. 직장인들은 자신이 받게 되는 연봉의 크기에 대한 분배적 공평성도 중요하지만, 그 이전에 연봉이 결정되는 절차나 제도의 타당성이 구성원에게 크게 중요한 것으로 인식한다는 것이다. 만약, 절차가 타당하지 않다면 조직구성원의 절차적 불공평성에 대한 지각은 직원들의 작업동기를 저하시키게 된다. 최근에는 많은 연구들이 결과의 공평성보다 절차적 공평성의 중요성을 강조하는 추세이다.

이러한 공평성이론은 의료서비스 관리자들에게 관리상 유용한 지침들을 제공해준다. 첫째, 사람들은 누구나 자신들을 많은 상황에서 남들의 처지와 비교한다는 것을 인식하고 직원들을 이끌어가야 한다는 것이다. 다른 사람과의 비교는 직원의 동기부여뿐만 아니라 그들 행동의 여러 측면에 영향을 미친다. 사람들이 미래에 대한 불확실성에 휩싸여 있다면 대개는 의식적으로든 무의식적으로든 유사한 처지에 있는 비교 대상들과의 비교를 통하여 자신의 생각과 행동을 추슬러 나가는 경향이 있다. 공평성이론은 관리자들에게 사회적 비교의 중요성을 일깨워준다. 예를 들어, 한 실증연구에 의하면 중환자실 간호사들은 자신들을 동일 병원의 다른 부서나 다른 병원의 간호사들과 비교하여 처우가 부당한 것으로 인식하면 불평을 하거나 쉽게 이직을 하는 것으로 조사되었다. 실제로 요즘 한국에서 모든 병원들이 간호등급제 및 간호간병제의 도입으로 간호 인력을 구하는데 애를 먹고 있다. 간호사들은 조직에 충성하거나 몰입하려고 하지 않는 경향을 보인다. 대신 상대적으로 대우가 좋은 병원이면 언제든지 이직을 할 태세가 되어 있다. 따라서 병원경영자들의 조직 관리의 성과도 어떻게 하면 간호 인력과 의사들의 수급을 원활히 하느냐에 달려 있다는 것이 과언이 아니다.

둘째, 관리자들은 병원 직원들이 자신의 조직성과에 대한 기여나 투입을 줄이거나 심지어는 병원을 이직하는 일이 발생하지 않도록 공평성 지각을 유지시키는데 최대한의 노력을 해야 한다. 공평성 인식은 직원들에게 보상을 지급하거나 다르게 대우할 필요가 있도록 하는 직무나 다른 조건들 간의 차이를 설명한다고 바뀌는 것은 아니다. 따라서 관리자들은 구성원들에게 실질적인 급여인상이나 또 다른 보상을 위한 다양한 방법들을 고려할 필요가 있다. 또 어떤 경우에는 관리자들이 낮아진 직원들의 공평성 지각을 회복하기 위하여 할 수 있는 일이 아무 것도 없을 수도 있다. 그렇다고 해서 공평성 지각에 관심조차 갖지 않는다면 동기부여가 억제되는 근본적인 문제들을 해결하기가 어려워지고 병원 직원들은 계속해서 직장을 떠나는 것을 쳐다볼 수밖에 없을 것이다.

(3) 목표설정 이론

Locke(1976)는 인간의 행동은 가치와 의도(또는 목표)라는 두 가지 인지에 의해 결정된다고 주장했다. 그는 가치가 바탕이 되어 정서와 욕망이 형성되고, 또 가치는 의식적인 의도로 발전을 하게 된다는 것이다. 이때 의도는 방향성을 갖는다. 즉, 간호사는 일정한 교육에 의해 환자의 건강회복을 위해 최선을 다하는 역할을 부여받고 있으며, 그것은 매우 옳은 일이라는 가치를 갖게 되고 그 기반 위에서 환자에 대한 동정적인 정서를 가지고 간호에 최선을 다하려는 욕망을 갖게 된다. 만약, 어떤 간호사가 이와 같은 가치를 갖고 있지 못하다면 환자를 잘 돌보려는 의도적 방향성을 갖지 못하기 때문에 환자를 잘 돌보고자 하는 정서와 욕망이 잘 생기지 않을 것이라는 것을 알 수 있다.

목표설정이론(goal setting theory)은 보통 목표로 표현되는 의도가 동기부여의 원천이 된다는 것이다. '최선을 다하라'는 식의 막연하고 일반적인 목표보다는 숫자로 표현되는 구체적인 목표가 있을 때, 수용되는 범위 내에서는 쉬운 목표보다는 어려운 목표가 주어질 때 높은 성과가 나온다는 것이다. 또한, 성과에 대한 피드백이 주어지지 않은 경우보다는 피드백이 주어질 때 성과가 높다는 것이다. 목표설정이론은 목표에 의한 관리(management by objectives; MBO)로 발전하였다.

목표설정이론에 의해 조직구성원을 동기부여 시키고자 할 때, 목표들이 작업성과에 긍정적인 영향력을 미치도록 하기 위해서는 충족되어야 할 몇 가지 조건들이 있다. 첫째는 구성원들이 목표를 인지하고 있어야 하고 그것들을 성취하기 위해서는 무엇을 해야 하는지를 알아야 한다. 둘째, 목표들은 구성원들이 그것들을 위해 기꺼이 일하고자 하는 그 무엇인가로 받아들여져야 한다. 즉, 사람들은 목표에 헌신하여야 한다. 다시 말해서, 목표들이 너무 어렵거나, 너무 쉽거나, 목표 달성을 위하여 요구되는 바가 무엇인지 개인들이 알지 못한다면, 관리자는 부하들을 동기부여 시키는데 실패할 수 있다. 목표설정이론의 핵심적 부분들은 작업현장에서 경험적으로 잘 지지되고 있다. 약 400개에 이르는 실험연구에서 보다 더 구체적이고 힘든 목표들이 "최선을 다하라"는 추상적인 지시나, 모호하게 정의된 목적들에 비하여 더 높은 성과를 올린다는 것을 보여주고 있다.

또한, 좋은 목표의 설정은 구성원들의 성과를 목표들과 관련시켜 살펴볼 수 있는 피드백이 주어졌을 때 더 효과적이다. 피드백이 없는 목표의 설정은 실제 성과에 장기적인 영향이 거의 없는 것으로 나타났다. 다른 한편 목표의 설정이 없는 피드백 또한 비효과적이다. 현장에서 일하는 직원들이 목표들을 향해 동기화되도록 하기 위해서는 목표와 피드백 모두가 필요하다는 것을 알 수 있다. 특히, 직원개인들이 스스로 만들어서 부여하는 피드백은 외부로부터 주어지는 피드백보다는 동기부여에 대하여 더 큰 효과를 달성하는 것으로 나타났다(Ivanchevich & McMahon, 1982). 현장에서 이루어지는 효과적 또는 비효과적 목표를 구분해보면 〈표 5-4〉와 같다.

〈표 5-4〉 효과적, 비효과적 목표설정 비교

구분	구체성	곤란성	수용성
비효과적 목표설정	몇 달 안에 매출액 증가를 위해 최선을 다함	내년에는 시장 점유율 1% 증가	이 목표는 나와 관계 없음.
효과적 목표설정	앞으로 6개월 동안에 매출액 10% 증가	내년에는 시장 점유율 10% 증가	이것이 바로 나의 목표이고, 목표달성에 최선을 다해야 함.

자료 : 송계충, 정범구(2006), 조직행동론, 경문사, p. 188.

그런데, 조직 관리자의 입장에서 과연 구체적인 목표와 어려운 목표를 수립하면 항상 높은 성과를 가져오는 것일까? 하는 것이 의문일 것이다. 여기에는 몇 가지 조건이 개입하게 된다. 업무수행 결과에 대한 피드백이 주어져야만 동기부여 효과가 더 높아지며, 또 개인적으로는 자아효능감(self-efficacy)이 높고 또 목표에 대한 몰입(goal commitment) 수준이 높을수록 동기부여 효과가 높다. 자아효능감이란 어떤 결과를 이루기 위해 필요한 행동을 조직화하고 수행할 수 있는 개인의 능력에 대한 판단과 신념을 말한다. 목표에 대한 몰입이란 목표달성에 기꺼이 노력을 바치며, 목표의 수준을 낮춘다거나 포기하려 하지 않는 의지를 말한다. 따라서 병원에서 높은 성과를 달성할 수 있는 가능성이 높은 직원을 선발할 때 자아효능감이 높은지 측정하는 것은 효과적인 방법이 될 것이다.

이상의 맥락으로 볼 때 목표설정이론이 관리자들에게 주는 다음과 같은 시사점들은 비교적 실제적인 것으로 평가 받는다. 첫째, 조직구성원들이 어렵고 구체적인 목표들을 설정하도록 장려하는 것은 매우 효과적이다. 필요에 따라 목표들을 개편하고 최신의 것으로 바꾸고, 일간, 주간, 또는 월간 “실천” 목록들과 같은 것을 작성하는 기법은 동기부여에 매우 효과적이다. 둘째, 목표 대비 진도에 관하여 시의적절하고 구체적인 피드백을 제공하는 것이 효과적이다. 셋째, 직원들이 목표를 달성할 수 있다고 믿도록 격려하고 그들의 가치와 일치하는 목표들을 선택하도록 함으로써 목표들에 대한 헌신을 이끌어내는 것이 가능하다. 넷째, 강화이론에서와 같이 보수가 목표달성에 부수적으로 제공되도록 한다. 다섯째, 직원 개인들이 그들 자신이나 관리자가 설정한 목표들을 달성할 수 있는 능력을 확실히 갖도록 해야 한다.

여기서 조직의 관리자는 직원들이 어려운 목표를 달성하는 것이 가능하도록 하는 능력을 갖추도록 하는 것이 중요한데, 그 첫 번째는 능력을 갖춘 인재를 선별하여 채용하는 것이고, 다음으로는 능력을 갖추도록 인사관리를 할 수 있어야 한다.

능력(ability)이란 무엇인가? 그것은 어떤 일을 해낼 수 있는 개인적 힘을 말한다. 동기부여가 아무리 잘 되어 있다고 해도 능력이 부족한 경우에는 원하는 성과를 달성할 수 없다. 이와 같은 능력을 구성하는 요소는 적성(aptitude)과 학습기회(learning opportunities)의 부여가 있다. 적성이란 어떤 작업에 대한 개인의 적응능력을 말하는데 적성이 맞아야 하는 일을 효과적으로 수행할 수 있다. 또한 학습은 능력을 향상시키기 위한 직접적인 방법이다. 학습은 직장 내 훈련(On the job training)과 직장 외 훈련(Off the job training)이 있다. 조직에서 훈련은 개인별 학습 욕구나 수요 조사를 통하여 체계적으로 진행한다.

개인의 능력을 측정하기 위해서는 능력검사가 행해지는데, 그 내용으로는 지적(intellectual) 능력과 육체적(physical) 능력 그리고 정서적(emotional) 능력 검사가 있다.

① 지적 능력 : 어떤 문제를 잘 해내기 위해 사고하고 추리해 낼 수 있는 능력을 말한다. 어휘력, 지각력, 추리력, 공간지각력, 기억력 등이 있다. 흔히 IQ(Intelligence Quotient) 테스트로 측정된다.

② 육체적 능력 : 팔의 완력이나 다리의 힘, 어깨의 힘 등으로 측정된다. 육체적 능력은 복잡하고 수준 높은 지식이나 기술을 필요로 하지 않는 단순 직무에서 중요한 역할을 한다.

③ 정서적 능력 : 정서(feeling)와 감성(emotion)을 알고, 이해사고, 조정할 수 있는 능력을 말한다. 오늘날 판매원 등 직업인들에게는 지능보다도 더 중요한 요소로 여겨지고 있다. 요즘엔 기업에 따라서 채용 전에 EQ(Emotion Quotient) 테스트를 측정하기도 한다.

5. 학습과 행동의 변화

1) 학습의 개념

조직의 관리자는 직원들이 성과를 높이기 위해 필요한 학습촉진자로서의 역할을 수행해야 한다. 학습촉진자는 학습자들에게 정보를 제공하고 경험을 활용하여 배우도록 해야 하는 역할을 부여받고 있다. 관리자가 학습촉진자로서의 역할을 수행하는 것은 훌륭한 리더십을 발휘하는 기반이 된다. 오늘날 가장 대중화된 변혁적 리더십(Transformational Leadership)의 중요한 구성 요소 중의 하나가 직원들을 지적으로 자극하는 것이다. 관리자는 지식과 업무경험을 연결하여 직원들이 새로운 정보를 업무에 적용할 수 있도록 도와야 한다(Brookfield, 1994). 이와 같은 학습(learning)은 훈련이나 경험의 결과로 발생하는 비교적 영구적인 행동의 변화를 말한다. 학습은 행동잠재력의 변화를 수반해야 하고, 이러한 변화는 일시적인 것이 아니고 영구적이어야 한다. 여기에서 행동잠재력이란 다른 사람의 행동이나 환경에 대한 반응으로부터 학습된 비교적 영구적인 행동변화를 말한다.

아무리 동기부여가 잘되어 있는 사람이라도 일에 필요한 능력을 갖고 있지 않으면 업적을 낼 수 없다. 능력은 2가지 요인에 의해 영향을 받는다. 하나는 적성이고 다른 하나는 학습의 기회이다. 그러나 적성도 역시 학습을 통하여 개발하지 않으면 의미가 없다. 결국 조직행동에서 학습이란 개인의 행동수정(behavior modification : OB-Mod)을 목표로 한다는 것을 알 수 있다.

학습이론은 심리학의 행동주의이론에 의한 고전적 조건화(classical conditioning)와 조작적 조건화(operant conditioning)가 있다. 그리고 심리학의 인지이론에 의한 인지학습이론(cognitive learning theory)이 있다. 그리고 조건화이론과 인지이론이 결합된 관찰학습(observational learning)이 있다.

(1) 고전적 조건화

고전적 조건화(classical conditioning)는 러시아의 생리학자 Ivan Pavlov(1941)의 개 실험을 통해 이론화되었다. 즉, 어떤 반응을 유발하지 않는 중립 자극(neutral stimulus)과 반응을 일으키는 자극인 무조건 자극(unconditioned stimulus)을 반복적인 과정을 통해 짝지어 주는 것을 말한다. 중립 자극과 무조건 자극이 계속적으로 짝지어지면 중립자극은 결국 조건 자극(conditioned stimulus)이 된다. 인간의 행동은 이처럼 무조건 자극과 중립자극이 짝 지워진 조건자극에 의해 학습이 일어난다는 것이다.

•파블로프의 고전적 조건화 실험도

1단계 : 음식(무조건 자극)	⇨	침 흘림(무조건 반응)
2단계 : 종(중립적 자극)	⇨	무반응
3단계 : 음식을 줄때마다 종을 치는 것을 반복한다(무조건 자극 + 중립 자극)		
4단계 : 종(조건 자극)	⇨	침 흘림(조건 반응)

(2) 조작적 조건화

심리학자 Skinner(1953)는 작은 상자에 생쥐를 넣고 거기에 하나 이상의 전등, 프레스 바, 먹이 그릇을 놓아두었다. 이러한 도구들을 스키너 박스(Skinner Box)라고 한다. 프레스 바를 건드리면 먹이가 먹이 그릇에 떨어지게 고안되어 있었다. 그러나 다른 행동은 아무리 해도 먹이가 그릇에 떨어지지 않도록 고안되어 있다. 스키너 박스에서 생쥐들은 처음에는 막 돌아 다니면서 새로운 환경을 정탐하게 된다. 생쥐가 어쩌다가 바를 건드리면 먹이가 떨어지게 되고, 그것은 바를 더욱 자주 건드리게 되는 학습으로 연결된다.

•스키너의 조작적 조건화 실험도

프레스 바	⇨	프레스 바를 건드림	⇨	먹이가 떨어짐
(조작적 자극 : stimulus)		(조작적 반응 : response)		(결과 또는 보상 : consepuence)

또한 위 실험에서 만일 지렛대를 건드려도 먹이가 떨어지지 않도록 다시 스키너 박스의 작동구조를 바꾸면, 생쥐가 프레스 바를 건드리는 행동은 줄어들게 된다. 이처럼 학습된 행동이 사라지는 것을 소거(extinction)라 부른다.

고전적 조건화가 자극과 반응의 기계적인 짝지음인데 비하여, 조작적 조건화(operant conditioning)는 사람의 반응 여부에 따라 결과가 주어지도록 학습되어지는 방식이다. 파블로프식 조건형성을 거치는 유기체는 수동적 행동을 하는 것이라고 말할 수 있는 반면에 조작적 학습에서는 유기체가 필연적으로 능동적 행동을 보인다는 것이 차이점이다(Skinner, 1981). 이 이론은 직장에서의 급여, 승진, 칭찬, 상(償), 성취감, 처벌 등이 인간의 행동과 어떻게 연관되는지를 잘 설명해주고 있다.

(3) 인지학습

앞에서 설명한 조건화 이론은 인간의 모든 행동을 자극, 반응, 결과의 결속 관계만을 가지고 설명하려는 행동주의적 관점이다. 반면에 Tolman이 주장하는 인지학습(cognitive learning)은 자극과 행동 사이에 인지라는 유기체적 요소가 매개변수로 존재함을 인정하는 관점이다. 이때 인지란 정보를 알아내는 활동으로서 행동에 앞서서 인간의 생각, 지각, 문제해결, 정보처리 등의 과정을 말한다(송계충, 정범구, 2006).

앞서 살펴본 조건화 이론과 달리 인지학습은 보거나 체험하지 않고도 머릿속으로 어떤 주제나 개념에 대하여 이론적으로 학습함으로써 바람직한 행동을 가져올 수 있다. 이처럼 인지학습의 중요성은 학습자가 시행착오 경험을 최소화하면서 학습의 효율성을 극대화시킬 수 있다는데 있다.

•조건화 학습모델과 인지 학습모델의 통합도

자극(S)	⇨	인지(O)	⇨	행동(R)	⇨	결과(C)
(stimulus)		(organism)		(responses)		(consepuence)

(4) 관찰 학습

관찰학습(observational learning) 또는 사회적 학습은 조건화 학습과 인지적 학습을 통합한 관점으로써 직접 경험뿐만 아니라 다른 사람에게서 일어난 것을 관찰하거나 단지 듣는 것에 의해서도 학습이 일어난다는 것이다. 사회학습이론을 주장한 Bandura(1977)는 그의 학습이론에서 학습은 개인의 인지, 행동 및 환경 등의 상호작용에 의해 이루어진다는 점을 강조하고 있다. 이처럼 사람들은 사회적인 모델 즉, 부모, 교사, 동료, 영화나 TV 스타, 상사 등을 관찰함으로써 자신의 행동을 변화시켜 나간다. 이와 같은 관찰학습을 모델링(modeling) 또는 사회적 학습(social learning)이라고도 부른다. 직장에서 관리자들은 당연히 부하들의 관찰 대상으로서 모범이 되어야 한다는 것을 알 수 있다.

2) 학습을 통한 행동의 변화

(1) 강화이론

조작적 조건화에서의 자극과 반응간의 연결을 증대시켜 주기 위해서는 자극에 대한 반응 후에 강화물(reinforcer)을 제공해 주어야 한다. 행동을 변화시키기 위한 조작적 절차에는 행동을 증강시키는 절차와 약화시키는 절차가 있을 수 있다. 행동을 증강시켜주는 것을 강화(reinforcement)하고 한다. 강화는 유기체의 자극과 반응간의 연결을 증대 시켜주는 과정을 나타내주는 용어이다. 이러한 강화이론은 Thorndike(1911)의 결과의 법칙(law of effect)에 그 근거를 두고 있다. 결과의 법칙이란 유쾌한 결과를 가져오는 행동은 장래에 반복될 가능성이 높고, 불쾌한 결과를 가져오는 행동은 장래에 반복되지 않을 가능성이 높다는 것을 나타낸다. 이를 효과의 법칙이라고도 한다. 자극과 반응의 관계를 강화시켜 주는 강화물은 다음과 같이 구분하기도 한다.

① 1차적 강화물(primary reinforcers) : 음식이나 물, 그리고 기타 생리적으로 중요한 요소들과 같이 선천적으로 보상의 성격을 가지는 것을 말한다.

② 2차적 강화물(secondary reinforcers) : 다른 강화물들과의 연상을 통하여 획득되는 가치 때문에 강화의 잠재력을 가지고 있는 것들이다. 예를 들어, 1차적 보상으로 금전적 보상을 받으면 이에 따라 자신의 우월함이라는 2차적 보상이 따를 수도 있다.

(2) 강화의 유형

조건화 학습에서는 강화물의 부여와 철회를 통하여 바람직한 행동을 증대시키거나 바람직하지 못한 행동을 감소시킬 수 있다.

① 적극적 강화(positive reinforcement)

어떤 바람직한 행동에 대하여 유쾌한 결과물이 부여되었을 때 그 행동은 더욱 강화되는데 이를 적극적 강화(positive reinforcement)라고 한다. 적극적 강화물로는 돈, 지위, 인정, 부가급 확대, 유급휴가, 칭찬 등이 있다. '칭찬은 고래도 춤추게 한다.' 말은 바로 적극적 강화를 의미한다. 적극적 강화는 보상이 뒤따르기 때문에 보상훈련(reward training)으로도 불린다.

② 부정적 강화(negative reinforcement)

이전에 제공되던 불쾌한 결과물을 철회하였을 경우 그 바람직한 행동은 증가하게 되는데 이를 부정적 강화(negative reinforcement)라 한다. 즉, 반응이 자극의 제거나 자극 강도의 감소에 의해 증강된다. 바람직한 행동을 하였을 경우 과거 해오던 꾸중이나 질책을 중지하는 것 등이 이에 포함된다. 항상 지각하는 직원이 상사의 잔소리가 싫어 정시에 출근한다면 바로 부정적 강화에 해당한다. 부정적 강화에는 부적 강화물이 사용되는데, 이 자극은 대개 유기체가 그것으로부터 회피 또는 도피하려는 그 어떤 것이다.

③ 소거(extinction)

어떠한 바람직하지 못한 행동에 대하여 불쾌한 결과물을 주었을 때 그 바람직하지 못한 행동은 감소한다. 이를 소거(extinction)라 한다. 바람직하지 못한 행동에 대하여 무관심하거나 이전에 인정이나 후원의 표시를 하지 않는 방법이 있다.

(3) 행동의 수정(Organizational Behavior modification : OB-Mod)

조직의 관리자들이 학습이론에 대해 공부하였다면 그들을 그것을 활용하여 직원들의 행동을 바람직하게 바꾸기 위한 시도를 할 수 있을 것이다. 조작적 조건화의 방법을 체계적으로 사용하여 새로운 행동을 학습시키고, 강화하는 방법을 조직행동의 수정(OB-Mod)이라고 한다. 주로 5단계로 이루어져 있다.

1단계 : **목표행동의 확인**

직무 성공을 위하여 어떤 행동이 강화되어야 하는가를 확인한다.

2단계 : **행동의 측정**

확인된 행동을 강화시켜야 하는지 판단한다. 이미 행동이 효과적이라면 변화를 요하지 않는다.

3단계 : **행동의 인과 분석**

변화가 필요하다고 인정되면 그 행동의 유발요인과 행동의 결과를 분석한다.

4단계 : **변화 전략의 개발**

강화물을 통한 행동의 변화전략을 수립하고 적용한다.

5단계 : **업적 향상을 확인하기 위한 평가**

행동변화로 과연 업적이 향상되었는지를 파악한다.

3) 강화의 일정계획

강화물을 제공할 때 일정계획(scheduling of reinforcement)에 대한 고려가 필요하다. 강화물은 바람직한 행동이 일어날 때마다 제공할 수도 있고, 또는 주기적으로 제공할 수도 있다. 전자의 경우를 연속적 강화(continuous reinforcement), 후자를 단속적 강화(intermittent reinforcement) 또는 부분강화(partial reinforcement)라고 부른다. 연속적 강화는 바람직한 행동을 보다 빨리 끌어낼 수 있지만, 바람직한 행동이 일어날 때마다 강화물을 주어야 하기 때문에 경제적 자원의 소비가 크다.

① 고정간격 강화법 : 매월 급여를 지급하는 것처럼 바람직한 행동에 대하여 정기적으로 일정한 시간이 지난 다음에 강화물이 제공되는 것을 말한다.

② 변동간격 강화법 : 불규칙하게 변동적인 방법으로 강화물을 적용하는 것으로 금전적인 보상에는 적합지 않고 칭찬이나 승진과 같은 내재적 보상에 적합하다.
③ 고정비율 강화법 : 생산량에 비례하여 성과급이 지급되는 것처럼 일정한 양의 바람직한 행동이 일어난 후에야 강화물이 주어지는 것이다.
④ 변동비율 강화법 : 변동적인 비율을 사용하여 강화물을 사용하는 방법으로 보너스를 여러 차례로 나누어 성과에 따라 불규칙하게 지급하는 경와 같은 것이다.

6. 의료서비스 조직 구성원들에 대한 동기부여

병원을 비롯한 의료서비스 조직들에서는 전형적으로 의사, 간호사, 방사선사, 의무기록사 등과 같은 임상전문가들과 변호사, 공인회계사, 마케터, IT 엔지니어 등과 같이 다양하고도 수많은 전문가들이 함께 일한다. 국내적으로 볼 때 병원 조직에 근무하는 인력은 엄격한 선발과 면허수단에 의하여 그 구성원이 되는 것을 통제받는 정도, 그들의 업무가 규정화되어 있고 종종 과학에 근거하는 지식과 기준에 기초하는 정도, 자율적으로 자신들의 활동을 통제하는 정도 및 영리조직에 비해 상대적으로 더 높은 윤리성을 요구받는 정도 등에 의하여 다른 직업군들과 구분되어진다(O' Connor & Lanning, 1992). 이러한 특성들 중 병원 종사자들에게 가장 높게 요구되는 특성은 자율성과 더불어 높은 책임성이라고 할 수 있다.

조직구성원들이 일상적인 일에서 개인적으로 최대한 재량과 자율을 가지고 사고하고 행동하도록 교육받고 사회화된다고 하는 것은 그만큼 전문성 수준이 높다는 것을 뜻한다. 때문에 병원의 관리자들은 구성원들의 행동을 변화시키기 위해 동기부여하기가 어렵다는 것을 발견하게 된다. 전문가적 의식이 강할수록 일반적으로 관리적으로나 조직적으로 자신들의 활동에 깊이 관여하는 것을 좋아하지 않고 받아들이려고 하지 않는다. 하지만 병원 관리자들이 주의해야 할 것은 임상 전문가들의 이와 같은 특징이 자칫 공급자 중심의 진료서비스에 집중하도록 만들고 그것은 고객의 불만족과 연결되기도 한다는 점이다. 따라서 병원 관리자들은 의사들이 불필요한 진단이나 검사와 같은 자원의 과도한 사용과 같은 유해한 행동을 하지 않도록 평소 교육하고 설득함으로써 질 높고 비용효과적인 서비스를 제공할 수 있도록 동기를 부여할 수 있어야 한다.

1) 의사에 대한 동기부여

한국에서 의사들이 병원 관리자의 리더십에 의해 동기부여 되는가? 어떤 관리자들은 성공적이기도 하지만 대부분은 실패하고 만다. 이처럼 의사들이 자신들의 성과를 개선하도록 동기를 부여하기 위한 알려진 정답은 없다. 하지만 역사적으로 또 경험적으로 효과적인 방법들은 제시될 수 있다. 첫째, 조직이 원하는 방향으로 의사들의 행동을 변화시키기 위한 확실하고 명확한 단일의 접근방법은 없다고 보는 것이 옳을 것이다. 병원 조직의 분위기나 목표의 방향으로 유도하기 위해 배포된 행동지침, 프로토콜, 또는 임상진료를 개선하기 위한 다른 도구들이 있다고 해도 의사들의 행동을 변화시키는 데는 한계가 있다(Smith, 2000). 마찬가지로, 일단 현장에 진입한 의사들의 행동을 개선하기 위한 후속조치가 따르지 않는 전통적인 의학교육의 영향력도 기대하기 어렵다. 예를 들어, 한국의 의과대학에서 학생들은 고객 중심으로 커뮤니케이션을 할 것을 교육받고 시험을 치기도 하지만, 병원에 진입하여 독자적으로 환자 진료를 시작해서 수년이 지나면 공급자 중심의 커뮤니케이션으로 환자들의 불만족을 높이게 만드는 것을 볼 수 있다.

특히 외적인 동기부여 요인인 금전적인 인센티브나 매우 호의적인 임금체계로도 의사들에게 동기를 부여하고 그들의 행동을 바꾸도록 성공하는 경우는 거의 없는 것으로 보고되고 있다. 보상은 다른 직종의 전문가들에 대한 것과 마찬가지로 의사들에게 있어서도 강력한 외재적 동기부여 요인이기는 하지만, 이 인센티브는 관리자들이 흔히 저평가하고 무시하는 다른 강력한 동기요인들이 활용되는 맥락 속에서 기능을 발휘한다는 것을 관리자들은 인식하고 또 적용하는 것이 필요하다. 예를 들어, 행동별 수가체계 하에서 단순히 더 적은 자원을 사용하는 의사들이 더 많은 경제적 보상을 받도록 하여 효율성을 극대화시키기 위한 보상체계는 이상적이 아니다. 오직 보상을 통제함으로써 자원의 낭비를 줄이도록 하는 제도는 질 관리 프로그램에 대한 참여나 조직정책에 대한 순응, 환자만족도를 높이기 위한 질적 성과에 대한 관심의 표명과 같은 다른 중요한 행동을 간과하도록 만든다.

피드백은 확실히 관리자들이 의사들의 행동을 동기부여 시키는데 강력한 도구이다. 그러나 그 피드백 효과를 최대화하기 위하여 고려하여야 할 몇 가지 사항들에 유의해야 한다. 첫째, 피드백이 가치를 가지려면, 의사 자신들의 행동이 변화될 필요가 있다는 것을 진정으로 알아야 한다. 둘째, 피드백은 자주 수행되어야 하고, 적시에 적절한 공간에서 행해져야 하며, 새로운 행동을 지속해 나갈 수 있도록 정확한 시간 간격을 두고 주어져야 한다. 셋째, 피드백은 피수용자가 다방면에서 이용할 수 있어야 하고, 일관성이 있어야 하며, 정확해야 하고, 다양성을 충분히 갖추고 있어야 한다. 또한 여러 가지 중요한 활용, 재정적 요인 및 질과 관련하여 측정하고자 하는 것을 타당하게 표현하는 기전들을 담고 있어야 한다. 그렇지 않으면, 즉 결함이 있는 피드백 자료에 근거한 보상체계의 변화는 의사들의 조직행동을 매우 악화시키게 된다. 특히 피드백을 제공할 때 관리자들은 피드백을 '양호' 또는 '불량'으로 표현하는 것을 지양해야 한다. 미국에서 병원 관리자들이 전달사항을 내놓을 때 의사들에게 거스르는 말을 사용함으로써 의사들의 동기부여를 저하시키는 행동을 하는 것으로 조사되고 있다. 예를 들어, 병원의 재정적 안정이 요구되는 상황에서 관리자들은 의사들에게 그들의 급여가 줄어들 수 있는 방향으로 성과평가방법이 조정될 수 있다고 말함으로써 위사들을 위축시키기도 한다(The MD. Factor, Crossroads, 1997). 오늘날 사회의 민주화 및 수평화 속에서 의사들의 업무수행을 성과 지향적으로 변화시키기 위하여 동기를 부여하기 위한 노력에서 효과적이라고 평가받는 것 중의 하나는 모든 의사결정의 과정에 의사들을 참여시키는 것이다. 즉, 의사들은 조직 안에서 수행되는 프로젝트의 임무와 투자, 결과에 대한 보상을 공유하는 것에 대한 매력을 갖고 있고 동기부여 되는 것으로 보고되고 있다.

한국의 경우에 있어서 대학병원과 중소병원 의사는 병원을 대하는 태도나 행동방식이 서로 다르다. 대학병원 의사는 대부분 병원에 남아있고자 한다. 근속년수가 길어질수록 기득권이 커지고 고용의 안정성은 높아지고 연금액수도 많아지면서 노후도 보장을 받는다. 이들은 병원의 정책을 잘 지키지 않는 것은 물론이고 환자들을 함부로 대하여 부작용을 일으키기도 한다. 이에 반해 중소병원 의사들은 쉽게 이직하는 경향이 있다. 하지만 중소병원은 의사를 쉽게 구하지 못할 것이라는 것을 잘 알고 있다. 중소병원 관리자의 중요한 책무 중의 하나는 훌륭한 의사를 구하고 육성하고 안정적으로 근무하도록 만드는 것이 된다. 중소병원에 근무하는 의사들은 자신의 환자가 늘어나고 수익 측면에서 병원에 공헌하는 시점이 되면 주변의 병원으로 이직을 하거나 아예 일 잘하는 간호사들까지 데리고 나가서 주변에 개원을 하는 경우도 있다. 이것을 의료계에서는 '배신'이라고 부른다. 하지만 의사들은 병원장이 자신을 소홀히 대하여 나올 수밖에 없었다고 주장하는 경우는 많다. 이런 문제를 해결하기 위해서는 의학과 정원을 늘리는 것과 같은 국가적 차원의 정책적 배려가 필요하지만, 이점에 대해서는 원수와도 같은 병원 관리자와 배신을 한 의사들 간에 반대의 의견일치를 확고히 하려는 모순이 존재한다.

이와 같은 의사들의 행동에 대하여 박개성(2018)은 중소병원의 경쟁력을 높이기 위한 의사들의 동기부여 방안을 다음과 같이 제시하고 있다. 첫째, 병원의 비전과 개인적인 성장기회를 알려주어야 한다. 누구나 잘 되는 병원에서 근무하고 싶어 한다. 지금 그렇지 못하다면 미래라도 그럴 수 있는 가능성이 있는 병원이어야 한다. 그래서 병원은 지속적이고, 주기적으로 비전을 설정하여 병원, 진료과, 개인이 어떻게 성장할 수 있는 지에 대한 미래상을 제시해야 한다. 이를 위해 필요한 교육이나 컨퍼런스도 주기적으로 시행하고, 외부교육이나 학회참여도 권장해야 한다. 교수가 아니라고 해서 공부하지 않는 시대는 이미 지나갔고, 지속적으로 공부하지 않는 의사에게 미래는 없다. 이미 개원가의 의사들이 학회장을 맡는 사례도 늘어나고 있다. 공부하는 분위기를 만들고, 동료들 간의 신뢰관계를 조성해야 한다. 비전이 없으면 그 빈자리를 돈이 차지하게 된다. 자신의 성장가능성이나 인격적 대우에 대한 차이가 없다면 의사가 근무할 병원을 선택하는 유일한 잣대는 돈이 될 수밖에 없다.

둘째, 이사장이나 병원장 등 경영진이 의사를 존중하는 태도를 견지하는 것은 매우 중요하다. 의사들은 자존심이 매우 강하다. 출신대학을 불문하고 기본적으로 공부를 매우 잘 했고, 칭찬 속에서 살아왔던 사람들이다. 그렇기에 경영진의 사소한 언행에도 민감하게 반응한다. 경영자들이 자신들을 수익의 도구로 생각하거나, 자신들의 의학적인 견해를 무시한다고 받아들이기 쉽다. 또 어떤 제도의 도입에 대해 그들의 의견을 충실히 반영하지 절차를 거지치 않으면 일방적으로 경영한다고 느낀다. 이런 생각이 퍼지면 그들은 언제라도 떠날 준비를 한다. 그래서 병원 정책에 충실한 의사들에게는 칭찬과 보상에 인색하지 말아야 한다. 공식적인 회의를 주재할 때도 배려심 있고, 신중한 표현을 쓰는 것이 효과적이다. 그리고 그들의 의견을 자연스럽게 표현할 수 있는 이벤트와 제도를 만들고, 그 과정에서 제시된 의견을 존중하고 경영의사결정에 반영하는 것은 그들을 효과적으로 동기부여 시키는 관리방법이 될 것이다.

셋째, 합리적인 근거에 기반하여 연봉을 책정하고, 연봉을 체결하는 프로세스를 정착시켜야 한다. 과거에 비해 의사 연봉이 떨어졌다 해도, 아직도 지방에 있는 병원에게는 매우 부담이 되는 수준이다. 의사는 실(實)수령액-즉, 세금 등을 제외한 순수 현금소득-을 기준으로 연봉을 요구하는데 이를 세전 연봉으로 환산하면 어지간한 대기업의 임원급 연봉을 넘어선다. 병원의 성장에 크게 기여하는 의사에게 충분한 보상을 하는 것은 병원에도 큰 부담은 아니다. 그런데 기여와 보상의 균형이 무너져 있는 의사도 적지 않다. 기여와 보상 간에 균형을 맞추고, 수익 측면에서 문제가 있는 진료과는 규모를 키워 전문화를 하든지 아니면 폐과를 하고 개원가나 다른 병원과 협력하는 방안을 마련해야 한다. 연봉금액 자체도 중요하지만, 연봉의 책정근거를 의사에게 알려주고 협의하는 절차를 만들어 그들이 의견을 개진할 수 있는 기회를 주는 것은 더욱 중요하다. 연봉의 수용도(受容度)를 높이는 것도 병원 내 양호한 분위기 조성에도 매우 긍정적인 역할을 한다.

넷째, 동기부여를 위해 진료기여수당 제도를 운영해야 한다. 자신의 이해에만 관심이 있는 의사는 병원 발전을 위한 정당한 요구에도 불평불만을 쏟아낸다. 하지만 병원발전에 개인의 성장과 보상을 연계시키면 그들은 병원정책을 수용하여 짧은 기간에도 높은 성과를 내기도 한다. 그들은 의사가 되는 과정에서 주어진 규칙들을 이해하고 신속히 추진하는 능력을 충분히 익혔기 때문이다. 진료기여수당을 설계할 때는 병원이 안고 있는 고질적인 문제들을 세심하게 진단하고, 이를 해결할 수 있는 주요지표를 설정하는 것에서부터 출발해야 한다. 의료수익에만 치중하지 말고, 병원의 핵심과제에 연관된 지표를 연동시키도록 한다. 중증도, 협진건수, 외부의뢰건수, 초진율, 의사별 고객추천지수(NPS), 전문화 영역의 성장율 등이 대표적인 지표의 예시이다. 여기에서 관리자들이 생각해야 할 점은, 진료기여수당이 단순히 수익을 높이기 위한 것만이 아니라 병원의 발전전략을 이해시키는 의사소통의 일환이라는 것이다. 진료기여수당은 대산이 되는 개인의 행동변화에 영향력이 매우 큰 만큼 부작용도 클 수 있다. 그래서 병원 특성을 반영하여 정교하게 설계해야 한다. 반드시 의사들이 충실히 이해하고 수용할 수 있는 과정을 거친 후 도입하고, 지속적으로 수정 및 발전시켜 나가는 것도 중요한 일이다.

다섯째, 고용의 안정성에 대한 불안을 해소해주도록 한다. 의사들은 매년 시행하는 연봉계약을 고용계약으로 생각하는 경향이 있다. 병원에서 연봉계약을 하지 않으면 나가야 하는 1년 계약직으로 자신을 비하하고 있는 셈이다. 하지만 일방적인 해고가 쉽지 않음에도 불구하고, 의사들은 고용의 안정성에 대해서 불안감을 가지고 있는 분위기가 있는 것이 현실이다. 그래서 의사들의 장기계약, 해고요건과 절차 등을 설정하고 이를 알려줌으로써 치명적인 문제가 없으면 계속적으로 근무할 수 있다는 안정감을 주어야 한다. 또한 장기근속을 할수록 혜택이 많아지도록 제도를 설계하고 운영해야 한다. 실제로 어려움에 처한 중소병원들에서 이런 방법을 통해 의료진의 수급이 좋아지고, 그들 간의 팀워크가 생기면서 병원 분위기가 달라지는 것을 경험한다.

2) 간호사에 대한 동기부여

한국 사회에서 간호사들의 높은 직무불만족과 자발적 이직은 의료서비스 시장이 안고 있는 중요하고도 시급히 해결해야 할 과제이다. 한국의 병원시장에서 최상위 집단을 형성하고 있는 이른바 '빅(Big) 5' 병원들도 간호사의 이직으로 몸살을 앓기는 마찬가지이다. 오늘날 한국에서 간호사들이 처한 상황이라고 하면, 1일 3교대의 불규칙적인 생활, 환자의 파악, 진료준비, 업의 기록, 물품정리 등으로 하루 10시간 정도를 바쁘게 일하는 것으로 보고되고 있다. 긴급 시에는 화장실에도 제대로 갈 수가 없고 밥을 먹을 시간도 부족하다. 여기에 의사들이나 비정상적인 환자들로부터 성희롱이나 폭언에 시달리기도 하고 선배들의 타박은 야속하게만 느껴진다.

박수경과 조경미(2016)는 간호사들이 현장에서 겪는 심리적 및 직무상의 어려움을 다음과 같이 분류하고 있다.

① 대인관계 : 상사와 마찰을 일으키는 것, 혼자 지적을 당하는 것, 다른 동료들과 잘 어울리지 못하는 것

② 업무환경 : 다른 병원에 근무하는 친구의 근무조건이 좋은 것, 업무에 비해 월급이 적은 것, 지금보다 더 나은 일이 있다는 생각이 드는 것, 교대근무로 인해 일상생활에 지장을 받는 것

③ 부서이동 : 부서이동으로 업무가 더 어려워지는 것, 내가 원하지 않는 부서로 이동되는 것, 과도한 업무량을 감당하지 못하는 것

이와 같은 환경 속에서 일하는 간호사의 역할은 병원 조직의 운영에서 매우 중요한 역할을 차지한다. 환자들은 의사들을 대하는 것보다 간호사를 대할 때 더 친근감을 느끼기도 한다. 실제로 노인요양병원의 환자만족도는 간호사들의 역할이 결정적인 것으로 조사되고 있다. 의료서비스 분야에서 이처럼 중요한 역할을 수행하는 간호사들은 자신이 속한 조직에 대하여 높은 만족과 몰입을 보이지 못하고 있다. 병원의 관리자의 입장에서는 이와 같은 상태에 처한 간호사들이 자신의 업무에 만족감을 가지고 몰입할 수 있도록 동기부여 시키는 것은 중요한 과제이다.

경험적으로 알려져 있는 효과적인 간호사 동기부여 전략을 살펴보는 것은 병원 관리자들에게 유익할 것이다. 첫째, 개인차에 대하여 인식하는 것이 선행되어야 한다. 대부분의 동기부여 이론들은 구성원들이 동질적이 아님을 인지한다. 구성원 개개인은 다른 욕구를 지니고 있으며, 태도, 가치관 등 다른 개인적 변수들도 다르다. 따라서 병원의 관리자는 간호사 각자의 라이프 사이클이나 삶의 배경 등 고유성을 세심하게 고려하고 개별 간호사에게 가장 최선이라고 생각되는 동기부여 전략을 사용하도록 하는 것이 중요하다.

둘째, 간호사를 직무에 일치시킴으로써 동기부여적인 이익을 보장하는 많은 증거가 있다. 실제로 간호사들이 지각하는 직장 내 스트레스의 요인으로는 직무가

원하는 조건들로 인한 스트레스가 가장 높은 것으로 조사되고 있다(노은경, 신성옥, 2015). 따라서 병원 관리자는 간호사들의 개인 특성을 잘 간파하여 '사람-직무' 간 적합도가 가장 높은 직무에 간호사를 배치하는 것이 동기부여를 높일 수 있는 기본적인 방법이 될 것이다. 또한, 높은 성취 욕구를 가진 간호사라면 대규모 병원 조직 안에서 최대한 자율적으로 움직이는 직무단위에 배치하는 것이 효과적이다. 즉, 프로젝트를 수행하도록 하는 것과 같은 경우가 좋은 예이다. 이들에게는 적당히 도전적인 목표설정에 참여하는 기회가 제공되고 자율과 피드백이 존재하는 직무가 가장 적합할 것이다. 만일, 충원되어야 할 직무가 대규모 관료제조직에 있는 관리적인 직위라면, 권력 욕구는 높고 친화욕구는 낮은 사람이 선택되는 것이 좋을 것이다.

셋째, 관리자는 목표를 잘 활용하여 간호사들이 주어진 목표의식을 확고히 하여 목표를 달성하도록 동기를 부여한다. 조직구성원들이 조직의 목표를 달성하는 방향으로 노력하기 위해서는 조직 전체의 목표가 구성원 각자의 목표로 전환되어 내재화되는 것이 필요하다. 또한 구성원들은 자신들이 해야 할 일과 조직이 자신들에게 요구하는 것이 무엇인지를 명백히 알고 있어야 한다. 따라서 관리자는 간호사 각자가 자신의 명확한 목표를 갖도록 도와주어야 한다. 목표가 구성원들에게 동기부여의 효과적인 도구로 이용되기 위해서는 분명하고 명확한 목표가 제시되어야 하고, 어느 정도 난이도가 높은 목표가 설정되어야 하며, 구성원들이 그 목표를 달성해보겠다고 수용하는 것이어야 한다.

넷째, 관리자들은 간호사들이 목표를 달성할 수 있다는 확신을 갖도록 해주어야 한다. 목표의 실제적인 달성여부에 관계없이 이들 목표의 달성이 불가능하다고 인식하는 구성원들은 목표달성에 대한 노력을 감소시킨다. 따라서 관리자들은 구성원들이 열심히 노력하면 목표를 달성할 수 있다는 확신을 갖도록 도와주어야 한다. 이것은 관리자가 목표를 달성하기 위한 자세를 알려주거나 수단을 제시하거나 과거의 사례들을 들어서 간호사들이 목표달성에 대한 확신을 갖도록 해줄 수 있다.

다섯째, 목표달성을 위한 개인적인 보상을 적절히 활용하고, 성과와 보상이 연결되어 있다는 것을 알려주는 것이다. 관리자들은 구성원들의 성과의 차이에 따라 보상이 다르게 주어진다는 것을 분명히 하고, 보상이 마치 눈에 보이는 것처럼 가시성을 증가시킬 필요가 있다. 즉, 보상과 성과에 대한 보너스의 지급에 관하여 모든 구성원들이 쉽게 인지하도록 널리 알려야 한다.

여섯째, 목표달성에 필요한 것은 공정성을 확보하는 것이다. 여러 연구결과 한 사람에게 있어서 공정성은 다른 사람에게는 불공정한 것일 수도 있다는 점이다. 이처럼 공정성은 주관적인 지각의 문제이다. 따라서 이상적 보상시스템은 각각의 직무에 대해 적절한 보상을 제공하는데 있어서 개인적인 가치를 고려하는데 있다는 것을 관리자들은 인식해야 한다.

일곱째, 동기부여에 있어서 돈이 갖는 가치를 무시해서는 안 된다. 관리자들이 직원의 동기부여에 매달리면서 목표의 설정에 참여하고, 흥미 있는 직무를 만들어 내고, 참여의 기회를 제공하는 과정에서 관리자들은 과연 조직구성원들을 동기부여 시키는데 돈이 중요한 역할을 하는가? 라는 의문을 제기하게 된다. 왜냐하면 돈의 위력이 잘 발휘되지 않을 때가 있기 때문이다. 이직을 상담하기 위해 찾아온 간호사에게 임금 인상을 제안했다가 오히려 일이 더 틀어지는 경우는 얼마든지 있다. 하지만 돈은 사람들이 일하는 중요한 이유임에는 틀림이 없다. 성과에 기초한 임금인상, 보너스 지급, 기타 금전의 배분은 간호사들의 동기부여에도 매우 중요하게 영향을 미친다. 각종 연구결과에 의하면, 병원에서 생산성 증가에 영향을 미치는 요인을 보면 좋은 목표의 설정이 16%, 직무충실화에 대한 노력이 8~16%, 의사결정에의 참여는 1% 이하인 반면 금전적인 보상은 평균 30% 이상이나 된다고 한다.

이와 함께 부산지역 병원에서 일하는 382명의 간호사들에 대한 설문조사를 통하여 행복감을 느끼게 만드는 가장 중요한 요인으로는 여가활동을 맘껏 즐길 수 있는 것으로 조사되었다(김경남, 2014). 이런 것들은 병원 관리자들이 간호사들의 동기부여를 높이고자 할 때 반드시 고려해야할 점이긴 하지만, 미국이든지 한국이든지 간호사들의 열악한 근무환경을 개선하고 동기부여를 높이기 위해서는 제도적 개선이 우선되어야 가능한 부분들이 많이 있는 것이 사실이다.

3) 지원부서 인력에 대한 동기부여

병원 조직의 각종 지원 부서에서 일하는 직원들을 동기부여 시키는 방법들은 당연히 인력의 특성이나 직종이나 직무의 유형에 따라 달라야 할 것이다. 의사와 같은 고도의 전문 인력들은 높은 자율성과 통제, 성취, 일에 대한 개인적 성장에 대하여 높은 욕구를 가지고 있는데 비해, 사무원이나 서비스직원과 같은 지원인력들은 전문직들이 갖고 있는 욕구와는 다른 차원의 욕구 수준을 보인다. 모든 사무직원이나 서비스직원들이 전문직들처럼 인센티브에 예민하게 반응하는 것은 아니다. 예를 들어, 전문직들에서 나타나는 욕구들이 병원 조직 내 모든 직원들에게 동일할 것이라고 가정하는 관리자는 일부 지원인력들이 자율성과 일에 대한 개인적 성장 기회에 적극적으로 반응하지 않는 것을 보고 놀랄 수 있다. 그들은 자신의 일을 단순히 생활에 필요한 소득을 올리기 위한 수단으로 보고, 일 외에 가족이나 여가활동을 통하여 개인적 충족을 추구하는 경우도 많다. 한국에서 간호사들만 보더라도 인센티브보다는 일과 가정 또는 여가생활과의 양립을 추구하고자 하는 요구가 높은 것으로 나타나고 있다(김경남, 2014).

병원 내 지원인력이 높은 수준의 욕구가 결여되어 있다거나 반드시 규제와 통제를 선호하는 것처럼 생각한다면 그것은 오해이다. 최근 병원의 지원인력들 중에서는 많은 사람들이 석사학위를 가지고 있으며, 의사나 간호사 브다 책임감이 더 높은 경우도 얼마든지 있다. 지원인력들은 노동조합을 통하여 강력한 통제문화를 극복하고 자율성을 요구하는 사례도 너무 많다. 한국의 보건의료노동조합은 가장 강력한 결속력을 자랑하는 민주노총 산하기관으로 기능하고 있기 때문에 병원 관리자들은 의사를 제외한 다른 직종들이 노조에 대한 몰입을 통하여 자신들의 직장생활의 동기부여를 높이려고 한다는 점에 주의를 기울이지 않으면 안 된다. 많은 병원 관리자들의 노조활동에 대한 몰이해는 종종 조직구성원들이 조직몰입보다는 노조몰입을 크게 가지게 함으로써 리더십 발휘에서 실패하곤 한다. 또한 지원업무에 종사하는 직원들이라도 원래 개인적으로 동기부여 수준이 높은 직원들은 얼마든지 많다. 이들은 자율성과 개인적 통제, 책임감, 주인의식의 자부심에 익숙해 있다. 미국에서도 병원 내 전문직이 아닌 지원직의 동기부여에 있어서 높은 수준의 욕구들을 충족시킬 기회에 긍정적으로 반응하는 경우가 종종 있는 것으로 나타났으며, 이 기회들이 없어진 뒤에는 부정적으로 반응하거나 조직을 떠나는 경우도 있는 것으로 보고되고 있다.

7. 의료서비스 조직에서 동기부여의 과제

아직까지 수직적 문화가 지배하고 있고 의사들의 이중적 권위가 경영 전반을 관통하고 있는 한국의 의료서비스 조직에서 동기부여와 관련된 중요한 도전은 구성원들이 목표를 향해서 에너지를 발산하면서 주도적으로 나아갈 수 있는 동기를 억제하는 분위기를 극복하고 제도들을 개선하는 것이다. 관리자들의 많은 노력에도 불구하고, 대부분의 의료서비스 조직들은 직원들의 동기부여와 관련한 문제들을 경험하고 있다. 그 결과 주인의식의 결여, 작업의 질 저하, 감독자와 환자들의 불평불만 등이 증상으로 나타난다. 특히 한국의 병원은 의사들이 갖고 있는 이중적 권위가 다른 직원들의 동기를 억압하는 작용을 함으로써 의사 외 다른 직원들은 주인의식을 갖고 일하기보다는 주인만 의식하면서 수동적으로 일을 한다는 비판을 받고 있다(안상윤, 2016).

조직에서 동기부여와 관련된 문제는 세 가지 범주로 나누어진다. 그 첫째는 적절치 못한 성과의 규정이다. 이것은 구성원들이 조직이 자신들에게 무엇을 기대하고 있는지를 완벽하게 기대하지 못한다는 것을 말한다. 한국에서 병원 관리자들은 이 점에서 많은 리더십 오해를 불러일으킨다. 리더십의 기본은 미션을 정하고 그것을 달성하기 위한 비전을 제시하는 것이다. 그런데 대부분의 병원에서 구성원들에게 진정으로 기대되는 바가 명확하게 규정되어 있지 못하다보니 행동의 통일성도 나타나지 않고 효과적인 직무수행을 위한 지속적인 교육훈련도 일어나지 않는다. 한국의 병원에서 그 병원의 특성에 맞는 맞춤식 교육훈련을 수행하는 경우는 매우 드물다. 그러한 교육훈련으로 구성원들의 동기부여를 높일 수 있는 교육훈련 전문가를 보유하고 있지 못하다. 이와 같은 문제로 나타나는 조직 내 증상들은 구성원들의 목표의 결여, 부적절한 직무분장, 부적절한 성과기준, 그리고 부적절한 성과평가 등이다(안상윤, 2011).

둘째로 구성원들 자신이 수행하는 직무의 성과를 달성하는데 예기치 못한 장애물들이 치워지지 않고 있는 경우가 많다. 한국의 병원 조직들이 안고 있는 중요한 장애는 관료제이다. 병원 조직 자체가 관료제적으로 움직이고 있으며 의사들은 모든 직종의 직원들에게 관료적이다. 또한 환경적 장애물들이 존재하고, 지원이 충분하지 않으며, '자원-직원의 기술-직무요건'의 연결이 전혀 엉뚱한 경우도 있다. 예를 들어, 현저하게 간호 인력의 부족을 경험하는 병원들이 늘고 있다. 간호사들은 아마도 업무가 과중하여 스트레스가 쌓이고 지치게 되기 때문에, 적절한 인력공급이 이루어지지 않으면 그들에게 동기부여를 시킬 수 있는 환경을 제공하려는 노력들은 실패하기 마련이다. 이와 같은 환경에서 간호등급제는 간호사들의 이직을 부추기는 방아쇠가 되었다. 많은 병원 관리자들은 어떤 경우에도 간호사들의 동기부여에 실패할 수밖에 없는 환경에 놓이게 되었다고 주장한다.

셋째는 부적절한 성과보상의 연계이다. 보상은 경제적인 것일 수도 있고 경제외적인 것일 수도 있다. 보상을 제공하는 단초가 되는 평가의 설계가 잘못된 경우는 너무 많다. 이와 같은 문제로 나타나는 증상들은 직원들에 의하여 가치가 부여되지 않는 부적절한 보상, 올바른 수행에 부적절한 보상, 보상수령의 지연 및 보상의 분배에 있어서의 불공평 등이다. 어떤 조직에서든지 구성원의 일거수일투족의 모든 것은 업적으로 나타나고 그것에 의해 평가된다. 따라서 동기부여적인 업적평가를 위해서는 업적에는 어떤 차원이 포함되어 있는지 찾아내는 것이 우선이다. 업적의 차원을 정할 때는 직무성과(job outcome)와 그 성과를 얻기 위한 직무행동(job behavior)이라는 두 가지 차원을 모두 고려할 것을 권고하고 있다. 만일 성과만 강조할 경우 판매량에만 집착한 나머지 회사의 이미지를 손상시키는 것은 아랑곳하지 않게 된다. 또한 행동만 강조하는 것은 결과물인 성과를 소홀히 할 수 있다. 예를 들어, 병원에서 의사별 진료환자의 수, 수술건수, 진료수입만 강조하다 보면 치료과정에서 반드시 지켜져야 할 환자관리가 소홀해져서 분쟁이 발생하기도 한다. 또 너무 완벽한 치료과정만 강조하다보면 조직의 업적이 오르지 않는 경우도 있다.

다음으로 업적평가의 주체가 누가 되느냐 하는 것은 동기부여의 중요한 문제이다. 일방적으로 한 사람의 상사가 평가하는 것보다 평가 대상과 관련이 있는 다수가 평가하면 평가자의 지각의 차이에 따른 편향성을 줄이고 공평성을 높일 수 있다. 피평가자를 둘러싸고 있는 다수에 의한 평가를 360도 평가라고 부른다. 업적평가에서 주체별 평가로는 자기평가, 동료평가, 상사평가, 부하에 의한 평가 등이 있다. 자기평가는 피평가자 스스로가 자신의 행동과 업적을 살펴볼 수 있는 기회를 제공한다. 문제점으로는 대다수의 피평가자들은 그들의 업적을 평균 또는 그 이상의 수준이라고 생각한다. 동료에 의한 평가는 리더십 능력이나 미래의 잠재력을 평가하는데 유용할 수도 있으나 동료라는 입장과 경쟁자라는 입장에서의 평가에 따른 부작용이 수반된다. 또한, 상사에 의한 평가에서 직속상사는 피평가자를 가장 잘 관찰할 수 있기 때문에 가장 정확하게 평가할 수 있다. 하지만 상사가 과연 객관적이고 공정하게 평가할 만한 능력을 보유하고 있는지가 문제가 되기도 한다. 그리고 부하에 의한 평가는 보다 객관적으로 피평가자를 평가할 수 있다는 의견도 있으나 실제 부하들이 솔직하게 상급자를 평가할지는 의문이다.

끝으로 개인이나 부서의 업적을 향상시키기 위해서는 평가 결과에 대한 피드백이 매우 중요하다. 명확한 피드백이 있어야 무슨 일을 해야 하고, 하지 말아야 하고, 그리고 어떻게 행동하는 것이 바람직한지를 알 수 있기 때문이다. 업적평가 결과에 대한 피드백이 피평가자에게 효과적으로 전달되면 피평가자의 차기 업적이 향상되고 동기유발이 되고 개인적 개발의욕이 높아지며 더 높은 직무만족을 느끼게 된다. 그러나 현장에서 상사가 부정적 피드백을 주어야 한다면 주저하게 되는 경우도 발생한다. 이때 피평가자가 평가자인 상사를 신뢰하고 있는 경우에는 부정적 피드백이 피평가자의 행동수정에 긍정적으로 작용하기도 하지만 신뢰하고 있지 않은 경우에는 오히려 부정적인 반응을 불러올 수 있다. 그렇지만 피드백은 일상의 직무활동에서 계속적으로 주어지는 것이 업적의 향상을 위해서 효과적이다.

직원 개개인의 동기부여 문제에 대한 구체적인 원인들을 결정하는 것은 매우 어려운 일이다. 의료서비스 조직의 관리자들에게 가장 효과적인 접근은 의사소통 기술, 대인관계 기술, 면접기술 등을 발전시켜 직원들과 쌍방향 의사소통이 지속되도록 하는 것이다. 직원들이 솔직히 말할 수 있도록 잘 듣고 격려해 주는 것이 중요하다. 이렇게 할 경우 차상급자와 더 고위층의 관리자 모두는 개인이든 집단이든 특정 직원들의 문제와 좌절을 잘 이해하게 된다. 미국에서도 많은 조직들이 면접이나 상담방식으로 상향적 의사소통을 함으로써 결근, 이직을 줄이고 생산성을 높이며, 더 많은 이윤을 얻는 성과를 거두고 있다(Pfeffer, 1988).

조직구성원들의 태도조사 또한 무기명으로 실시하거나 그 결과가 실제 병원의 운영에 반영된다는 것이 보장된다면 직원들의 숨겨진 신념과 태도에 관한 정보를 모으는데 유용하다. 그런 조사들은 검토 및 수정되어야 할 필요가 있는 동기부여 관련 문제들과 성과달성에 영향을 미치는 장애요인들을 밝혀내는데 효과가 있다. 또한 돈, 인정, 자율성, 협력관계 등과 같은 많은 다른 종류의 성과들에 직원들이 부여하는 가치를 분석해내는데도 유용하다. 일반 직원과 관리자 간 견해의 차이는 직원들의 신념을 수정하기 위한 방법이나 직원의 가치와 직무귀속을 보다 더 효과적으로 결부시키기 위한 직무의 조건들을 탐색하기 위한 기초를 제공한다.

그렇지만 병원 관리자들은 직원들에 대한 태도조사만으로는 동기부여를 높일 수 있는 단서를 찾아내는데 충분하지 않다는 것을 인식하고 있어야 한다. 태도조사를 비롯한 각종 조직행동조사의 결과는 구성원들이 지니고 있는 문제의 영역들에 접근하기 위한 조직의사결정에 정확하게 활용되어야 한다. 병원의 관리자들이 조사는 열심히 하고 정작 그 결과를 경영활동에 전혀 반영하지 않음으로써 직원들이 분노하고 경영자들이 하는 말에 냉소적이 되도록 만드는 경우는 많다.

이상 살펴본 것처럼, 조직이 안고 있는 대부분의 동기부여 과제들은 한 개 이상의 원인과 해결방안들은 갖고 있다는 것을 인정하는 것이 중요하다. 최신의 동기부여 이론들과 연구는 성공적인 직원 동기부여 프로그램이 되기 의해서 통합적이면서도 서로 강화시키는 몇 가지 동기부여 방법들을 융합하여 적용할 것을 제안하고 있다는 사실에 관리자들은 초점을 맞출 필요가 있다. 즉, 구성원들의 행동수정을 위한 긍정적 강화, 고도로 도전적이거나 어려운 목표, 성공에 대한 성과기대에 기초한 가치 있는 보상행동, 직원들에 대한 피드백, 직원들의 관여와 참여, 직무설계, 그리고 낮은 상황적 제약을 포함해야 한다. 병원들이 단기목표에 집중하여 직원들을 피곤하게 만드는 것으로부터 장기적인 목표가 개발되어야 하고 공정한 성과문화가 정립되는 것이 중요하다.

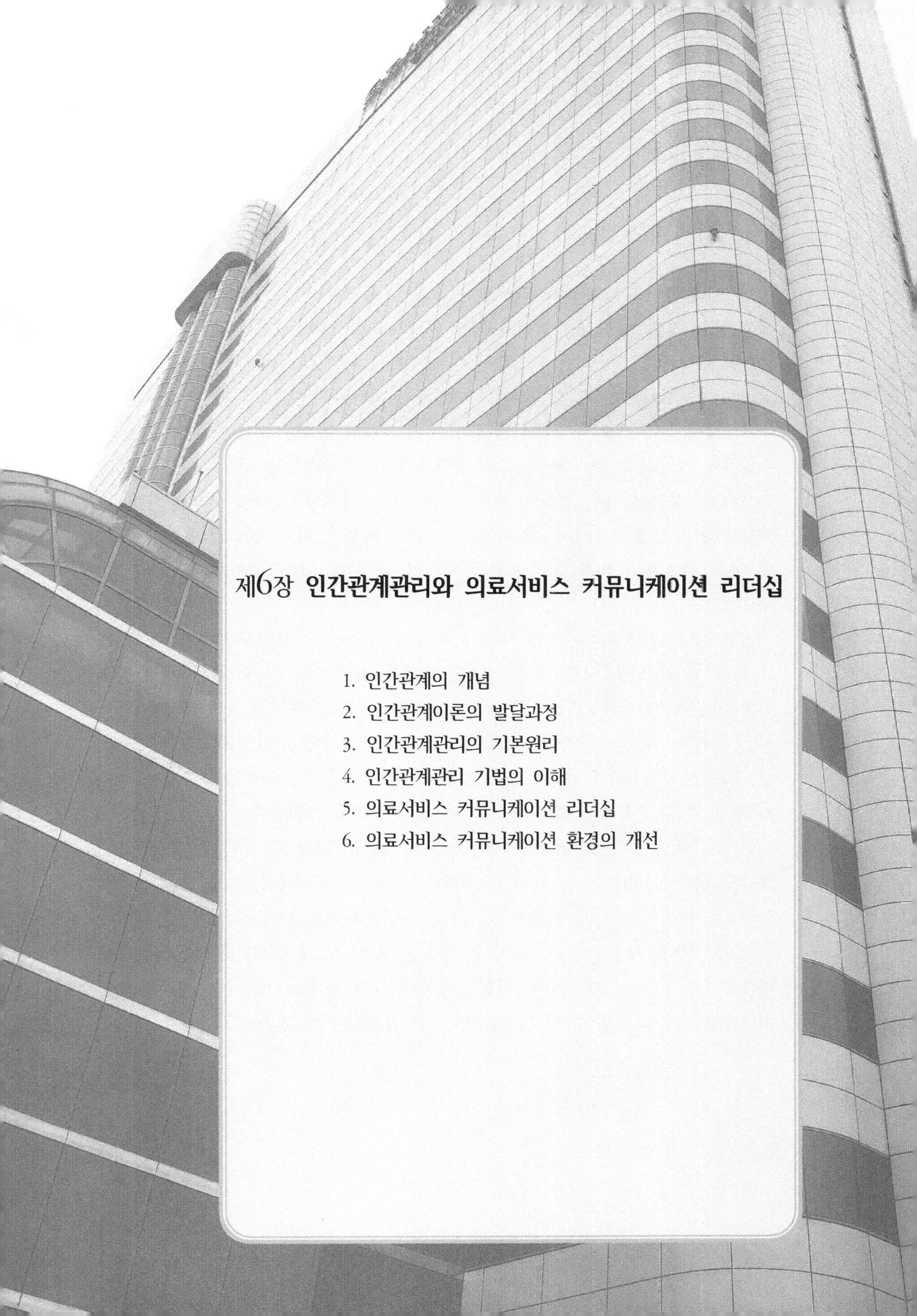

제6장 인간관계관리와 의료서비스 커뮤니케이션 리더십

1. 인간관계의 개념
2. 인간관계이론의 발달과정
3. 인간관계관리의 기본원리
4. 인간관계관리 기법의 이해
5. 의료서비스 커뮤니케이션 리더십
6. 의료서비스 커뮤니케이션 환경의 개선

1. 인간관계의 개념

인간관계(Human Relation)라는 말은 오늘날 여러 가지 경우에 사용되고 있다. 예를 들면 첫째, 개인적 차원에서 직장이나 가정에서 대인관계를 원만하게 잘 하고 있는가? 둘째, 일반적인 사회생활 속에서 다른 사람들과 원만한 관계를 구성하고 있는가? 셋째, 조직은 인간관계를 개선하기 위하여 얼마나 노력을 기울이고 있는가? 넷째, 비공식적 접촉이나 동아리 내 동료와의 접촉은 무난한가?와 같은 경우들이다. 인간은 사회 속에서 다른 사람과의 관계를 떠나 존재할 수 없다. 인간은 다른 동물과는 달리 고도의 지적 능력과 높은 사회성을 가지고 있다. 사회 속에서 개인은 다른 사람과의 상호작용과 비교를 통해 동기나 목적의식을 형성하기도 하고 갈등과 긴장을 하게 되는데 이것이 곧 현대 인간관계의 본질이라고 할 수 있다.

일반적으로 인간관계라고 할 때는 이와 같은 수준에서 이해되지만, 조직에서 인간관계라고 할 때는 사용자와 근로자의 관계는 물론이고, 그 이상의 인간관계를 의미한다. 즉, 조직의 성과를 향상시킬 수 있는 방향에서의 인간관계 모색을 의미하는 것이다. 그러나 조직에서 경영자와 근로자와의 관계는 항상 좋을 수만은 없다. 때문에 인사관리적 관점에 있어서 설명되는 인간관계는 경영자와 근로자 사이가 생산 지향적으로 양호하게 관리되어야 한다는 것을 의미한다.

한 조사에 따르면 60~80%의 사람들이 직장에서 사회적 관계성 부족으로 인해 해고를 당하고 있다. Autry(1991)은 "다른 사람들이 당신에게 어떤 말을 한다고 할지라도 당신이 사업에 실패했다면 그것은 언제나 인간관계에 실패했기 때문"이라고 주장한다. 사업에서 고객을 잃는 것은 직접적으로 고객과의 관계가 잘못되어 만족을 주지 못하기 때문이다. 이것은 바로 관계의 문제(relational issue)이다. 사회나 조직에서 고려될 수 있는 인간관계의 이슈에 대하여 살펴보면 다음과 같다.

1) 사랑과 삶의 관계

사람은 사람들 사이에서 태어나 사람들 사이에서 자라고 생활하다가 사람들 사이에서 죽어간다. 이처럼 사람은 사람과 관계를 맺으면서 태어나고 죽을 때까지 사람과의 관계에서 벗어나지 못한다. 그래서 사람을 가리켜 '인간(人間)'이라고 한다. 인간이란 원래 '사람과 사람 사이'를 뜻한다는 것을 알 수 있다. 즉, 인간이라는 말 그 자체가 인간관계를 의미하고 있을 만큼 인간관계는 인간의 삶 속에서 중요한 자리를 차지하고 있다고 보아야 하겠다.

인간관계를 인간과 인간 사이의 모든 관계로 정의할 수 있다. 하지만 이것은 매우 폭넓은 개념정의이다. 언어학자에 따르면 우리가 지금 사용하고 있는 말 가운데 사람과 사랑과 삶은 모두 몽고어의 '사트(sat)'라는 어원에서 출발하고 있다. 즉, 사람, 사랑, 삶은 서로 분리된 것이 아니라 연관되어 있다는 뜻이다. 사람이 사랑이 되고, 사랑이 곧 삶이 되는 것이다. 인간관계는 사람에 있어서 관계를 나타내는 표현이다. 사랑은 그 관계를 무난하고 바람직하게 만드는 역할을 한다. 표현만 다를 뿐 출발이 같고 서로 연관되어 있다고 보아야 하겠다.

2) 욕구충족의 관계

Davis(1981)는 조직 내 인간관계를 "조직의 구성원들이 팀워크를 이루어 개인의 욕구와 조직의 목표를 효과적으로 달성할 수 있도록 동기를 부여하는 것"이라고 정의하고 있다. 이러한 점에 있어서 인간관계란 궁극적으로 팀워크를 통하여 개인적 욕구와 조직의 목표를 실현시키려는 데 있다고 하겠다. 조직은 팀워크라는 인간관계를 통하여 사람들을 작업 상황으로 통합시킬 수 있고, 각 개인들은 팀 안에서 심리적·사회적 만족을 느끼면서 일할 동기를 부여받는다. 때문에 좋은 인간관계는 생산적이고 만족스러운 집단노력에 의해 이루어진다. 이처럼 좋은 인간관계는 사람의 만족감을 높여준다. 이때 만족감이란 물질적인 것이 아니라 정신적 영역을 의미한다. 인간관계는 정신의 교감으로서 삶 자체에 정신적·심리적 의미감을 제공하는 것이다.

3) 상호 존중의 관계

현대 수평사회를 경영해야 하는 조직의 관리자들이 주목해야 할 것은 인간관계가 생산적이기 위해서는 상호간에 존중하는 관계가 성립되어 있을 것이 요구된다는 점이다. 서로 존중하는 인간관계는 상대를 긍정하는 데서 비롯된다. 상대를 긍정하지 않고서는 원만한 인간관계가 이루어질 수 없다. 상대에 대한 긍정적 인식은 무엇보다 상대를 인격체로 존중하고 서로 위하는 데 있다.

조직에서 사람은 행동을 통하여 성과를 달성한다. 좋은 행동을 높은 성과달성에 기여하고 그렇지 못한 행동을 낮은 성과로 연결되거나 심지어는 안전사고와 같은 불행을 낳기도 한다. 그런데 개인의 행동은 주로 감정의 지배를 받는다. 감정이 좋으면 좋은 행동이 나오고, 감정이 나쁘면 비생산적인 행동이 유발된다. 인간의 감정은 자동적인 측면도 있지만 대부분 대면(對面)으로부터 유발된다. 좋은 대면이 이루어지면 좋은 감정을 통해 좋은 행동이 나오고, 나쁜 대면이 이루어지면 나쁜 감정을 통하여 나쁜 행동이 유발된다. 때문에 조직이나 가정, 그리고 사회에서 생산적인 관계가 형성되기 위해서는 인간관계에서 상호 존중하는 관계는 필수적이다. 그래야 서로 간에 좋은 감정을 형성할 수 있기 때문이다. 만약, 병원에 억압적인 관리방식이나 X이론적 관점에서 직원들을 관리하는 관리자가 있다면 그의 리더십은 최악이라는 평가를 받을 수밖에 없을 것이다.

2. 인간관계이론의 발달과정

1) 초기 인간관계에 대한 접근

Urwick(1956)에 따르면, Robert Owen은 1789년 이미 자신의 공장을 소유하고 경영하면서 어린이들이 열악한 노동조건 속에서 혹사당하는 것을 목격하고 충격을 받아 사회개혁론자가 된 사람으로 묘사되고 있다. 그는 조직에서 근로자들을 혹사시키는 행동을 금지하고 인간적인 관심을 보이는 것이 조직에게도 훨씬 이익이라는 점을 강조했다. 일찍부터 근로자들의 고통을 덜어주어야 한다고 주장은 그의 주장은 인간에 대한 무한한 존중심을 반영하고 있지만 당시에는 잘 받아들여지지 않았다.

그 뒤 Hugo Munsterberg는 작업자의 생산성과 적응을 극대화하기 위한 과학적 연구를 통하여 산업심리학(Industrial Psychology) 분야를 성립시켰다. 그는 1912년 발간하고 1913년에 영어로 번역된「심리학과 산업효율(Psychology and Industrial Efficiency)」이라는 저서를 통하여 인간행동의 일반적 유형을 명백히 제시하였으며, 조직에서 직원의 선발을 과학화하기 위한 심리테스트를 만들었다. 그는 교육훈련에 있어서 학습이론의 가치를 중요하게 도입했으며 직원들의 동기유발을 위한 과학적 기법을 연구했다(Koontz, O' Donnell, Weihrich, 1984).

Robbins(2002)에 의하면, 1900년대 초기 철학자인 메리 파커 포렛(Mary Parker Follett)은 조직은 개인행동과 조직행동의 관점에서 조명되어야 한다고 주장했다. 또한 그는 조직에서 관리는 과학적 관리이론에서 벗어나 인간 지향적 관리방법을 도입해야 하며, 개인주의보다 집단윤리에 근거해야 하고 경영자와 근로자는 공동발전을 위한 파트너로서 상대방을 인식할 것을 주장했다. 퍼렛의 이와 같은 인간주의적 사고는 조직에 있어서 동기유발, 리더십, 팀워크 및 권한을 인식하고 이해하는 방식을 바꾸는데 기여했다.

1938년 「경영자의 직능(The Function of the Executive)」이라는 책을 발표한 Barnard는 조직이 성공하려면 구성원의 협력을 얻을 것을 요구했다. 그는 또 조직이란 개방체계(open system)로서 평소 접촉하는 외부집단과 좋은 관계를 유지해야 발전할 수 있다는 점을 강조했다.

이상에서 보는 바와 같이, 산업혁명 이후 근세에 이르는 산업사회 초기부터 조직관리의 성패는 물적 조건의 관리보다는 인간관계를 어떻게 관리해야 하는가에 달려 있다는 점에 많은 사람들이 착안해 있었다.

2) 현대 인간관계이론의 발달

1920년대 이후 호손 공장실험을 통해 정립된 인간관계론은 인간은 이성과 감정을 동시에 지니고 있기 때문에 합리적이고 논리적인 행동도 하지만, 아울러 비논리적이고 감정적인 행동도 한다는 인식에 기초하고 있다. 따라서 감정의 질서와 논리를 파악하여 인사관리의 효과를 높이자는 것이 인간관계론의 중심 사상이다.

인간관계론의 기틀을 마련한 것은 1924년부터 1932년까지 하버드대학의 Mayo 교수가 주축이 되어 미국 서부전기회사의 호손(Hawthorne)공장에서 행한 일련의 실험이다. 이 실험은 1차 조명실험으로 1924년부터 1927년까지 이루어졌으며, 2차는 계전기 조립실험(relay assembly test roon)으로 1927년부터 1932년까지 이루어졌다. 그리고 3차 실험은 면접계획으로 1928년부터 1930년까지 태도조사로 이루어졌다(Parker, 1998).

이 실험결과 조직에서 작업의 성과는 물리적 조건뿐만 아니라 근로자들의 심리적 요소 즉, 근로자 개인의 직무, 동료, 상사 또는 조직 전체에 대하여 가지고 있는 태도나 감정에 의해 크게 좌우한다는 것이 발견되었다. 조직에는 공식적 부서 외 직원들 사이에서 만들어지는 자생적 조직인 비공식조직이 존재하며, 이것이 경영성과에 중요한 영향을 끼친다는 사실이 발견되면서 경영조직 내 인간행동의 기본원리에 대한 연구가 새로운 차원에서 시작되었다.

호손공장 실험을 계기로 등장한 인간관계론은 그 후 인간행동을 과학적, 종합적으로 연구하는 행동과학(behavioral science) 이론의 발달에도 영향을 미쳤다. 행동과학이라는 이름은 1951년 포드(Ford) 재단이 행동과학 프로그램이라는 연구자금 원조계획을 발족시키면서 처음 사용되었다. 행동과학은 인간 행동에 관하여 객관적인 방법으로 수집된 경험적 증거에 따라 입증된 일반적 법칙을 확립하여 인간행동을 과학적으로 설명하고 예측하는 것이라고 할 수 있다. 행동과학이론의 중심은 조직 내에서 인간관계, 조직과 인간의 갈등, 조직 내 의사결정자로서의 인간의 연구 등 조직과 관련 있는 인간의 행동을 연구하는 것이다. 행동과학은 현재 인간관계의 행동과학과 의사결정의 행동과학의 두 흐름으로 발전되고 있다. 의사결정의 행동과학은 근대 조직론의 흐름이고 인간관계의 행동과학은 동기유발과 리더십이론이 중심을 이룬다.

인간관계이론을 이끌어낸 호손공장 실험은 많은 성과에도 불구하고 다음과 같은 비판을 받고 있다. 첫째, 종업원에 대한 공포감을 없애주면 그들에 대한 동기부여가 자연히 이루어진다고 본 인간관계이론은 적극적인 동기부여가 될 수 없다는 것이다. 둘째, 인간관계이론이 비공식적 집단을 중심으로 한 인간 대 인간의 관계나 개인의 심리학적 고찰에 편중되어 있어 적극적인 동기부여를 위해서는 인간과 직무의 관계를 중시해야 함에도 불구하고 인간관계이론에서는 개인의 태도나 인간관계에서 결정된다고만 생각했다. 즉, 직무와 인간과의 관계의 중요성을 간과한 것은 중요한 오류라는 것이다. 셋째, 인간관계이론이 인간의 경제적 측면은 전혀 고려하지 않았고 있다는 점이다. 인간관계이론에서는 직원에게 책임을 부여하는 것이 부정적이라고 문제를 삼고 있으나 근로자의 지위나 직무의 중요성을 거론하지 못하고 있다는 것이다. 그러면서도 Drucker(1954) 박사는 인간관계이론의 통찰을 인간 조직을 관리하는데 있어서 중요한 기초된다는 점은 분명하다고 강조했다.

3. 인간관계관리의 기본원리

1) 매슬로우의 욕구단계설

인간관계관리의 기본원리 내지 목적은 근로자들의 개인적 차원에서의 욕구구조와 집단적, 사회적 차원에서의 상호작용을 파악하여 조직 내 인간관계를 개선하고 근로자들의 사기를 높이는데 있다. 인간의 기본적인 욕구구조에 대해 처음으로 연구모델을 제시한 대표적인 사람은 심리학자 Maslow(1943)이다.

Maslow는 그가 주장한 욕구단계설에서 인간의 욕구구조를 다섯 단계로 구분하였다. 즉, 인간은 생리적 욕구, 안전과 안정에 대한 욕구, 애정과 소속감에 대한 욕구, 자기존중의 욕구, 자기실현의 욕구 등을 가지고 있으며 이들은 계층구조를 이루고 인간의 행동에 영향을 미치고 있다는 것이다. 즉, 인간에게 있어서 행동을 유발하는 원인은 무엇보다도 1차적으로 생리적 욕구 때문이다. 이 생리적 욕구가 어느 정도 충족되면 인간행동을 지배하는 욕구로서의 지배력은 약해지고 이번에는 안전 및 안정에 대한 요구가 인간으로부터 행동을 유인하는 지배적 욕구로 등장한다. 이런 식으로 하위욕구가 충족이 되면 상위욕구가 인간행동을 지배하는 요구가 되고 최종적으로는 자아실현의 욕구가 나타나게 된다는 것이다.

매슬로우의 욕구 5단계가 조직경영에 있어서 지니는 의미는 두 가지이다. 첫째, 생리적 욕구와 안전 및 안정의 욕구가 근로자들의 기본적인 동기유발에 주요한 도구가 된다는 사실이다. 즉, 적절한 수입의 보장과 이를 위한 합리적인 임금관리가 필요하다는 점을 시사하고 있다. 둘째, 한 가지 욕구가 어느 정도 충족되면 그 다음에는 다른 욕구가 또 등장하기 때문에 동기유발의 대책도 그에 맞추어 변화시켜야 한다는 것이다. 말하자면, 임금에 대한 욕구충족이 어느 정도 이루어지면 경제적인 욕구의 위력은 없어지고 사회·심리적인 욕구가 강하게 부각된다. 따라서 이 단계에서는 동기유발의 대책으로서 물질적인 자극보다는 좀 더 효율적인 정신적 자극이 요청된다.

2) 허쯔버그의 2요인 이론

매슬로우의 욕구단계이론이 인간의 본래 지니고 있는 일반적인 욕구구조에 대한 이론이라면 Herzberg(1966)의 2요인이론(two factor theory)은 조직경영에 보다 밀접하게 접근하여 제시된 이론이다. 그는 근로자들이 일을 하면서 느끼는 심적 상태에 영향을 미치는 요인에는 만족요인과 불만족 요인, 두 종류가 있다고 보았다. 만족요인은 성취감, 인정, 발전의지, 책임, 직무 그 자체등 직무의 내용(job content)과 관련된 요인 들이다. 이 만족요인들은 근로자들이 더 높은 성취감을 느끼고 생산성을 달성하는데 효과적으로 동기유발을 시켜주기 때문에 동기요인(motivator)이라 할 수 있다.

반면에 불만족요인은 조직의 정책, 상사, 급여, 작업환경, 동료 등 직무를 둘러싼 직무환경(job context) 요인들이 중심을 이룬다. 이러한 요인들은 직무의 불만을 예방할 수 있는 것이라는 측면에서 위생요인(hygiene factor)이라고도 한다.

이와 같은 허쯔버그 이론의 특징을 살펴보면, 종래에는 어떤 요인들이 문제가 있을 때에는 직무의 불만을 야기하고 그것이 개선되면 만족을 이룬다고 가정하고 있다. 그에 비해 그는 독특한 입장을 피력하고 있다. 즉, 개인에게 있어서 만족과 불만은 별개의 차원으로 인식되고 있으며 그것에 작용하는 요인들 간에도 차이가 있다는 것이다. 예를 들어, 허쯔버그는 급여를 불만족 요인으로 보고 있는데, 급여는 적으면 불만이지만 그것이 인상되어도 불만을 줄이는데 그치는 것이지 만족으로 유도되어 근로자에게 동기유발을 시키는 것은 아니라는 것이다. 근로자를 만족시키거나 동기유발 시키기 위해서는 위생요인이 관리되면서 동시에 만족요인이 주어져야 한다는 것이다.

경영자는 궁극적으로 근로자들을 만족시키고 동기유발 시켜야 하는 과제를 가지고 있다. 허쯔버그에 의하면 직원에 대한 동기유발은 만족요인을 부여함으로써 가능하다는 것이다. 만족요인은 직무의 내용에 관한 요인들이다. 따라서 조직에서 직원들이 직무에 대한 만족을 가지고 높은 성과를 내기 위해서는 근로자들이 하고 있는 일을 적성이나 환경변화에 맞추어 바꿔주어야 한다는 것이다. 즉, 성취감이나 책임감 등과 같은 만족요인이 주어질 수 있도록 근로자들의 직무를 재설계(再設計)하는 것이 동기유발의 핵심이라는 것이다.

3) 맥그리그의 X·Y 이론

McGregr(1960)는 근로자들의 사회적 상호작용에 대한 모델로써 X이론과 Y이론이라는 두 가지 경영이념의 모델을 제시하였다. 이 이론은 기본적으로 경영자가 생각하는 인간의 본성에 대한 극단적인 두 개의 관점으로 이루어져 있다. 그 하나는 X이론인데, 이것은 권위주의적인 경영관리 이념에 근거하고 있으며 인간을 조직의 요구에 얽매여 있는 수동적인 지위로 이해하고 있다. X이론에 의하면, 인간은 일하기를 싫어하고 될 수 있으면 일을 회피하려고 한다. 또한 지시를 받아 행동하기를 좋아하고 책임을 회피하려고 한다. 때문에 조직목적을 달성하기 위해서는 인간을 강압적으로 통제하고 지시해야 한다고 보는 것이다.

Y이론은 인간의 속성을 X이론과는 정반대로 보는 이론이다. 인간은 일을 싫어하는 것이 아니고 극히 천성적으로 좋아하며 책임과 능력을 가진 존재라는 것이다. 따라서 동기유발만 잘되면 자기통제 하에서 조직의 목표달성에 충분히 기여한다는 것이다. 맥그리거는 모든 경영은 Y이론에 입각한 인간관리 차원으로 발전되어야 한다는 것을 강조하고 있다.

이정우와 김노사(2018)는 최근 연구에서 지방의료원장이 경영성과를 높이기 위해서는 기업가정신과 합리적 의사결정능력을 향상시킬 수 있는 교육 및 훈련과정을 마련하는 것이 필요하다는 주장을 펴고 있는 바, 이런 기회를 통하여 병원의 관리자들이 어떤 경우에도 Y이론적 관점에서 의사결정을 할 수 있는 기술을 갖도록 인간관계역량 교육을 강화시킬 필요가 있다.

4) 블레이크와 무튼의 관리격자이론

Blake와 Mouton(1982)은 관리격자(managerial grid, 管理格子)란 도구를 빌어 여러 가지 형태의 경영방식을 상황에 따라 분류했다. 이 관리격자는 인간에 대한 관심(concern for production)과 생산에 대한 관심(concern for production)이라는 2차원적인 요소가 경영자에 의해 배려되는 정도를 네모 격자상에 경영형태로 나타낸 표이다. 관리과정이란 인간문제와 생산성 문제의 두 요소를 통합시켜 나가는 과정이라 볼 수 있다. 때문에 인간과 생산에 대한 관심이라는 두 가지 요소의 배합정도에 따라 여러 형태의 경영스타일이 나타난다. 이를 격자상으로 나타내면 81(9 x 9=81) 가지의 경영형태 내지 리더십 스타일이 나타나는데 이들은 주로 다음과 같은 다섯 가지 경영형태로 집약시킬 수 있다[그림 6-1].

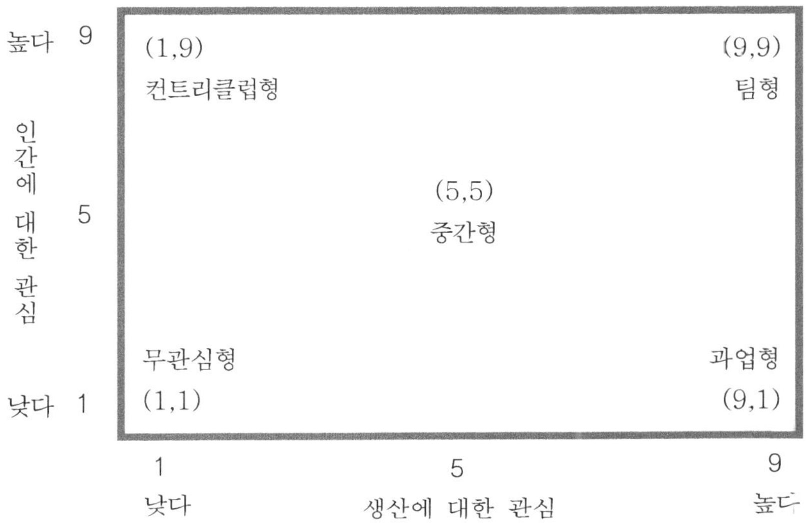

[그림 6-1] 관리격자모형

우선, 생산성 문제에만 급급하고 인간관계에는 전혀 신경을 쓰지 않는 '과업형(9 · 1)', 이와는 정반대로 직장 내의 인간적 분위기 유도에만 극도로 신경을 쓰는 '컨트리 클럽형(1 · 9)'이 있을 수 있다. 다음으로 그 어느 쪽에도 특별한 관심이 없이 자기의 자리만 지키려 하는 무관심형(1 · 1), 인간적인 문제와 생산성의 문제를 적당하게 중간수준에서 배려하는 '중간형(5 · 5)'이 있다. 끝으로 인간에 대한 존중과 생산 중시의 문제는 상호 경합적인 것이 아니라 상호 의존적이어서 인간성을 최대로 존중하면서 또한 생산성을 최대한으로 높일 수 있다고 보는 '팀형(9 · 9)'으로 블레이크와 무튼은 이와 같은 경영방식을 가장 바람직스러운 것으로 보았다. 이 이론을 실무에서 적용이 매우 용이하다. 병원 관리자들의 리더십 스타일을 현재 직원들에 대한 설문조사 등을 통하여 정확하게 파악하고, 여러 가지 훈련기법을 통하여 이상적인 (9 · 9)형의 리더로 접근하도록 하는 것이 가능하다.

이 이론은 현장에서 관리자들의 리더십 개발에 다음과 같이 적용할 수 있다. 제1단계(grid seminar)에서는 관리격자 이론에 대한 세미나를 통해 관리자 자신의 행동에 대한 인식을 제고시킨다. 제2단계(teamwork development)에서는 관리자들

간에 상호 피드백을 통하여 집단의 문제해결능력을 향상시킨다. 제3단계(intergroup development)에서는 집단 간의 갈등과 마찰에 대한 문제해결능력을 개발한다. 제4단계(system model development)에서는 조직 전체의 시스템적 사고방식과 조직의 체계 개선에 필요한 문제해결능력을 개발한다. 제5단계(implementation of system model)에서는 이상적인 조직체를 지향하고 이에 필요한 조직의 목적달성능력을 개발한다. 제6단계(stabilization and reinforcement)에서는 이상의 여러 단계를 거쳐 개발된 관리자의 행동을 정착시킨다.

4. 인간관계관리 기법의 이해

경영 조직 내에 있어서 인간관계를 개선하고 근로자들의 사기를 높이기 위하여 개발된 주요 기법들을 살펴보면 다음과 같다.

1) 사기 조사(Moral Survey)

사기(moral)는 공통의 목적을 가진 개인 또는 단체의 심정이나 태도의 상태를 말한다. 때문에 사기는 성과에 영향을 미치는 중요한 요소이다. 사기조사는 근로자들의 사기 또는 근로의욕을 저해하는 요인과 불평불만의 원인 등을 통계적 방법이나 태도조사를 통해서 알아내려는 방법이다. 사기조사의 방법에는 노동이동률에 의한 측정, 1인당 생산성에 의한 측정, 결근율과 지각률에 의한 측정, 사고율에 의한 측정 및 고충과 불평의 빈도조사 등이 있다.

2) 인사상담제도(Personal Counselling)

상담은 직원이 안고 있는 문제를 스스로 해결하는데 도움을 줄 목적으로 직원과 함께 문제를 해결하기 위한 토론을 하는 과정이다. 많은 조직들이 직장 내에 전문적인 상담원(counsellor)을 두어 근로자들의 불평불만이나 희망사항, 가정적, 개인적 고민을 자유로이 상담할 수 있게 하여 직장 사기를 앙양내지 유지시키기 위한 노력을 하고 있다.

조직에서 흔히 쓰이는 상담의 유형으로는 첫째, 지시적 상담(directive counseling)으로 주로 충고의 기능을 수행한다. 이것은 직원의 문제에 귀를 기울여 듣고, 직원과 함께 문제해결을 위하여 무엇을 할 것인가를 결정하며, 결정된 것을 실행하도록 동기유발을 시키는 것이다. 둘째, 비지시적 상담(nondirective counseling)은 의뢰인 중심의 상담(client-centered counseling)이라고도 하는데 직원의 말을 경청하고 나서 직원으로 하여금 곤란한 문제를 스스로 설명하고 이해하면 적절한 해결책을 강구하도록 격려하는 상담이다. 셋째, 참여적 상담(participative counseling)은 지시적 상담과 비지시적 상담의 중간 형태이다. 어떤 문제를 해결하기 위하여 함께 토론하고 힘을 모으는 것으로서 협조적 상담(cooperative counseling)으로 불린다.

3) 제안제도(Suggestion System)

근로자들이 창의력을 개발하고 근로의욕을 고양시키기 위한 목적으로 조직 운영이나 기타 경제적, 기술적 사항에 관한 개선안을 일반 직원들에게 제안하도록 하여 그것을 심사하고 우수한 안에 대해서는 적당한 보상을 하는 제도이다. 제안제도는 다음과 같은 절차를 통하여 실시된다.

첫째, 제안제도는 직원의 아이디어로부터 시작된다.

둘째, 아이디어를 완전한 제안으로 완성한다.

셋째, 제안을 제안제도의 담당자나 제안함(提案函)에 제출한다.

넷째, 제안 담당자는 제안을 접수한다. 이때 제안자에게는 감사의 답신을 보내도록 한다.

다섯째, 접수된 제안들을 제안심사위원회를 구성하여 신속하고 공정한 심사를 실시하고 그 결과를 통보한다.

여섯째, 훌륭한 제안은 공개하고 실행에 옮긴다.

일곱째, 제안자들에게는 여러 가지 형태의 포상을 제공한다.

4) 소시오메트리(Sociometry)

소집단의 구성원들 사이에서 일어나는 흡인, 무관심 또는 거부의 유형을 알아내는데 쓰이는 사회심리학적인 인간관계연구의 한 기법이다. 소집단 구성원들 사이의 사회관계를 수량적으로 측정하여 집단내의 인간관계, 즉 구성원 상호간의 감정관계를 객관적으로 표현하는 방법이다. 이 방법을 통하여 어떤 직원을 마음이 맞지 않는 주변 사람들로부터 분리시켜 준다든지 또는 작업집단을 재구성할 때 마음이 맞는 사람들과 함께 일하도록 배려함으로써 직원 개인의 사기와 만족도를 높이기도 한다.

5) 브레인스토밍(Brain Storming)

집단에서 다른 사람들과 함께 일할 때 나타나는 부정적인 효과를 최소화하면서 새로운 아이디어를 만들어내는 인간관계 활성화 기법이다. 여러 참가자들로 하여금 자유분방한 아이디어를 내게 하고 이를 종합하거나 교체하거나 혹은 연결을 지어서 실행이 가능한 새로운 아이디어나 착상을 끌어내게 된다. 일명 뇌 선동 또는 두뇌 짜기라고도 한다. 브레인스토밍을 실행함에 있어서는 자유분방, 타인 아이디어에 대한 비판금지, 양(量) 우선 및 결합 및 개선이라는 네 가지 원칙이 준수되어야 한다.

브레인스토밍을 수행하는 방법으로는, 집단의 구성원이 자신의 아이디어를 말할 때, 리더는 그 아이디어를 칠판에 기록하여 모든 사람이 볼 수 있도록 한다. 대개 아이디어를 만들어내는 과정은 30분에서 40분 정도가 할당된다. 이렇게 하여 창출된 아이디어는 다른 집단이 평가하도록 한다. 최종 결론은 합의에 도달하거나 그것이 안 되면 투표를 하도록 한다. 브레인스토밍의 성공 여부는 앞에서 말한 네 가지의 원칙을 얼마나 잘 지키느냐에 달려있다.

6) 감수성 훈련(Sensitivity Training)

감수성훈련(感受性訓練)은 개방적인 분위기를 갖는 자유로운 상황에 도인 사람들이 상호간에 깊은 관계를 맺게 하고 자신이 그룹 내 다른 구성원들로부터 어떻게 인지되고 있는지를 아는 능력을 개발하는데 중점을 둔 훈련방법이다. 훈련과정에서 참가자들은 자신과 타인, 그리고 대인관계에 대하여 오랫동안 간직해 왔던 기본 전제에 대하여 의문을 갖게 된다. 훈련 참가자들은 개인 간 관계를 구조화하는 과정에서 생각, 의견, 신념, 개인의 철학 등을 교환하게 된다. 이와 같은 토론이 진행되는 동안에 참가자들은 오랫동안 억눌려 왔던 적개심과 두려움을 토로하게 되고 이때 비로소 이전의 태도, 가치관 및 습관 등이 해체된다. 그 결과 자기 자신과 타인에 대한 관용과 담백성을 갖게 된다.

7) 동기조사(Motivation Research)

인간의 행동을 유발시키는 근본적인 욕구/ 동기들을 심층면접(depth interview), 집단토론법(group discussion), 투영기법(projective techniques)등의 방법으로 파악하는 것이다.

8) 임파워먼트(Empowerment)

임파워먼트란 조직 구성원들에게 권한을 위임하여 일을 추진하는데 있어서 힘을 실어주어 동기를 부여하는 것이다. 이때 힘을 실어준다는 것은 하위 구성원들에게 권한과 책임을 부여하는 것을 말한다. 전통적으로 조직의 상층부에 힘이 집중되어 있고 하위직급으로 갈수록 여러 형태의 힘이 약화되는 것이 일반적이다. 그런데 조직 구성원이 무력감을 느낄 때 그는 자신을 종속적이고 수동적인 상태로 인식함으로써 적극적으로 조직에 대한 애착과 공헌의욕을 느끼기가 쉽지 않다. 따라서 임파워먼트는 조직의 하위 구성원들에게 힘 또는 작업권한을 부여함으로써 주인의식을 갖게 하고 이를 기초로 조직에 대한 애정과 공헌의욕을 고취하려는 것이다. 임파워먼트를 통하여 조직구성원들이 갖게 되는 느낌으로는 다음과 같은 것들이 있다. 첫째, 의미감(meaning)이다. 이것은 어떤 개인이 자신의 표준이나 이상과 관련하여 판단하는 작업 목표나 목적의 가치를 말하는 것이다. 의미감은 작업의 역할이 요구하는 기준과 직원 개인의 신념이나 가치와 비교를 해서 작업이 자신에게 얼마나 가치가 있는가를 인식하는 과정을 통해 형성된다. 둘째는 영향력(impact)이다. 이것은 한 개인이 자신이 수행하는 일의 결과에 영향을 미칠 수 있다고 느끼는 정도를 말한다. 이는 조직의 각 계층에서 의사결정이나 타인의 일에 영향을 미칠 수 있다는 신념에 의해 측정된다. 셋째는 역량(competence)이다. 이는 한 개인이 일을 해 낼 수 있는 능력을 갖추고 있다는 신념을 말한다. 역량 있는 사람은 자신이 과업을 지배할 수 있고 노력만 하면 어떤 일이든지 수행할 수 있다는 것을 알고 있다. 넷째는 선택(choice)으로 이는 한 개인이 일하는 방법을 선택하는 것을 말한다. 개인들이 작업행동을 시작하거나 바꾸는데 있어 자율성을 갖는 것을 의미하기도 하고, 또는 자신에게 부여된 작업 상황에 대하여 근로자 자신이 통제감을 갖고 있다는 것을 말하기도 한다. 이를 자기결정(self determination)으로 부르기도 한다.

조직 내에서 직원들을 임파워먼트 시킬 수 있는 구체적인 수단으로는 성과에 대한 정보의 제공, 조직목표에 기여할 수 있는 기술과 지식(skill and knowledge)의 확보, 실질적 의사결정의 파워(power) 보유, 성과에 기초한 보상 등이 있다. 이러한 임파워먼트는 하급자들에게 힘을 실어주는 긍정적인 동기부여 조치이지만 상대적으로 힘을 잃는 관리자들의 저항에 부딪칠 수 있다. 병원 조직은 진료의 핵심을 이루고 있는 의사들에게 이중적 권력이 집중되어 있기 때문에 다른 구성원들은 무력감에 빠질 수 있다는 지적이 오래 전부터 있어 왔다. 그렇다고 환자 관련 사고가 터지면 의사들이 모든 책임을 지는 것도 아니다. 때문에 병원 조직에서 노사분규가 발생하면 회복되는데 많은 시간이 걸리기도 한다. 이것은 평소에 의사들과 다른 직종 간에 신뢰가 형성되지 못했기 때문이다. 이제는 조직에서 임파워먼트를 통하여 파워를 공유하는 것에 대하여 관리계층에 있는 사람들이 자신의 파워를 상실한다는 의식을 떨쳐버릴 때이다. 이와 관련하여 “모든 상황에서 귀하의 선의의 판단을 활용하라. 그 외에 다른 규칙은 없다.”는 Nordstorm사의 철학을 참고할 필요가 있다.

5. 의료서비스 커뮤니케이션 리더십

1) 커뮤니케이션의 의의

커뮤니케이션은 일반적으로 조직 내 개체들 간의 정보의 흐름이라고 말할 수 있다. 이는 모든 인간 사회에서 개인이나 집단이 더불어 살아가기 위해서 필수불가결한 요소이다. 특히, 목표를 달성해야 하는 조직에서 커뮤니케이션은 공동의 노력과 협동을 이끌어낼 수 있는 핵심과정이라고 할 수 있다. 이처럼 커뮤니케이션은 개인의 감정과 태도에 깊숙하게 영향을 미친다. Barnard(1938) 같은 사람은 커뮤니케이션을 협동의욕과 공동목표와 함께 조직운영의 3대 요소로 거론할 정도이다. 효과적인 리더는 커뮤니케이션을 단순히 단어들을 조합한 말 이상의 '그 무엇'으로 생각해야 한다는 것을 알 수 있다. 미국 국립표준기술원의 MB상(MBNQ: Malcolm Baldrige National Quality Award)의 7대 조건 중 첫 번째 요소인 리더십을 구성하는 구성개념 중의 하나도 바로 커뮤니케이션이다(김정원, 김동철, 2018). MB상에서도 조직의 관리자가 자신의 경영의지와 철학을 구성원들과 얼마나 잘 소통하는지가 중요한 평가 요소로 채택하고 있다. 바꾸어 말하면, 조직경영의 첫 번째 조건은 리더십이고 그 리더십의 속성은 바로 커뮤니케이션이라는 것이다.

고대 그리스 철학자 아리스토텔레스가 만들어낸 수사학(Rhetoric)은 지금까지도 통용되는 커뮤니케이션 모형으로 연구자들에게 많은 영향을 미치고 있다. 아리스토텔레스는 커뮤니케이션을 화자(Speaker)와 청자(Listener)가 참여하는 선형적 프로세스, 즉 화자-청자 모델로 묘사하고 있다. 아리스토텔레스는 효과적인 화자(speaker)는 이 세 가지의 설득 수단 성격(ethos), 감정(pathos) 논리(logos)라는 세 가지 설득 수단들 중에서 하나 또는 그 이상을 사용해 그들이 전달하고자 하는 메시지를 패키지화하고 의미를 전달한다고 설명한다. 아리스토텔레스의 설득수단의 모형은 현대사회에서도 여전히 통용되고 있다(김한중 외, 2013). 예를 들어, 성격(character)이나 신뢰성(credibility)은 지금도 커뮤니케이션에서 중요하게 고려되고 있다. 일반적으로 사람들은 그들이 신뢰하는 사람이 이야기하는 사실에 대해서 믿는 경향이 있다. 반면, 신뢰하지 못하는 사람이 이야기하는 경우에는 말의 사실 여부를 떠나 잘 믿지 않는 경향이 있다. 우리 사회에서 흔히 일어나는 의료개혁에 대한 논쟁의 사례에서도 보듯이 커뮤니케이션에서 화자의 성격적 특성은 논리보다 더 중요하게 고려되기도 한다. 성격 요인과 유사하게 감정(emotion) 또한 화자가 메시지를 전달할 때 상당히 효과적으로 작용한다. 일반적으로 커뮤니케이션에서 사람들은 다른 수단보다 감정에 상당히 강하게 반응하는 경향이 있다. 감정이 논리보다 더 중요한 수단이 되는 경우는 너무 많다. 2017년에 임기를 마친 미국의 버락 오바마(Barack H. Obama) 대통령은 감성 커뮤니케이션으로 성공한 대통령이라고 해도 지나치지 않는다. 심지어 커뮤니케이션 계에서는 '오바마 화법'이라는 것도 유행시켜 많은 사람들이 따라 할 정도이다. 로날드 레이건Ronald Reagan)이나 빌 클린턴(Bill Clinton) 대통령도 수많은 정치적 난관을 감정적 호소(emotional appeal) 등의 커뮤니케이션 수단을 활용해 극복하곤 했다. 그러나 커뮤니케이션에서 성격과 감정의 수단만을 활용하여 상대방을 설득하는 데는 분명히 한계가 있다. 특히 청취자가 송신자의 아이디어나 정보에 관심이 있는 경우에는 논리가 커뮤니케이션에서 매우 중요한 역할을 하게 된다. 커뮤니케이션에서 논리 또한 상당히 중요한 설득의 수단이며, 심리학자들도 송신자의 논리와 이유 또는 근거가 있을 때 그렇지 못할 때보다 사람들이 더욱 효과적으로 설득되는 경향이 있다고 보고하고 있다

현대에 들어와 커뮤니케이션 연구자들은 아리스토텔레스의 화자-청자 모델(Speaker-Listener Model)에 왜곡(distortion)이라는 개념을 추가하여 아리스토텔레스의 모형을 좀 더 구체화하였다. 커뮤니케이션의 정보전달 기능보다는 효과를 중시한 정치학자 Harold Laswell(1948)은 커뮤니케이션에서, "누가 무엇을 누구에게 어떤 수단을 통해 메시지를 전달하는가?" 라는 요소들이 의사소통의 성공 여부에 영향을 미칠 수 있다고 주장했다. 즉, 송신자, 메시지 내용, 메시지 전달의 수단 등과 같은 다양한 요인들이 청취자의 이해도에 영향을 미쳐서 의도한 뜻이 바로 전달되지 않을 수 있다는 것이다. 이러한 커뮤니케이션에서의 왜곡 또는 오해라는 복잡한 개념 및 이론이 통합되어 피드백(feedback) 모형이 이론화되었다. 커뮤니케이션의 피드백 모형은 심리, 인지, 환경 등의 다양한 요인들이 커뮤니케이션에 미치는 영향을 고려하고 있다. 말하자면, 서로 상이한 경험을 갖고 있는 사람들의

의사소통은 단순히 의미를 전달하는 목적을 넘어서 의사소통이 이루어지는 장소, 커뮤니케이션 내용의 전후 맥락, 상대방의 사회적, 심리적 상태 등의 다양한 요소가 고려되어야 한다는 것이다(Longst & Young, 2006).

언어철학자 Wittgenstein(1973)이 "만약 사자가 말할 수 있다고 해도, 사람은 그를 이해할 수 없다"라고 말한 것처럼, 커뮤니케이션에서 대화의 맥락의 중요성은 아무리 강조해도 지나치지 않는다. 실제 언어학자들은 이것을 증명하기 위한 실험을 자주 한다. 그 중 한 가지 예를 들어보면, 매우 친한 친구 간에 평소 함께 즐겨 부르던 노래의 멜로디를 한 사람이 손으로 책상을 두드려 연주하도록 하고 상대방은 그것이 무슨 노래인지를 맞추도록 하는 실험에서 대부분이 노래 제목을 맞추지 못하는 것으로 나타났다. 이것은 상대방과 효과적으로 의사소통하기 위해서는 상대방의 경력, 사회적 위치, 가치, 그리고 심리 등을 세밀하게 이해하고 있어야 한다는 것을 시사한다. 기본적으로 인간은 사자와 같이 너무 다른 존재와 커뮤니케이션 할 수 없다는 것은 한국 사람이 아프리카에 가서 한국어를 전혀 모르는 사람과 뜻이 통하는 대화를 하기는 좀처럼 어렵다는 것과 같다. 좀 더 넓은 의미로, 너무 다른 경험과 가치를 갖고 있는 누군가와 이해도가 높은 대화를 한다는 것은 결코 쉬운 일이 아니라는 것이다. 이와 같은 맥락에서 병원 조직에서 관리자들은 서로 경력 배경이 다른 직종 간에 원만한 커뮤니케이션을 한다는 것은 매우 어렵다는 것을 잘 인식해야 한다. 관리자 또는 리더로서 효과적인 커뮤니케이션을 원한다면 서로 간에 역사적으로 존재하는 맥락을 이해하면서, 이 맥락에 맞추어 적절한 커뮤니케이션 전략을 구성하고 조정해야 한다.

병원을 비롯한 의료서비스 조직 역시 관리자들이 커뮤니케이션 전략을 수립하여 효과적으로 활용해야 한다는 점은 부인될 수 없다. 효과적인 커뮤니케이션 전략을 만드는 데 있어서 가장 중요한 요소는 조직의 내부 혹은 외부의 이해관계자가 누구인지 파악하고, 그들의 관심사가 무엇인지 분석한 후, 효과적인 커뮤니케이션 전략을 적절하게 선택하기 위한 방안을 만들어야 한다. 관리자가 커뮤니케이션 전략을 적절하게 선택하기 위해서는 한 가지 요인뿐만 아니라 커뮤니케이션의 목적, 청중이 조직 내에서 관리자인지 실무자인지를 구분하는 위치, 커뮤니케이션 방법 등 다양한 요소들을 고려해야 한다. 관리자는 커뮤니케이션과 관련된 일반적인 질문들도 생각해봄으로써 커뮤니케이션 전략을 수립하는데 도움을 받을 수 있다. 예를 들어, 주위와 커뮤니케이션을 하는 목적은 과연 무엇인가?, 우리 병원이나 부서에서 수행되는 커뮤니케이션의 효과를 높이기 위한 피드백 메커니즘은 무엇인가? 등에 대한 해답을 명확히 규명해보는 것과 같은 것이다.

〈표 6-1〉 커뮤니케이션 전략의 활용

목적	청중	방법
공중관계 관리	근로자, 미디어, 분석가	대언론 공식발표, 보도자료, 인터뷰
제안에 대한 내부적 지지	근로자	타운홀 미팅, 메모, 내부 소식지
마케팅	의사, 고객, 보험자	판촉전화, 방문판매, 광고 및 홍보
대정부 관계	정책입안자	로비, 1대1 면담

참고문헌: 김한중 외 역(2013), 병원조직관리론, 제6판, p. 224.

현대 커뮤니케이션 연구자들 사이에서 효과적인 커뮤니케이션에 관해 일치하는 하나의 합의점은 바로 쌍방향 커뮤니케이션(two-way com-munication)이 매우 중요시된다는 것이다. 급변하는 사회 환경 속에서 조직 내부 혹은 외부 이해관계자들과의 효과적인 의사소통은 조직의 발전에 중요하게 영향을 미친다. 사회의 민주화에 따라 전근대적인 수직적, 관료제적 커뮤니케이션의 시대는 지나간 것으로 평가받고 있다. 4차 산업혁명의 물결이 몰아치고 있는 시장에서 의료소비자의 선호는 급변하고 있고, 조직은 내외 환경변화에 대해 끊임없이 학습하고 적응해야 한다. Senge(1990)와 같은 선도적 경영이론가들은 이미 조직학습(organizational learning)이라는 개념을 만들어 문제의 해결, 기획 및 실행에 있어서 사람들을 집합적으로 참여시키는 커뮤니케이션의 중요성을 설파한 바 있다. 오늘날 학습이 상시적으로 이루어지는 학습조직(learning organization)에서는 구성원들 모두가 지식근로자가 되며, 조직에 대한 그들의 중요한 공헌이 지식이기 때문에 조직에서 개인과 집단은 그들의 지식을 지속적으로 증대시킬 수단이 필요하다. 이와 같은 관점에서 병원의 관리자는 지식근로자로서 직원들의 계속적인 학습과 또 직원들 간의 상호학습이 이루어지도록 관리해야 한다.

어떤 조직에서든지 효과적인 관리자는 이해관계자를 적극적으로 관리해야 하는 책임을 지고 있다. 그들의 사고, 가치, 철학, 행동, 그리고 심지어는 미래에 대한 의견 등 모든 관점에서 맥락에 맞게 전달할 메시지를 가공하여 그들의 지지를 구축해야만 한다. 지역의 한 병원장은 지역의 시민단체가 요구하는 사회 공헌 요구의 맥락을 이해하지 못하여 결국에는 형사적 처벌을 받는 사태로까지 발전한 경우도 있다. 맥락을 이해하지 못하는 커뮤니케이션은 어떤 조직이 아무리 최고의 계획을 갖고 있다 하더라도 그것의 실행을 느리거나 어렵게 만드는 저항에 직면하게 될 것이다.

2) 조직 커뮤니케이션의 유형

조직 커뮤니케이션은 관점에 따라 여러 가지 유형으로 나눌 수 있다. 전달되는 정보의 특성에 따라서 기능적 커뮤니케이션과 표출적 커뮤니케이션으로 나눌 수 있고, 사용하는 채널에 의하여 인적 커뮤니케이션과 기계적 커뮤니케이션으로 나눌 수 있다. 또 이용하는 부호에 따라서 언어적 커뮤니케이션과 비언어적 커뮤니케이션으로 나눌 수 있고, 명시적인 목적이나 규정이 있고 없음에 따라 공식적 커뮤니케이션과 비공식적 커뮤니케이션으로 나뉜다.

이와 같은 학술적 분류와 함께 병원 조직 내 인간관계관리 차원에서 관리자들이 관리해야 할 커뮤니케이션의 차원은 집단 내 개인 간 커뮤니케이션, 집단 간 커뮤니케이션, 외부 커뮤니케이션 등이다.

첫째, 집단 내 개인 간 커뮤니케이션은 병원 안에서 직무를 수행하는 직원 개개인들 간에 이루어지는 커뮤니케이션으로 같이 작업을 하는 동료 간, 그리고 상사와 부하 간 커뮤니케이션이 있다. 집단 내 커뮤니케이션과 관련하여 과업이 비교적 복잡할 때는 중앙집권 형 커뮤니케이션 방식은 속도와 정확성을 낮추게 된다. 예를 들어, 신생아 집중치료실의 경우 이전 교대근무조의 간호사가 수간호사에게 필요한 정보를 보고하고, 수간호사가 다시 다음 번 교대 근무조에게 이 정보를 전달하는 형태는 매우 불합리하다. 정보 전달의 시의성과 정확성이 낮아질 수 있기 때문이다. 이와 같은 내적 커뮤니케이션에 있어서는 교대 근무조 간에 자율적으로 정보의 전달이 이루어지도록 한다면, 현장감과 정확성을 높여 일의 효율성을 유지할 수 있을 것이다. 둘째, 조직 내 집단 간 커뮤니케이션은 서로 다른 부서 및 작업집단 간, 그리고 다른 계층 간 커뮤니케이션을 의미하는 것이다. 셋째, 외부 커뮤니케이션이란 조직과 외부 환경 구성요소 간에 하는 커뮤니케이션으로 지역사회, 관계기관, 공급업체, 언론기관, 소비자단체 등 그 종류가 다양하다. 지속적인 팀의 경우에 외부적 커뮤니케이션을 잘 유지하는 것 또한 중요하다. 즉, 업무환경과 관련된 정보처리를 잘하는 팀이 성공적이다. 예를 들어, 요즘 국내 병원에서 활성화되고 있는 홍보마케팅팀은 외부 시장, 경쟁 병원 및 언론기관에 관한 정보를 신속하게 많이 확보하여 관리하고 있을수록 높은 성과를 내는 데 기여할 수 있다.

커뮤니케이션 유형을 살펴보는 다른 방식은 커뮤니케이션 네트워크 개념을 파악하는 것이다. 관리자는 다양한 목표를 달성하기 위해서 커뮤니케이션 네트워크를 창조할 수 있다. 연구자들에 의하면, 여기에는 보통 다섯 가지의 기본 패턴이 있고 각 패턴은 서로 다른 관리 상황에서 적합하다. 첫째는 체인형이다. 단순한 위계적 커뮤니케이션 형태는 거의 체인형이다. 메시지는 계층의 위아래로 흐른다. 메시지는 계층의 위아래로 흐른다. 업무계획, 휴가계획 등과 같이 기본적인 사실에 기반을 둔 정보는 이러한 형태로 전달된다. Y패턴에서는 사람들이 직속 상사에게 보고하고, 이 상사는 다시 두 명의 상사에게 이중적으로 보고를 하는 관계를 보여준다. 병원에서 운영책임이사(COO)라면, 한 진료과 소속 수간호사로 하여금 그 일과 관련이 있는 그 과의 과장과 간호책임자 둘 모두에게 보고하도록 할 것이다. 이렇게 하면 각 진료과의 관심사와 전사적 관심사 모두가 보고관계(reporting relationship)에 포함될 수 있다.

둘째는 수레바퀴 형이다. 수레바퀴 형은 한명의 관리자가 여러 사람과 함께 의사소통을 해야 하지만, 대상자들끼리는 서로 직접적인 의사소통을 할 필요는 없는 상황일 경우 적합하다. 진료과장, 관리자, 의료진 등 조직의 여러 다른 부서 소속의 중요한 이해관계자들과 의사소통하는 경우를 말한다.

셋째는 원형이다. 각 부서장 등의 동료들은 규칙적인 회의나 사건 등에 있어서 종종 원의 형식으로 의사소통한다. 모두 다른 사람과 서로 의사소통할 수 있지만,

어느 한 사람도 공식적으로 의사소통을 관리 또는 통제하고 있지 않다. 중견 관리자라면 사려 깊은 전략으로써 이러한 종류의 자기관리 정보흐름(self managing information flow)을 활용할 수 있을 것이다.

넷째는 전 채널 형이다. 실시간 팀 회의가 바로 모든 채널 의사소통이 일어나는 곳이다. 정보는 팀 구성원들이 서로에게 직접 말하는 순간 자유롭게 흐른다.

오늘날 끊임없이 발달하고 있는 소셜 네트워크와 마찬가지로 커뮤니케이션 네트워크 형태는 규모가 커지고 있는 병원 조직구조에서 정보의 흐름을 관리하기 위한 개념적인 도구이며, 관리자가 커뮤니케이션 전략을 수행할 때 어떤 입장을 가질 것인지에 대해 도움을 준다.

3) 사회적 기술로서의 커뮤니케이션

오늘날 경쟁적 환경 속에서 피할 수 없는 조직의 성공 요인들 중의 하나는 바로 구성원들이 대인관계 기술력이다. 대인관계는 사람들 사이에서 이루어지는 상호작용을 말하는데, 이것은 자신의 목표를 효과적으로 달성하려는 의도에서 수행된다. 대인관계에서 사람들은 누구든지 자신의 목표를 달성하기 위해 자신이 알고 있는 여러 가지 기술(손짓이나 미소와 같은 표정언어, 칭찬 등)을 동원하게 된다. 이것을 사회적 기술(social skill)이라고 하는데, 이것들이 개인 수준의 커뮤니케이션 과정에서 수신자의 반응을 활성화시키기 위한 강화작용을 한다. 즉, 말을 하는 사람이 어떤 사회적 기술을 효과적으로 동원하는가에 따라 수신자의 반응이 다르게 나타난다는 사실이다. 즉, 아주 경직된 모습으로 환자를 설득하는 사람과 미소와 부드러운 태도를 동원하여 설득을 하는 사람 중에서 누가 효과가 있을지는 독자들이 충분히 판단할 수 있을 것이다.

이와 같은 대인 커뮤니케이션의 사회적 기술을 구성하는 요소는 사람-상황 환경, 목표, 매개과정, 반응, 피드백, 그리고 지각 등으로 알려져 있다. 병원 조직에서 거의 모든 구성원들은 거의 매일 환자들과 대면하기 때문에 훌륭한 커뮤니케이터가 되어야 하며, 그러기 위해서는 이들 요소들을 잘 이해하고 활용할 수 있어야 한다.

첫째, 개인-상황 환경(person-situation context)으로써 이것은 서로 상호작용하는 두 사람의 지식, 동기, 태도, 인성, 정서 등의 개인적 특성과 인종, 문화, 성별, 나이 등과 같은 사회·인구통계학적 특성, 그리고 개인이 지향하고 있는 목표의 구조와 역할, 규칙 등 상황적인 요인에 따라서 커뮤니케이션이 영향을 받는다.

둘째, 목표(goals)인데, 목표는 커뮤니케이션의 당사자가 미래에 달성하고자 하는 이상향으로 과업목표, 명목상의 목표, 관계적 목표 등이 있으며, 이 목표에 따라서 커뮤니케이션 과정이 영향을 받는다. 예를 들어, 병원을 찾은 환자가 그 병원의 접수 담당 직원과 우호적인 관계를 맺기를 원하지만 직원이 환자의 기대에 반하는 커뮤니케이션 행동을 할 때는 관계목표를 바꾸게 된다. 즉, 다른 병원으로 옮기게 된다.

셋째, 매개과정(mediating processes)이다. 이것은 커뮤니케이션에 참여하고 있는 당사자들이 추구하는 목표들을 매개하는 과정이다. 즉, 다수가 집합적으로 커뮤니케이션을 수행할 때 참여자 모두는 커뮤니케이션을 통해 다른 참여자들이 각자의 목표를 형성하거나 사건들을 지각하는데 영향을 주게 된다. 이처럼 한 사람이 수행하는 커뮤니케이션은 참여자들이 사회적으로 부딪치는 상황들을 취급하는 능력과 그것에 반응하는 능력에 영향을 준다. 이것은 병원의 관리자들에게 시사점이 매우 크다고 할 것이다. 부하 직원들을 통솔해야 하는 관리자가 수행하는 커뮤니케이션이 매개작용을 제대로 하지 못하면 목표달성이 매우 어려워질 것이다.

넷째, 반응(response) 기술이다. 이것은 상대방의 커뮤니케이션에 대한 반응의 방법을 결정하는 것이다. 언어로 반응을 할지, 비언어로 할지를 결정하여 커뮤니케이션을 수행하는 것이다. 훌륭한 필체로 편지를 쓴다든지, 핵심적인 질문을 한다든지, 논리적인 설명을 하는 것과 같은 다양한 반응이 있을 수 있다. 구성원 간 커뮤니케이션에 있어서 반응을 잘못하여 갈등이 발생하는 경우는 얼마든지 많다.

다섯째, 피드백(feedback)이다. 커뮤니케이션에는 반드시 피드백이 있기 마련이며, 커뮤니케이션의 당사자는 상대방의 피드백 양이나 질에 의해 다시 영향을 받는다. 상대방이 실제로 피드백을 잘 수용하면 긍정적 반응의도가 높아지며, 그렇지 않으면 커뮤니케이션을 중지하거나 더욱 강화된 방법을 추구하려고 한다. 또한 사람에 따라서는 자신의 커뮤니케이션에 대한 반응이 잘 이루어지고 있는지를 감시하는 자기 피드백을 사용하는 경우도 있다.

여섯째, 지각(perception)이다. 사람들은 지각 기능을 통하여 받아들인 내적 외적 환경에 대한 정보를 기초로 하여 판단하고 실행한다. 본질적으로 지각은 선택적, 추론적으로 이루어지기 때문에 많은 경우 주관적 편견에 사로잡혀 커뮤니케이션을 한다는 평가를 받을 수 있기 때문에 관리자들은 유의해야 한다.

이상과 같은 사회적 기술들을 어떻게 커뮤니케이션에 연결시켜 활용하는지가 커뮤니케이션의 효과를 높인다는 개념이 커뮤니케이션의 사회적 기술도형이다. 즉, 커뮤니케이션은 목표 지향적이고 상호 연결되어 있으며 본질적으로 상호작용이기 때문에 적절한 타이밍과 구체적인 행동들 간에 밀접하게 관련이 되어 있어야 할 뿐만 아니라 나이, 성별, 그리고 상대방의 지위와 같은 환경적 요소들로부터도 영향을 받는다. 따라서 커뮤니케이션에 임하는 사람들은 누구든지 앞에서 설명한 사회적 기술을 동원하여 활용하는데 있어서 그것이 상황에 적합해야만 하고 상대방이 납득할 수 있어야 한다. 또한 상대방에게서도 학습된 행동을 유발해야 하고, 자신도 스스로의 행동을 인지하고 있어야 할 것이다. 결국, 병원의 관리자는 이와 같은 사회적 기술(social skill)을 얼마나 잘 동원하고 활용하느냐에 다라서 커뮤니케이션의 효과가 달라진다는 점을 잘 인식하고 있어야 한다.

4) 효과적 커뮤니케이션의 장애

(1) 권위주의

사람들은 대개 병원에 갔다가 젊은 의사들이 자리에서 일어나 노인 환자들을 영접하지 않는 장면을 목격하면 그 기억이 사라질 때까지 그 의사와 병원을 비판한다. 그 환자는 분이 풀릴 때까지 "그런 병원은 빨리 망해야 한다."한다고 저주섞인 말을 하기도 한다. 그렇지만 그런 태도로 상품이나 서비스를 판매하는 사람이라면 신분에 관계없이 엘리트 소비자들의 저주를 받을 수밖에 없는 세상이다.

심리학자 매슬로우(A. Maslow)에 의하면 인간이 가지고 있는 기본적인 욕구는 아주 기초적인 생리적인 욕구로부터, 경제적 안전 욕구, 친교의 욕구, 존경의 욕구를 거쳐 가장 최상의 자아실현 욕구 등 다섯 가지가 있다. 이 다섯 가지 욕구는 사회적 경제발전에 따라 발전하는 특징을 가지고 있다. 한국의 경우에 사람들은 1970년대 이전에는 주로 생리적 욕구에 집착하고 있었다. 그 당시에는 먹고 입고 잘 수 있는 조건을 마련하는 것이 최고의 목표였다. 경제발전에 의해 기초적인 욕구가 충족이 되자 1980년대에는 미래에 대한 경제적 안전망을 충족시키기 위한 욕구를 갖게 되었고, 그 결과 보험이나 연금제도와 같은 것들이 활성화되었다. 1990년대에 들어서서는 친교욕구가 충만하여 곳곳에 골프장이 들어서고 유원지마다 자동차행렬이 줄을 이었다. 서로 어울려 노는 문화가 발달하게 되었는데, 이것은 경제적 안전욕구가 충족되니까 그 다음 단계인 친교욕구를 충족시키려는 욕망이 발동했기 때문이다.

그렇다면 2000년대 이후에 한국 사람들이 추구하는 욕구는 무엇인가? 그것은 바로 존경의 욕구이다. 교육수준의 향상 및 사회적 민주화에 따라 다른 사람들로부터 존경을 받고 싶어 하는 욕망들을 갖게 된 것이다. 사람들이 존경을 받을 수 있는 조건에는 여러 가지가 있지만, 자본주의사회에서 다른 사람으로부터 존경을 받을 수 있는 조건은 주로 지위의 상승이나 자본력을 갖추는 것이다. 따라서 돈을 지불하는 사람들은 상대에게 존경을 받아야 한다고 생각하게 되었다. 자식에게 용돈을 주는 부모는 자식으로부터 당연히 존경을 받고 있다고 믿는다. 월급을 주는 사장은 근로자들이 당연히 사장을 존경해야 한다고 생각한다. 또한 평가의 권한이 있는 과장은 부하 직원으로부터 존경받기를 원한다. 당연히 돈을 지불하는 소비자는 모든 판매자들로부터 존경을 받아야 한다고 믿고 있다. 이와 같은 풍조는 사회 전체에 유행처럼 퍼져 있으며, 그 결과 거지도 존경을 받고 싶어 하는 세상이 되었다.

경제발전에 따른 인간 욕망의 발전은 공급자와 소비자 사이의 관계도 크게 바꾸어 놓았다. 1970년대 우리나라에서 공업화가 한창일 때 공급자들에 대하여 소비자는 한마디로 '봉'이었다. 이때 봉(鳳)은 어수룩하여 이용해먹기 좋은 사람을 비유적으로 이르는 말로 쓰였다. 당시 소비자들이 봉이 된 이유는 물건이 귀하고 또 소비자들의 지식수준도 낮다보니 물건을 파는 공급자들이 소비자들을 대놓고 우롱할 수 있었다. 그러던 것이 경제발전과 함께 산업 전 분야에서 공급자들의 숫자가 증가하여 상호경쟁체제가 구축되고, 특히 소비자들의 지식수준이 크게 높아짐에 따라 소비자 지위의 개념도 봉으로부터 1980년대는 '손님', 1990년대는 '왕'으로 발전하게 되었다. '손님'은 귀한 분이라는 뜻이고 '왕'은 받들어 모셔야 한다는 뜻이다. 이와 같은 소비자 지위의 변화에 따라 그 소비자를 대하는 공급자의 태도와 말투는 바뀔 수밖에 없다.

그렇다면 2000년대 이후에는 소비자의 위치가 어디까지 와 있을까? 바로 '폭군'의 지위에 도달해 있다고 한다. 폭군의 뜻은 무엇인가? 바로 공급자를 죽일 수도 있는 지위를 가지게 된 것을 말한다. 오죽하면 블랙 컨슈머(black consumer)라는 말까지 나오는 정도이다. 요즘 소비자들은 공급자들이 조금만 잘못해도 인터넷이라는 무기를 통해 무차별적으로 공격을 감행한다. 공급자가 잘못을 빌고 보상을 할 때까지 공격한다. 실제로 병원에서 의료사고가 발생했을 경우, 병원과 협상을 통해 문제를 해결하겠다는 소비자는 35% 정도에 불과한 것으로 조사되고 있다. 나머지는 소송을 걸거나 언론에 호소를 하거나 심지어는 브로커를 고용해서 의사와 병원을 욕보이겠다는 소비자자도 있는 것이 사실이다. 이것은 오늘날 공급자는 돈을 지불하는 소비자보다는 낮은 자세를 취하여 소비자의 자존심을 세워주는 것이 효과적이라는 맥락이다.

그럼에도 불구하고, 오늘날 시대를 거스르는 권위주의 잔재는 곳곳에 남아 대중들과 충돌하고 있다. 모든 조직에서 일차적인 고객은 직원들이다. 그런데 아직까지 임원 전용 식당이나 엘리베이터, 휴게실 등을 만들어놓고 권위를 내세우려는 후진적 병원들이 있다. 이런 병원은 절대로 소비자들로부터 환영을 받지 못하는 것을 볼 수 있다. 왜냐하면 그런 조직의 직원들은 고객들에게 권위를 내세우려고 함으로써 고객들을 화나게 만들기 때문이다. 커뮤니케이션 측면에서 블 때 권위주의자들의 특징은 근엄한 얼굴을 하고 중저음의 음습한 음성으로 지시하는데 익숙해 있다. 사람은 누구든지 지시받기를 싫어한다. 지시의 반대말은 질문이다. 질문은 사람을 창조적으로 만들지만 지시는 사람을 수동적으로 만든다. 권위주적 의사들은 아직까지도 지시형의 대화로 환자를 대하여 환자들의 자존심에 상처를 주고 있다. 그러나 탈권위주의적 의사들은 개방형, 질문형의 대화로 환자를 안심시킨다. 권위주의적 커뮤니케이션을 극복하는 방법은 밝고 부드러운 모습을 하고 상대방에게 관심을 보이며 질문을 하는 것으로부터 출발한다.

(2) 대화를 방해하는 독특한 개인 특성

사회생활에서 다양한 사람들과 부딪치면서 일을 하다보면 개인적 특성에 따라 말이 잘 통하는 사람이 있고 반대로 전혀 불통인 사람들도 있다. 커뮤니케이션에서 장애를 일으키는 또 다른 중요한 요인은 아무래도 개인들이 각자 가지고 있는 성격적 특징이라고 할 수 있다. 첫 번째는 커뮤니케이션을 하는데 있어서 가장 장애를 일으키는 개인적 특성으로는 적응불량의 스타일이다. 이것은 유전이나 어릴 때 받은 충격으로 인해 한 개인이 무의식속에 고유하게 가지고 있는 불안감, 의심, 변덕 등에 의해 일어난다. 심리적으로 타인과 직면하는 것에 대하여 과도하게 불안감을 가지고 있는 사람이나 무조건 남을 의심하는 특징을 가지고 있는 사람, 그리고 불과 몇 분 동안에도 수시로 말을 바꾸는 변덕쟁이들과 원만한 커뮤니케이션을 한다는 것은 매우 어려운 일이다.

두 번째는 유독 비사회성을 가지고 있는 사람들도 있다. 이들은 극도로 수줍어하고 극단적인 내향성의 특질을 가지고 있거나 칩거하는 성격을 가지고 있다. 이와 같은 특성은 선천적인 경우도 있지만 요즘 경쟁사회에서 후천적으로 학습되는 경우도 많다. 이들은 자신들 스스로가 대인 회피적 행동을 하는 것에 대하여 불편함을 느끼지 못한다. 다른 사람과 만나서 이야기를 할 필요성을 느끼지 못한다. 사회가 각박해지면서 취업이 안 되거나 직장에서 해고당한 뒤 집에만 틀어박혀 있으려고 하는 '칩거증후군'을 가진 사람들이 증가하고 있다는 보고도 있다. 어떤 사람은 2년 동안의 구직 노력에도 취업이 되지 않자 어느 날부터 밖에 나가는 것을 두려워하면서 방에만 틀어박혀 있는 것이 10년이 된 사람도 있다고 한다. 이들은 신경도 예민해져서 집안에서 가족들에게조차 신경질적으로 대하여 대화를 할 수 없는 상태에 빠져 있는 경우도 있다. 극단적인 자기중심주의자로 변하고 있는 것이다.

세 번째는 비양심적 특징을 가진 사람들인데 이들과의 대화는 큰 인내심을 요구한다. 이들은 겉으로 보기에는 멀쩡하지만 느닷없이 충동적으로 이야기를 하고 아무렇지도 않은 듯이 행동하거나 또는 잘못했다고 진심으로 사과하는 자세를 보이다가도 또 같은 행동을 반복한다. 타인들의 대화에 경솔하게 끼어들거나 남의 말을 끊는 것을 예사로 한다. 또한 자신이 한말에 대하여 전혀 책임을 지려고 하지 않는다. 말만 앞세우고 전혀 실천을 하지 않는 사람들이므로 이들 역시 보통 사람들로부터는 회피의 대상이다.

네 번째는 성격으로 인하여 평소 친근하지 못한 행동을 보이는 것이다. 이들은 늘 독단적이며 차갑고 무례하다. 이들과 의미 있는 대화를 나눈다는 것은 침팬지와 대화하는 것보다 더 어렵다.

다섯 번째는 지적 완고함을 가진 성격의 소유자들이다. 이들은 상대방의 분위기에 너무 무디고 상상력이 부족하여 다른 사람들이 처한 처지에 대하여 전혀 공감하지 못하고 상대방의 말을 액면 그대로 받아들여 충돌하는 경우가 많다. 심리학자들이 지적 완고함에 대하여 조사한 바에 따르면, 인생을 매우 성실하게 모범적으로 살아온 사람들 중에서 이와 같은 경향을 보이기도 한다는 것이다. 따라서 자신의 삶에 대하여 회의나 의심을 해보지 않게 되고, 이것은 다른 사람들이 자신에 대하여 반대의견을 펴거나 지적을 하는 것에 대하여 납득을 하지 못하게 만든다. 자신의 삶에 대한 지나친 확신과 오만 때문에 저지르게 되는 착각과 오류로 해석되고 있다. 이와 같은 특성은 우리 사회에서 속칭 일류대를 나오고 고소득과 권력이 보장된 전문직으로 살고 있는 사람들 사이에서 흔히 나타나는 현상이다. 대부분의 의사들은 진료 시에 환자들이 진료 외에 다른 질문을 하는 것에 대하여 납득하지도 못하고 또 이해하려고 하지도 않는다. 국내 한 유명대학교 의과대학 교수들의 연구에 따르면 의과대학생들의 50% 정도는 타인과의 대를 나누는데 장애를 느끼고 있다고 한다.

(3) 지각의 오류

사람은 누구든지 안에서 밖을 내다보는 저마다의 창을 가지고 세상을 바라보고 평가를 한다. 그런데 각자의 개인적 특성에 따라 창의 모양이나 밖을 내보다는 양식이 다르다. 이와 같은 현상을 심리학적으로 지각(perception)이라고 한다. 좀 복잡하게 말해서 지각이란 어떤 사람이 다른 대상이나 사물에 접하여 판단을 하는데 있어서 그것과 관련된 정보를 선택하고, 조직화하고 해석한 다음 반응하는 과정을 말한다. 예를 들어, 외모가 잘 생기고 옷을 멋있게 차려 입은 한 남자가 적색 신호에도 불구하고 오가는 차가 없다고 해서 길을 건너갈 때 그것을 본 여러 사람들은 그 남자에 대하여 어떻게 평가를 할까? 그 장면을 목격한 모든 사람이 똑같이 질서의식이 없는 몰지각한 사람이라고 평가할까? 아마 그렇지는 않을 것이다. 어떤 사람은 정말 질서의식이 없는 몰상식한 사람이라고 비판적으로 생각하겠지만 또 다른 사람은 무슨 피치 못할 사정이 있는 것으로 판단할 수도 있다. 이와 같은 상황은 우리의 일상생활 어느 곳에서나 일어난다. 동일한 여성을 도서관에서 만나면 학문적 소양이 높은 사람으로, 나이트클럽에서 만나면 바람기가 있는 사람으로 평가할 수 있다.

또한 성격이론 중에는 암시적 성격이론이라는 것이 있다. 이것은 다른 사람의 육체적 특성과 성격 사이의 관계에 대한 한 개인의 믿음을 말하는데, 사람들은 이 믿음에 근거하여 개인이 가진 목소리의 특징이 알려주는 여러 가지 고정관념의 성격적 특성이 있다고 믿고 있다.

〈표 6-2〉 목소리 특징에 따른 성격 판단

목소리의 질	남자의 경우	여자의 경우
성량이 크다.	젊다. 예술적이다.	여성적이다. 예쁘다. 작다. 얕다.
단조로움이 강하다.	남녀동일	남성적이다. 차갑다. 의기소침하다.
비음이 강하다.	남녀 동일	사회적으로 바람직하지 않은 특성을 가지고 있다.
긴장감의 목소리다.	심술궂다. 고집이 세다. 늙어 보인다.	젊다. 감정적이다. 신경질적이다. 지적이지 못하다.

처음 만난 어떤 여성이 콧소리(비음)가 매우 강하면 그 여성을 사회적으로 바람직하지 않은 성격을 가진 것으로 판단하고 그에 걸맞은 반응을 보이려고 한다는 것이다. 이 세상을 살아가는 많은 사람들은 이와 같은 오류를 범하면서 살아간다. 실제로 국내 어떤 은행의 경우에는 어느 날 은행을 찾아온 한 노인이 옷을 허술하게 입고 말을 유창하게 못한다는 이유만으로 매정하게 대접함으로써 연간 수십억 원의 예금 유치의 기회를 놓치는 경우도 있었다. 그 노인을 대한 은행원은 그처럼 허술한 복장을 하고 말을 잘 하지 못하는 노인은 모두 가난하다는 고정관념

에 사로잡혀 있었던 것이다. 이와 같은 오류는 너무 많아서 열거하기가 어려울 정도이며, 인간이 얼마나 불완전한 존재인가를 보여주는 것이다.

지각의 오류에서 개인들이 가장 많이 보이는 현상은 지각적 방어이다. 이것은 자신에게 위협이 되는 아이디어나 대상, 상황에 대하여 자신을 방어하려는 행동을 말한다. 대부분의 사람들은 일상생활에서 지각적 방어현상을 너무 많이 경험한다. 잘못을 저지른 어린 아이들은 부모의 추궁에 대하여 늘 거짓말을 한다. 냉장고에 넣어둔 귀한 음식을 엄마 몰래 먹은 것, 외출하면서 전기스위치를 내리지 않은 일, 마룻바닥에 물을 쏟은 사건 등에 대하여 확실한 증거가 없는 한 일단은 자기가 아니라고 거짓말을 하는데 익숙하다. 이와 같은 대답은 어머니에게 꾸중을 들을 수도 있다는 위협을 떠올리기 때문에 거짓말을 하게 된다. 뇌물죄로 검찰의 조사를 받는 공직자들이나 정치인들은 처음에는 절대로 그런 일이 없다고 잡아떼거나 전혀 기억이 나지 않는다고 말한다. 왜일까? 자신이 그동안 쌓은 명성이 한꺼번에 무너져 내릴 것 같은 공포감에 사로잡히기 때문이다.

두 번째로 사람들이 많이 범하는 지각적 오류는 상동적(常同的) 태도이다. 이것은 자신이 분류하고자 하는 카테고리에 맞추어 대상이나 사람을 분류하여 반응하는 것을 말한다. 순경이나 검사는 잘못한 사람들을 색출하여 잡고 벌을 주는 일을 하니까 누구든지 일단 경계하거나 피하려고 하는 반응을 보이게 된다. 남자는 모두 늑대라든지, 장사꾼은 모두 거짓말쟁이고 여자는 다 내숭쟁이라는 속설들은 바로 이와 같은 상동적 태도에서 비롯된 지각의 오류이다. 술에 취하면 누구나 다 실수를 하게 된다든지, 화장실 갈 때와 나올 때의 생각은 모두 다르다는 속설들은 모두 상동적 태도의 예를 말하는 것이다.

세 번째는 후광효과이다. 이것은 긍정적이거나 부정적인 측면에 대한 한 가지 인상만으로 그 사람의 모든 측면을 판단하려는 오류이다. 어떤 사람이 늘 자신에게 점심을 샀다면 그는 그 한가지만으로 그 사람의 모든 면을 좋게 평가하려고 한다. 50명 학급 학생들 모두가 지각을 한 번도 하지 않는 가운데서 유독 한 학생만 지각을 한다면 그는 그 중에서 태도가 가장 불량한 학생으로 인식되고 그에 상응한 대접을 받을 가능성이 높다. 얼굴이 예쁜 여자는 마음씨도 고울 것이라는 판단, 공부를 잘 하면 태도도 바를 것이라는 판단 등은 모두 후광효과에 의한 오류를 말하는 것이다.

네 번째는 투사(投射)행동으로 다른 사람에게서 자신의 어떤 면을 발견하여 대입시키는 것을 말한다. 어떤 공무원이 양심의 가책을 느끼면서도 야간에 근무하지도 않고 서류만 조작해서 야간근무수당을 받아 가로채는 행동을 하게 되는 이유는 대부분의 공무원들도 그렇게 한다고 생각하기 때문이다. 다섯 번째는 기대효과의 오류로 사건이나 대상, 사람들을 이해하는데 있어서 자신이 미리 가지고 있는 기대감이 편견으로 작용하는 경우이다. 우리는 혹시 어떤 사람의 미래 행동을 예측하면서 그 사람의 직업이나 출신 배경을 기반으로 잘못 예측하는 오류를 범한다. 이혼 가정에서 자랐기 때문에 범죄의 유혹에 약할 것이라고 판단을 한다든지, 키가 작기 때문에 반드시 키가 큰 여자와 결혼을 할 것이라는 예측을 하고 행동하는 오류를 말한다.

마지막으로 귀인(歸因)오류라는 것이 있다. 이것은 다른 사람들의 행동을 평가하는데 있어서 영향을 주는 상황이나 외부 요인은 작게 평가하고 개인의 내부 요인은 크게 평가하는 오류를 말한다. 예를 들어, 눈이 와서 길이 미끄러운 겨울 어느 날 어떤 직원이 길을 걷다가 미끄러져 넘어지는 광경을 본 상사가 있다면, 그 상사는 앞으로 이 직원을 대할 때 주의력이 부족한 사람으로 평가하여 상대할 가능성이 크다. 그런데 그 길에서는 그 직원뿐만 아니라 다른 사람들도 많이 미끄러졌다면 그 상사는 그 직원을 전적으로 잘못 평가하여 대하고 있는 셈이 된다. 우리는 어떤 일의 결과가 잘못 나왔을 때 그 일의 책임자와 관련자들을 서슴없이 비난하는데 익숙하다. 그런데 많은 경우 어떤 일들은 관련자들의 노력과 관계없이 상황의 악화나 외부의 중요한 영향요인에 의해 잘못되는 경우가 너무 많다. 이와 같은 외부 요인들을 간과하고 일과 관련된 사람에게만 비난의 화살을 돌리는 것은 귀인오류로 인한 자존적 편견이다. 사람들은 다른 사람의 자존심을 새워주기보다는 자신의 자존심을 세우는 쪽으로 행동하는 편견을 갖고 있기 때문이다. 하지만, 능력이 없어 일을 그르쳤다고 타인을 비난하는 대부분의 사람들은 자신이 일을 그르치면 철저하게 외부 환경을 탓하는 것을 볼 수 있다. 사람들이 가지고 있는 이러한 지각적 오류들은 늘 진실의 커뮤니케이션을 방해하고 있다는 점을 관리자들은 깊이 인식하고 있어야 한다.

(4) 거짓말과 왜곡

이 세상에서 정직한 정보의 발신자가 있을까? 하는 의심이 난무하는 혼란스런 세상이다. 정파적 이해관계에 매몰된 가짜뉴스가 판을 친다는 우려가 사회 저변에 확산되고 있다. 불신의 세상을 살아가는 현대인들은 그 어떤 것도 잘 믿지 않으려고 한다. 2017년 미국의 제45대 대통령으로 당선된 트럼프는 수시로 언론을 향해 가짜 뉴스를 쏟아내고 있다고 비난 수위를 높였다. 언론이 대중의 불신을 받는 것은 물론 사회에서 정의의 보루라고 하는 검사나 판사의 법률적 판단도 전혀 신뢰받지 못하고 있다. 커뮤니케이션에서 정직이란 전달자가 진실을 존중하고 지속적이고 이성적으로 윤리적 원칙을 지키는 것을 의미한다.

진실의 반대는 거짓말(lying)이다. 이것은 전달자가 수신자들을 속이기 위해 자신이 거짓으로 알고 있는 내용을 말하는 것이다. 상대방을 속이고자 하는 의도에는 수신자 측에서 그 거짓을 사실로 받아들일 것이라는 믿음이 있다. 하지만 일상적으로 이루어지는 사회적인 아부는 100% 정직한 것이라고 할 수는 없지만 대개는 비난받을 정도는 아닌 것으로 눈감아지고 있다. 아부를 부정직하거나 비윤리적이라고 평가하지는 않는다. 왜곡은 거짓과 완전한 정직이라는 양 극단 사이에서 발신자가 사용할 수 있는 비교적 넓은 범위의 메지시를 말한다. 우리가 사회활동 속에서 흔히 저지르는 모호하고 불분명한 간접적 표현은 반드시 남을 속이려는 의도에서 하는 커뮤니케이션이라고 보기 어렵다. 어떤 병원에서 명백한 실수를 저지른 것으로 비판을 받고 있는 부장이 과장에게 “김 과장, 그 일이 잘못된 것이 나 때문이 아니잖아요? 난 정말 억울해요.”하고 말하는 것에 대하여 과장은 과연 어떻게 말할 것인가? 부장의 얼굴을 보면서 “병원의 모든 직원들이 부장님 잘못이라고 합니다.”라고 말할 수 없을 것이다. 김 과장은 “글쎄요?”라고 말하는 정도로 얼버무리려고 할 것이다. 이와 같은 대화에서 김 과장이 거짓말을 하고 있다거나 사실을 왜곡하고 있다고 판단하여 그를 비난하는 일은 거의 일어나지 않는다. 김 과장의 이와 같은 아부성 표현은 커뮤니케이션에서 어느 정도 인정받을 만한 정치적 행동으로 여겨진다. 만약, 여기서 김 과장이 부장의 호소에 대하여 침묵으로 대응한다면, 그의 행동은 어떻게 평가될 것인가? 커뮤니케이션에서 흔히 사용하는 침묵은 비록 거짓은 아니더라도 사실을 왜곡하는 하나의 형태가 될 수는 있다. 김

과장은 부장과의 마찰을 최소화시키기 위해서 말로 대답을 하는 대신 침묵으로 대응할 수 있다.

이러한 커뮤니케이션의 왜곡은 왜 발생하는가? 개인적인 윤리의식, 발신자의 자존감, 그리고 그 사람이 속한 조직의 정치적 분위기 등은 개인으로 하여금 어느 정도의 왜곡을 사용할지를 결정하게 만든다. 하지만, 왜곡된 커뮤니케이션이 자주 사용되면 될수록, 그리고 그것이 왜곡을 넘어 거짓말에 가까워지고 조직 내에서 생산적인 커뮤니케이션이 이루어지는데 심각한 장애물로 작용할 것이다. 병원에서도 경영자가 직원들에게 발표하는 프레젠테이션에서, 서로 상인한 직종의 전문가들이 모인 회의석상에서, 그리고 환자와 의사외의 대화 속에서도 왜곡현상은 종종 나타난다. 의사와 환자 사이의 대화에서 왜곡이 일어나는 것은 일종의 지식의 비대칭 때문이다. 지식의 비대칭은 의사는 너무 익숙하고 편하게 접할 수 있는 지식을 환자는 전혀 모르기 때문에 발생한다. 환자들이 모르는 지식을 의사들이 편하게 말할 때 환자들은 의사의 얼굴을 보면서 거짓말을 하고 있다고 인식할 수도 있다. 환자가 이해할 수 있는 말로 풀어서 대화하는 것은 현대 의사들에게 반드시 요구되는 커뮤니케이션 기술이다.

개인 간 커뮤니케이션에서 사실을 왜곡하는 행동은 자신의 인상을 관리하는 차원에서 종종 일어난다. 인상관리란 발신자가 수신자로 하여금 자기 자신에 대하여 가지는 인식에 대하여 의도적으로 영향을 주려고 하는 행동을 말한다. 이와 같은 인상관리는 상대방에 대한 비위 맞추기, 자신을 내세우기, 체면 세우기 등의 형태로 나타난다. 조직에서 상사가 별로 재미없는 유머를 해도 아주 재미있는 것처럼 크게 웃어준 경험은 누구든지 있을 것이다. 또한 결과에 대하여 책임을 지는 행동을 보여줌으로써 남들에게 자신을 정당화시키긴 하지만 그 결과가 정말 문제가 되었다는 것을 부정함으로써 끝까지 자신의 체면을 세우려는 왜곡된 커뮤니케이션은 우리 사회의 고위관료들의 행태에서 흔히 발견되는 인상관리 수법이다. 인상관리와 같은 왜곡된 커뮤니케이션은 다른 사람에게 해가 되지 않는 작은 정도의 왜곡(평소 싫어하는 평가자에게도 웃는 모습을 보이는 행동)에서부터 다른 유능한 직원들보다 앞서서 승진하게 위해 평가자에게 지나치게 아부를 하거나 자기 자랑을 일삼는 수준에 이르기까지 범위가 넓다. 조직의 관리자는 이러한 아부에 현혹되지 않기 위해서 조직 내에서 왜곡되어 일어나는 커뮤니케이션의 특성과 유통현황을 간파하고 있을 필요가 있다.

행동과학자 Rob Goffe와 Gareth Jones는 인상관리(impression management)에서 나타나는 명백한 패러독스에 대해 탐구하였다(Goffe & Jones, 2005). 그것은 인지된 일관성과 진실성에 기초한 개인적 신뢰성이야말로 영향력의 기반이 된다는 내용이다. 그렇지만, 이들이 말하기로는, 효과적인 커뮤니케이터는 "카멜레온처럼 그들이 직면한 상황의 요구에 적응할 수 있는 능력의 소유자"이라고 했다. 오늘날 다원화된 사회 속에서 신뢰성 있는 카멜레온(credible chameleon)이 되는 것이 정말 가능한가? 다음과 같은 의미에서 그렇다고 볼 수 있을 것이다. 우리는 삶에서 배우자, 부모, 전문가, 종업원, 상사, 스포츠 팬, 소비자, 공동체 리더, 학생, 선생 등 다양한 여러 역할을 수행한다. 이러한 각각의 역할에서 우리는 자연스럽게 서로 다른 면모를 보여주게 된다. 그럼에도 불구하고, 우리는 항상 "우리 자신"이다.

그러므로 진실성 패러독스(authenticity paradox)는 커뮤니케이션을 하는 사람에 따라서 "다른 사람"이 될 수밖에 없다는 것을 당신이 잘 알고 있을 때 감소한다(김한중 외, 2013). 이러한 다양한 역할에 대한 의식은 각 만남에서 이끌어낼 수 있는 '진짜 자아들(authentic selves)'의 범위를 만들어 준다. 이런 의미에서 리더가 발휘해야 하는 커뮤니케이션이라는 예술은 동정심 많은 청중, 진행자, 소셜네트워크, 가혹한 감독자 중 어떤 '자아'가 될 것인지 잘 아는 것을 포함하는 것이라고 할 수 있다.

(5) 문화적 배경 차이

자신이 속한 인종이나 문화만이 올바르고 제대로 되어 있으며, 또한 매우 합당하다고 논리성을 부여하고 그에 따라 행동하는 것을 민족 중심주의 가치관이라고 한다. 이것은 오늘날 글로벌 체제 속에서 서로 다른 문화 간에도 다양한 커뮤니케이션을 해야 하는 상황에서 가장 심각한 장애물로 작용한다. 2009년 5월 의료법 개정 이후 한국에도 많은 외국인 환자들이 찾아오는 상황이 되었다. 2016년에는 거의 30만 명에 달하는 외국인이 의료관광 목적으로 한국을 찾았다. 이들이 한국을 방문해서 가장 애로를 느끼는 것이 바로 언어의 장벽 또는 자기들 문화에 대한 몰이해(沒理解)인 것으로 알려져 있다. 민족 중심주의 가치관에 사로잡히는 것은 사회적으로 학습되어 굳어진 신념의 틀 안에서 자신을 판단하기 때문이다. 이 가치관은 자신만의 제한된 경험을 통해 그릇된 억측과 비방을 하는 것을 가능하게 한다. 마치 나치 독일이 유대인들을 몰살하기 위해 혈안이 되어 있으면서도 자기들이 하는 일을 매우 정당한 행동으로 여겼던 것과 같은 이치이다. 일본이 한국이나 중국의 민족들을 말살하기 위한 온갖 만행을 저지르고도 역사적으로 떳떳하다고 주장하는 것을 말한다. 민족 중심주의자들이 그와 같이 행동하는 것은 "우리가 이해하지 못하는 것을 이해할 수 없기 때문" 이라고 논리를 가지고 있기 때문이다.

이런 민족 중심주의적 가치관을 강하게 가지고 있는 사람끼리 만나서 어떤 공통된 합의를 이끌어내기란 참으로 어렵다. 합의보다는 이들은 서로 간에 분노와 충격에 휩싸일 가능성이 크다. 실제로 얼마 전에 한국의 시골로 시집을 온 몽고의 한 여성은 수술을 해야 할 자신의 자식을 절대로 병원에 데려갈 수 없다고 고집을 피워 아이가 죽게 만들었다. 이 몽고 여성은 사람이 아프더라도 칼로 수술을 하는 것을 이해할 수 없기 때문에 남편과 다른 가족들이 아이를 빨리 병원에 데려가야 한다는 설득을 전혀 받아들일 수 없었던 것이다. 이와 같은 일이 가능한 이유는, 민족 중심주의자들은 다른 모든 문화의 사람들이 자신들보다 더 열등하다고 인식하고 있기 때문이다. 이들과 대화를 해보면 요즘 강조되고 있는 문화의 다양성이 그다지 이롭지 않다거나 무시할만한 요소로 생각하고 있는 것을 볼 수 있다.

이와 같은 가치관을 모든 구성원들이 나누어가지고 있으면서 그것의 지배를 받게 될 때, 우리는 그것을 문화라고 부른다. 문화는 서로 다른 인종, 사회, 또는 소규모 조직체가 그들의 삶이나 활동을 색다르게 조직화하는 특정한 방식이다. 때문에 문화가 다른 개인 간 커뮤니케이션에 있어서 가치관의 차이에 의해 일어나는 오해와 갈등의 범위는 상당히 넓다. 그것은 언어, 종교, 경제관, 사회관, 신체적 특징, 비언어적 신호 등에 있어서 두 사람 사이에 보이는 차이점 정도에 달려 있다. 차이점이 클수록 문화 간 커뮤니케이션이 이루어지는 데 있어서의 장애도 커진다. 수백 년씩 이어져 내려오면서 굳어진 문화는 그것을 행하는 사람들에게 어떤 죄의식도 부여하지 않는 특징을 가지고 있다.

문화 중에서 배경(context)을 중시하는 문화는 커뮤니케이션에 있어서 또 다른 장애물이다. 글로벌 시대를 살아가는 현대인들은 글로벌 비즈니스 커뮤니케이션을 성공시키기 위해서는 서로 다른 문화적 배경을 잘 분석하여 확인하고 이해하지 않으면 안 된다. 배경은 개인, 그룹, 조직체의 삶을 둘러싸고 있으면서 영향을 미치는 상황적 조건이다. 국가 간 문화적 차이는 그 배경을 대단히 중시하는 것에서부터 중요시 하지 않는 것까지의 긴 연속선상에 있다. 예를 들어, 중국이나 한국은 배경을 극단적으로 중시하는 문화권에 속하지만 독일이나 스위스 같은 나라에서는 배경을 거의 중요시 하지 않는다. 배경을 중요시하는 문화권에서는 일과 관련된 대화를 시작하기 전에 사회적 신뢰관계 구축을 전제로 한다. 즉, 개인적 친분관계와 상호 간 호의를 매우 중요시한다. 그래서 한국이나 중국에서는 대화의 직접적 내용보다는 주변적 상황을 중요시하는 특징이 있다. 즉, 부연설명이나 말의 어조, 제스처, 자세, 사회적 지위, 과거 관계, 사회적 배경 등에 의존하여 대화내용을 해석하려고 한다. 그런데 이러한 영향 요인들은 당장에 이루어지는 것이 아니다. 그것이 성립되는 데는 많은 시간이 소요된다. 이런 사회 속에서 효과적인 커뮤니케이션이 이루어지기 위해서는 신뢰감이나 친구관계, 가족구성원 간의 관계, 개인적 요구, 날씨, 휴일 여부 등도 모두 고려의 대상이 된다. 예를 들어, 일본의 회사 간부들이 외국의 간부들을 처음 만나게 되면 곧장 사업얘기로 들어가지 않는다는 것은 잘 알려져 있다. 그들은 어느 정도의 신뢰감 조성과 서로를 보다 더 잘 알 수 있는 시간을 거쳐야 하는데, 여기에 대해 서양의 비즈니스맨들은 자주 조급함을 느끼게 된다.

이와는 대조적으로 배경이 덜 중요시되는 문화(low context culture)권에서의 개인 간 커뮤니케이션의 특징은 우선, 해당 사업, 논제, 문제점에 단도직입적으로 곧장 진입하는 특징이 있다. 또한 대화에서도 개인적 능력과 성과에 중점을 두며, 분명하고 간략하고 신속한 교류를 중시하는 것을 볼 수 있다.

5) 성과와 커뮤니케이션

병원에서 일하는 사람들은 직종에 따라 서로 다른 전문적 경력배경을 가지고 있다. 때문에 사람은 누구나 자신의 시각에서 말한다는 보편적인 원리에 입각해 볼 때 상호간의 대화는 상당히 왜곡될 가능성이 크다. 왜곡되지 않게 병원 조직이 원하는 방향으로 모든 구성원들이 상대방을 배려하면서 통합적인 커뮤니케이션을 수행해야 성과에 기여할 수 있다는 것을 알 수 있다. 조직의 내부에서 일어나는 커뮤니케이션은 조직 구성원 간(間) 메시지의 공유과정이다. 이것은 조직 구성원 간 상호작용으로서 커뮤니케이션이 조직 구성원 간에 정보의 교환, 토론, 보고, 협조, 등 다양한 상호작용을 가능하게 해준다는 것을 의미한다. 이처럼 조직 내 커뮤니케이션은 공식적인 일을 수행하고 조정할 수 있도록 해주며, 조직의 안정성에 기여하며, 예측성을 가중하게 하고 질서를 세우는데도 기여하기도 하지만, 개인들 간에 사적 공감대를 형성하는데도 중요한 영향을 미친다. 말하자면 조직의 전반적 성과에 직접적인 영향을 미치는 요소이다.

또한, 조직의 외부 커뮤니케이션은 조직 구성원들이 직무수행의 필요성에 의하여 조직 외부인들과 상호작용하기 위하여 사용하는 커뮤니케이션이다. 특히 병원은 안내원에서부터 핵심 업무인 진료를 담당하고 있는 의사나 간호사까지 외부인들과 커뮤니케이션을 통하여 상호작용을 함으로써 성과를 달성해야 한다. 이와 같은 외부인과의 커뮤니케이션 결과는 내부적 인간관계에 중요하게 영향을 미친다. 예를 들어, 접수창구에서 접수업무를 수행하는 직원이 환자나 보호자와 갈등을 일으키면 그것은 병원 전체에 나쁜 영향을 미칠 수 있다. 때문에 병원 관리자들은 직원들이 어떤 외부인과도 긍정적 상호작용을 할 수 있도록 평소에 커뮤니케이션 기술을 높이도록 훈련을 시켜야 할 것이다.

또한, 조직 구성원들은 조직 내 커뮤니케이션이 원활한 것으로 인식할수록 만족도가 높기 때문에 관리자는 병원 내부에 언로가 막히지 않도록 커뮤니케이션 채널을 잘 관리해야 한다(안상윤, 2013). 특히, 제안제도와 같은 참여성 및 개방성을 끊임없이 추구하고 감수성훈련을 통하여 집단 구성원 간 이해의 폭을 넓히도록 하는 것은 효과가 크다. 다수의 연구에서 조직 내 하위직급에 속하는 직원들이 커뮤니케이션으로부터 영향을 더 많이 받는 것으로 나타나고 있기 때문에 신규 직원이나 하위 직급의 직원들에 대한 선임자나 상사들의 배려가 요구된다고 하겠다. 오늘날 대부분의 의료서비스 조직은 다양한 직종과 전문적 신념체제를 포괄함으로써 복잡하여, 거센 압력이 상존하는 업무 환경에 처해 있다. 이러한 환경에서 성공적인 커뮤니케이션을 하려면 지역 사회가 요구하는 문화에 적응하고, 사회에 공헌하는 병원으로서의 이미지를 심어야 하며, 수많은 서로 다른 언어로 이야기하는 방법을 익혀야 한다.

6) 효과적 커뮤니케이션의 방법

Jim Collins는 그의 저서 '좋은 기업을 넘어 위대한 기업으로(Good to Great)'에서 가장 훌륭한 조직의 가장 좋은 습성 중의 하나는 데이터를 모으고, 분석하며, 현실을 있는 그대로 직면하려는 의지라고 주장했다(Collins, 2001). 사람은 누구든지 자신에 대한 반성이나 다른 사람의 말을 새겨듣기보다는 상대방에게 충고하기가 더 쉽다. 그래서 오해를 받거나 미움을 사는 경우가 종종 있다. 때문에 병원 관리자들은 청중의 관점이 자신의 관점보다 훨씬 중요하다는 사실을 끊임없이 되새겨야 한다. 또한 관리자는 늘 자신의 신뢰성에 관한 질문으로 돌아올 필요가 있다. "이해관계자들은 나를 어떻게 생각하고 있는가? 나는 부하들이나 이해관계자들에 대하여 신뢰성을 갖고 있는가?"하는 질문이 바로 그것이다.

관리자는 부하들에게 어떤 메시지를 전달하고자 할 때, 무엇보다도 상대방이 이해할 수 있도록 핵심사항을 명료하게 전달할 수 있도록 하는 것이 중요하다. 문제를 잘 묘사할 수만 있다면 그 문제의 절반은 해결된 것이나 마찬가지라는 말이 있다. 커뮤니케이션 전문가 David Zarefsky는 "정의(定義)를 잘 내리는 것이 설득의 핵심이다"라고 강조했다. 사실 언어는 일종의 프레임이다. 언어적 프레임을 만드는 것은 사람들의 인식, 사람들이 생각하는 기준, 적절하다고 고려하는 증거, 그들이 느끼는 정서, 그리고 그들의 궁극적인 의사결정에 강력한 영향을 미친다. 미국의 언론인이며 해설자인 Walter Lippman은 "많은 경우 우리는 먼저 본 후 정의하는 게 아니라 먼저 정의한 후 본다."라고 주장했다. 관리자들은 자신이 문제를 어떻게 말하느냐에 따라 부하들의 관점이 결정된다는 것에 유의해야 한다(김한중 외, 2013).

관리자들이 조직에서 일반적으로 효과적인 커뮤니케이션을 수행하기 위해서 제시할 수 있는 모델을 살펴보면 [그림 6-2]와 같다. 하루 동안 직무의 50% 이상을 커뮤니케이션 하는데 시간을 써야 하는 관리자 입장에서는 무엇보다도 메시지를 명확히 하는 능력을 갖추고 있어야 하며, 커뮤니케이션이 이루어지는 상황을 전반적으로 고려하여 대화를 이끌어갈 수 있어야 할 것이다.

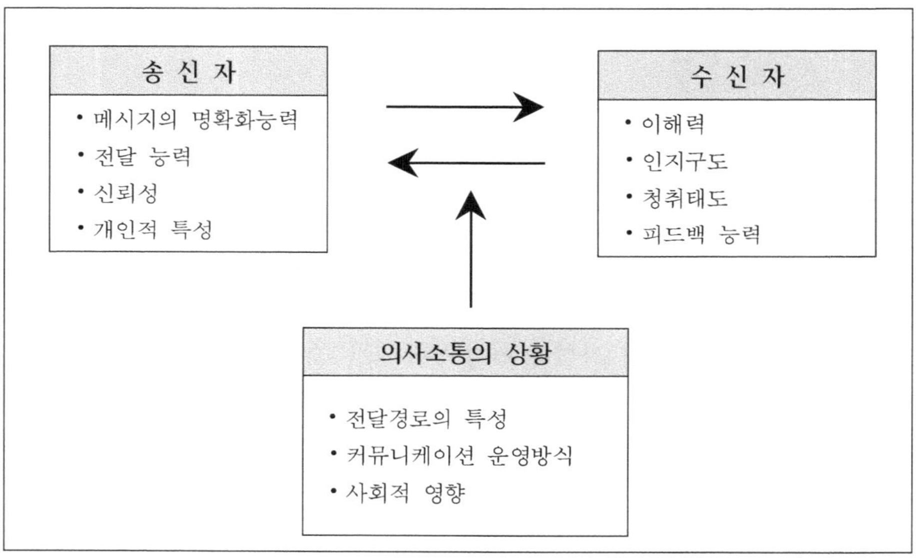

[그림 6-2] 효과적 커뮤니케이션을 위한 개념적 모형

6. 의료서비스 커뮤니케이션 환경의 개선

이상에서 살펴본 것처럼, 커뮤니케이션이 조직의 성과에 직접적인 영향을 미침에도 불구하고 고성과 지향적인 커뮤니케이션이 잘 이루어지기는 쉽지 않다. 특히 병원은 서로 다른 직무배경을 가지고 있는 전문 인력들이 자부심을 가지고 일하는 조직이기 때문에 타인을 배려하거나 조직의 목표를 지향한 커뮤니케이션을 하도록 관리하기가 쉽지 않다. 따라서 병원관리자가 커뮤니케이션이 성과를 높이는 방향으로 이루어지도록 하기 위해서는 환경을 개선하는 것이 중요하다. 조직에서 커뮤니케이션이 이루어지는데 영향을 미치는 환경적 조건은 주로 조직의 구조, 사용기술, 사무실 배치, 조직의 역사 및 인적 구성 등이다. 병원을 비롯한 의료서비스기관은 이와 같은 환경 요소들을 친 인간적으로 구축하거나 운용함으로써 조직 내 구성원들 간 커뮤니케이션 효과를 높일 수 있을 것이다.

1) 조직 구조의 변화

병원 조직은 일반 기업보다 매우 복잡하다고 하지만 일은 비교적 단순하다고 할 수 있다. 고전적으로 병원에서는 임상 관련 조직이 중심을 이루고 행정조직은 변두리 조직으로 여겨져 왔다. 그러나 오늘날은 행정조직의 전문화에 따라 행정비용 역시 증가하고 있다. 전문 의료기술의 발달에 따라 전문적인 기술을 가진 의사, 간호사 및 의료기술 전문가의 인건비가 크게 오른 것은 물론이고, 사전입원심사, 진료비 청구, 의무기록의 유지, 법률적 업무, 정보화, 기획 및 홍브마케팅 업무가 전문화되면서 이들에 대한 인건비 부담도 가중되고 있다. 서울의 어떤 대학병원은 기획 및 홍보마케팅 업무 전문가를 영입하는데 연봉 1억 원을 내걸 정도이다. 그만큼 의료서비스기관도 영리기관과 마찬가지로 지속가능성에 경영의 무게를 두게 되었다. 이제는 병원에 빅데이터 전문가, 행동주의 경제학자가 배치되어 소비자행동을 학습해야 하는 시대가 되었다.

의료시장이 치열한 경쟁체제에 돌입하면서 경영부서의 역할이 더욱 커지게 되고 이들 부분에 대한 인원의 증가 및 그에 따른 조직의 분화가 발생한다. 이와 같은 조직의 변화는 과거 진료 중심체계로 되어 있는 의료서비스기관의 조직 구조를 근본적으로 흔들게 되었다. 의료서비스기관의 규모 확대에 따른 통제와 조정을 담당하는 기획 기능이 점점 강화되고 있으며, 방대한 인원을 효과적으로 관리 및 운영하기 위한 인사 부서의 역할 또한 무시할 수 없다. 또한 규모의 경제를 제대로 달성하기 위한 재원의 조달과 투자를 담당하고 있는 재무부서도 그 중요성을 인정받고 있다. 건물과 각종 시설 관리, 그리고 정보화 부서 또한 중요한 부서로 인정받고 있다. 의료서비스기관에서 컴퓨터가 다운되면 진료도 사실상 중단될 수밖에 없는 환경에 처해 있다.

이처럼 조직이 새로운 방향으로 발전하고 분화되어감에 따라 효과적인 조정과 통제의 필요성이 제기되고 그에 걸맞은 향상된 커뮤니케이션 기술이 요구되게 되었다. 과거 병원조직 체계상 정점에 위치해 있던 의사들은 행정부서 직원들을 부하를 대하듯 대할 수 없게 되었고, 행정부서의 직원들은 진료의 원활한 지원을 위하여 의료 관련 언어의 습득과 임상에 대한 이해를 높일 것이 요구되고 있다. 이에 따라 병원의 행정 직원들도 과거에는 전공에 관계없이 채용하였으나 그들의 업무 수행에 있어서 한계가 드러남에 따라 병원행정관리 전공자들을 채용하기에 전문지식을 익히고 실습을 수행함으로써 경영에 큰 도움을 줄 수 있게 되었다.

오늘날 병원 조직구조 변화에 있어서 주목할 만한 특징은 경영 부서에 있어서 기획과 마케팅 기능의 강화이다. 모든 병원들은 이제 앉아서 환자가 오기만을 기다릴 수 없는 상황에 처해 있다. 가만히 앉아 있는 사이에 경쟁 병원들이 독특한 경영기법으로 고객들을 모두 빼앗아갈 수 있기 때문이다. 이에 따라 기획 및 마케팅 부서에서는 고객의 욕구를 이해하고 고객의 요구에 대한 병원의 수용능력을 측정하여 변화를 유도하기 위한 계획을 세우고 추진하게 된다. 마치, 일반 기업처럼 기획과 마케팅 기능이 중요하게 자리를 잡아가고 있다. 이와 같은 현상은 기존에 진료를 중심으로 움직이던 의료서비스기관 조직의 운영체계와는 큰 차이가 있다.

의료시장의 복잡화 및 경쟁적 상황으로의 급속한 전환은 의료서비스기관 구성원들에게 과거보다 더 높은 도덕적, 윤리적 행동과 함께 고객 지향적 행동을 요구하고 있다. 의료소비자 단체들이 속속 생겨나면서 의료시장에 대한 감시가 강화되고 있고, 의료서비스기관의 과실에 대한 법적 대응도 증가하고 있다. 의료서비스기관은 이와 같은 시대변화에 대응하기 위하여 공중관계를 관리할 수 있는 외부 전문가를 확보하고 있으며, 이들은 의료서비스기관 커뮤니케이션 체계(communication channel)에서 새로운 영향력을 행사하게 되었다. 의료서비스기관 직원들이 과거처럼 의사를 쳐다보고 근무를 하는 시대는 지나가고 있다. 늘 고객을 바라보면서 일해야 한다. 그것이 의료서비스기관의 경쟁력을 높이는 방법이다.

2) 기술 발달에 대한 적응

의료기술의 발달과 도입은 분명히 의료커뮤니케이션에 영향을 미친다. 과거에 주로 사람의 손으로 작동을 시켜야 하는 장비를 가지고 환자를 치료할 때에는 환자에게 설명을 하기보다는 의료진간의 의사소통이 더 많았다. 그러나 장비가 점점 더 정밀화되고 친인간적으로 발전하면서 장비를 통한 환자에 대한 접근이 더욱 용이하게 되었다.

일반적으로 새로운 의료기술의 발달은 의사나 전문 인력의 증가를 가지고 오지만, 환자에게 접근하는 커뮤니케이션 방식에 있어서 많은 변화를 가지고 온다. 컴퓨터 단층촬영기(CT Scanner), 자기공명영상진단기(MRI : Magnetic Resonance Imaging), 각종 조영기기 및 내시경 등의 출현은 전문적으로 훈련된 의사와 의료기술 전문가들을 필요로 한다. 이들은 전과는 다른 방법으로 환자들에게 접근하고 설명함으로써 환자들의 불안감이나 불만족으로 해소시켜 주는 기술을 가지고 있어야 한다.

예를 들어, 위 내시경을 할 때 내시경 전에 투여되는 약물의 용도나 대응방식에 대하여 좀 더 세밀한 설명이 필요하다. 내시경을 하면서 환자에게 사전에 충분한 교육을 통하여 마음의 준비를 시키지 않으면 사고의 위험성이 있을 뿐만 아니라 검사 중에도 환자에게 고통을 주게 될 것이다. 내시경이 처음에 도입되었을 때에는 간호사나 의사들이 친절하고 자세하게 설명하는 것을 볼 수 있었지만 갈수록 설명 시간이 줄어들고 있다. 치과 치료를 위하여 X선 촬영을 할 때도 환자가 원하는 모든 것에 대하여 보건의료인들이 충분히 설명하지 않는 경우가 많아 환자들은 불안하고 의심스러울 때가 많다. 설명을 제대로 하지 않아 발생하는 분쟁은 대부분 의료서비스기관 책임이며, 이것은 경제적 손실과 시장에서의 신뢰 하락으로 이어진다는 것을 의료기관 종사자들은 늘 인식하고 있어야 한다.

또한, 잘 발달된 장비 덕분에 환자들은 질환 부위의 화면을 의사와 함께 보면서 치료에 동참하게 되었다. 이것은 과거 의사들만 질환부위를 볼 수 있던 때와는 상황이 매우 달라진 것을 의미한다. 새로운 의료기술에 대한 사용 빈도가 과거 의료진 중심의 진료에서 환자와 의사 및 장비의 3자 관계로 확장되고 있다. 보건의료인들은 이와 같은 진료상황 변화를 정확하게 파악하여 환자에게 더욱 친근감을 가지고 환자의 궁금증을 완전하게 해소하는 방향으로 커뮤니케이션을 수행할 줄 알아야 한다. 환자들은 장비에 대하여 많은 의구심을 갖는 것이 당연하기 때문이다. 병원에서는 특정 장비의 사용 시 환자들이 궁금해 하는 사항들에 대하여 세세하게 조사하고, 그것에 대하여 환자들이 납득할 수 있는 수준까지 설명이 이루어지도록 매뉴얼을 만들고 관계자들을 철저하게 교육시켜야 한다.

나날이 발전하는 진료환경 속에서 사진이나 화면에 나타난 질환에 대한 원인, 현재 상태, 앞으로 진행 예정 사항 및 처방에 대한 자세하고 친절한 설명 서비스를 제공하는 것을 게을리 한다면 환자들로부터 불안과 불만을 살 것이다. 의료서비스기관은 이제 병을 치료하는 것만이 능사가 아니라는 것을 철학으로 삼아야 하는 시대에 도달해 있다. 환자들은 수준 높은 치료와 함께 환자로서 받아야 할 대우를 충분히 받음으로써 느낄 수 있는 기분 좋은 진료서비스를 원한다. 따라서 모든 의료서비스기관 종사자들은 질 높은 의료커뮤니케이션을 통하여 질병 치료부터 환자가 받는 정신적 스트레스를 해소시켜 줄 수 있는 능숙한 커뮤니케이터가 되어야 한다.

3) 개방적 환경의 조성

조직 내부에서 구성원 간 커뮤니케이션이 활발하게 이루어지기 위해서는 내부 구조를 개방적으로 만드는 것이 중요하다. 만약, 조직 내부 직원이 중요한 문제를 발견하고도 조직 내부의 위계적·권위적 분위기 때문에 그것을 제대로 보고하지 않는다면 그 조직은 위기에 직면하거나 시장 확보의 기회를 놓칠 수 있다. 때문에 경영자는 조직 내부에 개방적인 커뮤니케이션 환경을 잘 조성해야 한다.

우선, 병원 직원들이 보건의료제도나 상황의 변화 추세를 인식할 수 있도록 하기 위하여 조직 전반의 성과나 재무자료에 대한 정보를 최대한 공개한다. 지원들의 업무와 관련된 정보는 일정한 규칙을 정하여 수시로 제공하며, 경영진이나 관리자들은 직원들과 수평적 대화를 나누면서 그들이 제안한 것을 조직 운영에 최대한 반영한다. 직원들의 입장에서는 그들의 의견이 반영되는 참여적이 경영이 이루어질수록 조직에 대하여 많이 공헌하려고 한다. 또한, 할당된 목표, 성과 측정방법 및 업무 추진에 필요한 권한과 책임의 범위 등 업무의 위임을 명확하게 한다.

정보를 공유하고 문제해결을 논의하기 위하여 정기적으로 토론이나 회의를 개최하며, 직원들이 기여한 공로는 함께 인정하고 축하하는 자리를 갖는 것은 직원들의 사기를 높이는데 효과적이다. 관리자들이 직원들과 스킨십을 잘 할수록 직원들의 조직행동이 긍정적이 되는 것을 볼 수 있다. 직원들과 대화를 하는데 있어서도 관리자들은 잠시 그들의 마음에 들지 않는다고 하여 중간에 말을 끊지 않도록 하며, 직원들의 발언에 대하여 최대한 이해하는 자세를 갖는 것이 좋다.

직원들에게 질문을 할 때는 상대방이 충분히 이해할 수 있도록 확실히 한다. 상사의 입장에서 주관적으로 생각하여 말을 단축하거나 요약해서 질문을 한다면 상대방의 이해를 구하기가 어렵다. 이러한 예는 모든 조직에서 나타나는 현상인데, 특히 사람의 생명을 다루는 병원에서는 의사전달이 확실히 이루어지도록 관리자들부터 철저하게 주의를 기울여야 한다. 특히, 관리자들은 직원들이 조직의 목표 달성할 것을 분명하게 그리고 체계적으로 요구하여 직원들이 도표만큼은 어떤 경우에도 달성해야 하는 신념과 책임감을 갖도록 해야 한다. 간호 상사들은 직원들이 어려움을 호소할 때 편의를 봐준다는 뜻에서 목표달성의 지연이나 축소를 승인하는 경우가 있는데 이것은 조직 전체의 발전을 위해서나 관리자 개인의 경력관리를 하는데 있어서 부정적이 될 수 있다. 평소에는 부드럽고 정확한 의사전달이 중요하지만, 때로는 단호한 어조로 목표의 달성을 강조해야 할 때가 있다는 것을 관리자들은 잊어서는 안 될 것이다.

제7장 의료서비스 조직의 팀 운영

1. 팀의 개념과 정의
2. 의료서비스 조직에서 팀의 기능과 목적
3. 의료서비스 조직에서 팀의 특성
4. 의료서비스 조직 내 팀 성과
5. 의료서비스 조직 내 효과적 팀의 개발
6. 의료서비스 조직의 팀 리더십

1. 팀의 개념과 정의

팀이란 각 구성원들이 공통의 목표를 나누어 갖고 있으며 개인의 직무와 기술이 다른 사람들의 직무와 기술과 일치하는 특징을 가지고 있는 집단이다. 또한 집단적 협동에 의존해야만 하는 사람들의 집합이다. 이처럼 팀은 상호보완적인 기능을 가진 소수의 구성원들이 공동의 목표 달성을 위해 공동으로 업무를 수행하며 그 결과에 대해 공동책임을 지는 집단을 말한다. 팀은 공동목표를 달성하기 위해서 구성원 각자가 맡은 업무를 성실히 수행하고 상호 협력함으로써 시너지 효과(synergy effect)를 가져올 수 있도록 공동으로 노력해야 한다는 당위성을 갖는다.

이와 같은 팀(team)은 과업을 잘 수행 할 수 있는 구성원의 집합으로 이루어진다. 팀은 일을 수행하기 위하여 필요한 지식과 기술을 가진 전문가 집단으로 구성되어 있다. 때문에 사교를 목적으로 모인 집단과는 다르다. 우리나라의 경우, 조직구조의 특성상 중간관리 층이 두텁고 전통적으로 유지돼 온 위계적 구조로 인해 환경적응 능력이 떨어져 1990년대 말부터 팀제로의 개편이 많이 이루어지고 있다. 조직의 기본 운영 단위를 ‘부’나 ‘과’와 같은 부서 중심에서 '팀'(team) 중심으로 개편하는 작업이 활발하게 이루어지고 있다. 이와 같은 노력은 병원 조직도 예외가 아니어서 한국 내 어느 병원을 보더라도 부서명이 ‘OOO팀’으로 이루어진 것을 볼 수 있다. 그러나 팀을 도입하였을 때 구체적으로 어떤 효과가 있고, 팀이 성공적으로 운영되기 위한 요건은 무엇인지를 사전에 철저히 분석해 본 뒤에 도입 여부를 결정하고 있는지는 의문이다.

팀에는 정해진 목적, 구성원, 체계, 상세한 업무수행 방법, 그리고 리더십이 있다. 팀으로 분류되지 않는 그룹(group)은, 팀 특징을 몇 가지 보유하고 있을 수는 있어도 하나 이상의 중요한 요소들이 결여되어 있는 경우가 많다. 농구팀은 지구상에서 개발된 팀들 중에서 가장 완벽한 팀워크가 요구되는 조직이라고 할 수 있다. 어떤 농구팀이든지 공통의 목적이 있고, 정해진 멤버가 있고, 팀 구성원들이 맡은 포지션과 역할인 구조가 있고, 팀이 어떻게 협동을 하여 움직일 것인지 정해진 일의 수행방법이 있고, 그리고 감독이나 코치와 같은 공식적인 리더가 있다. 농구팀에는 종종 명령계통 밖에서 도움을 주는 비공식 리더가 있는 경우도 있다.

공식적 구조 외곽에서 선수를 코치하는 비공식 리더 중에는 과거 유명한 농구 선수였던 아버지가 있을 수 있다.

병원 조직에서 운영되는 수술팀 역시 명확하게 팀의 특성을 보유하고 있으므로 팀이라고 할 수 있다. 병원에서 수술팀은 목적과 정해진 멤버와 체계, 일의 수행 방법과 리더십 등을 갖추고 있기 때문이다. 수술을 주도하는 외과의사는 함께 수술을 하는 다른 외과의사보다 나머지 팀 멤버들에 대해 더 많은 영향력을 가지고 있을 수 있다. 하지만 어떤 병원에서 저녁을 함께 먹으러 다니는 의무기록사 집단은 팀 특성을 몇 가지 충족시킬 수 있다고 하더라도 공식적인 의미의 팀은 아닐 가능성이 높다. 무엇이 팀이고 무엇이 팀이 아닌지에 대해서 더 많이 논의할 수 있지만, 무엇보다도 팀은 그 목적이 조직의 목적과 직접적으로 연관되어 있어야 하고 병원 조직 내부에서 공식적 업무를 수행하는 팀이라는 것이다. 이 정의의 범위가 매우 좁은 것처럼 보일수 있지만, 이 정의 안에서 환경에 따라 매우 다양한 팀이 있을 수 있다.

어떤 집단은 공식적인 팀은 아니지만 조직에 큰 영향력과 때로는 조직을 움직이게 만드는 상당한 힘을 가질 수 있다. 우리는 이것을 비공식적 팀이라고 부른다. 비공식적 업무 집단의 특성과 그것의 성과에 관련된 연구는 1930년대 미국의 호손공장 실험에서 시작하여 지금까지 약 80년 이상 진행되고 있다. 호손공장 실험은 개인 업무성과의 상당 부분이 업무집단 내 비공식적 관계의 양상에 의해서 정해진다는 것을 확고히 입증하였다(Roethlisberger & Dickson, 1939). 조직 내에 존재하는 독서 모임이나 동호회 등 다양하고 많은 비공식적 집단은 소속하고 있는 개인의 행동과 태도에 상당한 영향을 미치는데 개인이 조직 안에서 과업을 수행하는 중에 노출되는 수많은 자극에 비공식적 집단이 직·간접적으로 영향을 미치기 때문이다(Hasenfeld, 1983). 관리자는 당연히 조직의 공식적 팀에 대하여 정통하고 있어야 하지만, 비공식적 조직에 대하여 파악하고 있어야 하고 필요 시 활용할 수도 있어야 한다.

1) 집단과 팀의 차이

팀은 집단의 특수한 한 형태이지만 그 기능은 두 집단이 서로 다르다. 팀의 구성원들은 보완적 기능(complementary skills)을 가지며, 하나의 공통된 목적과 일련의 성과목표를 달성하기 위해 책임을 공유하고 어떤 과업을 위해 공동의 접근방법을 수행한다. 팀은 이러한 조직단위라고 정의된다. 따라서 전체적인 성과가 주로 개별 구성원들의 업무성과의 합으로 결정된다면 이는 팀이라고 할 수 없다. 따라서 팀이 되기 위해서는 구성원들 간의 밀접한 공동노력에 의해 성과가 달성되어야 하고, 기본적으로는 부분의 합보다 전체가 크다는 시너지 효과가 강조되는 조직이다(Woodcock, 1989).

또한 집단은 권한이 강하고 분명히 집중된 리더가 있는 반면, 팀의 리더는 역사적으로나 학술적으로 알려져 있는 리더십의 역할을 공유한다. 또 다른 구별은 집단은 회의를 운영할 때 능률성에 초점을 맞추려고 노력하지만 팀은 개방적 토의를 통하여 문제해결을 위하여 모든 구성원의 참여를 촉진시킨다.

〈표 7-1〉 집단과 팀의 차이

비교기준	집 단	팀
목 표	구성원의 공동목표	팀의 공동목표
책 임	개인 책임	팀 구성원의 공동 책임
과업수행	관리자 요구에 의한 과업수행	팀 스스로 설정한 과업 수행
보상	개인의 업무수행 능력에 달려 있음	개인이 팀의 업무수행에 미친 공헌도에 달려 있음
의사결정	관리자가 업무를 결정하고 계획함	관리자와 팀의 구성원들이 함께 업무를 결정하고 계획함
직무범위	직무에 대한 범위가 좁음	직무수행에 폭넓은 기술과 지식이 필요함
정보	관리자가 대부분의 정보를 소유함	모든 구성원이 정보를 공유함

참고자료 : 이근석, 양용주(2009), 조직행동론, 비즈프레스, p. 164.

2) 효과적인 팀의 특징

팀이 모두 성공하는 것은 아니다. 이미 알려진 고성과를 내는 효과적인 팀의 특징을 살펴보면 다음과 같다.

- 구성원들에 의해 목표가 분명하게 이해되고 동의된다.
- 갈등이 건설적으로 다루어진다.
- 구성원 모두가 리더십의 역할을 나누어 갖고 있으며 필요에 다라 누구든지 리더가 될 수 있다.
- 구성원들의 능력이 사장되지 않고 잘 활용된다.
- 개방적 커뮤니케이션이 이루어지고 그 결과 신뢰의 분위기가 형성된다.
- 구성원들이 팀의 통제와 절차에 잘 따르다.
- 구성원들은 잘 구축된 문제해결과 의사결정 접근법을 사용한다.
- 실험과 창조정신이 장려된다.
- 구성원들은 자신들의 기능과 작업과정을 규칙적으로 평가한다.
- 구성원들은 그들의 역할과 책임 및 권한의 한계를 잘 이해하고 있다.

또한 성공적인 작업팀의 특징을 살펴보면 첫째, 팀 구성원들이 사명감을 가지고 있으며 그들 스스로 고성과에 대한 기대를 가지고 있다. 둘째, 구성원들이 성공하기 위해서 무엇을 할지를 알고 있다. 셋째, 보상이 공동으로 분배되며, 그들 스스로 팀의 성공에 기여하고 있다는 자부심을 갖고 있다.

3) 팀의 유형

조직 내에는 많은 유형의 팀들이 다양한 형태로 운영되고 있다. 주요 팀의 유형에는 기본적으로 최고관리자 팀, 중간관리자 팀, 프로젝트 팀, 작업집단 등이 있는데 각종 작업 관련 팀의 내용을 살펴보면 다음과 같다.

(1) 업무팀

생산이나 고객서비스, 전사적 품질관리 등 공식적 활동에 대해 책임을 지고 경영활동 전 분야에 걸쳐 일상적으로 운영된다.

(2) 프로젝트팀

새로운 시스템의 설계 또는 신제품의 개발 등을 위해 일시적으로 존재하며 임무가 끝나면 구성원들은 원대복귀하거나 새로운 프로젝트팀으로 이동한다.

(3) 과업팀

과업 위주로 형성된 조직으로 생산성과 같은 단일 이슈를 조사하기 위하여 구성된 테스크포스(task force) 또는 위원회 등을 말한다.

(4) 업무 개선팀

업무처리과정의 비효율과 비용의 누수 등을 개선할 목적으로 구성된 팀을 말한다.

(5) 품질관리 분임조(quality circles : QC)

과업팀의 특수한 형태로 1960년대 말부터 일본에서 널리 활용되던 팀이다. 생산성과 직원들의 사기를 높이는데 주로 활용된다.

4) 팀 운영의 장·단점

조직에서 팀을 운영하는 데 있어서는 다음과 같은 장·단점이 있다.

(1) 장점

•중복 노력 제거

- 협동의 증가
- 소수정예의 인력운용
- 새롭고 많은 혁신적 아이디어
- 더 훌륭하고 현명하며 완벽한 의사결정
- 동료에 대한 동기유발
- 제품과 서비스 질의 개선
- 생산성 향상 및 이익의 증가
- 환경변화에 대한 유연하고 신속한 대응
- 실행력의 강화
- 파괴적 갈등의 제거
- 구성원 간 의사소통의 활성화
- 높은 성과 기준의 설정

(2) 단점

- 간부들의 사기저하 초래
- 개인 능력의 불균형 문제
- 조직 내 공감대 및 이해부족 시 운영 곤란
- 전통적 사고와 관리 분위기와 충돌
- 관리제도와 재편성에 따른 시간과 비용의 부담

5) 비공식적 집단

비공식적 집단은 조직의 규정에 의해 공식적으로 형성된 것은 아니지만 종종 개인 혹은 사회적 이익이나 필요를 충족시키기 위하여 구성원들에 의해 자연적으로 만들어진다. 비공식적 집단은 집단에 속해 있는 구성원 개개인에게 강한 동기를 부여한다. 어떤 집단은 사회적 지지나 정보공유와 같은 여러 가지 기능을 수행하는 경우도 있다. 이러한 집단은 조직의 사기와 의사소통을 향상시킬 수 있으므로 매우 긍정적으로 여겨진다. 예를 들어, 행정지원 인력들로 구성된 비공식적 집단은 조직과정과 절차에 대한 중요 정보를 공유함으로써 조직의 효율성(efficiency)을 증가시킨다. 반대로, 비공식적 집단은 조직에 부정적 영향을 미치기도 한다. 비공식적 집단은 지나치게 배타적일 수 있으며 직원 간 소속이 다름으로 해서 갈등을 유발하기도 한다. 혹은 권한이 너무 강하여 조직의 공식적인 권위구조를 훼손하기도 한다. Etzioni(1961)가 서술한 공장 조직에서 나타나는 전형적인 비공식 그룹의 부정적 사례를 소개하면 다음과 같다.

> 근로자들은 응집력이 강하고 규범이 잘 만들어진 자발적 집단을 형성하였다. 그 집단의 규범은 근로자들로 하여금 '일벌레' 가 되지 않도록 너무 열심히 일하지도 말며, 또한 너무 태만하여 상대적으로 그룹이 욕을 먹지도 않도록 할 것을 명확히 하였다. 어떤 경우에도 서로 밀고하거나 배신하지 않도록 규제하였다. 조직 내에서 이러한 비공식적 사회 통제를 통하여 그룹의 작업속도와 일당/주당 작업량, 작업중지량 및 근로자 간 작업배분량을 통제하려고 노력했다. 이러한 집단은 비공식적이긴 하지만 충분히 근로자의 업무수행 행동에 어떤 규칙을 부여하고 압박함으로써 근로자의 작업속도를 조절할 뿐 아니라 사회적으로 통제하는 것이 가능했다.

비공식 집단은 종종 조직 전체의 변화를 촉진하는 역할도 한다. 즉, 근무조건 향상을 촉진하는 역할을 하기도 하며, 가끔씩은 그것이 공식집단으로 발전하기도 한다. 또한 비공식적 집단은 조직의 특별한 문제를 다루거나 조직의 정관이나 절차를 바꾸는 역할을 하기도 한다. 실제 부패한 관리나 감독자에 대해 반대운동에 나서기도 한다. 국내적으로 보더라고 어떤 병원의 간호사들이 자발적으로 만든 태움 반대운동 단체는 후임 간호사들을 압박하는 선임 간호사들의 실명을 공대하거나 퇴출운동을 벌이는 행동에 나서기도 한다. 결국, 비공식적 집단도 조직 내에서 일정부분 조직의 운영에 영향을 미치는 역할을 수행한다는 것을 알 수 있다. 조직의 경영자는 이러한 비공식적 집단의 역할이 긍정적인지 부정적인지에 상관없이 항상 그 존재와 동향을 잘 파악하고 있으면서 대응할 것이 요구된다.

2. 의료서비스 조직에서 팀의 기능과 목적

병원과 같은 의료서비스 조직 안에는 다양한 목적의 팀이 있고 이것은 조직 전체의 목적을 달성하기 위해 기능한다. 조직에서 팀을 만들어서 운영할 때 주목해야 할 과제는 과연 팀이 개인보다 과업 수행에 있어서 더 효과적인지 하는 것이다. 국내 대부분의 병원 경영자들은 기존의 역량으로 결정하기 힘든 문제에 직면하면 소위 TFT(Task Force Team)이나 Project Team을 만들어 해결안을 찾으려고 하는 것을 볼 수 있다. 각각의 팀에게 옵션을 분석해서 해결안을 제시하도록 하는 것은 최근 복잡한 과업을 수행하기 위한 경향처럼 되어 있다. 앞에서 살펴본 것처럼 조직이 팀을 사용함으로써 얻을 수 있는 잠재적 이익이 적지 않기 때문에 팀 조직이 유행하고 있다. 팀이 효과적으로 가능하다면 구성원들은 시너지를 발휘하고, 그 결과 팀 생산성이 개인의 생산성의 합보다 커질 수 있다. 이는 의사결정과정에서 구성원들이 서로의 업무와 아이디어를 검토하고 보충하면서 상호작용을 통해 획기적인 결과를 낳을 수 있기 때문이다. 예를 들어, 팀의 한 구성원이 효과적인 결정을 내리는데 필요한 핵심 요소를 간과하고 있다면 다른 구성원이 이를 보완하는 것이 가능하다. 하지만 개인적으로 일을 하는 과정에서 이와 같은 문제가 발생한다면 보완을 기대하기 어려울 것이다.

팀제도가 효과적으로 발달한 미국의 경우에 팀은 근로자에게 있어 권한부여와 만족의 원천으로 작용하여 직원들의 이직률과 결근을 낮추고 조직의 높은 성과 달성을 가능하게 만드는 것으로 알려져 있다. 또한 팀을 통해 여러 분야의 전문적 기술과 높은 식견을 모을 수 있다는 것이 매우 중요하고, 이렇게 모은 지식으로 각종 문제를 해결하고 높은 수준의 의사결정 및 과업 수행을 할 수 있다. 물론, 병원의 관리자는 팀이 단점도 가지고 있다는 사실을 간과해서는 안 된다. 예를 들면, 팀 운영으로 조직 내 뛰어난 인재들이 조직의 중대한 문제를 해결하는 데 사용할 수 있는 시간을 팀 운영에 할애하는 것이 조직으로써 바람직한 일인지는 계산을 해봐야 할 문제이다. 또한 팀이 효과적으로 기능하기 위해서는 여러 하부구조의 설치와 관리과정이 필요하다. 특히 무늬만 팀제를 갖추고 있는 조직의 경우 관리가 팀에 초점을 맞추고 있지 못하다면 팀 활동에 필요한 하부구조와 일련의 과정이 필요하지 않을 수도 있다. 이와 같은 경우에는 비용의 낭비를 불러오게 된다. 이것은 대부분의 조직은 전통적인 명령의 통일성에 기반을 둔 파라미드형태로 구성되어 있고, 그 안에서 직원 개개인은 각자의 역할에서 책임을 지고 있는 한국의 대부분의 조직에서 벌어지고 있는 현상이다.

오늘날은 단일의 팀 조직이나 기능부서의 형태로 된 조직을 보기 어렵고 대부분의 조직이 복합적인 기능팀으로 바뀌고 있기 때문에 관리자는 기능부서의 관리자(functional manager)의 책임뿐 아니라 프로젝트 팀 관리자의 책임까지 책임의 범위가 넓어졌다. 때문에 조직은 팀을 감독하도록 관리자를 훈련시키고, 팀 환경에서 업무를 수행할 수 있도록 구성원들을 훈련시켜야만 한다. 그리고 조직 내 모든 구성원들은 언제 발생할지 모르는 갈등을 해결하고 의사소통 장애를 극복하는 기술과 효율적인 팀빌딩 기술 그리고 그 밖에 직면하는 문제에 대해 리더십 기술도 익히도록 해야 한다. 비록 팀 제도가 생산성과 질을 향상시킬 가능성이 높은 관리방식이라고 해도 팀에서도 문제는 항상 발생한다. 때문에 전체적인 조직의 측면에서 팀 운영과정에서 발생하는 문제들을 해결할 수 있는 메커니즘을 갖추지 못하면 오히려 잠재적 비용을 증가시키고 조직구성원의 스트레스만 높게 만들 가능성이 크다.

팀의 주요한 기능으로 결정 권한을 빼놓을 수 없다. 결정권한이란 팀이 의사결정을 할 때 필요한 일련의 역할을 일컫는다. 병원에서 이사회 같은 팀은 큰 의사결정의 권한을 갖고 있다. 자율적으로 운영되는 팀의 경우에도 팀의 최종결정을 상부에 보고했을 때 그 결정이 다른 결정으로 바뀌거나 거절당할지라도 팀 내부적으로는 결정을 내릴 권한을 갖고 있다고 할 수 있다. 반대로 결정권한이 전혀 없는 경우도 있다. 이런 부류의 팀은 보통 의사결정에 필요한 기반이 되는 안을 만들거나 정책 결정에 필요한 안을 건의하는데 그친다. 예를 들어, 어떤 병원이 새로운 물류시스템을 구축하고자 한다면, 필요한 물류기술을 제공할 IT전문가와 이에 필요한 예산을 제공할 행정담당자로 구성된 팀을 만들 수 있다. 또는 새로운 병원 물류시스템을 구축하고 공급하는 업체들을 조사하고 각 업체의 장점과 단점을 평가하도록 할 수도 있다. 이런 조직은 조사결과의 보고 의무만 있으며 최종 결정은 상위 계층이나 경영자들이 하게 될 것이다.

조직 안에서 각종 팀을 운영하는데 있어서 종종 결정권한에 대하여 잘못 이해하여 갈등이 발생하는 경우가 있다. 이것은 보통 팀이 자신의 역할을 정확하게 인지하지 못하는 데서 기인한다. 상황변화에 따라서 팀의 의사결정 권한이 분명하게 제시되지 않고, 실제 가진 결정권한보다 더 많은 권한을 갖는다고 생각하는 경우가 많다. 따라서 경영자는 팀의 역할, 특히 의사결정 과정에서의 역할을 명확히 규정해야 한다. 결정 권한이 분명히 주어진 경우라도 구성원은 자신의 건의안이나 노력이 상부에 의해 최종적으로 인정받지 못할 경우 자신이 수행한 일이나 조직에 대하여 환멸을 느낄 수 있다. 팀 중심의 조직 관리에서 관리자는 팀의 업무와 그것에 들인 시간을 고려해서라도 늘 구성원을 존중하는 자세를 견지해야 한다. 팀이 제시한 안과 반대되는 결정이 내려진 경우 발생할 수 있는 불만을 최소화 할 수 있도록 팀 구성원과 초기부터 상호 커뮤니케이션을 하는 것도 사후 갈등이나 불만을 줄일 수 있는 의미 있는 방법이다. 이러한 노력이 부족하다면 팀 구성원이 좌절감을 느껴서 향후 비슷한 팀 업무를 하게 될 때 최선을 다하지 않거나 회피하려고 할 것이다. 팀의 의사결정 권한은 팀 구성원 개인의 결정권한과도 밀접한 관계가 있다. 때로는 팀 리더가 결정권한을 갖고, 팀 구성원은 단순히 팀 리더에게 의견만 제공하면 되는 경우도 있다.

병원에 인공지능(AI; Artificial Intelligence) 진단시스템을 도입하는 것과 같은 특정 과업의 수행과 그것을 성공시키기 위한 의사결정을 하기 위하여 어떤 팀을 이용하는 것이 적합하며, 과연 팀은 이와 같은 문제에 대한 효과적 해결책을 낼 수 있는지는 의문이다. 이와 같은 문제제기는 팀의 목적과 관련된 것이다. 조직에서 운영되는 팀은 다양한 목적을 가지고 있으며 병원의 리더는 이와 같은 목적을 정확하게 이해하는 것이 중요하다. 팀의 유형별로 어떤 목적을 갖고 있는지를 파악해보도록 하자.

대부분의 조직에서 기본적으로 운영되는 팀은 업무 팀(work team)이다. 업무 팀은 제품을 생산하거나 서비스를 제공하는 업무 단위에서 만들어지고 운영된다. 병원의 경우 업무 팀은 응급환자를 치료하거나 소아 예방접종 및 예방서비스를 제공하고, 새로운 진료기술을 개발하는 등 조직에서 기초적인 업무와 관련된 목표를 지시받아 수행한다. 예를 들어, 주로 병원의 출입구 쪽에 위치하고 있는 민원처리

팀이나 전화예약서비스 팀은 원무팀장과 같은 상위 부서 감독자 지시를 받기도 하지만 자체적으로 독립된 팀으로 운영되기도 한다. 병원 안에서 이와 같은 업무 팀은 진료 팀, 연구 팀, 가정간호 팀 등 매우 많다. 업무 팀의 구성원과 리더는 상황에 따라 수시로 바뀔 수 있지만 이러한 조직만큼은 업무적 필요가 있으므로 지속적으로 존재한다. 업무 팀은 동일 직종이나 유사 분야의 직원들로 구성될 수도 있고, 다양한 분야의 구성원들로 구성될 수도 있다. 또한 교육수준에서 현저한 차이가 있는 사람들로 구성될 수도 있다. 한국의 경우 민원처리 팀이나 전화예약서비스 팀 내에는 행정직, 간호직, 간호조무사, 심리상담사 등의 전문직종이 다양하게 근무하는 것을 볼 수 있다. 미국의 경우에는 특정 환자군에게 정기적으로 의료서비스 제공을 공동으로 하는 사람들에 대해 "마이크로시스템"이라는 용어를 사용(Nelson, et al., 2002)하기도 한다. 마이크로시스템은 진료 혹은 사업의 성과가 극대화되도록 고안된 독립적인 단위로 평가받는다(Batalden, et al., 2003). 이처럼 업무 팀은 서비스를 제공하거나, 제품을 생산하거나, 지식을 창출하는 등 조직에서 기초적인 업무나 기반 업무를 수행한다고 할 수 있다.

조직 내 또 다른 팀 유형으로 주로 조직의 기본적 기능을 수행하는 것을 돕는 지원 팀(support team)이 있다. 이 조직은 다른 팀이 그 업무를 할 수 있도록 하고, 업무의 질을 높이고, 전략을 계획하며, 새로 생긴 지위에 맞는 적임자를 찾아내는 등의 일을 한다. 업무 팀에 속한 구성원이 지원 팀의 역할을 수행하는 경우도 있다. 이때 이들을 병렬 팀이라고 부르는데, 서로 다른 업무단위의 구성원들로 구성되며 참여자들은 영구히 근무하는 것은 아니다. 일반적으로 병렬 팀의 권한은 제한적이며 주로 상급자에게 건의하는 역할을 한다. 병렬 팀의 예로 질 향상 팀이나 위기관리대책 팀과 같은 것들이 있다. 의료서비스 분야의 병렬 팀의 예로 지속적 질 향상(continuous quality improvement, CQI) 팀, 과정(process) 개선 팀, 시장조사 팀, 의사추천위원회 등이 있다. 병렬 팀은 특성상 다양한 문제를 해결하기 위해 의사부터 간호사, 통계학자, 경제심리학자 등이 참여하는 것처럼 다학제적으로 구성되는 특징을 보인다.

가장 대중화된 팀으로 프로젝트 팀(project team)이 있다. 이 조직은 주로 한시적으로 운영되며, 정부의 과제 수행부터 평가의 대비, 새로운 상품이나 서비스 및 정보체계 개발과 같은 일회적 과업의 수행을 위해 만들어졌다가 기간을 채우면 폐지된다. 기본적으로는 기능식 조직구조의 바탕 위에서 특정 임무나 과제가 주어지면 정해진 기간까지 그 일을 해결하는데 전력을 기울이게 된다. 정해진 기간 동안만 특수 임무를 부여받아 해결하기 위해 임시로 운영되는 방식이라고 할 수 있으며, 문제의 해결을 위해 조직이 유연성을 확보하는 것은 필수적이다. 임무를 완수하면 팀이 해체되고 구성원들은 다른 프로젝트 팀으로 이동하거나 원러 소속된 부서로 돌아간다. 의료서비스 분야에서는 병원 신설기획 팀, 신약개발 팀, 구정개정 팀, 방재계획개발 팀 등의 프로젝트 팀이 있다.

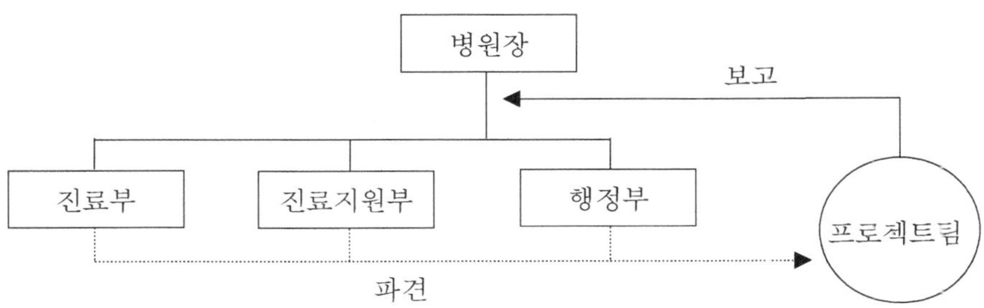

[그림 7-1] 프로젝트 팀 구조도

마지막으로, 경영 팀(management teams)은 하부조직을 조정하고 방침을 지시하는 역할을 한다. 경영 팀은 이사회, 상급경영자, 각 분과 등 여러 수준에서 존재할 수 있다. 또한 경영 팀은 여러 직급의 구성원을 포함할 수 있다. 경영 팀의 구성원이 때로는 직원이 아닐 수도 있지만 정의에 따라 명확한 계열 책무(line responsibilities)를 지니게 된다. 경영 팀은 관리자가 하는 것과는 다른 역할을 수행할 수도 있다. 예를 들어, 어떤 조직에서 경영 팀은 제한적으로 관리자와는 별도로 결정권한을 가진 자문 역할을 수행할 수도 있다.

3. 의료서비스 조직에서 팀의 특성

1) 지속성

의료서비스 조직에서 운영되는 팀의 중요한 특징 중의 하나는 지속성이다. 앞에서 본 것처럼 팀 조직은 필요에 따라 영구히 존속할 수도 있고 특정 프로젝트나 작업 기간 동안만 한시적으로 운영될 수도 있다. 대부분의 병원에서 변화와 수요에 빠르게 대응하기 위해서 한시적으로 팀 조직을 운용하는 경우가 증가하고 있다. 예를 들어, 어떤 병원에서 새로운 치료법을 개발하고자 한다면 시장에서 이루어지는 기술의 변화, 의료소비자의 짧은 욕구 주기, 세계화 등의 이유로 인해 빠르고 효과적으로 개발해야 한다. 제4차 산업혁명이 현실화되고 있는 가운데 의료산업도 기술의 혁신과 전혀 다른 환경의 변화에 직면하고 있다. 한국에서도 이미 진단과 처방의 인공지능 프로그램인 왓슨과 같은 시스템이 도입됨으로써 의사의 일을 대체하려고 한다는 위기감이 고조되고 있기도 하다. 또한 메르스와 같은 유행병이나 감염병의 불시 공격은 병원 내 여러 과에 영향을 끼칠 수 있다. 조직 차원의 적절한 대응책을 마련하기 위해서는 다학제적 융합팀이 함께 문제해결을 위해 접근하는 것도 요구된다. 또한 어떤 특별한 팀은 법과 규제의 변화가 병원 조직에 미치는 영향을 밝히는 일을 맡을 수도 있다.

2) 시간과 공간

팀에 관한 너무 많은 선행연구들은 팀이 특정 시간과 공간 내에서 기능한다는 것에 기반하고 있다. 예를 들어, 팀 경영회의를 한다고 할 때 선행연구에서 제시되는 사항은 회의 시작과 종료 시간이 정해져 있어야 한다는 것이다. 또한 일부 문헌에서는 최적의 좌석 배치, 회의 참석 인원, 회의진행 방법, 늦게 도착하거나 일찍 도착하는 사람들을 다루는 방법과 같이 팀 경영의 효과를 높이기 위한 물리적인 세부 항목들도 기술하고 있다. 하지만 팀 운영에 있어서 효과성을 높이기 위한 노력의 일환으로써 이런 시간과 공간적인 문제에 대한 과학적이고 체계적인 접근은 한국 의료서비스산업 내에서는 목격하기 쉽지 않다. 관리가 첨단화되고 정교하게 발전한 미국의 경우에 해당된다.

정보화시대 속에서 다양한 통신수단이 발달하고, 그 기술을 더욱 용이하게 사용할 수 있게 되면서 조직에서 팀을 운영하는데 있어서도 시간과 공간의 제약이 많이 극복되었다. 팀은 거리에 관계없이 지구 반대편에서 일하는 팀원과 서로 연락하면서 특별한 제약 없이 업무를 수행할 수도 있다. 필요하다면, 이러한 가상 팀 회의는 며칠에 걸쳐 진행될 수도 있다. 팀 구성원은 다른 구성원의 질문에 대답하는데 시장 조사 통계처리 등에 수 시간에서 수 일이 걸릴 수도 있기 때문이다. 가상 팀(virtual team)이라는 용어는 팀 구성원의 의사소통 대부분 혹은 전부가 얼굴을 마주하는 전통적인 방식이 아닌 첨단의 통신방비를 이용한 원격회의로 이루어지는 것을 말한다. 가상 팀의 또 다른 잠재적 장점은 팀 구성원과 관련된 의료기록이나 기타 정보와 같은 데이터를 잠정적으로 저장하고 접근할 수 있다는 점이다. 오늘날 의료관광이 발달하면서 한국에서 외국으로 파견 나가 있는 직원은 본국 병원의 담당자와 원격으로 언제든지 회의를 열고 의사결정을 할 수 있게 되었다.

물론 모든 팀이 시간과 공간의 제약을 초월하여 일하는 데는 한계가 있다. 일반 병원에서 환자를 치료하기 위한 진료 팀은 실재하는 한 공간에서 만나는 시간이 필요하다. 그러나 기술의 발전으로 물리적인 제약이 있는 팀도 기존의 팀 세팅을 뛰어넘어 커뮤니케이션을 할 수 있는 기회는 있다. 원격의료의 발달로 인해 의료기술이 취약한 후진국 병원의 진료팀은 공간의 제약 없이 의료 선진국의 뛰어난 전문가의 조언을 듣고 질문도 할 수 있다. 예를 들면, 두바이에 세워진 왕립병원의 방사선 기사는 분당서울대병원 진료부서 가상 팀의 구성원이 될 수 있다. 최근 많은 의료서비스 체계의 변화 연구에서 원거리의 만성 질환자들에게 의료를 제공하는 것과 같은 가상 팀의 잠재성을 보여주고 있다(Wiecha & Pollard, 2007). 최근의 한 연구에서는 가상 의료팀이 고위험 당뇨환자의 응급실 방문을 감소시킬 것을 발견했다. 한 연구에 의하면, 미국 Rush대학의 진료센터에서는 가상통합진료(Virtual Integrated Practice, VIP) 모델이 구축되어 실시되고 있는데, 이 팀은 사회복지사, 영양사로 구성되어 고위험 당뇨환자를 돌보기 위해 전화나 팩스, 이메일 등 여러 기술을 이용해 연락을 주고받는다(Rush University Medical Center,

2008). 이처럼 그 끝을 알 수 없는 인터넷과 통신기술의 발달은 환자가 해외에서 자신에게 맞는 의료진을 찾아내 의료상담을 받는 적극적인 개입을 수행하는 것을 비롯하여 병원 내 학제 간 융합팀의 팀워크를 향상시킬 수 있는 새로운 기회들을 제공하기도 한다. 하지만 이와 같은 가상팀의 활동과 치료의 개발은 한국에서는 의사들의 이해관계에 막혀 여전히 답보상태에 있다.

원격의료를 구체화시키고 있는 가상 팀은 앞으로 무한대의 성장 가능성을 지니고 있는 것처럼 보인다. 하지만 가상 팀이 효과를 내기 위해서는 새로운 규칙과 지도도 필요하다는 사실을 관리자들은 인지해야 한다. 가상 팀은 필요에 따라 팀 멤버십을 유동적으로 변화시킴으로써 팀의 능력을 향상시킨다. 또한 팀은 환자를 포함하여 조직 외부 사람을 포함시킬 수도 있다. 이와 같은 유동성은 관리자에게 또 하나의 심각한 과제이다. 팀을 관리하는 새로운 혹은 변형된 과정을 고안하고, 시험하고, 개선해야 하기 때문이다. 또한 이러한 유동성은 조직의 전통적인 보고 체계, 책무성, 보상체계에 부정적 영향을 미칠 수 있다. 업무수행을 효과적으로 모니터링 하기 위해서 시스템을 통제하고 측정할 수 있는 방법이 필요하다. 특히, 세밀한 기술이 가상 팀의 운영에 핵심적인 역할을 하기 때문에, 팀 구성원들은 다양한 소프트웨어 프로그램과 통신기술을 일정부분 다루는 것에 익숙해져야 한다는 점을 병원 관리자는 이해하고 있어야 한다. 더욱이, 가상 팀이 다국적인들로 구성되어 운영되어야 하는 경우에는 서로 간에 능력과 기술의 균형을 맞추는 일 또한 중요해진다.

3) 다양성

다양성은 팀이 가지고 있는 중요한 특징 중의 하나다. 조직이 갖는 다양성이란 구성원들의 나이에서부터 종교, 성, 인종, 윤리적 배경과 같은 사람들의 개인적 특성의 차이를 나타내는 것으로 오늘날 글로벌화하고 있는 환경 속에서 조직 내 생산성 향상의 중요한 요소로 인식되고 있으며, 기업들은 이러한 다양성을 고려한 근무환경 조성에 많은 관심을 보이고 있다. 병원 내부에도 인구의 다양성에서부터 구성원이 보유하고 있는 기술의 다양성 및 인식과 가치관의 다양성 등이 존재하게 된다. 이러한 다양성은 조직 구성원들이 조화를 이루어 일을 해나갈 때 시너지효과를 일으키기도 하지만 제약을 주기도 한다. 팀에서 다양성은 여러 관점을 가질 기회와 효과적인 의사결정에 필요한 전문가적 지식을 제공하는 이점이 있다. 그러나 가장 큰 어려움이 있다면 팀 구성원 간 상호작용으로 인해 생길 수 있는 다양한 의견 및 세계관과 그로 인한 갈등을 어떻게 관리할 것인가? 하는 문제가 될 것이다.

이처럼 다양성이란 그 자체로 다차원적이기도 하지만, 상황에 따라서 다르게 정의될 수 있다. 사회와 같이 광의적 영역의 차원에서는 다양성을 민족과 인종의 성별 다양성으로 생각하기 쉽다. 하지만 의료분야만을 놓고 다양성을 생각한다면 그것은 아무래도 주로 전문적 배경에 있어서의 다양성이다. 병원에서의 다학제적 융합팀이 주로 직면하는 문제점은 사회적 지위의 격차, 세계관의 차이, 언어와 전문적 용어 및 은어의 차이 등이다. 병원의 리더들이 조직을 관리하는데 있어서 관심을 기울여야 다양성에는 다음과 같은 것들이 있다.

첫째, 세대별 다양성으로 이는 1950년대 후반부터 1960년대 초까지 출생한 베이비 붐 세대에서부터 X세대, 밀레니엄 세대, 은퇴자 등이 있다. 이들은 당대의 가치관이나 문화의 지배를 받고 성장했기 때문에 서로 다른 작업 스타일을 보일 수 있다. 둘째, 성별에 따른 다양성으로 이는 성(性)이 그 사람의 세계관과 문제인식, 그리고 그 해결에 어떻게 영향을 미치는지에 대한 이해를 필요로 한다. 의료서비스 분야에서 성의 다양성과 관련된 문제는 주로 간호사가 대부분 여성인데 반하여 의사는 남성의 비율이 훨씬 높다는 상황과 관련이 있다. 셋째, 계급의 다양성으로 이는 서로 다른 계급, 부서의 구성원으로 팀이 구성되는 진료팀과 관련이 있다. 진료팀은 의사가 자연적으로 수직적으로 가장 높은 지위를 차지하게 되는 전통성이 유지되고 있고 이것은 현장에서 다양한 문제점들을 만들어내고 있다. 넷째, 의료소비자와 전문가의 다양성으로 이는 미국 내 병원들의 많은 팀들이 구성원으로 소비자를 포함하는 추세를 보이는 것과 관련이 있다. 보건의료팀에서 소비자는 전문가 중심의 팀에서 사용하는 용어와 행동규범에 익숙하지 않기 때문에 위축되는 일이 흔하며, 위축은 불신과 무관심을 불러오기 쉽다. 병원 관리자는 의료소비자들이 팀 내 전문가보다 사회경제적 혹은 기타 배경이 다양할 수 있다는 점을 이해해야 한다. 2017년 문재인정부 이후 한국 사회는 일반적으로 더 큰 포용성을 요구하게 되었다. 그동안 남성 중심적이고 보수적으로 운영되어 온 병원 조직과 팀은 긴장감이 높아졌다. 다섯째, 인구통계적, 문화적 다양성으로 이는 의료서비스 조직의 사회적 이질적인 면을 반영한다. 조직에 존재하는 다양한 문화적 배경 때문에 오해나 편견이 생길 수도 있다. 대부분의 팀에서 구성원들끼리의 밀접한 협력이 필요하기 때문에 팀 세팅에서 문화적 차이점이 확대될 수 있다는 점을 간과해서는 안 된다.

이처럼 조직 운영에 있어서 내재해 있는 다양성의 중요성에도 불구하고 한국에 있어서 병원 운영이 의사 독점구조로 되어있는 현행 의료법 및 의료기사 등에 관한 법률로는 새로운 의료 패러다임 변화에 대응하기 어렵고, 의료의 다양성과 전문성 확대를 원천적으로 제한하여 국민의 건강증진과 의료서비스 질적 제고에 오히려 걸림돌이 되고 있다는 지적이 있는 것이 사실이다.

4) 책임성

책임(責任)이란 자신이 행사하는 모든 행동의 결과를 부담하는 것이다. 개인이든 팀이든, 또는 집단이든지 모든 행동에는 반드시 결과가 따르기 마련이다. 사람이나 조직은 대부분 '이익'이라는 결과를 얻기 위해 행동을 일으키지만, 모든 결과가 자신이 원하는 대로는 나타나지는 않는다. 더욱이 그 결과물이라는 것이 항상 자신이나 주변에 이익만 되는 것이 아니라 피해를 입힐 수도 있다. 조직운영에 있어서 자신의 행동에 의해 발생하는 모든 손실을, 행동을 일으킨 본인 혹은 의견이 하나로 모일 수 있는 특정 단체가 부담하는 것이 책임의 핵심적인 의미이다. 조직에 있어서 책임은 자의적인 행동으로 인한 부산물이기 때문에, 책임소재를 부여하기 위해서는 책임을 부담해야 하는 당사자가 자의적인 의지행사였다는 것이 전제되어야 한다. 즉 책임이 발생한다는 것은 자유라는 권리를 누리고 있다는 것을 의미하며, 자유가 권리라면 책임은 그에 따른 의무인 것이다. 그렇기 때문에 책임을 져야 할 문제가 발생했을 경우, 자신의 의지와 상관없이 지켜야 하는 규정대로만 행동해서 문제가 발생한 것이라면, 책임을 면제받을 수 있다(김한중 외, 2013).

조직의 제도적 지위의 차이에 따라 서로 다른 결정권한을 갖고 있는 것처럼 팀에게 요구되는 책임 또한 다양하다. 팀은 내부책임, 외부책임, 혹은 양자의 책임을 모두 가질 수 있다. 관리자는 과업 완수의 책임을 특정 팀에게 할당할 수 있으며, 따라서 팀의 외부책임은 관리자에게 있다. 예를 들어, 프로젝트 팀의 경우 팀 구성원에 대한 책임은 팀 리더에게 있지만, 팀을 대표하는 리더에 대한 외부책임은 팀 외부의 관리자에게 귀속된다는 뜻이다. 마찬가지로, 프로그램이나 매트릭스 조직구조의 상황에서와 같이 프로젝트 팀 구성원의 책무는 그들의 기능적 관리자에게 있다. 운영이 효과적인 팀이라면 구성원들이 각자의 업무에 대한 책임이 자신에게 있다는 것을 인지하고 있을 것이다. 팀 내 의사소통, 조정, 성과, 규율 등이 구성원의 책임이 되면, 외부 팀 관리의 필요성은 줄어든다. 실제로 특정 상황에서 효과적인 팀은 팀장과 그들 스스로 자율적으로 관리할 수 있도록 팀을 이끌어가는 것이다. 이와 같은 팀을 우리는 자율관리팀이라고 부른다.

5) 유동성

병원 조직에서 운영되는 각종 팀들은 그 수명이 일시적일 수도 있고 또 지속적일 수도 있다. 이에 따라 팀 구성원들 역시 안정적일 수 있고 유동적일 수 있다. 팀 구성원이 유동적인 경우 구성원 간 팀워크는 낮아진다는 단점이 있다. 구성원이 자주 바뀌어 유동성이 커지면 팀은 구성원들을 지속적으로 재교육시켜야 하는데 아무래도 새로운 구성원이 팀 업무의 향상에 기여하는 데는 시간이 걸리기 마련이다. 하지만, 구성원이 유동적인 경우 장점도 있다. 팀 성과를 높이는데 도움이 될 만한 새로운 아이디어가 지속적으로 유입될 수 있고 조직 내부에만 집중하여 외부의 환경변화에 대한 민감성(sensitivity)과 대응을 놓치는 실수를 줄일 수 있다. 물론, 장기간 자리를 지켜온 시니어 구성원들은 기존의 방식에 변화의 충격을 주려고 신참 혁신가들에게 거부반응을 보일 수 있다.

팀 내 구성원의 지위가 유동적인 것은 팀 침투 경계와 관련이 있다(김한중 외, 2013). 건강한 조직의 내부적 관계에서의 구성원 간 상호작용에는 몇 가지 특성이 있다. 그중 하나는 침투가 가능한 경계(permeable boundary, 浸透可能境界)를 가지고 있다는 점이다. 이는 구성원 이외의 다른 사람이 팀 체계에 접근 하는 것을 거부하지는 않지만, 팀 조직 특유의 명료한 정체성과 경계성을 잃지 않는 관계적 특징을 갖고 있다는 점이다. 이때 경계성은 팀과 외부환경과의 경계 혹은 팀 내에서 상위 체계와 하위체계 사이의 경계를 말한다. 따라서 팀이 침투 가능한 경계의 상호작용을 하고 있을 때는 외부인의 투입으로 팀 구성원들 간의 관계에 긴장이나 갈등의 정도가 높아지지는 않는다. 예를 들어, 병원의 응급의학과와 같은 전문가 팀을 살펴보면 이들의 업무는 고도로 표준화되어 있고 또 고도로 훈련되어 있다는 점이다. 이처럼 응급의학과 같이 예측 불가능한 환경에서도 구성원들은 예측치 못한 상황에서 계획된 방법대로 대응할 것을 훈련받는다. 그러므로 이런 팀은 침투경계와 구성원의 변동에도 불구하고 일단에 팀에 합류한 구성원들은 여전히 고난도 수준의 업무를 수행해낸다는 것을 알 수 있다. 또한 몇몇 팀에서 특정 핵심구성원은 시간이 지나도 변하지 않는다. 병원이사회의 경우 팀 구성원이 잘 바뀌지 않으며, 해마다 아주 소수의 구성원만 교체된다. 그들의 임기는 2년이나 3년씩은 보장이 되어 있는 경우가 많고 심지어는 10년 이상 이사로 재직하기도 한다. 병원의 새로운 부속 시설물을 계획하는 팀의 경우 핵심구성원의 지위는 안정적이지만 건축 프로젝트의 수행과정에서는 새로운 구성원들이 진입하기도 한다. 이런 구성원은 필요에 따라 몇 번씩 팀에 들어왔다가 나가기를 반복하기도 한다. 병원 안에 존재하는 팀의 경우 이와 같이 경계가 외부에 열려져 있는 경우도 있지만 대부분의 일상적인 팀들은 외부에 열려 있지 않는 경우가 많다.

4. 의료서비스 조직 내 팀 성과

조직에서 운영되는 팀의 성과는 과연 조직의 전체성과에 어떤 영향을 미치는가? 이에 대한 답변은 앞에서 팀이 개인성과에 미치는 영향에 대해 논의했던 것보다는 덜 모호하다. 의료서비스 조직의 거의 모든 구성원은 팀에 속해있고, 어떤 경우에는 여러 팀에 동시에 속해있기도 하며 팀 간에 구성원이 겹치는 경우도 있다. 그것은 [그림 7-3]에서 보는 바와 같이 대부분의 병원들이 매트릭스 조직구조 형태로 운영되고 있기 때문이다.

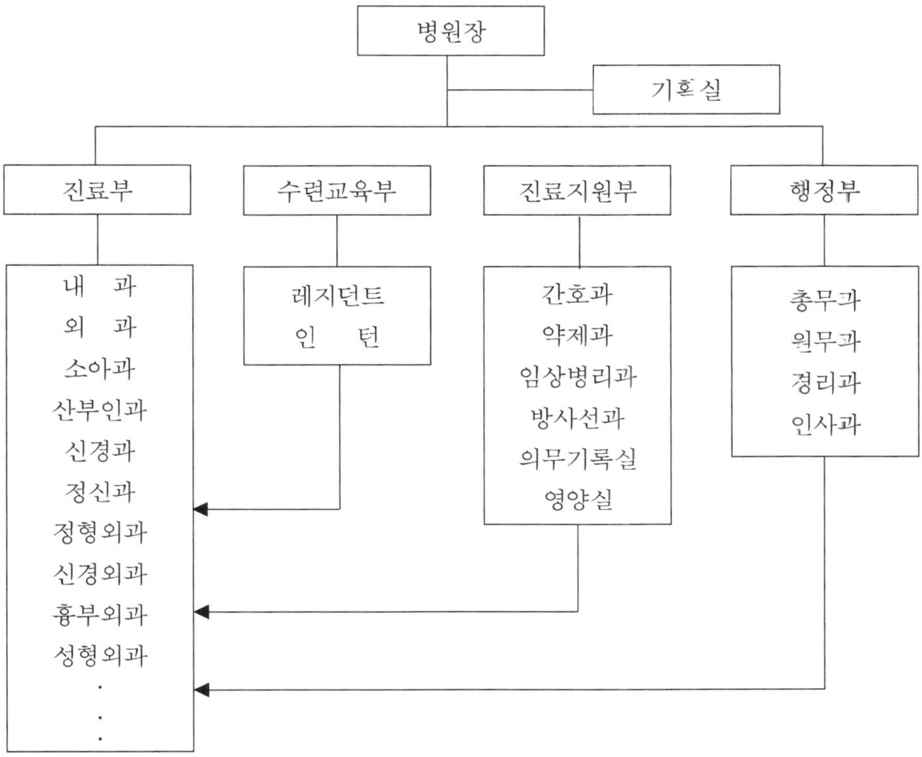

[그림 7-3] 병원의 메트릭스 조직구조

팀은 어떤 종류의 생산성도 산출할 수 있는 하나의 독립체로 운영된다. 팀이 적절히 기능하지 않는다면 잘 구성되고 관리된 부서별 조직보다 생산성이 낮을 수도 있다는 것을 관리자들은 이해하는 것이 중요하다. 이것은 전적으로 팀 리더와 구성원들의 책임으로 돌아갈 것이다. 환자들은 병원을 방문하는 것과 의사들을 만나는 것을 두려워하기 때문에 간호사들은 환자들과 서로 정확하게 커뮤니케이션을 수행하고 의사와 간호사가 상호간에 존중하며 모든 팀 구성원이 유대감을 갖고 진료 수준을 향상시키기 위해 전념하는 팀이라야 높은 성과를 달성하는 것이 가능하다. 즉, 환자가 어떤 병원에서 운영되는 팀에 대한 정보를 갖고 있다면, 그 환자는 진료에는 강하고 환자에게는 친절하고 설명을 잘 하는 면모를 보이는 진료 팀을 선호할 것이다.

갈수록 소비자의 권한이 강화되고 있기 때문에 의료서비스는 오래 전부터 책무성을 요구받고 있다. 한국에서 의료서비스 조직은 예전부터 질에 대한 평판에는 예민하게 반응했지만, 합의된 평가에 따라 실제 업무수행을 표준을 정하여 평가하는 시도는 비교적 최근의 일이다. 정부는 이제 공개적으로 의료기관에 대해 질 평가를 하고 그 결과를 공개한다. 그리고 평가에서 인증을 받은 병원은 공개적으로 인증마크를 부착하여 시장에서 평판도를 높이려고 애쓴다. 각종 평가에 대하여 의사들이나 병원들은 불만이 많고, 비록 평가방법과 결과가 아직 불완전하여 추가적인 개발이 요구되고는 있지만 의료기관을 평가하는 일은 팀이 주된 역할을 하는 의료서비스 분야에서 지속적으로 이루어질 것이다.

하지만, 의료기관을 대상으로 이루어지는 평가는 전문적으로 개발된 가이드라인에 근거하고 있다. 이 절차를 수행하기 위해서는 기준항목과 시행근거를 잘 이해하고 있는 전문 인력이 필요하다. 기준항목에 기반하여 교정 및 보완조치를 취한다는 측면에서 기준항목을 잘 아는 것과 그 근거를 지지하는 일은 서로 다른 측면이다. 질 지표(quality measures)에서 좋은 평가결과를 받기를 바라는 병원은 매우 효과적인 대응 팀을 만들어서 대응하려고 한다. 이때 관리자는 팀 조직의 구성요소에 관심을 기울이지 않을 수 없다. 모든 병원들은 업무경험에 대한 검토를 통해 임상의사의 질 평가에 큰 관심을 기울인다. 임상의사의 질이 의료시장에서 수요를 창출하기 때문이다. 하지만 이러한 접근은 의료진의 기술적인 능력에 대한 정보는 제공하지만, 근거중심 진료가 적절히 수행되고 있는지 확인하기에는 불충분하다. 그렇다면 병원은 팀에게 동일한 방식으로 인증을 부여해야 하는 것인가? 근거중심 진료의 시행과 업무수행에 있어서 팀의 중요성을 감안한다면, 의료기관은 다음과 같은 질문을 통해 최소한 정기적으로 자발적으로 팀 평가를 수행해야 한다는 것을 리더는 인식하고 있어야 한다.

첫째, 팀 구성원 간 의사소통의 수준은 어느 정도이며, 팀 커뮤니케이션의 강점과 약점은 무엇인가? 둘째, 팀 구성원들이 상호 커뮤니케이션 방식과 팀 관리방법에 대해 얼마나 만족하는가? 팀 구성원들은 의사결정에 얼마나 참여한다고 느끼는가? 셋째, 팀 학습을 증진시키고 팀 과정과 최종 결과(outcomes)를 개선하기 위해 팀은 어떠한 일을 하는가? 넷째, 팀 구성원이 스스로를 팀 내 다른 구성원들에게 표현하는 것에 대해 얼마만큼 안전하다고 느끼는가? 다섯째, 팀 운영의 효과를 높이기 위한 팀의 주된 리더십 유형은 무엇이고, 이러한 유형의 리더십이 팀 업무에 적절한가? 여섯째, 팀 구성원과 팀 리더를 훈련하고 있으며, 훈련 결과 팀의 기능과 결과물이 개선되었다는 증거가 있는가? 일곱째, 팀 간 소통과 협력의 정도는 어느 정도인가? 팀이 원하는 결과물을 도출하는데 있어서 효율성을 평가하는 특정한 척도가 있는가? 팀 구성원은 이러한 척도를 알고 있으며, 추가적으로 평가하는가(김한중 외, 2013).

이와 같은 문제점들에도 불구하고, 한국 내 대부분의 병원 조직에서 운영되고 있는 팀의 업무과정과 성과에 대해 체계적이고 지속적인 검토가 이루어지는 경우는 거의 발견되지 않는다. 만약 병원 관리자들이 평가의 순위를 높이는 데 관심이 있다면, 순위를 결정하는 조직 구성요소에 대한 평가결과, 즉 자신의 병원 조직 내 팀이 효과적으로 운용되는지를 미리 판단하는 것이 중요하다. 팀 성과의 평가에 있어서 모든 팀의 성과가 동일할 수는 없다. 어떤 팀은 다른 팀보다 모든 면에서나 부분적으로 더 우수할 것이다. 병원 조직 안에서 다양하게 운영되는 팀마다 효율성과 효과성이 다양하게 나타난다는 것은 누구나 다 아는 사실이다. 그렇다면, 팀 성과의 차이는 왜 발생하는 것인가? 그 차이는 구성원 간 상호의존이나 협력이 거의 없는 팀의 경우에는 구성원 개인의 역량의 차이로 인한 것일 수 있다. 반대로 팀 구성원 개인의 역량은 뛰어나지만 팀 리더의 잘못된 의사결정으로 인해 최적의 결과를 만들어내지 못하는 상황도 있을 수 있다. 예를 들어, 집단사고(group thinking)와 같은 현상은 재능이 많고 숙련된 개인으로 이루어진 팀이 어리석게도 수준이 낮은 안건을 만들고 시행하게 만들 수도 있다는 것을 역사적 증거들은 잘 보여주고 있다.

1) 팀 응집성과 성과

응집성(凝集性)이란 집단 안에서 구성원들 간 서로 끌리고, 그 결과 팀원들이 조직에 애착을 가지고 계속 잔류하려는 의도를 말한다. 또한 팀 응집성이란 구성원들이 조직의 과업에 헌신하고 높은 성과를 달성하려는 의도라고 할 수 있다. 혹시 구성원 간 매력을 느끼지는 못하더라도 높은 성과를 달성하려는 강한 의지를 가지고 있다면 그 팀의 응집성은 높다고 할 수 있다. 실제로 병원에서 서로 다른 직업적 배경을 갖고 있는 의사, 간호사, 임상병리사, 의무기록사, 그리고 사회사업가 등 전문가적 규범을 갖는 구성원들로 이루어진 융합팀은 서로 끌리지 않더라도 팀의 성과를 높이기 위해 협조적이 되어 일하는 것을 볼 수 있다.

이처럼 응집성은 집단과정과 그 효과의 관계를 이해하고 규명하기 위한 매우 중요한 요소이다. 일반적으로 응집성이 높은 팀은 성과도 높고, 구성원의 만족도도 향상되며 이직률은 낮은 것으로 증명되고 있다. 또한 높은 수준의 조정, 커뮤니케이션, 공동의 업무가 필요한 복잡한 팀워크를 수행할 경우 응집성과 성과와의 관계는 더욱 밀접하다. 역으로 높은 팀 성과의 주된 요인을 팀 구성원 간의 응집력에서 찾으려는 연구에서도 긍정적 결과가 나오고 있다.

응집성은 또한 집단규범과 구성원에 대한 일반적인 통제의 효과도 강화시키는 것으로 나타났다. 하지만, 극단적인 응집성의 경우에는 지나친 획일성을 조장하여 집단사고와 같은 부작용을 일으키기도 하는 것이 사실이다. 너무 과도한 응집성으로 인하여 생산성이 저하되는 상황들은 얼마든지 있는데, 예를 들면 응집성이 매우 강한 집단은 관리자가 새로운 구성원을 투입하거나, 혹은 다른 집단과 상호 협력을 추구하고자 할 때 뜻하지 못한 내부의 저항에 직면하기도 한다. 따라서 응집성의 효과는 상황을 고려하여 해석되는 것이 맞다고 보겠다.

기본적으로는, 응집성이 큰 경우 응집성이 작은 팀에 비해 상대적으로 팀 상호작용이 활발하고 긍정적인 경향이 높은 것으로 나타났다. 또한 팀의 구성원들이 보상시스템이 공평하다고 인식할 팀 협력이나 공동목표 달성을 촉진하기 위해 정보공유와 같은 협력이 강화되는 것으로 나타났다.

2) 팀 규범과 성과

사전적 의미에서 규범(norm)이란 인간이 사회적 동물로써 살아가는데 있어서 구속되고 준거하도록 강요되는 일정한 행동으로 정의된다. 집단 안에서 규범은 구성원들이 일정한 행동을 형성하는 것을 돕는다. 팀 구성원 개인에 내재화된 규범은 외부의 영향에 이끌리지 않고 팀이 원하는 행동을 하도록 해준다. 이러한 팀 규범의 중요성에 대하여 Petrock(1990)은 건전한 규범이 자리 잡을 때가지 팀은 생산적이 되지 못한다고 주장할 정도로 팀 운영에서 규범의 중요성을 강조한다. Robbins(1991)는 규범은 팀의 생존을 돕고 팀 구성원들의 행동에 대한 예측 가능성을 높여주고 구성원 간에 혹시 일어날 수 있는 불편함을 예방하는 효과가 있다는 점을 강조하고 있다.

규범은 강제의 강도에 따라서 세 가지 단계로 구분되는데, 첫째 단계는 일반적인 관습인데 이는 관행에 근거하여 사람들의 행동을 규제하는 것으로 위반 시에는 비웃음이나 따돌림 등의 제재가 따른다. 두 번째 단계는 도덕적 관습으로 이를 위반할 시에는 공동체로부터 격리 또는 물리적 제재를 받게 된다. 어떤 개인이 태어나기 전부터 물리적인 규제로 이어져오는 것으로 성문화되어 있지는 않지만 강력한 구속의 힘을 갖고 있는 것이다. 세 번째 단계는 공적인 성격을 띠는 법률과 같은 것이 있다. 법률은 권력을 갖는 것으로 순응하지 않을 때는 신체적·경제적 손실이 따르기도 한다.

조직 내 규범이란 조직 구성원의 생각과 행동을 제어하고 그들에 의해 공유되는 표준으로 정의된다. 조직 내 규범 중 행동 규범은 구성원이 일상적 행동을 어떻게 하는지 표준화하는 규정이다. 또한 성과규범은 작업자의 근로산출물을 표준화하는 규정이다. 팀의 행동규범은 범위가 매우 넓고, 동일 조직 안에서도 집단에 따라 상당한 차이가 있다. 행동규범은 각 구성원이 일을 어느 범위까지 관여해야 하는지, 농담이 어디까지 허용되는지, 공식적 집단 절차 즉 결근과 지각에 관련된 규칙들을 말한다. 한국에서 중요한 직무행동규범의 문제점은 직무수행 중에 사적인 농담을 하는 것이 허용됨으로써 생산성을 낮추는 것이다. 병원에서도 수술 중에 간호사나 여의사와 함께 일하는 의사들이 긴장을 완화시킨다는 명분하에 사적 또는 성적 농담을 한 것이 사회적 문제로 확산되기도 한다.

이러한 규범은 조직과 팀에 중요하게 영향을 미치며, 조직이 효과적으로 운영되기 위한 필수적인 제도이다. 팀이 구성원을 통제하는 과정으로서의 규범이 성과에 미치는 영향은 팀원의 행동을 경제적으로 하도록 이끌고 리더가 팀원 한명 한명을 통제하는 시간을 절약해준다. 따라서 합리적이고 좋은 규범을 가지고 있다면 조직은 그만큼 좋아지고 합리적이 된다. 이처럼 규범은 효과적인 팀 운영을 위해 중요하기 때문에, 팀의 리더는 구성원에게 기대되는 것이 무엇인지를 정확히 알 수 있도록 규범을 공개하여 명확히 하는 것이 중요하다. 예를 들어, 대부분의 병원에서는 복장이나 전화 통화 규칙, 환자에 대한 접객 태도 등의 표준을 정하여 구성원들의 행동을 경제적으로 만든다.

팀에 있어서 규범은 이처럼 중요하기 때문에 팀 리더는 팀원들이 반드시 팀의 규범을 숙지하여 인지하고, 또 받아들이고 따르도록 해야 한다. 또한 규범이 팀의 과업 완수를 촉진하는데 기여하도록 운용해야 하며, 팀 구성원들이 규범을 창조하고 만들어가는 과정에 있어서 일부가 되도록 이끌고 도와주어야 한다(Johnson and Johnson, 1991).

3) 팀의 규모와 성과

병원들의 규모가 커지면서 조직 내 팀의 규모도 커지고 있다. 지방의 한 대학병원의 고객서비스 팀은 5년 전 3명의 인원으로 시작하여 지금은 팀장 포함 11명의 팀원으로 두 배 정도 커졌다. 조직이나 팀의 규모가 커진다는 것은 기본적으로 성장을 의미하지만, 다른 압박 요인도 증가한다. 따라서 팀 규모와 성과 간의 관계는 중요한 연구과제이다. 대다수 실증연구 결과 일반적으로 팀의 규모와 팀 효과성과의 관계는 역 U자형을 이룬다. 즉, 구성원 수가 너무 적거나 너무 많을 경우 팀의 성과는 감소하는 경향이 있다(Cohen & Bailey, 1997). 팀 규모가 커질수록 커뮤니케이션과 조정의 문제가 증가하면서 동시에 응집성은 감소하기 때문이다. 팀은 주어진 업무를 효과적으로 수행하기 위해서 일정한 규모를 유지할 것이 요구된다. Hackman(1987)은 팀은 업무의 달성을 위해 필요한 최소의 인원으로 구성하는 것이 합리적이라고 주장한다.

하지만 팀의 규모와 효과성의 관계가 항상 역 U자형 관계가 맞는 것은 아니라는 주장도 있다. 병원에서 진료팀의 경우 팀 규모와 효과성이 반비례하는 것으로 나타났다(Alexander, Jinnett, D' Aunno and Ullman, 1996). 의료의 질 향상 팀에서 효과성은 곡선으로 나타나기도 하는데, 이것은 규모가 작은 팀일수록 다루기 쉽고 사회적인 혼란이 덜하기 때문이라고 이해되고 있다. 특히, 팀의 구성원 수가 많으면 반드시 무임승차(social loafing)하는 인원이 있기 마련이고, 이것은 열심히 일하는 구성원의 불만족의 원인이 되는데 반해, 인원이 적을수록 무임승차와 같은 일이 줄어들고 그 결과 이익도 커진다는 해석은 설득력을 얻고 있다. 또한, 규모가 작은 팀에서는 구성원의 업무 태만이 눈에 잘 띄지만, 규모가 큰 팀에서는 개인이 책임을 해태하면서도 익명성을 유지할 수 있고, 따라서 적절한 기여가 없이도 팀이 달성하는 이익을 취할 수 있다는 것을 팀원들이 인식하고 있다.

팀의 규모가 커지면 구성원들 간에 자신의 영역을 보호하려는 상호 경쟁심이나 투기심도 생겨난다. 일부 구성원은 팀 노력으로부터 일정한 거리를 두고, 팀 성과 향상을 위한 노력에 다소 미온적일 수 있다. 한편, 팀을 분과위원회 등의 세부적인 단위로 나누는 경우가 있는데 이 또한 신중하게 접근해야 할 관리의 문제이다. 팀이 분과별로 세분화된다면, 분과 단위별 응집력은 강해질 수도 있지만 상호 배타적이 되어서 다른 전체 팀 응집력을 약화시킬 가능성도 배제하기 어렵다. 하지만 오늘날 정보화의 발달은 조직의 규모에 관계없이 효과성을 높일 수 있다는 주장이 제기되고 있다. 팀의 규모와 효과성 사이에서 정보기 술이 어떤 역할을 하는지도 주요한 연구 대상이 되고 있다. 특히 성장 중에 있는 병원들은 정브화 기술의 적절한 적용을 통해 규모에 의한 효과성 감소를 방지할 수 있을 것이다.

4) 팀의 구성, 다양성 및 성과

팀의 성과를 이해하는데 팀 구성과 다양성 또한 중요한 요소가 된다. 어떤 팀은 다른 팀에 비하여 구성원의 자격을 제어하기가 쉽다. 예를 들어, 병원장은 전략기획 태스크포스를 구성할 때 전 직원 층을 대상으로 인원을 선발할 수 있을 것이다. 그러나 간호부장이 소아과 암병동의 '자율-관리 간호팀'을 선발하는 데는 많은 제약이 따른다. 즉, 간호부장의 선택은 해당 병동에서 근무하는 혹은 동일한 전문 분야의 훈련된 간호사들에 국한된다. 구성원 자격과 관련된 문제들에 대해 인지하는 것은 최소한 잠재적인 문제를 알아내고 이들을 관리하기 위한 전략개발에 도움이 될 것이다. 병원에서 관리자는 팀 구성을 위한 사전진단을 하려고 할 때 다음과 같은 질문을 준비해야 한다.

-팀 인력이 적절히 구성되어 있는가?

-팀 구성원의 다양성이 적절한가?

-팀 구성원은 팀 과업을 성공적으로 수행하기 위한 전문성을 갖추었는가?

-팀 구성원이 너무 유사하여 서로 배울 점이 없을 정도인가? 혹은 너무 이질적

이어서 상호 간 의사소통이나 조정이 힘들 위험성이 있는가?

-전에 함께 일해 본 구성원들과 팀을 구성하였는가? 아닐 경우, 구성원들 간 업무스타일을 어떻게 익힐 수 있는가?

팀의 구성은 연령, 직업, 성, 경력, 능력, 성격, 그리고 경험에 따라 다양해진다. 어떤 팀은 남성들로만 구성되는가 하면, 또 다른 팀은 젊은 층으로만 구성되는 경우도 있다. 하지만 대부분의 팀 구성원들은 다양하게 구성되며 그래서 병원 조직 안에는 다양한 구성원을 가진 다양한 팀이 존재하게 된다. 이러한 팀 내 구성원들의 다양성과 이질성은 구성원들이 서로를 어떻게 인식하며, 공동작업을 얼마나 잘 수행하는가에 중요하게 영향을 미치고, 이는 결국 팀의 전체적인 성과에 영향을 줄 수 있다. 팀 구성에 대한 대부분의 연구에서는 과업이 복잡하고, 한시적으로 팀이 운영될 경우에는 이질적 구성이 더 바람직하다는 연구결과도 있다(Campion, Medsker, and Higgs, 1993). 팀 구성원들의 특성이 이질적이라면 능력과 경험의 다양성이 무엇보다 중요시된다.

최근 팀 구성원의 다양성은 의료서비스 조직에서 매우 중요한 관심사이다. 외국인 환자 수도 점점 증가하고 있는 가운데 사회가 융합의 트랜드로 흐르고 있기 때문이라는 분석이 설득력을 얻고 있다. 이문화(異文化)를 잘 이해할 수 있는 직원을 팀에 포함시킴으로써 성과의 질을 높이고 경쟁력을 향상시키는데 확실히 도움이 된다는 분석이다. 또한 다양성은 예상하지 못한 문제에 대한 더 폭넓은 접근을 가능케 하여 우수한 문제분석과 적절한 해결책 탐색을 가능케 한다. 팀을 구성하는 팀원의 인구통계적 배경이 다양하여 얻는 장점도 많지만, 반면에 문제점도 발생하게 된다. 상호 이해 부족이 있을 경우 갈등 증가하기 쉽고, 그 결과 응집성이 약화된다면 성과에 부정적 영향을 미치게 된다.

이상의 맥락에서 보면, 성공적인 팀이란 갑자기 탄생하는 것이 아니라, 팀 리더의 뛰어난 리더십 역량과 구성원들이 집단 상황에서 긍정적으로 기능할 수 있는 기술을 갖출 때 이루어지는 것이다. 집단 상황에서 구성원들이 책임을 다하고 일을 잘 하기 위해서는 집단상황을 경험해보는 것이 무엇보다 중요한 것으로 지적되고 있다. 집단 속에서 조화를 이루며 일을 하는 능력도 훈련과 경험을 통해 습득되며, 그 결과로써 갈등의 잠재성을 감소시킬 수 있기 때문이다.

5) 지위의 격차와 성과

문명사회에서 지위는 사회적 신분에 따라서 위치가 다르다는 인식을 심어놓았기 때문에 조직 안에서 지위의 격차는 모든 구성원들에게 격차감(隔差感)을 느끼도록 만들고 이것은 성과에 영향을 미친다. 예를 들어, 한국 사회에서처럼 조직 내에서 수직적 관계문화가 관행적으로 남아있는 경우 지위가 낮은 사람이 지의가 높은 사람에게 이견을 제기하기 어렵다. 지위(地位)란 개인의 사회적 신분에 따른 위치나 차지하고 있는 자리를 말하는 것으로 조직에서 개인의 지위는 조직이 개인에게 부여한 가치의 종합적 척도이다. 따라서 각 개인이 상대적으로 지각하는 지위의 격차감은 조직 전반에 존재한다. 정당한 지위의 격차는 구성원들에게 동기를 유발시키고, 조직에 안정성을 부여하는 제도이기도 하다. 예를 들어, 한국 사회에서 나이도 더 많고 능력도 뛰어나고 성과도 높은 사람이 자신의 상사이면 부하는 이런 상사와 함께 일하는 것으로 인하여 동기가 부여될 수 있다. 하지만 이러한 지위의 격차 지각이 부정적으로 작용하면 구성원들 사이에서 갈등과 긴장의 원천이 될 수도 있다.

팀 내에 존재하는 지위 격차 지각은 팀의 기능과 개인의 직무 수행 행동에 크고 작은 영향을 미친다. 그렇다고 팀 안에 존재하는 지위의 격차감을 제거할 수는 없다. 하지만 그것을 효과적으로 관리함으로써 부정적인 측면을 완화시킬 수는 있다는 것이 연구자들의 입장이다. 팀을 이끌어가는 리더의 입장에서 볼 때 지위 격차의 지각은 팀 운영에 많은 영향을 미치기 때문에 분석 및 관리되어야만 한다. 팀 내 존재하는 지위 격차에 대한 지각은 높은 지위의 사람들로 하여금 낮은 지위에 있는 구성원들의 의견을 듣는 것을 저해하는 경우도 있다. 지의 격차로 인해 발생하는 권위경사지각(authority gradient perception)은 부하 직원들이 상사에게 직언을 하지 못하게 제어하는 작용을 함으로써 앞으로 발생할 사고를 막지 못하는 부정적 요소로 작동하기도 한다(김한중 외, 2013). 팀 구성원의 권위경사인식은 항공사고의 원인 중 하나로서 항공산업에서 매우 중요한 문제로 다루어지고 있다. 말하자면, 조종실 안에서의 조정과 의사소통이 권위와 지위의 격차로 인해 원활하지 않으면 큰 사고로 이어질 수 있다는 것이다. 때문에 대부분의 항공사들은 조종사와 부조종사를 같은 학교 출신으로 보하지 않는다. 끈끈한 동문 선후배 관계가 부하의 직언을 가로막아서 큰 사고를 일으킬 가능성을 미연에 차단하기 위한 조치이다. 의료서비스 분야에서 권위경사의 지각은 전공의와 주치의들, 의사와 간호사, 약사, 사회사업가들 사이에서도 문제를 일으킨다. 또 서로 다른 전문 과목 간 의사 사이에 존재하는 권위경사에 의한 문제가 종종 발생한다.

미국의 병원에서도 지위격차의 인식은 환자의 치료결과에 영향을 미치는 것으로 조사되었다. IOM(Institute of Medicine)의 조사보고서에 따르면 지위격차의 인식으로 인해 유발되는 계층적 의사소통방식이 의료과실 유발원인의 한 부분을 차지하는 것으로 나타났다(김한중 외, 2013). 더욱이 의료과실 사례에 대한 조사에서는 팀에서 높은 지위를 갖고 있는 의사들이 간호사와의 의사소통에서 중요한 정보를 종종 무시한다는 점이 문제로 지적되고 있다. 반대로 간호사들은 의사들에게 진단 및 치료와 관련하여 인지한 우려와 정보를 전달하지 않는 경우도 있는 것으로 나타났다. 의료분야와 같이 지위를 의식하는 환경에서는 발전적 의사소통에 관여하는 것을 꺼림으로써 배움과 향상을 위한 기회를 놓치게 된다.

이와 같은 부정적 효과 때문에 병원들은 팀 성과를 높이는 장애를 제거하기 위하여 수평적이고 평등한 규범들을 개발하고 문화로 정착시키는데 많은 노력을 기울이고 있다. 하지만 이러한 평등규범은 대규모 팀에서는 공식적, 비공식적 지위를 가진 구성원들에 의해 반대에 부딪힐 수도 있다. 예를 들어, 진료팀에서 의사는 이중적 권력을 갖고 있는 반면, 이 의사가 질 향상 팀에서는 문제를 분석하고 해결책을 내놓는 일에 있어서 다른 구성원들과 동등한 역할을 할 것으로 기대된다. 이처럼 구성원이 특수한 환경의 규범에 따라 그들의 태도나 행동을 잘 조절할 수 있어야 팀의 응집성을 높일 수 있다는 것을 이해하고 팀 리더는 리더십을 발휘해야 한다. 진료 팀에서 맘껏 권력을 휘두를 수 있다고 하여 의사가 다양한 직종이 모인 다른 특수한 목적으로 가진 팀에서 그와 같은 권력을 휘두른다면 구성원 간 큰 갈등을 일으킬 수 있다. 이처럼 팀 내부와 외부환경에서 존재하는 지위의 불일치는 팀 관리에 어려움을 유발시킨다(Nembhard & Edmondson, 2006)

모든 병원에서 운영하고 있는 질 관리팀은 지위 격차로 인한 문제점을 극복하기 위해 팀 개발 과정의 초기에서부터 훈련기법을 적용해야 한다. 성공적으로 운영되는 융합팀에서 낮은 지위의 구성원은 효과적이고 이목을 끄는 팀에 속한다는 사실만으로도 자부심을 느낄 수 있도록 하는 것이 팀의 성과를 높이는데 효과적이다. 만약 지위격차가 존재한다면, 팀 리더는 구성원이 다른 구성원에게 동의하지 않더라도 아무런 영향도 받지 않는 것과 같은 분위기를 조성하는 것이 바람직할 것이다.

6) 심리적 안정과 성과

심리적으로 안정되어 있지 못한 조직은 수준 높은 고도의 사고력과 혁신을 온전히 포용하지 못하며 팀원 간 건설적인 의사표현과 피드백을 주고받는 것을 방해하는 것으로 알려져 있다. 이것은 조직은 폐쇄적이라는 것을 뜻하며 구성원들이 새로운 일에 도전하여 보람을 쟁취하도록 유인하기보다는 실패를 두려워하는 심리적 방어막을 쌓게 만든다. 새로운 혁신을 추구하기 위한 학습조직이 되기 위해서는 구성원들의 '심리적 안정'이 필수적이라는 것을 알 수 있다. 팀 구성원들이 심리적으로 안정을 느끼게 되는 것은 솔직한 문화, 자유롭게 발언할 수 있는 권한을 부여하는 문화가 정착되어 있는 경우이다. 심리적으로 안정감을 느끼는 사람들은 조직의 고위직을 포함한 모든 사람의 생각과 아이디어에 피드백을 주고 도전하려고 한다. 개인이 심리적 안정성을 갖게 되면 자신의 생각을 자신 있게 말할 수 있고 새로운 시도와 행동할 수 있는 용기를 갖고 있는 것으로 알려져 있다.

이처럼 심리적 안정이란, 조직 내 업무환경의 범주 안에서 다양하게 이루어지는 대인관계에서 초래되는 위험에 대한 개인의 인식을 말한다. 예를 들어, 팀 내에서 상사에게 질문을 하거나, 의견을 묻거나, 오류를 보고하거나, 새로운 아이디어를 제시하는 등 한 팀원이 솔직하게 자신의 의사를 표현할 때 다른 구성원들이 어떻게 반응할지에 대해 안정적으로 예측이 되면 그 사람은 심리적으로 안정감을 느낄 것이다. 심리적 안정이 보장되는 팀에서는 실수를 하더라도 다른 구성원이 자기를 난처하게 하거나 무시하지 않을 거라는 믿음이 있다. 이러한 믿음은 새로운 것을 시도하고, 문제나 실수에 대해 토론하고 다른 사람에게 도움을 요청할 수 있다는 자신감을 불러일으킴으로써 조직을 역동적으로 만들 수 있다. 팀 구성원의 심리적 안정은 상호존중과 팀 구성원들 간의 신뢰를 바탕으로 만들어지며, 팀 리더의 태도는 팀 내 심리적 안정 수준에 중요하게 영향을 미친다. 하지만, 상급자 앞에서 자신의 생각을 자연스럽게 말하는 것은 부모와 어른을 존중하는 한국의 문화적 기준과는 아직까지 상반된다. 따라서 팀이 높은 성과를 달성하고자 한다면 창의적이고 자유롭게 말할 수 있는 환경을 우선적으로 조성하는 것이 중요하다. 여기서 창의적이거나 자유롭게 자신의 의사를 표현한다는 것이 오만하거나 이기적으로 말하는 것을 의미하는 것은 아니다. 병원에서 일상적으로 이루어지는 협업을 통하여 성과를 높이기 위한 자유스럽고 창의적인 말하기와 질문을 익히는 것은 매우 중요한 일이다. 이것을 위하여 팀의 리더는 자유롭게 말하는 것을 공개적으로 인정하고 정서적으로 보상받게 된다는 것을 보여주어야 한다. 한국 병원 조직 안에서 버젓이 존재하는 의사의 권위에 대한 복종, 간호 조직 내의 소위 '태움' 문화 등 팀원의 심리적 안정을 무력화시키는 리더십 및 관리자의 행동이 개선될 수 있도록 하기 위한 제도화가 필요하다. 관리자들을 비롯한 임직원 모두에게 자신의 생각과 견해에 대해 공개적으로 도전을 요청하고 받아들이도록 바뀌어야 한다. 상하 직위를 불문하고 자연스러운 대화가 가능해야 한다.

팀 구성원들의 심리적 안정은 그들의 기대나 희망에 반하는 어떤 정보를 접할 때 발생하는 방어감 혹은 생산적 학습행동을 저해하는 학습불안을 극복하는데 도움이 된다(Schein, 1985). 팀 리더의 입장에서는 구성원 간 서로 친밀하고 안락한 분위기를 만들어서 팀원들이 느낄 수 있는 압박감이나 위기의식을 줄여줌으로서 생산적 학습이 가능한 심리적 안정 상태를 만드는데 기여해야 할 것이다. 이러한 심리적 안정은 팀 응집성과는 다르게 해석된다. 팀 응집성은 다른 사람의 견해에 반대하고 문제를 제기하려는 의지를 감소시킴으로써 집단사고를 유발할 수 있다. 반면 심리적 안정은 사람들이 자기방어에 덜 집중하도록 함으로써 문제를 조기에 예방하고, 공동의 목표를 달성하기 위한 생산적 토의에 집중할 수 있도록 하는 분위기로부터 온다(김한중 외, 2013). 조직 생활에서 다른 구성원들의 시선을 의식하지 않는 사람은 거의 없지만, 한 개인이 처하는 당시의 팀 조직 상황은 심리적인 경계를 완화시킬 수도 있고 반대로 강화시킬 수도 있다.

일부 연구에 의하면, 구성원들의 심리적 안정감이 높을 때 팀은 학습에 더 열중하는 것으로 나타났다(Edmondson, 1999). 설득력 있는 강력한 목표의 제시가 학습을 열심히 하도록 동기부여를 시키는 것처럼 심리적 안정은 인간관계에서 방어적인 의식을 덜 갖도록 만든다. 목표의식이 희박하다면 앞으로 나아갈 명확한 방향성을 상실하게 되고 목표를 달성하기 위한 에너지도 분출하지 못하는 것이 개인행동이다. 이처럼 팀 구성원들이 심리적 안정을 확보하지 못하면 다른 구성원들 앞에서 학습행동에 진심으로 임하거나 기타 다른 핵심적인 팀 과정에 관여치 못할 위험성이 있다. 최근 연구에서는 팀원들의 심리적 안정이 질 향상 프로젝트의 성공적 수행과 연관이 있는 것으로 나타났다.

5. 의료서비스 조직 내 효과적 팀의 개발

조직 내에서 팀은 왜 개발되는가? 그것은 주로 다음과 같은 이익을 얻기 위함이다.

- 프로젝트의 필요성에 대응하기 위한 능력의 향상
- 신속하고 정확한 대응력 강화
- 고도로 동기 부여된 팀 구축
- 작업과 의사결정의 질 향상
- 팀의 협동심 향상
- 프로젝트의 정시 완수를 위한 지도력 확보
- 팀 구성원으로서의 개인적 효과성을 높이기 위한 몰입도 증가

이처럼 팀을 더욱 효과적으로 만드는 것을 찾아내서 현실화시킨다는 것은 리더에게 매우 중요한 일이다. 왜냐하면, 주어진 과업을 수행하는데 상대적으로 능숙한 직원을 채용한 것이 반드시 팀의 효과성을 높이는 것은 아니기 때문이다. 팀을 구성하는 팀원 모두의 능력이 기본적으로 중요하고 필수적이다. 하지만, 그것이 효과적인 팀 성과를 예측하는 필수조건은 아니다. 팀에서는 개인의 능력의 합이 결과적인 성과가 아니기 때문이다. 그렇다고 해서 팀이 최상의 성과를 낼 수 있도록 리더가 할 수 있는 단일의 조치나 전략을 찾기는 어렵다. 하지만 팀 리더는 늘 높은 수준의 팀 성과를 달성하기 위한 조치와 의사결정을 내려야 하는 책임을 지고 있다. 뿐만 아니라 팀 성과가 향상될 가능성을 극대화하기 위한 관리과정을 새

로 구축해야 하는 책임 역시 안고 있다. 이와 같은 팀 효과성에는 일련의 팀 활동, 리더의 의사결정방식과 질, 그리고 관리절차들이 중요하게 영향을 미친다는 것과, 또한 이와 같은 영향 요소들은 성과의 달성에 상호의존적이기 때문에 한 가지 전략을 수행할 때는 불가피하게 다른 전략의 영향을 받는다는 사실을 팀 리더는 정확하게 인식하고 있어야 한다.

팀의 응집성은 팀이 성과를 달성하는 데 중요한 영향을 미치는 기반이다. 팀 응집성은 일반적으로 팀에게 긍정적으로 작용하지만 팀 구성원의 교체와 같이 응집성을 저해하는 사건들을 관리자가 항상 통제할 수 있는 것은 아니다. 하지만 통제 불가능한 요인들이 팀 수행에 영향을 얼마나 미칠 것인지를 관리자나 팀 리더가 예견하고 이해하고 있을 것이 요구된다. 팀 리더가 통제 불가능한 요인을 미리 예상할 수 있다면 그것이 미치는 부정적인 영향을 최소화할 수 있다. 통제가 불가능한 것처럼 보이는 요인도 팀 과정이나 결과에 긍정적으로 작용하는 경우도 있다. 예를 들어, 경기의 침체는 직원들의 이직률을 낮추고 이로 인해 팀원들이 자주 바뀌는 일이 줄어들어 팀이 응집성을 지속적으로 유지하는데 장점으로 작용한다. 관리자 개인이 거시경제적 환경을 통제하기란 불가능하다. 하지만, 팀 리더로서의 관리자는 어떤 부정적인 상황 속에서도 변수가 안고 있는 긍정적인 측면을 적극 발굴하고 활용하여 팀을 강화시키고 업무환경을 향상시키는 방향으로 리더십을 발휘할 수 있다.

팀의 효과성에 영향을 미치는 관련 변수들을 매우 다양하고 많다. 효과적인 팀이 되기 위한 기반 요소로는 팀 특성, 업무 특성, 환경맥락이 있고, 이들 세 개 요소의 하위의 요소로 나열된 항목들 중에서 조직문화와 외부환경을 제외한 몇 가지 요소들은 팀의 리더에 의해 통제가 가능하다. 또한 팀 과정에 포함되는 리더십, 의사소통 구조 및 상호작용 유형, 의사결정, 팀 학습, 팀의 발전 등은 리더에 의해 수정되고 관리될 수 있는 것들이다. 여기에는 환자의 치료결과와 같은 업무 수행의 결과 이외에도 구성원의 만족도 같은 과정의 척도, 그리고 팀의 효과성을 지속적으로 유지시켜주는 리더의 능력 등이 포함된다. 팀 리더가 인식하고 있어야 할 것은 팀이 효과성과 팀의 과정은 직접적으로 연결이 되어 있다는 것이다. 이와 같은 효과적인 팀을 개발하기 위한 기본적인 모델을 살펴보면 다음과 같다(Buller, 1986).

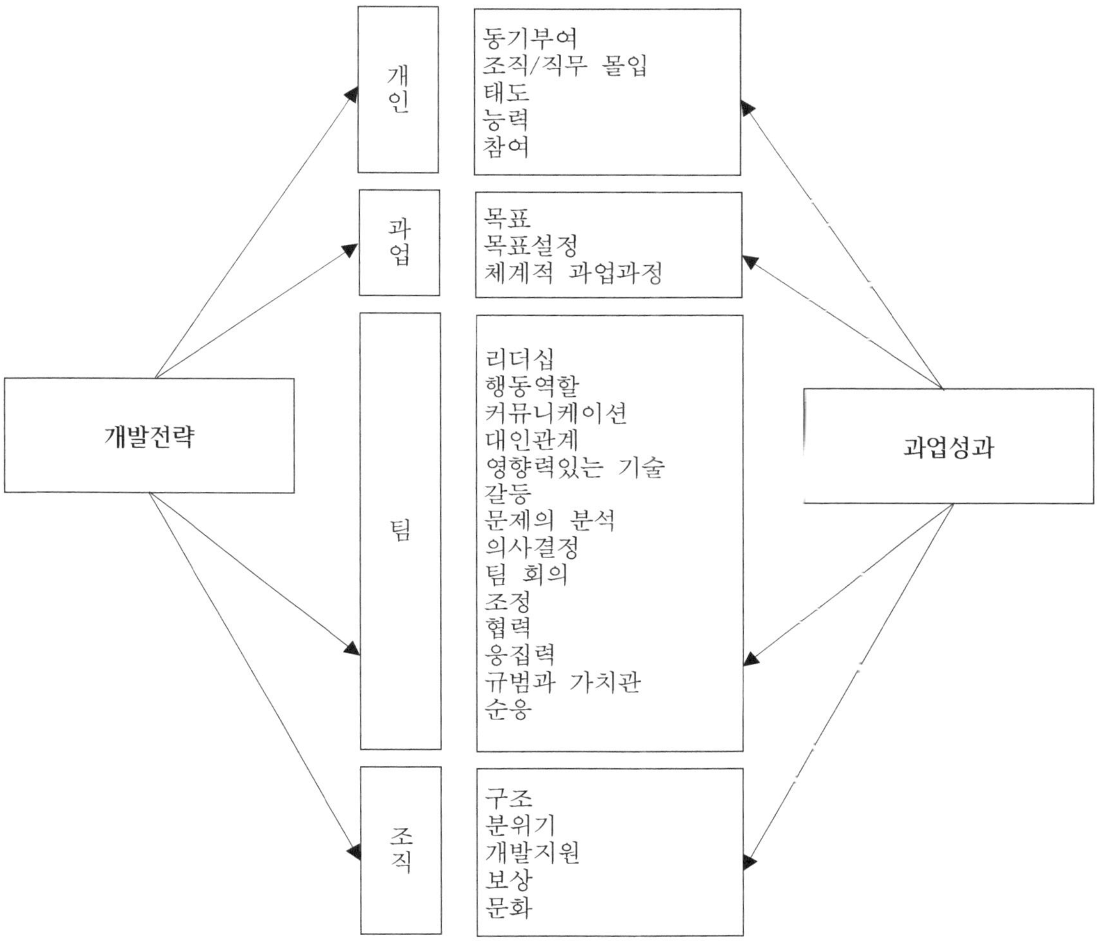

[그림 7-4] 효과적 팀을 개발하기 위한 기본 모델

한편, 팀의 학습능력은 팀이 효과적으로 개발되는데 중요한 요소이다. 팀이 지속적으로 학습을 하는 것은 변화하는 불확실한 환경에서 팀의 효과성을 지속적으로 개발하고 유지하도록 해준다. 팀 학습은 업무과정에서의 오류와 문제를 발견하고 시정하기 위한 반복적인 숙고와 활동의 과정으로써 조직의 발전에 긍정적이다. 일반적으로 팀에서 이루어지는 학습은 팀이 문제해결과 관련된 자료(data)를 수집하고 가공하며, 이를 문제해결이나 조직의 능력을 강화시키는데 적용하고 개선시키는 팀 구성원의 활동으로 이루어진다. 예를 들면, 팀의 산출물이 고객의 욕구를 잘 충족시키고 있는지에 대한 피드백을 구하는 것, 오류를 바로 잡기 위한 토론, 모의실험 등이 있다. 이런 과정을 통해서 팀은 능동적으로 환경변화를 인지하고, 고객의 요구사항에 대한 이해도를 높이게 된다. 팀 구성원들로 하여금 상황에 대해 종합적으로 이해할 수 있게 하고 과거에 이루어진 일들과 관련하여 예측하지 못한 결과를 발견하도록 해준다. 한 연구에 따르면, 침습수술의 신기술을 학습하는데 성공적이었던 흉부외과팀은 신기술과 연계된 지식을 습득하게 된 것은 물론이고, 대인관련 행동과 같은 새로운 방법으로 수술실에서 효과적으로 대화하는 커뮤니케이션 기술도 익히게 된 것으로 보고되고 있다.

이와 같은 긍정적 측면과는 달리, 학습을 하는 과정에서는 팀 구성원들 간에 예상하지 못한 문제들도 발생한다. 이를 방지하기 위해서는 팀 학습이 구성원들의 안정된 심리상태에서 진행되도록 하는 것이 효과적이며, 학습을 하는 동안 리더와 구성원들 사이가 호의적으로 유지되도록 노력해야 한다. 의료서비스 분야에서 팀 학습이 중요한 이유는 첫째, 의학지식은 끊임없이 발전하기 때문에 의료서비스 공급의 주체는 새로운 프로토콜, 약품, 기술에 대한 새로운 지식들을 쌓아야 한다. 의사들은 늘 새로운 의학 서적들을 읽고, 컨퍼런스에 참가하고, 믿을만한 동료들에게 자문을 구함으로써 생물학과 의학기술의 새로운 흐름을 따라잡으려고 애쓴다. 최근에는 4차 산업혁명의 흐름 속에서 인공지능을 통한 진료와 처방이 가능해짐으로써 의사들을 긴장시키고 있다. 이에 따라 의사들의 학습의 차원과 질이 전혀 달라져야 한다는 주장도 나오고 있다. 최근 과학과 의학의 발전은 간호사들에게도 끊임없이 학습할 것을 요구하고 있다. 특히 의료소비자들의 주권의식 강화는 과거의 간호형태와는 다른 간호서비스를 요구함으로써 간호사들의 학습이 필요하게 되었다. 갈수록 대다수의 의료서비스 기관들은 서비스 제공과정에서의 상호의존성을 증가시키는 방향으로 변하고 있기 때문에 병원의 관리자들은 다른 병원의 학습동향도 살피고 교류해야 한다.

의료서비스 분야의 팀 학습에서 또 다른 필수적인 요소는 과정이나 결과에서 나타난 오류를 찾아내고 시정하는 일이다. 대부분 의사들은 실수에 대해 동료들과 공개적으로 토론하는 것을 꺼리고 불편해한다. 때문에 실수에서 얻을 수 있는 학습은 사적이고 개인적인 수준에 머물게 된다. 현재의 의료법에서는 오류에 대하여 전문가 양심에 호소하는 도덕윤리와 함께 의료행동의 결과에 대해 개인이 책임을 지도록 하고 있다. 이는 의사들이 개별적인 학습에 초점을 맞추도록 한다. 따라서 팀 학습이 필요하다. 팀 학습은 새로운 정보가 빠르게 의료인들 사이에서 공유되므로 인공지능이 의료산업을 잠식해가는 의료시장 환경에서 매우 중요하다. 의료인들은 한명의 실패로부터 함께 배우고 함께 발전하는 방법을 익힐 필요가 있다.

6. 의료서비스 조직의 팀 리더십

병원 안에서 운영되는 각종 팀의 리더들은 팀의 성과관리를 책임지고 있다. 이들은 효과적 팀 운영을 통하여 조직 전체의 발전에 기여해야 한다. 하지만, 이것이 쉬운 일은 아니다. 한국에서 대부분의 팀 리더들이 범하는 우(遇)는 팀 리더로서의 합당한 리더십을 발휘하여 팀 전체의 성과를 높이기보다는 자신의 일을 통하여 팀원들에게 모범을 보이려고 하는 경우가 많기 때문이다. 팀 리더로서 발휘해야 할 리더십은 팀에게 주어진 목표를 달성하기 위해 구성원들에게 영향을 미치는 지도자로서의 역량을 말한다. 팀의 리더십 발휘에 있어서 고려할 점은 팀 내부에는 언제나 공식적 리더와 비공식적 리더가 있다는 것이다. 공식적 리더는 팀을 관리하기 위한 합법적 권한을 가지고 있다. 비공식적 리더는 합법적 권력을 갖고 있지는 않지만 조직 내부에서 역학적으로 영향력을 갖고 있는데, 비공식 리더십은 대부분 특수한 개인적 성향에 의해 만들어진다. 전문적 기술, 탁월한 경험, 개인적 카리스마와 같은 요소들이 비공식적인 리더십을 형성하는 기반이 된다.

리더십과 구별되기는 하지만 중요하게 관련을 맺고 있는 것이 권력이다. 리더십은 권력을 기반으로 하고 있다. 권력이 없는 리더십은 생각하기 어렵다. 팀원들이 팀 리더를 추종하는 것은 리더가 권력을 갖고 있다는 것을 인식하고 있기 때문이다. 권력은 타인에게 보상의 제공과 같은 영향력을 미칠 수 있는 힘의 원천인데 권력이 클수록 영향력의 수용력을 높여준다는 점에 있어서 중요하다. 팀 구성원들 중 일부는 팀 외부 개인과의 관계를 통해 권력을 얻거나 행사할 수 있다. 예를 들면, 병원장으로부터 절대적 신임을 받는 진료과장은 그렇지 못한 진료과장들에 비하여 더 큰 권력을 행사할 수 있을 것이다. 또한 어떤 구성원은 자신을 대체할 인력을 찾을 수 없거나 찾기 힘들 때 팀 내에서 권력을 행사할 수 있다. 어떤 사람은 조직이 직면하는 불확실한 문제를 다룰 수 있기 때문에 권력을 행사할 수 있다. 요즘 병원에서는 AI나 IT와 관련된 복잡한 문제를 해결해내거나 새로운 진료, 관리방법을 개발해내는 직원의 경우는 불확실성에 대처하는 능력과 지식이 매우 희소하기 때문에 권력을 가진다. 병원은 모든 시스템이 IT에 기반하여 움직이고 있기 때문에 정보시스템에 이상이 생기면 잠재적으로 조직 과업에 위해를 끼칠 여지가 크다. 때문에 이것을 미연에 방지하거나 문제를 해결할 수 있을 경우에 그 구성원은 권력을 발휘하는 것이 가능하다.

어떤 팀에는 다수의 리더가 존재하기도 하고, 공식적인 리더 뿐만 아니라 비공식 리더가 있을 수도 있다. 비공식적 리더는 공식적 리더를 돕는 한편 공식적 리더의 권한남용을 견제하기도 한다. 병원에서 공식적 리더의 예로는 과장, 수간호사, 그리고 프로젝트위원회 위원장 등이 있다. 공식적 리더는 팀을 공식적으로 관리하기 위한 합법적 권한을 가지고 있다. 조직은 합법적 리더들에게 권한을 유지하도록 공식적 보상을 하거나 제재할 수 있는 권력을 부여한다. 그러나 공식적 리더가 팀에서 가장 영향력 있는 사람이 아닐 수도 있다. 팀 구성원들이 공식적 리더를 따르는 정도는 비공식적 리더의 반응에 의해 많은 부분이 결정되기도 한다. 한 병원에서 모든 구성원들로부터 존경을 받고 있으면서 차기 병원장으로 예상되던 인사가 병원장 임명에서 탈락한 경우 새로 임명된 병원장은 비공식적 권력자의 행동 여하에 따라 조직을 통솔하는데 애를 먹을 수도 있다. 많은 구성원들이 비공식적으로는 병원장 임명에서 탈락한 인사에 대하여 더 높은 충성심을 유지하는 분위기 속에서 이 인사가 새로 임명된 병원장을 구체적으로 비난하기라도 한다면 신임 병원장의 입장에서는 조직관리가 더욱 어려워질 수 있다. 팀 리더가 비공식적 리더를 통제할 필요성이 크다는 것을 알 수 있다. 말하자면, 비공식적 리더가 존재하는 것이 조직운영에 역기능을 초래한다고 해서 제거한다는 것은 불가능하다. 오히려 비공식적 조직과 리더의 존재를 인정하고 공식적 리더의 활동에 보탬을 줄 수 있도록 지도하고 통제 및 활용하는 것이 효과적이다. 따라서 공식적 리더는 조직 안에 존재하는 비공식적 조직이나 기구의 실태를 정확하게 파악하고 있을 것이 요구된다. 이들의 구성과 기준, 목표를 파악하고 비공식적 리더가 조직의 목표에 부응하는 활동을 하도록 유도하는 것이 효과적이다.

한편, 매트릭스 팀이나 프로젝트 팀을 비롯한 한시적인 팀과 공식적 팀은 그 구성이나 운영에 있어서 차이가 있다. 매트릭스 조직이나 프로젝트 팀에서는 비공식적 리더가 집단의 공식적 리더로 임명될 수 있다. 지명도가 높은 사람으로 하여금 질 관리팀을 관리하도록 하거나 초빙위원회의 명예위원장으로 임명되는 것도 이러한 논리에 근거한 것이다. 그러나 업무 팀에서는 선택의 여지가 있을 수 없다. 모든 조직에서 공식적 리더는 팀이 의존하는 사람은 공식적 리더가 아니고, 오히려 집단의 가치를 심어주고, 목표를 달성하도록 도와주며, 집단의 유지를 도와주는, 보통 팀 대변인의 역할을 하는 비공식적 리더일 수도 있다는 점을 인식하고 있는 것이 중요하다.

공식적 리더와 비공식적 리더를 포함한 팀 내 리더십 연구는 오랫동안 지속되어 왔다. 이러한 연구의 중요성은 공식적 리더와 비공식적 리더를 구분하는 것이라기보다는 리더십의 효과성과 비효과성을 구분하는 데 있다. 한 연구에 의하면, 중환자실에서의 리더십은 수술의 효율성, 만족도, 그리고 간호사의 낮은 이직률과 비례하는 것으로 조사되었다(Shortell, Zimmerman, Rousseau et al., 1994). 성공적인 리더는 지지적인 공식적, 비공식적 리더십 유형을 취하며 평소에 구성원들이 우수하다는 것을 강조하고, 상호작용을 권장하며, 커뮤니케이션을 통해 목적과 기대를 명확히 하고, 변화요구에 응하며, 가능한 가용자원을 지원한다. 또 다른 연구에 의하면, 리더십은 수술 시에 새로운 기술을 수행하는데 중요한 영향을 미치는 것으로 조사되었다. 성공적인 리더는 직면한 변화에 대해 설득력 있는 이유를 제시하고, 필요한 노력을 하도록 독려하며, 또한 서로 질문하고 관찰하고 생각하도록 함으로써 수술실 구성원들의 다양한 지위격차를 최소화 한다.

많은 병원에서 팀의 리더들은 그들이 영향력을 행사하기 위해 채택하는 리더십 스타일이 서로 다양하다. 서로 다른 다양한 환경에 처해있는 병원 조직은 그에 상응하는 다른 환경과 리더십 스타일을 요구한다. 따라서 팀 리더가 그의 리더십 유형을 결정하기 위해서는 조직 내에 존재하는 공식적 및 비공식적 권한에 대해 현실적인 고려를 할 필요가 있다. 예를 들어, 의사결정을 뒷받침할 권력을 갖고 있지 못한 리더가 강력하고 위압적 유형의 리더십을 발휘하려고 한다면 현장에서 수용되기보다는 부작용이 더 클 수 있다. 합법적 권력을 갖지 않은 비공식적 리더가 그 결정을 거부하거나, 변경하거나 혹은 방해할 수 있는 능력을 갖고 있을 수도 있다는 것에 대하여 공식적 리더들은 주의를 기울여야 한다. 대부분의 조직에서 리더가 무기력하면 똑똑한 구성원들에게 휘둘리게 되는 일은 흔히 발생한다. 따라서 공식적 리더는 팀 내부에 존재하는 비공식적 리더와의 인간적이고 협력적 교류를 통해 협조를 이끌어내도록 하는 것이 현명하다. 또한, 어떤 집단이든지 구성원 간에 효과적인 정보교환 없이는 기능을 올바르게 수행하고 높은 성과를 달성하기는 쉽지 않다. 팀 내부적으로 그리고 팀 간에 커뮤니케이션이 얼마나 잘 이루어지는지는 팀 리더에게 달려 있다고 해도 과언이 아니다. 예를 들어, 신생아 집중치료실에서 환아 주치의와의 대화를 마치고 나서, 보호자뿐 아니라 다음번 교대 간호사에게 주요 정보를 전달해주어야 하는 간호사의 경우에 정보가 어떻게 전달되는가에 따라 직무수행의 성공이 좌우된다. 즉, 정확한 의사소통 구조가 만들어지고 효과적으로 운용되어야 한다. 만약 그렇지 못하다면 주요 정보가 유실되거나 잘못 전달될 수 있다. 때문에 다수의 질 향상 프로젝트에서 커뮤니케이션 구조에 대한 설계가 성과평가의 중요한 요소로 부각되고 있다.

팀 내 커뮤니케이션은 그 속도와 정확성이 무엇보다 중요하다. 그것은 커뮤니케이션의 네트워크와 과업의 복잡성에 의해 영향을 받는다. 팀이 수행하는 과업이 단순하고 커뮤니케이션 네트워크가 수레바퀴 구조처럼 중앙집권화 되어있는 경우라면 팀 내 커뮤니케이션 속도와 정확도가 모두 높다. 하지만, 과업이 복잡할 때 중앙집권형 커뮤니케이션 구조를 갖고 있다면 의사결정이나 상호작용의 속도와 정확성은 낮아진다. 대부분의 팀에서 내부 커뮤니케이션을 중요시하지만, 병원 조직에서 중요한 역할을 담당하는 홍보팀이나 구매팀과 같은 경계부서들이 외부와의 관계를 잘 유지하는 것 또한 중요한 팀 성공요소이다. 경계관리 활동은 팀이 조직 내 다른 팀과 협력하고, 조직이 필요로 하는 팀 활동을 가능하게 한다. 신제품이나 기술을 개발하는 팀은 커뮤니케이션을 통한 경계관리 역할을 강화하기 위하여 마케팅 부서 연구원, 진료팀 의사, 상급 관리팀 행정전문가 등 다양한 인력들을 활용한다. 각 팀원들은 모두 경계관리 역할에 참여하게 되는데, 이것은 모든 팀원들이 팀 내에서 다른 팀원과 상호의존적으로 협력하는 것 외에도 대외적으로 커뮤니케이션을 해야 할 책임이 있기 때문이다. 이와 같은 행동은 정찰형 활동이라고 할 수 있는데, 이러한 역할을 하는 구성원들은 외부환경의 정보와 계획을 세밀하게 살피는 활동을 수행한다.

일부 폐쇄적이고 고립주의를 선택하는 병원들은 외부와 통하는 경계활동을 등한시함으로써 성과가 낮은 경향을 보인다. 이는 아마도 외부 환경과 접촉하지 않으려고 하거나 꺼려하기 때문인데, 모든 조직의 팀 리더들은 외부 환경을 회피할수록 그것의 공격은 거세진다는 것을 인식하는 것이 중요하다. 결국, 의료서비스 조직의 리더들은 의료기관 내 팀 의존도가 높아지고 부여받은 역할이 커져감에 따라 팀 내, 팀 간 그리고 외부 환경과의 커뮤니케이션 네트워크를 효과적으로 구축하고 운용하는 것이 중요하다는 사실을 인식하고 관련 기술을 키워나가야 한다.

마지막으로 병원 조직과 하위 팀들의 리더가 의사결정을 얼마나 효과적으로 하느냐 하는 문제는 전체 조직과 팀 운영의 성패를 좌우한다. 갈수록 참여형 의사결정방법이 확산되면서 대부분의 의사결정에 팀, 그리고 팀원들이 참여하는 것은 당연한 일이 되었다. 병원의 전체 의사결정에 각 팀이 참여한다고 해서 구성원 모두가 참여해야 한다거나, 혹은 어떤 특정 팀이 독단적으로 의사결정을 해야 한다는 것은 아니다. 한국에서 병원장은 관리팀의 의견을 구하기는 하지만 최종결정 권한은 역시 자신이 갖기를 원한다. 마찬가지로 의사는 다양한 전문가로부터 의견을 구하지만, 치료에 대한 마지막 결정은 자신이 한다. 관리자는 조직 내 의사결정과정에서 팀과 구성원의 역할을 명확히 함으로써 과정에서 발생할 수 있는 오해의 소지를 최소화시키는 것이 중요하다. 조직구성원들은 영향력을 주고받는 경계가 명확할 때 그로 인하여 발생하는 제약점과 관련된 문제를 잘 다루게 된다. 하지만 최근에는 다양한 의견을 조합하여 질 높은 연구를 수행하는 융합연구팀도 증가하고 있다. 그런 경우에는 다양한 전문가 구성원들의 높은 참여가 필요하므로 평소 좋은 의사결정을 하고자 한다면 많은 대화와 토론을 거치는 것이 효과적이다.

병원의 진료부문에서는 흔하게 발생하는 일이지만, 신속한 의사결정이 요구되는 경우에 리더는 어떻게 대처할 것인가? 우선 이런 경우에는 의사결정과정에 많은 사람이 참여하는 것이 불가능하다. 예를 들어, 응급환자를 분류하는 역할을 부여

받고 있는 팀은 시간이 매우 촉박하므로 충분한 고려 없이 급하게 의사결정을 해야 하며, 심지어는 의사 한명이 의사결정을 해야 하는 경우도 있다. 이처럼 응급실과 같은 집단에서 의사결정을 할 때는 융합연구팀이 하는 것과 같은 정교하고 상세한 토론과정을 거치는 것이 오히려 위험할 수 있다. 완벽한 합리적 의사결정보다는 만족적이고 제한적인 의사결정을 하거나 경험이 많은 의사의 경우에는 직관에 의해 의사결정을 수행하기도 한다.

하지만, 어떤 경우에도 리더는 올바른 의사결정을 내리기 위해 질적으로 우수한 정보를 획득하고 획득된 정보를 정확하고 합리적으로 활용할 수 있어야 한다. 좋은 정보가 있다고 해도 의사결정을 하는데 항상 효과적으로 활용되는 것은 아니다. 그 이유는 우선 구성원들 중 한명만 알고 있는 유일한 정보는 토론에서도 잘 드러나지 않는다. 토론과정에서 팀은 모든 구성원들이 공유하고 있는 공통적인 정보에만 집중하는 경향이 있고 개별적으로 알고 있는 정보는 잘 다루지 않는 경향이 있다. 이때 개인만이 알고 있는 정보가 제시되지 않은 이유는 그것이 공개되어도 그 정보를 인지하지 못하고 있는 구성원들로부터 쓸모없는 정보로 무시되는 경향이 있기 때문이다. 팀의 리더가 관리상 유의해야 할 사항들 중의 하나가 의사결정과정에서 팀 내 편 가르기이다. 조직에서 편 가르기가 발생하면 질 높은 정보와 창조적 의견의 반영은 어려워진다. 상대편은 다른 편, 심지어는 적이라고 여겨지는 집단의 의견과 정보는 의도적으로 등한시하고 무시된다. 이때 팀의 리더는 객관적으로 옳다는 방향을 유지하면서 그 방향으로 의견과 정보의 활용을 집중화시키는 기술을 발휘해야 한다. 의사결정과정에서 정보의 부주의한 사용은 집단사고(group thinking) 현상을 일으킬 수 있고, 시의적절하지 못한 의사결정을 만들어낼 우려가 있다는 데도 리더는 주목해야 한다.

조직에서 일어나는 집단사고 현상의 징후는 첫째, 팀 구성원들이 위기상황에서도 지나치게 자신을 믿고 낙관적이며, 큰 위험부담도 감수하려고 하는 것이다. 둘째, 집단적 합리화로 팀은 자신의 계획에 맹점이 있다는 것을 간과하는 경향으로부터 발생한다. 자신들의 의사결정에 대해 충돌이 되는 정보를 접한 경우, 그 정보를 반박하는데 집중하고 그들이 내리는 의사결정을 합리화하기 위해 상당히 많은 시간과 에너지를 소비한다. 셋째, 내재적 팀 도덕성에 대한 믿음이다. 응집성이 매우 강한 팀은 자신의 역할에 대해 자기 정당성을 형성하고 결정사항이 가져올 부정적 결과에 대해 무감각하게 된다. 넷째, 집단사고 현상의 희생자들은 상대팀에 대해서는 편향되고, 부정적인 시각을 갖는다. 따라서 다른 팀과는 협상이 불가능하며, 타협을 배제하는 태도를 취한다. 이와 같이 다른 집단과 타협을 배제하는 태도는 자신들만의 내적 도덕성에 대한 믿음과 팀의 가공된 정직에 기반을 두고 있다. 다섯째, 순응의 압력이다. 다수의 구성원들은 의사결정과정에서 비판적 시각을 유지하는 소수의 팀 구성원들에게 팀 규범과 결정을 따르도록 심하게 또는 은근히 압력을 행사한다. 다수는 소수의 이견을 비정상적인 것으로 간주하고, 공식 및 비공식적 비난이나 처벌을 하려고 시도한다. 여섯째, 심리 감시자(mind guard) 현상이 활용된다. 심리 감시자 현상은 팀이 일정한 문제에 대해 가지는 다른 관점이나 부적절한 정보로부터 팀을 보호하려고 하는 구성원들을 앞세우는 것이다. 그들은 앞장서서 부적절하다고 판단하는 정보를 보류하거나 무시한다. 일곱째, 자기 검열(self-censorship)이다. 집단사고를 하는 팀은 우려되는 사항에 대해 가능한 입을 다물고, 자신들의 결정에 대한 의심을 최소화하도록 압력을 가한다. 마지막으로, 만장일치에 대한 착각이다. 이것은 팀 구성원들의 침묵이나 무저항을 동의와 의견의 합의나 의견일치로 간주하는 현상이다. 팀원들 간에 겉으로 드러나는 의견 충돌이 없다고 팀 내부에 다른 의견이 없는 것으로 간주하고 의사결정을 하는 것은 잘못된 판단이다. 이견이 없을수록 리더는 현상을 냉정하게 바라보면서 다른 의견이 숨어있지는 않은지 살펴보아야 한다.

병원에서는 뛰어난 다양한 전문가들이 자부심을 가지고 일하기 때문에 자칫 집단사고에 매몰될 수 있고 그것은 크고 작은 의료사고를 일으키는 원인이 된다. 따라서 팀 리더들이 집단사고를 예방하기 위해서는 첫째, 계획이나 해결책에 대해 구성원들이 엄격히 비판하도록 한다. 특히 리더가 경륜이 있고 강력한 영향력을 갖고 있을 경우에는 의사결정과정의 최후까지 자신의 입장을 밝히지 않는 것도 올바른 의사결정을 할 수 있는 효과적이 방법이다. 둘째, 동일한 문제를 서로 다른 팀에서 토의하도록 할당하는 것이다. 이해관계가 적게 걸려 있는 팀은 해당되는 안에 대하여 좀 더 객관적인 시각으로 접근할 수 있기 때문이다. 그러나 무엇보다 집단사고를 피하는 가장 효과적인 방법은 제시되는 의견이나 해결책에 대해 신랄

하게 평가하는 규범을 확립하여 상호 비판을 당연시하고, 집단사고의 경고징후를 심각하게 인식하도록 하는 것이다. 또한 관리자들은 구성원의 비판적인 참여를 조장하는 체계적인 의사결정방법을 고려하거나 명목집단기법과 델파이기법 등을 복수로 도입함으로써 의사결정의 객관성을 확보할 수 있을 것이다.

오늘날은 4차 산업혁명의 시대라고 불리는 격변의 시대이다. 이러한 환경변화 속에서 팀제를 운영하고 있는 의료기관들이 높은 성과를 달성할 수 있는 팀을 만들고자 한다면, 다음과 같은 혁신적 팀 성과 모델을 참고할 수 있을 것이다[그림 7-5].

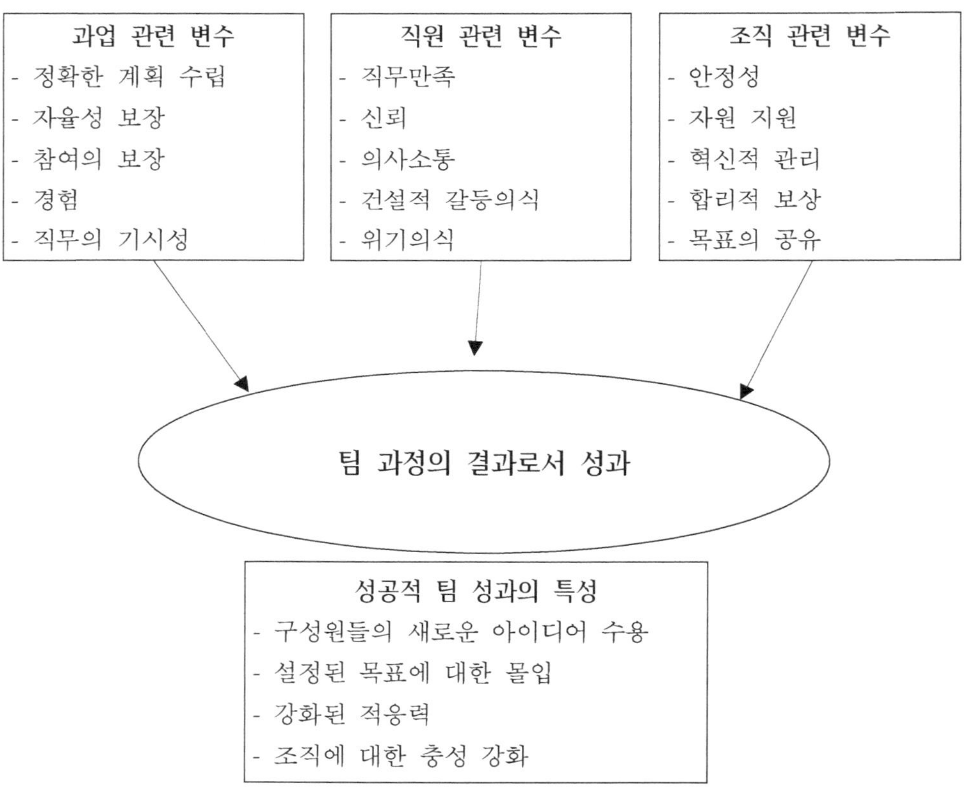

[그림 7-5] 혁신적 팀 성과 모델

참고문헌: Stott, K, & Walker, A.(1995), Teams—Teamwork & Teambuilding, Prentice Hall, p.62.

제8장 의료서비스 조직의 변화와 혁신의 리더십

1. 조직변화의 의의와 과정
2. 조직의 변화를 위한 진단
3. 의료서비스 조직의 개발
4. 의료서비스의 혁신
5. 혁신적 의료서비스 리더십의 개발

1. 조직변화의 의의와 과정

1) 조직변화의 의의

2010년 이후에도 미국의 Mayo Clinic, MD Anderson, Cleveland Clinic 등의 병원들은 강도 높은 혁신을 계속 추진하고 있는 것으로 유명하다. 이들은 진료와 연구 분야에서의 탁월성 제고, 혁신의 생태계 구축, 신사업 발굴을 위한 경영혁신을 한꺼번에 병행하고 있다(김형진, 2014). 이처럼 일반 기업들은 말할 것도 없고 병원을 비롯한 현대의 모든 조직들이 당면하고 있는 중요한 과제 중의 하나는 변화추구는 물론 변화에 대한 자연스런 적응의 문제라고 해도 과언이 아니다. 조직운영에 있어서 본격적으로 구조와 문화의 개혁이 거론되기 시작한 것은 미국에서 각종 기업들의 경쟁력이 현저하게 떨어지기 시작한 1980년대와 1990년대로 알려져 있다. 20세기의 마지막 30년 동안에 미국의 각종 기업들은 단지 조직의 구조적, 기능적 수정을 요구받은 것이 아니라 조직의 뿌리를 흔드는 근본적인 변화를 요구받은 것으로 이해된다. 미국의 기업들이 스스로 실패하고 있다는 것을 인식하게 된 것은 세계화가 현실이 된 1970년대 후반부터이다. 이때까지 세계 최고의 경쟁적 위치를 점하고 있던 미국의 제조업체들은 세계 시장에서 일본을 비롯한 아시아 각국의 제조업체들에 비하여 경쟁력을 상실하기 시작했다. 미국 산업의 경쟁력 상실의 핵심은 생산성의 저하였다. 미국에서는 이와 같은 위기를 극복하기 위해 1980년대 리엔지니어링 기법을 비롯하여 6-시그마, TQM(Total Quality Management)의 도입, 1990년대 학습조직(Learning Organization) 운동과 같은 다양한 노력이 기업 차원에서 이루어졌다.

한국도 1997년 IMF 위기를 겪은 이후 병원을 비롯하여 기업이나 대학 조직들은 계속하여 고도로 동태적이며 동시에 상호의존적인 상황에 직면하게 되었다. 이와 같은 조직들이 성과를 높이기 위해서는 복잡하고 다양하게 영향을 미치는 환경을 효과적으로 관리해야만 한다. 복잡하고 다양한 변화에 대처하기 위하여 조직들은 전과는 다른 전략을 개발하고 적용하게 되는데 이것은 필연적으로 조직 구조변화의 당위성을 제공한다. 기술의 관점에서 볼 때, 비일상적 기술은 일상적 기술보다 더 많은 변화를 수반하게 되고, 비일상적 기술을 채택하고 있는 조직은 그 효과성을 유지하기 위하여 보다 유연한 조직구조를 가질 것을 요구받는다. 환경과의 상호작용 관계에서 볼 때 조직은 그 생존력을 강화시켜나가야 하기 때문에 필연적으로 계획된 변화를 추구하지 않으면 안 된다.

병원을 비롯한 모든 조직은 늘 예상되거나 또는 예상하지 못한 변화에 당면한다. 출산율의 저하로 산부인과나 소아청소년과 병원의 환자들은 점점 감소하고 있으며, 대신 노인 인구의 증가로 노인요양병원은 증가하고 있지만 환자를 유치하기 위한 경쟁도 치열하다. 간호등급제와 같은 강제적인 정부의 정책변화 또한 지방의 종합병원 경영을 어려움 속으로 몰아넣고 있다. 인간의 Well-Being에 대한 욕구 증대는 고급 의료서비스나 건강검진과 같은 질병 예방 의료서비스의 공급을 증가시켰으나 그 결과 만성 및 급성기질환의 발병률을 감소시키고 있다. 또한 건강보조식품이나 대체의학에 대한 선호의 증가로 한방병원을 비롯한 관련 병원들의 운영이 영향을 받고 있다. 건강보험 재정의 압박으로 의료계가 요구하는 수준의 의료수가 인상은 거의 이루어지지 못하고 있으며, 그 결과 2017년 이후 전국 병원들이 안고 있는 공식적 부채 규모만도 5,000억 원이 넘는다. 포괄수가제 도입이나 간호등급제를 비롯한 정부의 보건의료 관련 규제는 갈수록 증가하고 있어 내·외부 경영여건 변화에 대하여 병원들의 신속하고 유연한 대처가 요구되는 것은 틀림없는 사실이다.

병원 조직은 이와 같은 변화에 대하여 대응을 하든지 효과성 저하를 감수할 수밖에 없는 상황에 직면하고 있다. 변화에 제대로 대응하지 못하는 병원들은 직원들의 임금을 제때 지급하지 못하여 유능한 인재들을 잃기도 하고, 재료비의 지급을 지연함으로써 재료의 공급이 중단되는 사태를 맞기도 한다. 자구적 노력에도 불구하고 지속적인 유지가 불가능할 경우 결국 휴업상태에 이르거나 파산하기도 한다. 2010년도에 종합병원 13개, 병원 135개가 폐업하였으며, 2011년도 상반기만 하더라도 전국적으로 종합병원 9개, 병원 77개가 폐업하면서 아예 문을 닫거나 주인이 바뀌는 일이 벌어졌다. 이러한 병원 경영난 추세는 지금까지도 진행중이며 2018년도에도 병원 122곳이 문을 닫았다. 2013년 4월에는 경상남도의 관리 하에 있던 진주의료원이 100년 역사를 마감하고 폐쇄절차를 밟기 위한 휴업에 들어감으로써 공립병원도 도산할 수 있다는 것이 현실화되었다. 진주의료원은 과거에 위치해 있던 도심을 탈피하여 도시 외곽에 막대한 돈을 들여 병원을 신축하여 이전한 이후 병원을 찾는 환자들이 급감함으로써 병원운영이 불가능하게 되었다는 것이 표면적 폐쇄 이유이다.

이처럼 오늘날은 안정성보다는 변화가 일상적이다. 예전에는 변화가 점진적이고 간헐적으로 이루어진 반면, 오늘날에는 급진적이고 지속적으로 이루어지는 특징을 가지고 있다. 이와 같은 추세에 대응하여 수동적으로 조화를 이루기보다는 변화를 창조하면서 조직의 가치를 높여가는 기업이나 병원도 많이 있다. 메이요클리닉, 클리블랜드클리닉, 포드의료재단, 3M, 스타벅스, 애플과 같은 조직들은 늘 새로운 변화를 창조하면서 시장을 이끌어간다. 조직을 둘러싼 환경은 정지해 있는 것이 아니다. 늘 예상치 못한 형태로 변하기도 하고 전혀 예상치 못한 방향으로 움직이기 때문에 병원 조직의 리더들은 그것에 대응하기 위한 계획적인 변화를 촉진하기 위해 분위기를 조성하고 내부적인 메커니즘을 개발하지 않으면 안 된다. 한편, 병원들은 이 같은 어려움을 해결하기 위해서 새로운 의료서비스를 개발해내거나 아니면 새로운 의료시장을 개척해내야 한다. 의료서비스의 범위를 확대하기 위해서는 기존의 의료서비스를 보다 체계적으로 통합하여 운영하는 방향과 전문화할 수 있는 분야를 찾아내 특성화하는 전략들이 있을 수 있다(이해종, 민인순, 2015). 새로운 의료서비스의 개발이나 발견 또한 기존의 조직구조 형태로는 어렵고 조직의 지속적 개발을 통해 가능하다.

2) 조직변화의 과정

조직은 그것이 처해 있는 환경이나 조직 분위기를 고려하여 점진적으로 변화를 추진해나갈지 아니면 급진적으로 변할지를 결정해야 한다. 점진적 변화는 조직의 균형을 유지하기 위해 지속적으로 개선하는 것으로 조직의 부분적 변화를 추구하는 방법이다. 반면에 급진적 변화는 조직 전체를 변화시켜 틀을 다시 짜는 것이다. 예를 들면, 점진적 변화는 병원의 의무기록 부서를 정보부서와 통합하거나 원무팀을 회계부서와 통합하는 등과 같은 부분적인 변화를 말한다. 그러나 급진적 변화는 기존의 수직적 조직구조를 수평적 조직구조로 바꾸어 계층을 무력화시키거나 기능식 조직을 독립적인 사업부제 조직으로 탈바꿈시키는 것과 같은 조직 전체 차원의 변화를 뜻한다.

조직의 급진적 변화는 점진적 변화가 지속적 개선을 추구하는 것에 비하여 근본적인 변화를 추구하고, 기존의 구조와 관리과정을 활용하는데 비하여 새로운 구조와 관리과정을 창출하며, 제품을 개선하는 것에 비하여 신제품을 개발하여 시장에 출시하는 것을 말한다. 오늘날에는 격변하고 예측하기 어려운 환경 때문에 급진적 변화의 필요성이 점점 더 강조되고 있다는 것이 전문가들의 진단이다.

하지만 조직의 리더는 조직에는 변화하는 요소들이 있는가 하면 이에 저항하는 요소들이 있다는 것을 염두에 두고 혁신을 추진해야 한다. 이들 두 세력이 균형을 이룰 때는 변화가 일어나지 않는다. 조직심리학자 Lewin(1947)은 변화세력을 강화시키고 저항세력을 약화시켜 변화를 이루어나가는 과정을 4단계로 설명했다. 첫째, 진단(diagnosing) 단계이다. 이는 현재의 조직체계가 어떻게 기능하고 있는지를 분석하는 과정으로서 조직이 현재 어떻게 작동하고 있는 지에 대한 적절한 정보를 수집하고, 수집된 데이터를 분석하고, 향후 변화되거나 개선되어야 할 부분이 무엇인지에 대한 결론을 도출하는 과정이 포함된다. 효과적인 진단을 통해 적절한 개입전략을 계획하기 위한 조직에 대한 체계적인 정보들을 얻을 수 있다.

둘째, 해빙(unfreezing) 단계이다. 이는 개인의 변화 욕구를 일으키도록 하는 과정이다. 기존의 가치관이나 태도가 항상 옳지만은 않다는 것을 확인시키는 단계이다. 저항을 줄이기 위해 필요한 조치이다.

셋째, 변화(change) 단계이다. 이는 변화되어야 할 바람직한 새로운 모습을 학습시키는 조치이다. 새로운 것에 대한 수용(compliance)과 동일화(identification) 그리고 내면화(internalization)가 필요하다.

넷째, 재동결(refreezing) 단계이다. 이는 변화 후 이전의 상태로 되돌아가려는 속성이 있기 때문에 새롭게 획득된 행동을 각오시키는 조치를 말한다. 주로 보상을 통하여 새로 습득된 행동을 강화시키게 된다.

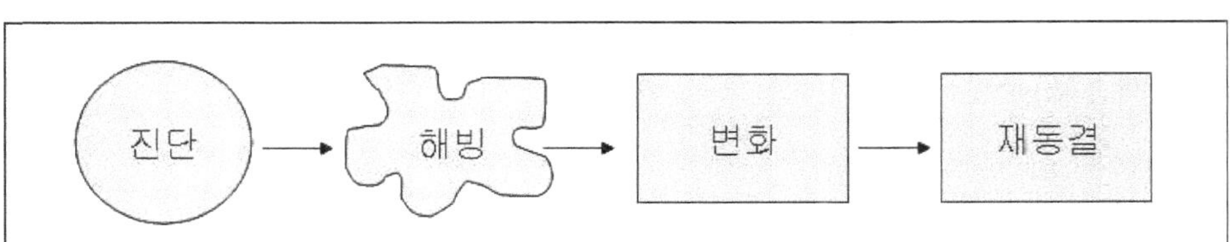

[그림 8-1] 조직변화의 과정

또한, 하버드 경영대학원 John Kotter(1996)는 조직의 변화를 ①위기감 조성 ②강력한 변화 추진체의 구성 ③변화를 위한 비전의 제시 ④비전의 전파 ⑤장애물의 제거 ⑥단기성과의 도출 ⑦변화의 구축 ⑧새로운 조직문화의 정착 등 8가지 단계로 설명하고 있다.

첫째, 위기감 조성 단계에서는 조직이 안고 있는 잠재적인 위기를 도출해내고 그에 따른 변화를 위한 당위성에 대하여 정직한 토론을 시작하도록 한다. 둘째, 강력한 변화 추진체의 구성 단계에서는 조직 속에서 진정한 리더를 구분해내고, 이들에게 조직에 대한 진정한 정서적 몰입을 요구하며, 변화를 추구하고자하는 연합체를 구성하여 이들과 함께 팀 빌딩(Team Building) 작업을 수행하도록 한다. 셋째, 변화를 위한 비전 제시 단계에서는 변화의 핵심가치를 결정하고 비전을 실행하기 위한 전략을 개발한다. 리더는 종종 전체 구성원들 앞에서 비전에 대한 연설을 공개적으로 수행하도록 한다. 넷째, 비전의 전파 단계에서는 변화에 대한 비전을 지속적으로 공표하며 구성원들의 관심과 걱정에 대하여 공개적이고 진실하게 설명해야 한다. 사례를 만들어서 보여주는 것도 하나의 방법이다. 다섯째 장애물의 제거 단계에서는 변화를 만들어내는데 앞장서고 있는 공헌자들에 대해서 조직 내에 널리 인식을 시키고 포상을 하도록 한다. 반면, 변화에 저항하는 사람들을 찾아내서 그들이 진실을 직시할 수 있도록 도와야 한다. 여섯째 단기성과의 도출 단계에서는 목표달성에 드는 잠재적 이익과 비용을 분석하여 초기에 비용이 많이 소요되는 목표를 선택하지 않도록 한다. 일곱째 변화 구축단계에서는 작은 초기 변화들을 성공시키고 난 후에는 큰 성취를 이룩할 수 있는 탄력성을 구축하도록 한다. 그리고 지속적으로 개발을 위한 아이디어와 변화에 대하여 학습하도록 하고 새로운 변화담당자를 임명함으로써 늘 새로운 분위기와 아이디어를 유지하도록 한다. 여덟째 새로운 조직문화의 정착 단계에서는 성공 스토리를 만들어서 채용과 훈련 시 적극적으로 전파하고 변화의 원조 촉진자들을 구별하여 조직 구성원들에게 소개하고 공개적으로 인식하도록 한다.

3) 조직변화에 대한 저항

변화하는 환경에 직면하여 모든 조직은 변화를 추구하게 된다. 모든 조직이 환경의 변화에 성공적으로 대응할 수 있는 것은 아니지만, 기존의 환경에서 사용하였던 경영방식으로는 갈수록 치열해지는 경영상황 속에서 지속가능성을 보장받기 어렵다. 따라서 조직은 근본적으로 조직이 무엇인가를 정의하는 것으로부터 시작하여 전략, 구조, 구성원, 프로세스를 비롯하여 심지어는 핵심적인 가치관까지를 포함하여 조직의 기본 틀을 변화시키려고 한다. 이 과정에서 조직 구성원들이 가지고 있는 기본적인 믿음과 다른 사고와 행동을 요구하는 급진적 변화는 구성원들로부터 강한 감정적 저항을 불러일으킨다. 변화를 위해 요구되는 가치관과 기존 가치관이 상충되어 생성되는 부정적인 감정은 제안된 변화를 인지적으로 이해하지 못하는 경우보다 더욱 강하게 나타날 수 있다.

불확실성에 대한 공포, 기득권상실 우려, 현재 보유 노하우나 기술의 소멸, 안정 욕구, 각기 상이한 지각과 목표, 자원의 한계, 시기 부적절 등이 조직변화에 저항하는 이유이다. 이러한 저항을 극복하기 위해서는 변화의 필요성에 대한 논리적 설득, 긍정적 결과에 대한 믿음 강조, 저항 당사자의 의사결정과정 참여, 상부의 확고한 입장과 지원, 협상과 타협 등의 방법이 있다. 이러한 조직변화 시에 일어나는 저항은 세 가지 차원에서 설명될 수 있다.

첫째, 저항의 강도(intensity)이다. 변화에 대한 저항의 형태를 인식하는 것으로 강약을 말한다. 둘째, 저항의 원천(source)이다. 알지 못하는 것에 대한 두려움에서 나오는 것, 주로 힘에 의해 나오는 것으로 부정적인 생각이나 느낌, 가치관에 의해 거부되는 것 등이 있다. 셋째, 변화에 의해 누가 영향을 받는가를 말한다. 자신, 동료 또는 작업환경이 영향을 받을 수 있다. 따라서 병원 조직의 리더들은 조직변화 추진 시 나타나는 저항을 분석하고 관리하는 것이 필요하다(Kotter and Schlesinger, 1979).

〈표 8-1〉 조직 변화에 대한 저항의 관리방법

기법	적용상황	장점	단점
교육과 커뮤니케이션	정보가 없거나 부정확한 정보로 인한 저항 시	일단 설득이 되면 변화에 참여할 가능성이 높음	다수가 관련되어 있을 때 시간이 많이 걸림
참여와 몰입	변화 주도자가 변화에 대한 충분한 정보를 갖고 있지 못하거나 구성원들이 저항할 수 있는 충분한 힘을 갖고 있을 때	참여자가 변화에 일체감을 갖고 정보를 제공함	참여자들이 변화를 잘못 설계하면 시간이 많이 걸림
촉진과 지원	부적응을 이유로 구성원들이 저항할 때	부적응 문제를 해결하는 데는 효과적임	시간과 비용이 많이 듦
협동과 동의	개인이나 집단이 변화에서 손해 보는 것이 크고, 그들이 큰 힘을 갖고 있을 때	중요한 저항을 피할 수 있는 효과적인 방법일 경우가 많음	협상을 위한 비용 부담이 큼
조작과 호선	부드러운 전술이 통하지 않거나 시간이 없고 비용이 많이 들 경우	신속하게 처리가할 수 있고 비용이 적게 듦	조직되었다는 것이 알려지면 추가적인 문제가 발생할 수 있음
명시적 묵시적 압력	신속한 변화가 필요하고 변화 주도자가 큰 힘을 갖고 있을 때	신속하고 어떤 저항도 극복이 가능함	주도자에 대한 반감이 널리 확산될 수 있음

2. 조직의 변화를 위한 진단

1) 조직 진단의 의의

조직진단이란 지금의 조직체계(organizational system)가 어떻게 기능하고 있는지를 체계적으로 파악하는 과정으로 조직을 계획적으로 변화시키기 위한 첫 번째로 단계로서 매우 중요하다. 조직이 현재 어떻게 작동하고 있는지에 대한 적절한 정보를 수집하고, 수집된 데이터를 분석하며 향후 변화되거나 개선되어야 할 부분이 무엇인지에 대한 결론을 도출하는 과정이 포함된다. 효과적인 진단을 통해서만 적절한 개입전략을 계획하기 위한 체계적인 정보들을 얻을 수 있다. 즉 진단이 단순히 진단만으로 끝나서는 안 된다. 반드시 그 결과를 조직에 피드백해주는 것을 전제로 하고 있다는 점을 놓쳐서는 안 된다(Nadler, 1977). 마치 의사가 질병에 대한 정확한 처방과 처치를 위해서는 사전에 정확한 진단을 해야 하는 것처럼, 조직진단이 잘 이루어져야 조직효과성을 증진시킬 수 있는 적절한 개입활동들의 구상이 가능하다. 조직의 개발 여부, 개발의 방법, 개발 참여 주체를 진단으로부터 도출해낼 수 있다. 조직에 대한 진단은 조직 내 변화 담당자나 외부 컨설턴트가 개별적으로 수행하기보다는 조직의 변화와 개발에 관여하게 될 관계자들의 협동작업으로 인식되고 있다.

조직개발의 기저에 깔려있는 가치와 윤리적 신념들에 의하면, 조직 구성원들과 변화담당자 모두가 현재의 조직 효과성에 영향을 미치는 주요 요인들을 밝혀내는 데 참여해야만 한다는 점을 강조한다. 마찬가지로 양자가 적절한 개입방법을 개발하고 그것을 실행하는데 적극적으로 참여해야만 한다. 예를 들어, 한 병원의 경영자가 이직률을 줄이기 위해 조직개발 전문가의 도움을 요청한다고 하자. 경영자의 위임을 받는 변화 담당자와 조직개발 컨설턴트는 함께 병원 이직에 대한 기록을 조사하고, 일부 직원들을 대상으로 이직의 가능한 원인들에 대해 인터뷰를 함으로써 문제의 원인을 진단해보기로 결정할 수 있다. 혹은 그들은 직원들의 애사심을 조사하거나 직원들이 조직에 계속 잔류하도록 만드는 요인들이 무엇인지를 밝혀내려고 할 수도 있다. 이런 정보 수집과 데이터의 분석은 이직이나 부서에 대한 충성도의 결정요인을 밝혀줄 수 있으며 경영자와 실행자가 적절한 개입의 방법을 개발하는 데 도움이 된다. 이처럼 핵심적인 문제에 접근하고 대처하는 방법에 대한 결정은 조직개발 실행자와 경영자가 함께 하는 것이다.

또한 조직진단 시에 의학적 모델을 적용하는 것이 가능하다(김민수 외, 2007). 즉, 조직 진단은 병원에서 환자 진료 시 환자에게 뭔가 문제가 있고, 그것의 원인을 밝혀낼 필요가 있다는 점을 내포하고 있다. 이것은 병원 조직이 정체되어 있거나 쇠퇴하는 특정한 문제를 안고 있는 경우, 그 문제의 원인을 규명하기 위해 진단이 문제를 중심으로 이루어질 수 있다는 것을 뜻한다. 그러나 이와 같은 진단의 방법은 조직이 안고 있는 문제를 바라보는 시야를 좁히고 부정적으로 접근할 가능성이 있기 때문에, 특정 이슈를 보다 긍정적인 시각으로 바라보는 것이 필요하다. 그래야 조직개발 실행자는 현 조직의 기능을 더욱 향상시킬 수 있는 방안을 모색하는 것이 가능해진다. 이것은 개발의 관점에서 진단이 이루어지는 것을 말한다. 진단을 통해 앞으로 개발될 수 있는 영역을 찾기 위해 현재 조직의 기능에 대해 평가해볼 수 있다는 뜻이다. 예를 들어, 어떤 병원 경영자는 이미 잘 기능하고 있는 부서를 더욱 효과적으로 만들기 위해 조직개발을 활용하는데 관심을 가질 수 있다. 이때의 진단은 부서의 업무수행능력과 개별 구성원들에 대한 부서의 영향력에 대한 전반적인 평가의 형태를 취하게 된다. 이미 이 진단과정에서 앞으로 부서의 효과성을 더욱 높이기 위한 구체적인 영역과 단서들을 찾아내는 것이 가능해진다.

이처럼 조직개발에 있어서 진단의 의미는 의료에 있어서 진단의 정의가 시사하는 것보다는 훨씬 더 폭넓게 적용되고 있다. 이것은 적절한 정보를 수집한 다음 이를 분석하고, 실행계획과 개입방법에 대한 결론을 도출하기 위한 조직 구성원들과 조직개발 컨설턴트 사이의 상호 협동적인 과정이다. 조직진단은 특정 문제의 원인을 규명하고 좀 더 효과적인 프로세스를 파악하는데 목적을 둘 수도 있지만, 향후 개발될 수 있는 영역들을 찾아내기 위해 조직이나 부서의 전반적인 기능을 평가하는데 기여하게 된다. 진단을 통해 조직에 대한 체계적인 분석과 이해가 가능하고, 그 결과로써 문제를 해결하고 효과성을 증진하기 위한 적절한 개입방법을 만들어내는 것이 가능하게 된다.

2) 진단모델의 활용

조직의 변화를 시작하기 위해 조직을 진단하기 위해서는, 조직개발 실행자들과 조직 구성원들이 어떤 정보를 모으고 분석해야 할지를 알아야 한다. 즉, 대부분의 조직진단은 현장에 대한 설문조사나 인터뷰 등으로 이루어지는 경우가 많다. 그런데 무엇을 분석의 대상으로 할지를 결정하는 것은 조직을 어떻게 인식하는 가에 달려있다. 그러한 인식은 조직이 기능하는 방식에 대한 경험적 직관에서부터 과학적인 설명에 이르기까지 다양할 수 있다. 그러나 특정 조직을 이해하기 위해서는 개념적인 틀이 필요한데, 그것으로는 진단모델이 효과적이다(김민수 외, 2007). 진단모델은 조직의 서로 다른 세부적인 속성들 간의 관계, 그리고 그것의 맥락과 효과성에 대해 설명해준다. 그 결과, 진단 모델은 조직이 기능하는 방식을 평가하는데 있어 어떤 영역들을 검토하고, 어떤 질문을 해야 할지를 알려주는 신호 역할을 한다.

그러나 진단모델들은 현실을 단순화해서 중요한 몇몇 세부적인 속성들만을 선택적으로 보여준다. 조직개발 시에 흔히 채택되는 변화의 긍정적 모델(positive model)은 그런 일부 속성들에만 초점을 맞추고, 다른 세부적인 속성들은 배제됨으로써 편향된 진단에 이를 수 있다는 점을 지적하고 있다. 예를 들어, 팀 효과성을 개인 간 갈등을 다루는 것과 연관 짓는 진단모델은 조직개발 실행자로 하여금 구성원들 간 관계, 의사결정 과정, 그리고 갈등 해소 방법들에 대해 질문을 하도록 만들 것이다. 그런 질문이 팀 효과성의 문제를 해결하는데 관련이 없는 것은 아니지만, 그와 같은 접근은 팀 구성원들의 지식과 기술의 구성 형태, 집단에서 수행하는 업무의 복잡성, 그리고 구성원 간 상호의존성과 같은 다른 이슈들을 무시하게 된다. 따라서 조직이 제기하는 문제를 정확하게 다룰 뿐만 아니라 보다 포괄적인 접근을 담보하기 위해서는 진단모델과 그 과정이 좀 더 신중하고 복합적으로 선택되어야 한다.

잠재적인 진단모델들은 어디에나 존재할 수 있다. 특정 시스템을 표상하고 그것의 효과성을 설명하기 위한 어떤 종류의 개념과 관계들 역시 잠재적으로는 진단모델이라고 할 수 있다. 조직개발에 있어서 진단모델의 주요한 원천은 조직이 기능하는 방식을 분석하여 설명하거나 논의하고 있는 수많은 논문과 서적들이다. 그것들을 통해서 병원과 같은 특정 조직의 시스템이나 프로세스, 혹은 기능들이 왜, 그리고 어떻게 보다 더 효과적인지를 알아낼 수 있다. 일부 조직개발 연구들에서는 병원 조직 구성원들의 동기부여, 스트레스, 리더십, 문제해결, 집단 역학, 직무설계, 그리고 경력개발 등과 같은 조직행동의 특정 측면들에 대한 관심을 보여주고 있다. 또는 환경, 전략, 구조, 그리고 문화를 포함하는 보다 더 큰 조직과 그 맥락을 다루는 연구들도 있다. 진단모델이란 이처럼 조직의 효과성과 관련이 있는 다양한 차원과 변수들을 다루는 독특한 연구결과들로부터 도출될 수 있다.

진단모델의 또 다른 원천은 조직개발 실행자의 경험과 그것으로부터 나오는 통찰이다. 현장에 대한 경험을 통해서 축적된 지식(field knowledge)은 조직이 어떻게 운영되는지에 대한 실제적인 정보들이다(김민수 외, 2007). 하지만, 병원 조직에 대한 진단에 있어서 오랜 경험을 가진 사람들의 전문성이 충분히 반영된 진단모델은 많지 않다. 왜냐하면, 한국에서 병원에 오래 종사한 관리자들이 조직의 변화와 개발에 대한 깊은 지식을 갖고 있지 못하여 경험에 의한 통찰을 조직의 변화와 연결시키는 데는 한계를 갖고 있기 때문이다. 경험적 모델은 일반적으로 집단문제의 해결, 직원들의 동기부여, 혹은 관리자와 종업원 간의 의사소통과 같은 구체적인 조직 내 관리 과정에 대한 진단과 연관되어 있다. 그리고 그런 과정들을 진단하기 위한 세부적인 질문들을 제시하고 있다.

3) 개방체계적 관점에서의 진단

조직개발 실행자가 병원을 비롯한 현대의 각종 조직을 진단하게 될 때 어떤 시각을 가져야 하는지는 매우 중요하다. 조직의 변화와 개발에 대한 지식과 경험이 충분하지 못하면 문제해결을 위한 최초 단계인 진단에서 극히 협소하고 부분적인 입장을 취하게 된다. 이것은 조직 전반에서 산재해 있는 문제를 놓치게 되고 결국 조직변화를 실패에 이르도록 만드는 원인이 된다. 조직에 대한 넓은 시각을 놓치는 것은 필연적으로 문제해결을 위한 효과적인 해결방안에 이르지 못하게 만든다는 사실은 병원에서 조직변화를 시도할 때 중요한 문제이다. 왜냐하면, 병원장인 의사들은 직무 특성상 단기적 완벽성을 기하려고 하기 때문에 장기적이고 광의적 시각을 갖기 어렵기 때문이다. 따라서 병원의 경영자들은 조직의 진단 시 조직을 개방체계로 보는 시각에서 출발해야 한다는 점을 명심해야 한다. 체계는 외부 환경에 얼마나 개방적인가에 따라 다양할 수 있다. 조직과 사람과 같은 개방 체계들은 정보와 자원을 외부 환경과 상호 교환한다. 이들은 자신의 행동을 완전히 통제할 수는 없고, 외부의 힘에 의해 부분적으로 영향을 받는다. 예를 들어, 조직은 원자재의 가용성, 고객의 요구, 타 기업과의 경쟁, 그리고 정부 규제와 같은 환경 조건들에 의해 영향을 받는다. 이러한 외부적 힘들이 어떻게 조직에 영향을 미치는지를 이해하는 것은 조직 내부의 행동들을 설명하는 데 도움이 된다.

개방체계는 위계적인 순서를 갖고 있다는 특징이 있다. 체계의 각 상위수준은 또 다른 하위수준의 체계들로 구성되어 있다. 사회수준의 체계는 조직들로 구성되어 있고, 조직은 집단(부서)들로 구성되어 있고, 그리고 집단은 개인들로 구성되어 있다. 서로 다른 수준의 체계들이 규모나 복잡성과 같은 측면들에서 매우 다양하지만, 이들은 모두 개방 체계라는 점에서 많은 공통점을 지니고 있고, 그런 속성들은 어느 수준의 체계에나 적용될 수 있다. 개방 체계의 핵심속성인 ①투입, 변환, 산출 ②경계(boundaries), ③피드백, ④이인동과성(equifinality) ⑤정렬(alignment)은 다음과 같이 나타낼 수 있다(김민수 외, 2007).

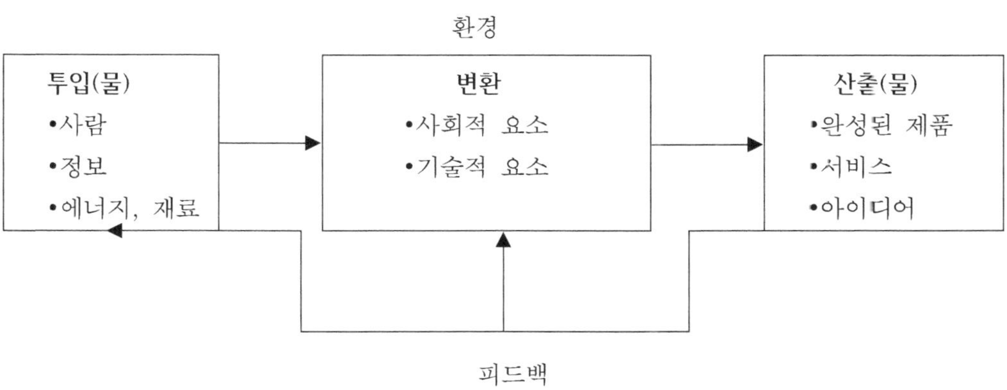

[그림 8-2] 개방 체제로서의 조직

투입(input)은 체계에 들어갈 사람, 정보, 에너지, 재료와 같은 자원들로 구성된다, 투입은 체계의 외부 환경으로부터 얻어진다. 예를 들어, 제조업체는 외부 공급자로부터 원자재를 조달한다. 마찬가지로 병원의 간호실에서는 환자의 상태에 관한 정보를 주치의로부터 전해 듣는다. 각각의 경우에, 체계(조직 혹은 간호실)는 외부 환경으로부터 자원(원자재나 정보)을 획득한다.

변환(transformation)은 투입을 산출로 전환하는 과정이다. 조직에서는 사회적 요소와 기술적인 요소들로 구성된 생산 혹은 운영 기능이 일반적으로 이런 변환을 담당한다. 사회적 요소는 사람들과 그들의 작업 관계로 구성되는 반면, 기술적인 요소는 도구, 기법, 그리고 생산이나 서비스 방법 등을 포함한다. 조직은 투입 자원들을 제품과 서비스로 변환하기 위한 정교한 메커니즘들을 개발해왔다. 예를 들어, 병원은 의사를 비롯한 의료전문가들과 각종 의료장비들을 동원하여 환자들의 병을 고치고 정상 또는 건강한 사람으로 회복시켜 놓는다. 기술적인 요소란 투입을 산출로 바꾸는 그 조직만의 고유한 마법과 같은 것이다. 대학교는 무지한 청년들을 전공분야의 전문가로 바꾸어 놓는다. 이러한 변환과정은 집단과 개인수준에서도 발생할 수 있다. 예를 들어, 병원 내 연구개발 부서는 신약을 개발하기도 하고 새로운 수술법을 개발하기도 한다. 병원의 접수수납계 직원들은 환자나 보호자의 요구사항에 대하여 환자들이 진료프로세스를 이해하고 질병치료를 효과적으로 받을 수 있도록 안내서비스를 제공한다. 이것은 고객의 요구사항이 가치 있는 서비스로 전환된 것이다.

산출(output)은 체계에 의해서 변환된 결과물로서 외부 환경으로 보내지는 것이다. 그러므로 변환된 투입물은 체계를 떠날 준비가 된 산출물이라 할 수 있다. 병원은 아직도 폐쇄적이라는 비판을 받고 있지만, 산출과정에서는 필연적으로 조직의 외부로부터 '좋다', '나쁘다'와 같은 평가를 받게 되고 또 그 결과는 투입으로 피드백 되는 순환과정을 거친다. 병원이라는 체계 역시 산출과정에서 좋다는 평가를 받으면 더 분발할 수 있고, 또는 나쁘다는 평가를 받으면 체계를 외부환경이 요구하는 대로 변화를 시도하려고 노력할 가능성이 높다.

3. 의료서비스 조직의 개발

1) 조직개발의 의의

조직개발(organizational development)이란 조직의 유효성을 높이기 위하여 변화담당자의 개입과 지도하에 개인, 집단 및 조직수준에서 수행되는 포괄적이고 장기적인 변화에 대한 계획적인 접근법이다. 이와 같은 정의에 나포되어 있는 조직개발과 관련된 특징들을 살펴보면 다음과 같다.

첫째, 조직개발은 변화를 강조한다. 조직개발은 조직에서 변화를 관리하는데 체계적이고 계획적인 접근법에 대한 필요성에 의해서 추진된다. 즉, 자발적이고 체계적이지 못한 조직변화의 기법과는 구별된다. 여기서 자발적이라는 뜻은, 한 병원에서 어떤 개인이 자신이 속한 부서를 변화시키고 싶다고 해서 되는 것이 아니라 한 부서의 변화와 개발도 전체 병원의 장기적이고 전략적인 변화목표에 맞추어 변화되고 개발되어야 한다는 뜻이다.

둘째, 전략적 문제에서 접근할 수 있다. 병원 조직을 새롭게 변화시켜나가는데 있어서 가장 중요한 문제는 경쟁 환경에 직면하고 있다는 전략적인 문제이다. 병원은 지속적인 성장을 위해 과연 의료서비스를 제공할 것인지, 어떤 시장에서 경쟁할 것인지, 환경과 어떻게 조화를 이룰 것인지, 변화하는 상황을 따라가기 위해서는 어떻게 변화해야 할 것인지를 정하는 것이 필요하다. 전략적 문제의 해결을 위한 방법으로는 통합된 전략의 변화, 인수 및 합병, 제휴 및 네트워크의 개발, 조직학습 등이 포함된다. 여기에서 통합된 전략의 변화란 계획된 변화가 전략경영에 어떻게 가치를 더할 수 있는지를 보여주는 포괄적인 개입방법이다. 내외부적인 분열과 갈등에 대비하기 위해 사업전략과 조직시스템이 동시에 변해야 한다는 것은 당연한 것이다.

셋째, 기술 및 구조적 문제에서 조직개발에 접근할 수 있다. 병원의 리더는 다양한 부서들에 대하여 수행할 정확한 업무를 할당하고, 부서들을 전략적으로 통합하는 방향에서 이들을 조정할 수 있는 방법을 결정해야 한다. 또한 변화하는 소비자 욕구를 파악하여 의료서비스를 어떻게 제공할 것인지와, 이 목표를 달성하기 위해 일과 사람을 어떻게 새롭게 연결시킬 것인지도 결정해야 한다. 이러한 기술과 구조적인 문제를 해결하기 위해서는 조직재설계, 직원 관여, 작업재설계와 같은 방법들이 활용될 수 있다.

넷째, 인적자원의 문제에서 조직개발에 접근할 수 있다. 병원에서 인적자원의 문제는 어떻게 유능한 인력을 유인하고 이들을 위한 목표의 설정, 평가 및 보상, 경력개발 및 스트레스 관리를 해주느냐의 문제이다. 실제로 미국에서도 헨리포드

의료원 같은 경우 미래에 대비한 혁신을 추진하는데 있어서 지속적 재정적 안정의 도모, 역량 있는 전문의와 직원의 채용 및 유지와 같은 전략을 우선적으로 추진해야 한다는 점을 강조하고 있다(Shortell and Kaluzny, 2006).

다섯째, 사회적 과정의 문제 관점에서 조직개발에 접근할 수 있다. 병원 조직에서 사회적 과정의 문제는 커뮤니케이션과 의사결정, 리더십, 집단역학 등과 같이 조직구성원 간에 발생하는 사회적 과정에 관한 문제이다. 이와 같은 문제를 해결하기 위한 방법으로는 갈등 해결, 팀 빌딩 등과 같이 일반적인 조직개발 기법을 포함하여 상호 커뮤니케이션과 같은 사회적 과정에 초점을 맞추는 조직개발 방법들이 있을 수 있다.

2) 조직 개발의 기법

병원 조직이 높은 수준의 효과성을 달성하기 위해서는 한 가지 영역에서의 해결책과 또 다른 영역에서의 해결책이 조화를 이루는 것이 중요하다. 즉, 경쟁우위를 위한 의사결정을 내렸을 때는 그것이 조직의 구조, 목표 설정, 보상, 의사소통, 문제해결 등의 과제와 조화를 잘 이루도록 해야 한다. 조직개발(organizational development : OD)은 조직변화의 한 방법으로서 조직이 환경에 적응하고, 본래의 효과성과 효율성을 낼 수 있도록 취하는 기법을 말한다(송계충, 정범구, 2006). 따라서 조직개발에는 주로 이에 대한 전문가가 참여하여 변화를 돕게 된다는 점을 병원의 리더들은 인식하고 있어야 한다. 또한 병원의 리더들은 구조라는 체계에 초점을 맞출 것이 요구된다. 그 이유는 구조가 조직 전체에 산재해 있는 업무를 개인이나 집단에 할당할 수 있는 단위로 구분해주고, 전체의 업무를 완성하기 위해 하위의 단위들을 서로 조정할 수 있도록 선택된 기본적인 조직화 양식을 의미하기 때문이다. 병원의 리더가 좁은 시야에서 구조를 보는 이러한 관점을 갖지 못할 때 변화하는 환경에 적응하기 위한 조직개발은 실패할 가능성이 크다. 조직개발 기법을 개입의 깊이와 목표 수준에 따라 구분하면 다음과 같다.

(1) 카운슬링(counseling)

변화담당자가 대인관계에서 문제가 있는 사람을 한 사람 씩 혹은 소집단으로 만나서 상담해 주는 기법이다. 리더는 상대방이 조직 내에서 다른 사람들이 어떻게 행동하기를 기대하고 있는지를 인지할 수 있도록 도와주는 코치역할을 해야 한다.

(2) 과정자문법(process consultation)

변화담당자가 집단과 만나 집단 성원들의 의사소통, 리더십, 문제해결, 협력과 같은 집단과정을 점검하고 수정하는 것을 도와준다. 이것은 집단의 구성원들이 조직에 내포되어 있는 과정의 문제에 보다 많은 관심을 집중하도록 함으로써 집단을 보다 효과적으로 만드는데 목적이 있다.

(3) 제3자 중재(third-party peacemaking)

변화담당자가 집단 간 또는 집단 내 의사소통을 촉진함으로써 집단 간 오해를 해결하려고 시도하는 개입법이다. 변화담당자가 제3자적인 입장을 취하는 전략으로 집단들 사이에 직간접적으로 의사소통을 촉진시키고자 한다.

(4) 조사연구 피드백(survey feedback)

변화담당자가 중요하거나 문제가 되는 것을 설문으로 작성하여 조사하고, 그 결과를 서로 공유하는 것이다. 조사연구피드백은 첫째, 조직의 목표에 맞추어 사전계획을 세우고 조사 대상자와 질문의 내용을 정한다. 둘째, 조사연구 설문지를 작성하고 배포한다. 셋째, 설문지에 응답한 모든 사람들도 설문조사 결과를 알도록 하고, 넷째, 각 부서나 팀별로 해당되는 조사결과에 대하여 개선방향에 대한 토의를 하도록 유도한다.

(5) 역할분석법(role analysis technique)

역할기대를 명확히 함으로써 사람들이 효과적인 작업관계를 형성하고 유지하도록 도와주는 방법이다. 효과적인 진행을 위해서는 평소 역할 수행에 문제가 있는 역할담당자가 변화담당자와 대면하여 절차에 대하여 안내를 받고, 집단 속에서 자신이 분석한 내용들에 대하여 발표를 한다. 참석한 사람들로부터 역할에 대한 수정요구를 받고 다시 정리를 한다. 여기에 변화담당자가 자신의 기대를 추가함으로써 문제가 있는 역할담당자가 앞으로 수행할 역할들을 분명히 드러내 보인다.

(6) **팀 구축법**(team building)

팀의 유효성을 개선하고 증대시키는 것이다. 작업팀 구성원이 한자리에 모여 팀의 기능에 대한 자료를 수집하고, 서로 분석하여, 기능과 효과를 높이도록 수정하는 기법이다. 팀 구축법은 흔히 사용되는 조직개발기법으로 집단의 과업목표의 설정과 집단 구성원들의 효과적인 과업목표 수행과정의 개발을 위한 것이다. 함께 일하는 사람들이 한 자리에 모여서 집단의 과정을 평가하고 수정하는 것이 기본이다. 이와 같은 노력을 통하여 집단 구성원들이 공동의 목표를 이해하고 관여도를 높이도록 한다. 집단에서 유용한 모든 기능과 능력을 이용하기 위해 가능한 모든 집단의 성원이 참여하는 것이 효과적이다.

(7) **집단 간 투영**(intergroup mirroring)

여러 집단으로부터 차출된 대표자들이 서로 상호작용 하는 다른 집단의 구성원들에게 자신들이 느낀 바를 말해주는 개입방법이다. 이와 같이 차출된 사람들의 집단을 호스트집단이라고 하는데 이들은 정기적으로 모여서 다른 집단에 대한 의견을 제시함으로써 집단이 안고 있는 문제점을 발견하도록 하고 부서나 팀을 변화시켜나가도록 한다. 관리부서는 간호부서에 대하여 간호부서는 진료부서에 대하여 평소 느끼는 문제점과 개선점을 말해줌으로써 해당 부서의 리더는 이런 의견을 참고하여 부서를 개발해나갈 수 있을 것이다.

(8) **조직적 대면**(organizational confrontation)

조직 내 상호 이질적인 집단에서 계층과 무관하게 토론 참여자들을 뽑아, 기업의 내적 상태를 평가하도록 하는 것이다. 물론 이러한 식으로 여러 집단을 만들어 토론을 시킬 수 있다. 우선 분위기를 형성하는 단계가 필요한데, 이를 위해 경영자가 조직적 대면을 하는 목표를 밝힌다. 다음으로는 서로 이질적인 구성원들이 모이는 집단을 여러 개 구성하고 서로 토론을 하도록 한다. 서로 의견을 나누는 과정에서 조직 내 존재하는 문제점들을 인식하고 이를 해결할 수 있는 정보를 공유하도록 한다. 그리고 행동으로 옮길 개선 목록을 작성한다. 이때에는 주제와 개선의 범위가 확정되도록 한다. 각 부서에서는 리스트가 작성된 대로 수행을 한 후 4주 내지 6주 사이에 다시 모여서 보완점을 논의하고 더욱 강력한 변화추진을 하도록 한다.

(9) **감수성훈련**(sensitivity training)

자신에 대한 의식과 타인에 대한 민감성을 증대시키는 기법으로 T그룹 훈련이라고도 한다. 먼 곳에 가서 서로 잘 모르는 사람과의 다양한 대화와 토론으로 서로의 감정과 가치 그리고 행동을 잘 이해할 수 있도록 하는 훈련이다. 현장에서 흔히 이루어지는 감수성훈련은 처음에는 가벼운 주제로 시작하여 관심 주제에 대한 감정적인 표현까지 허용하도록 한다. 심지어는 적개심마저도 표출이 용인된다. 하지만 이때 다른 사람의 의견에 대하여 어떤 비판을 할 수가 없도록 되어 있기 때문에 다른 사람들의 감정을 이해하고 자신의 고정관념이나 현실에 맞지 않는 가치관을 해체하는 결과를 가져오게 만든다.

(10) **팀 개발법**(team development)

계속적 경험으로서 작업 그 자체와 동시에 이루어지는 것으로 새롭고도 더욱 효과적인 팀 운영방법을 파악하고 수립하는 학습 과정이다. 이것은 함께 일하는 사람들이 만나서 집단과정을 평가하고 수정하도록 하는 것이다. 이러한 모임을 통하여 참가자들은 더 높은 팀워크를 갖추게 된다. 이 방법이 실제로 효과를 보기 위해서는 변화담당자가 팀의 기능을 지속적으로 검토하고 평가하여 새로운 효과적 팀 운영방법을 도입하여 적용하는 것이다.

(11) **집단 간 팀 구축법**(intergroup team building)

두 집단이 각자 하나의 목록에는 상대 집단에 대한 자기 집단의 지각, 생각, 태도를 기입한다. 그리고 다른 목록에 상대 집단이 자신들에 대해 어떻게 지각할 것인가에 대한 생각을 기입한다. 그리고 두 집단이 만나 토의하지 않고 목록만을 대조한다. 그 후 다시 각 집단은 따로 모여 문제의 해결에 필요한 주요 이슈의 목록을 작성한다. 그리고 다시 함께 모여 이슈의 목록을 비교하여 우선순위와 행동방식을 정한다.

(12) **개방시스템계획**(open system planning)

병원 조직을 둘러싸고 있는 각종 이해관계자 집단을 확인하고, 그들의 요구를 심도 있게 파악하며, 조직을 개발하는데 영향을 미치는 제약조건을 조사하여 조직 내 변화의 방향을 찾아보는 것이다. 이 개입방법은 첫째, 조직 구성원들 간에 토론을 통하여 조직의 핵심사명과 목표 및 존재이유를 확인해야 한다. 둘째, 중요한 이해관계자 집단을 확인하도록 한다. 조직의 목표를 달성하는데 영향을 미치는 이해관계자 집단을 확인한다. 셋째, 조직과 이해관계자 간의 현재의 관계 상태를 기술한다. 그리고 중요성과 관계의 지속성 여부를 판단한다. 마지막으로는 중요성을 인식하기 위한 행동, 원만한 관계를 지속시킬 수 있는 방법들을 수행하도록 한다.

3) 의료서비스 조직의 개발 방향

병원이 위치한 지역의 인구가 서서히 감소하거나 농어촌지역에서 특수한 진료를 지원하는 특수 분야의 전문가들이 도시지역으로 이동하는 것은 자연스런 생태학적 변화이다. 이처럼 오랜 기간에 걸쳐 조직을 지탱해주던 환경의 쇠퇴나 자원 기반이 조직의 운영을 지탱하기 어려울 정도로 상당히 감소하면 조직은 쇠퇴한다. 조직의 쇠퇴는 기본적으로 소비자의 수요가 축소하거나 수요가 변화하기 때문인데, 시장이 변화하기 때문이든지 경영상의 잘못을 저지르든지 어떤 조직이나 일시적이든지 장기적이든지 쇠퇴의 기간을 겪게 된다. 오늘날은 갈수록 병원을 둘러싸고 있는 환경이 복잡해지고 변화의 강도가 커지고 있기 때문에 조직이 지속적으로 성장한다는 보장도 없다. 2008년 말 미국의 모기지론 붕괴로 촉발된 각종 대기업과 금융기관 등의 몰락과 함께 국내적으로도 얼마 전까지만 해도 최소한 겉으로는 아무런 문제가 없어보이던 기업들이 워크아웃을 신청하는 등 쇠퇴의 길을 걷고 있다. 몇몇 중견 건설업체들을 비롯하여 금호타이어, 쌍용자동차, 대우차판매회사 등이 그 대표적인 기업들이다. 1997년 IMF 구제금융위기를 겪으면서 많은 병원들이 쇠퇴의 길을 걸은 이후 2010년 이후 병원업계는 인구의 감소와 노인인구의 증가, 출산율의 감소와 같은 또 다른 환경의 쇠퇴로 급성기 질환자, 산모, 유아들을 대상으로 한 병원들의 경영이 급격히 위축되고 있다. 이들은 급기야 노인요양병원으로 전환되거나 시장에서 사라지는 생태학적 변화를 겪고 있다. 또한 60만 명 이상의 수험생과 80% 이상의 대학진학률 속에서 그동안 영화를 누려온 지방 사립대학들을 보더라도 2018년 이후 급격히 감소하는 수험생 수와 대학에 대한 대중의 인기 하락으로 쇠퇴의 길을 걷고 있다.

조직은 언제든지 쇠퇴할 수 있다는 가정 하에 경영이 이루어질 수밖에 없다. 조직이 몰락하는 중요한 이유에는 위축이나 취약성, 그리고 환경의 쇠퇴 등이 있지만, 무엇보다도 그 원인은 급격한 성장과 비효율적 통제에 기인하는 경우가 많다. 조직의 흥망성쇠를 보면, 우선 역사가 오래될 경우 종종 운영이 비효율적이 된다. 과도하게 관료화되면서 긴장감을 잃고 외부 환경에 맞서서 신속하게 혁신을 수행하지 못하는 경우가 증가하면서 위축되게 된다. 위축은 환경에 대한 적응력을 떨어뜨리고 조직 내부에 창조성과 도전감을 불러일으키지 못한다. 특히 성공을 경험한 조직들은 성공하기 위해 만든 기존의 제도와 문화에 익숙해 있기 때문에 새로운 환경에 대응할 수 있는 새로운 방법을 만들어내는데 느리고 게을러진다. 조직이 위축되는 신호로는 간부 수의 증가, 효과적 의사소통과 협조의 부재, 시대적 요구와 동떨어진 조직구조 등이 있다. 또한, 어떤 조직은 주어진 환경에서도 발전할 기회를 잃고 무능해지는 경우가 있는데, 이와 같은 취약성은 완전하게 자리를 잡지 못한 아마추어 신생 조직들에게서 자주 발생한다. 그들은 소비자들이 만족할 만한 완전한 기술력을 갖지 못하였거나 환경에 맞는 전략을 수립하지 못함으로써 시장기회를 상실한다. 취약성을 가지고 있는 조직들이 새로운 시장에 성공적으로 진입하기 위해서는 그들이 접해있는 환경영역에 대한 정의를 새롭게 할 필요가 있다.

예를 들어, 2015년에 인구 150만 명의 한 광역시에 새로 개원한 300병상 규모의 종합병원의 경우 원래 초빙하고자 했던 의사들의 이탈, 간호사 확보의 실패, 홍보 미숙 등의 이유로 2019년까지도 병상의 30%도 채우지 못하고 있다. 도시의 인구통계적 여건상 300병상의 80% 정도는 충분히 채울 수 있을 것이라는 전문가 집단의 예상을 깨고 여전히 빈사상태로 운영되고 있는 것이 현실이다. 직원들의 임금이 제때 지급되지 못함으로써 직원들의 이직이 빈번하고, 이런 사실이 지역사회에 소문이 남으로써 병원의 회생 가능성은 점점 낮아지고 있다는 분석이다.

조직의 경영에서는 과거에 양호했던 환경이 쇠퇴함으로써 조직도 동시에 쇠퇴하는 경우가 자주 일어난다. 환경의 쇠퇴는 조직을 뒷받침해줄 가능한 자원이 감소되는 것을 말한다. 그 대표적인 사례가 지방 사립대학이 존립의 기반이던 수험생 부족으로 빈사상태로 가고 있는 것이다. 환경의 급속한 변화로 조직운영을 뒷받침해줄만한 자원을 충분히 확보하기가 어려워질 때 조직은 영업을 축소하거나 다른 영역으로 이동해야만 한다. 의료서비스의 국내시장도 포화되었다는 진단이 나오고 있기 때문에 의료서비스의 제공도 국내시장에만 국한할 것이 아니라 외국시장의 확대도 필요하다. 외국 시장의 개척은 외국의 수요자를 모으는 방법과 외국 현지로 나가 현장에서 의료서비스를 제공하는 방법이 있다. 이 두 가지를 모두 성공시키기 위해서는 장기적으로 병원의 체질 개선이 필요하다.

의료분야는 급속한 성장과 변화에 직면하는 역동적이고 복잡한 산업분야이다. 미국의 경우 2011년도에 이미 의료산업과 관련된 지출이 GDP의 17%를 넘었다. 의료에 대한 궁극적인 정의와 의료의 전달(환자의 집이나 집과 같은 환경에서 받는 치료의 한 형태), 금융, 그리고 의료서비스에 대한 접근성에 영향을 주는 논쟁은 이제 국회의사당에서 수시로 이루어지고 있고 의료서비스 제공자와 수혜자 간의 일상적인 상호작용 속에서도 격렬하게 이루어진다. 의료정책 참여자인 국가, 국민, 의료공급자 및 제3자 단체 간의 갈등도 다양하게 노정되고 있다. 따라서 의료산업분야는 환경변화에 부응하여 조직개발 이론을 적용해 볼만한 대표적인 예라고 할 수 있다.

소프트웨어 개발, 제조업 혹은 소매업과 같은 여타 산업들과 비교해볼 때, 의료서비스 산업은 몇 가지 차이점이 있다. 즉, 건강의료 시스템의 핵심 구성요소라고 할 수 있는 병원은 기본적으로 이익을 주목적으로 삼지는 않지만, 조직을 운영하고 관리하는데 필요한 수익을 지속적으로 창출해야 하는 상황에 놓여 있는 것이 사실이다. 병원 경영은 정부에 의해 엄격히 통제되고 개인이 지불하는 50% 의료비용 외 수익의 대부분은 정부의 심사를 받아 국민건강보험 구좌로부터 지급받는다. 병원은 환자의 병원비 지불 가능 여부에 관계없이 진료를 해주도록 요구받으면서도, 장례식장이나 식당, 건강검진사업 등 다른 영역에서는 수익을 증진시키도록 환경의 압력을 받고 있다. 또한 한국에서 의료소비자는 보장성이 강화되고 있는 가운데 어느 병원에 갈 것인지, 어디에서 외래서비스 받을 것인지와 같은 의료서비스 구매의사결정을 할 때 경제적 비용은 크게 고려하지 않는 경향이 있다.

갈수록 의료서비스산업을 둘러싸고 있는 환경이 부정적으로 변하고 있고, 정치·경제적으로 어려운 상황에 직면하고 있음에도 불구하고, 조직의 개발은 의료 환경변화에 대응하여 조직의 생존에 긍정적 영향을 줄 수 있기 때문에 꾸준히 추진될 필요가 있다. 병원 조직개발은 효과적인 문화, 인적자원관리시스템, 전문가의 효과적인 활용을 최대화하기 위한 작업과 프로세스의 재설계, 이해관계자와 그들 간의 신뢰회복 측면에서 다음과 같이 이루어질 수 있다.

첫째, 미국의 경우를 보면 2000년대 이전에는 병원의 조직개발을 인수합병에서 초점을 두었는데, 이것은 몇몇 문화의 통합, 인력개발시스템 그리고 작업과정 개선문제 등이 그 배경이었다(Institute of Medicine, 2001). 하지만 최근 들어 인수합병의 초점은 핵심 이해관계자의 관심을 끌고 유지시키며 환자의 안전을 중요시하는 보다 효과적인 문화를 창조하는 쪽으로 전환되고 있다. 시장의 신뢰회복이 필요하다고 하는데 그것은 의료서비스 분야의 모든 이해관계자가 환영하고 지원하며 관심을 가질 수 있는 문화를 창조해야 한다는 것을 의미한다. 개방과 학습문화를 창조하는 것은 환자의 안전과 책임문제에 대해 증가하는 관심을 다루기 위해 중요하다. 또한, 고객과 의사, 피고용자가 소속감과 신뢰감을 가지는 의료시스템은 조직의 경쟁우위를 달성하는데 도움이 된다. 채용, 오리엔테이션, 성과관리 및 기타 관리시스템이 조직문화와 적합성을 갖도록 하는 방향이어야 한다. 조직문화의 변화와 유의미한 일을 만들어 내는 것은 장기적인 금전적 보상만큼이나 중요하다.

오늘날 미국의 병원업계에서 이루어지고 있는 조직개발에 대한 기회와 관련된 이슈는 다음과 같다.

-환자진료 환경의 기반이 되는 최고경영자의 진료철학
-가시적이고 가까이 할 수 있는 리더
-단위(unit), 병원 전체 수준에서 이루어지는 의사결정에 임상간호사의 참여
-간호진과 일대일로 빈번하게 상호작용 하는 관리자
-문제 상황을 확인하고 결정하는 품질 보증 프로그램
-전문 간호사의 자치권을 인정하는 간호 행정
-간호사가 지속적으로 자기개발을 하도록 격려하는 리더십

둘째, 병원 조직개발의 방향은 효과적인 인적자원관리시스템을 구축하는 것이다. 병원의 리더는 조직개발을 통하여 고용주가 우수한 인력을 유인하고 보유하는 능력을 강화하도록 하는 시스템과 서비스를 창조하도록 해야 한다. 강력하고 독특한 훈련과 개발 프로그램, 증가하는 책임을 감당할 수 있도록 하는 훈련과 노동의 기회를 제공하는 경력계획, 새로운 기술을 갖춘 직원, 노동-가족 프로그램, 다양하고 친근한 정책, 그리고 유연한 스케줄 혹은 작업할당 선택권을 위한 멘토링 프로그램 등도 개발되어야 한다. 직원을 위한다는 노력을 보여주는 다양한 복지 관련 프로그램들은 우수한 인력을 유지하는데 있어서 매우 중요하다는 것을 인식하는 것도 중요하다.

병원 경영이 갈수록 어려워지고 있다는 전제하에 간호사를 비롯한 병원 직원들에게 가해지고 있는 스트레스와 그로 인한 쇠진, 직업병 문제, 자발적 퇴직은 오늘날 병원경영이 안고 있는 심각한 문제이다. 특히, 간호업무의 작업환경은 모든 유형의 작업환경 중에서 업무관련 개선요구가 가장 많은 곳으로 알려져 왔으며 점차적으로 높은 스트레스와 전문적인 불만족을 주는 것으로 조사되고 있다. 이처럼 최근 의료인의 작업환경의 질이 심각할 정도로 쇠퇴하고 있기 때문에 고용주의 관심과 실천을 증가시키고, 노동생활의 질을 향상시키기 위해 조직구성원을 지원하는 조직개발 개입이 필요하다.

셋째, 효과적인 직무와 작업설계가 이루어지도록 해야 한다. 미국의 경우 간호

사의 첫 번째 관심사는 자신이 매일 행하는 업무의 증가량이라고 한다. 또 다른 조사는 이직의 일차적 이유가 자신의 기술과 능력을 활용할 수 없기 때문이라고 밝혔다. 따라서 직무 재설계가 절대적으로 필요하다. 노후인력과 복합적인 노동-가족 요구를 가진 이들에게 업무를 맞추고, 증가하는 많은 업무량에 대응하며 전문가를 보다 효과적으로 활용하기 위한 방안이 나와야 할 것이다. 직무재설계와 프로세스 재설계는 새로운 치료기술이나 정보 기술의 채택으로 발생할 작업상의 변화에 대처하는 데 효과적인 방법이 되기 때문이다.

넷째, 병원의 관리자는 갈등해결과 신뢰 회복을 위한 기술력을 높여 나가야 한다. 갈등은 일정 수준을 지나면 개인의 정신을 소진시키고 조직의 정상적 기능을 방해하기도 한다. 조직에서 발생하는 갈등에는 개인 간 갈등과 집단 간 갈등이 있다. 개인 간 갈등은 둘 또는 그 이상의 개인 간에 태도, 행동 그리고 목표가 대립상태에 있는 경우 발생한다. 이러한 형태는 역할 갈등(role conflict)이나 역할 모호성(role ambiguity)에 의해 발생한다. 조직에서 역할(役割)은 바라보는 사람에 따라 기대하는 것이 다르다. 예를 들어, 병원 감독자의 역할에 대하여 병원 측은 조직의 정책을 잘 집행해주기를 원하는 기대를 할 것이나 현장에 있는 직원들은 그들의 입장을 대변해주기를 기대할 것이다. 이처럼 동일한 직위역할도 바라보는 주체에 따라 다른데 이러한 역할 기대의 차이가 관련 주체 간에 갈등을 유발한다. 특히 주어진 역할이 모호할 경우 관련 구성원간의 역할에 대한 기대감 인식의 차이는 더욱 커지게 되어 관련 주체간의 갈등이 발생할 수 있다. 관리자와 직원 또는 관리자와 관리자 등 상호작용 주체간의 갈등은 대개 두 가지 원인에 의해 나타난다. 그 하나는 정책, 실무, 계획 활동에서의 견해 차이와 같은 실질적 쟁점의 불일치이다. 이런 경우 협상이나 문제해결 노력에 의해 갈등이 해결될 수 있다. 다음으로는 불안, 불신, 거부 등 감정적 관계에 의한 갈등이다. 이러한 경우는 당사자들의 지각의 수정과 긍정적 감정의 증대로 갈등을 해결해야 한다. 인지적 갈등은 창의적 문제해결에 도움이 될 수 있으나, 감정적 갈등은 집단의 문제해결 노력에 방해가 된다.

개인 간에 발생하는 갈등의 기본적인 성격은 상대방을 경쟁상대로 인식하느냐 협동상대로 인식하느냐에 따라 다르다. 경쟁상대로 인식할 경우 상대방 세력을 약화시키고, 약점을 알아내려는 의심 많은 태도를 보이며, 의사소통이 거의 없거나 왜곡되어 있다. 협동상태에서는 상호이해와 협력으로 후원적 반응을 보인다. 따라서 병원의 리더는 구성원들이 조직 내에 존재하는 경쟁 상태를 협동 상태로 지각하도록 이해시키고 유도하는 노력이 필요하다.

다른 사람에 대한 협조적 자세를 갖게 될 경우와 자신의 입장을 굽히지 않고 얼마나 단호한 입장을 취하는가에 따라 협력(協力), 순응(順應), 강제(强制), 회피(回避)로 구분할 수 있다. 즉, 집단생활에서는 다른 사람의 입장도 들어주면서 자신의 주장을 관철시키기 위하여 협력방안을 찾아보는 것이 필요하다. 이것이 불가능하면 상호 조금씩 양보하는 타협이 있을 수 있다. 자신이 일방적으로 유리할 경우는 경쟁을 하려고 할 것이며, 불리할 경우 순응을 하려고 할 것이다. 상대방에 대한 협력이나 자신의 주장을 관철시킬 필요가 없을 경우에는 회피하면 된다.

한편, 갈등을 빚는 당사자가 아닌 관리자의 입장에서 본 관리방안은 회피, 무마, 타협, 대결, 강제 등의 방법이 있다. 회피는 중립, 대답지연, 단순한 사실 전달로 피하는 것이다. 무마(撫摩)는 시간이 지나면 쉽게 해결할 것으로 덮어 버리는 것이다. 이러한 회피나 무마는 갈등의 원인을 본질적으로 제거하지 못해서 다시 갈등이 재현될 소지가 있다. 대결(對決)은 노출된 쟁점에 대해 타협하여 받아들이도록 하는 것이다. 강제적 방법은 공식적 지위를 사용하여 압력을 행사하는 것인데, 갈등해결의 효과가 빠르긴 하지만 불합리하다고 생각하는 당사자는 불평을 내면화하고 향후 업무처리에서 소극적 태도를 갖게 될 가능성이 크다.

병원 조직 내에서 나타나는 집단 간 갈등은 계층 간 갈등, 기능 간 갈등, 라인과 스탭 간의 갈등, 비공식 및 공식적인 조직 간의 갈등 등 다양한 형태로 나타난다. 갈등의 원인은 업무상 상호 의존도가 높은 경우, 각 부서 간 업무 영역이 불명확한 경우, 타 부서에 종속적일 경우, 단위 부서별 경쟁에 의한 보상이 이루어질 경우, 진료담당 의사는 의료서비스의 품질을 높이려고 하고 예산부서는 원가를 절약하려고 하는 것과 같이 부서 간 고유 업무로 인한 충돌이 있는 경우, 그리고 공동 자원의 배분 등이 있다. 이와 같은 집단 간 갈등을 해소하는 기본적인 방법으로는 다음과 같은 것들이 있다.

-두 갈등 집단 모두에 영향을 미칠 수 있는 상급자가 조정한다.

-두 집단이 공동으로 업무처리의 표준적인 실무절차를 설정한다.
-갈등이 있는 두 집단을 하나의 부서로 통합한다.
-두 갈등 집단의 목표보다 상위에 속하는 목표를 도입한다.
-자원을 확충하여 두 집단의 욕구를 충족시킨다.
-두 집단 간에 의사소통을 활성화 시킨다.
-두 집단 간 갈등을 조정해 주는 연락역할 담당자나 전담 조정자를 임명한다.

또한, 조직에서 상위 목표가 설정되면 이를 두고 이해관계가 걸린 두 집단 간 갈등은 흔하게 발생한다. 이를 해결할 수 있는 6단계 방법을 살펴보면 다음과 같다.

· 1단계 : 갈등 당사자 두 집단은 각각 자신의 집단 상황과 요구에 대한 항목 리스트를 만든다.
· 2단계 : 두 집단은 작성한 목록을 서로 교환하되 단지 듣기만 하고 설명이나 토의를 자제한다.
· 3단계 : 각 집단은 각자 모임을 갖고 그 목록을 분석하여 상대방과의 견해 차이를 인식한다.
· 4단계 : 두 집단은 다시 만나서 각자 수정한 방안을 교환하며 결합된 공동 목록을 작성한다.
· 5단계 : 결합된 공동 목록에 기초하여 두 집단은 갈등 해결에 이르는 일련의 행동계획을 수립한다.
· 6단계 : 두 집단은 행동계획의 실행여부를 감시하고 계속적인 접촉을 가지며 보충적 회합을 한다.

4) 효과적인 의료서비스 조직의 개발

의료서비스 조직의 리더들은 갈수록 새로운 도전에 직면하고 있다. 조직에서 리더의 기본적 활동은 조직관리, 성과관리, 사람관리 세 분야이다. 따라서 리더는 조직개발이 잘못 이루어지면 리더로서의 역량이 부족한 것으로 인정받을 가능성이 높다. 병원의 리더에게 있어서 조직개발을 성공적으로 추진하기 위한 방법의 원리가 무엇인가를 찾아내는 일이 조직개발을 성공시키기 위한 과제가 될 것이다. 우선, 리더가 구성원들에게 조직 개발의 필요성을 설득할 때 전략적 성과와의 연관성을 입증해야 한다. 조직 개발에서의 주된 논의는 근로자의 생활의 질 향상 문제에 초점을 맞추어야 하는지, 아니면 성과의 개선과 시스템의 개선 문제에도 동일하게 초점을 맞추어야 하는지에 관한 것이다. 즉, 노동력 부족과 빈약한 재정 상태의 개선을 위한 전략을 다루어야 한다. 원가 우위, 진료서비스의 탁월성, 그리고 시장 점유율 확대와 같은 조직의 성과달성을 돕고 경쟁우위를 지속시키는 조직의 전략적 성과문제와 명확하게 연계되어야 한다. 전략적 성과문제와 조직개발 노력의 연계 중 하나는 의료업무와 조직개발기술 및 지식이 조직성과에 어떻게 영향을 미치는지를 이해하고, 다른 하나는 전략실행을 위해 선택된 문제를 명확히 하는 전문적인 능력을 말한다. 각 지역마다 치매안심센터가 운영되고, 2019년부터는 커뮤니티 케어의 추진이 강화되고 있는 의료환경의 변화로 볼 때 외부 전략들 간의 상호연결성의 증대, 구조적인 통합, 그리고 인적 시스템의 향상은 의료서비스 분야에서 리더의 확장된 조직관리 업무 영역으로 부상하고 있다.

다음으로 리더는 단기적으로 흥미 위주의 기분 좋은 훈련과 개발보다는 신뢰와 학습에 기초한 새로운 조직문화 구축과 같은 지속적인 경쟁우위를 위한 시스템적인 문제와 조직개발 개입에 대한 관심을 조직 전반에 설득적으로 촉구할 수 있어야 한다. 즉, 조직의 생사문제에 집중하여 환자의 증대된 욕구를 충족시키기에는 충분하지 못한 인력, 설비 및 재정과 같은 부족한 역량의 위기와 조직개발을 결합시킴으로써 더 신속한 치료, 혹은 더 시스템적인 문제해결을 가져오도록 하야 한다. 특히, 병원의 리더는 의료분야에서 발생하는 새롭고 독특한 변화에 대응하기 위해 특정 분야에 대한 차별화된 역량을 지속적으로 재평가하고 재정의 하는 일을 게을리 해서는 안 된다. 특정분야에 대한 역량을 지속적으로 재정의 하는 문제는 관리자에게는 물론 의료전문가 및 각 부서장들에게도 중요하다. 여기에는 리더를 위해 향상된 지식과 기술, 중요한 법률적 문제에 대한 접근과 변화의 원칙에 따른 실행문제가 해당된다. 국내적으로 의료산업의 선도적 병원들을 보면 리더십, 전략, 의료시설의 재구축, 인적 자원문제, 그리고 변화관리에 대한 새로운 교육과 문화의 창조를 이루어내고 있다.

마지막으로 병원의 리더는 시스템 내부와 외부 간 다양한 부분의 통합이 촉진되도록 해야 한다. 병원 내부 시스템과 외부 시스템과의 융합 내지는 통합 혁신의 지연은 의료산업분야에서 다양하게 이루어질 수 있는 확장을 제한할 뿐만 아니라 비용의 낭비를 가져온다. 예를 들어, 외국인환자 유치기관, 관련 정부기관, 보험회사, 자치단체와 단절된 의료서비스 시스템은 자칫 계약된 외국인환자 입국의 지연, 의료분쟁의 발생 시 국제문제 비화 등으로 발전하기도 한다. 따라서 관련 이해 집단들 사이에서 성과를 향상시키려는 새로운 변화와 관련하여 의료서비스를 개선시키기 위해 통합을 촉진시키고 한정된 자원을 효과적으로 활용하도록 하기 위한 새로운 노력이 요구된다. 병원의 리더가 의료서비스를 중심으로 연결되어 있는 모든 이해관계자들을 물리적, 심리적으로 통합하고 공동체를 구축하는 것은 향후 젊은 인력들이 개인화, 개성화되고 글로벌화가 심화되며 노인인구가 지속적으로 증가하는 환경변화에 대응하기 위한 매우 중요한 과제이다.

4. 의료서비스의 혁신

1) 의료서비스 환경의 변화

최근 각 병원마다 의료서비스의 혁신이 추진되고 있다. 마치 모든 병원들이 의료서비스의 혁신을 의무처럼 여기고 있는 듯하다. 하지만 혁신의 성공 비율이 10% 안팎이라는 것은 잘 알려진 사실이다. 따라서 의료서비스의 혁신이 성공적으로 추진되기 위해서는 의료기관을 비롯한 민간부문의 자발적이고 창의적인 노력과 이를 장려하고 지원하는 정부의 제도적 노력이 결합되어야 한다. 구체적으로는 네 가지 유형의 서비스혁신이 있는데, 그 중 의료정보화와 조직의 혁신은 의료기관 자체의 노력이 중요하고, 사업모델 혁신은 민간 부문의 활동과 더불어 이를 지원하는 정부의 제도적, 정책적 노력이 더해져야 한다.

의료기관들이 의료정보화와 조직 혁신을 위해서는 다양하고 창의적인 접근이 필요한데, 한국에서는 그것이 어느 정도 구현되고 있는 것으로 보인다. 서울아산병원이나 분당 서울대병원의 혁신적 의료정보화 시스템의 구축, 송도병원, 세종병원, 우리들병원의 세계적 수준에서의 전문화 구축 사례 외 현재 한국의 의료계에는 벤치마킹 대상이 될 만한 모범적인 혁신사례들이 계속 쌓이고 있다. 병원의 리더들은 그들이 확신과 신념을 가지고 재설계하는 새로운 조직의 구조와 문화는 오랫동안 조직구성원들에게 영향을 미친다(Hooijberg, Junt, Antonakis, Boal & Lane, 2007)는 점을 명심하는 것이 좋다. 이와 같은 신념과 효과성에 대한 기대 없이는 리더들도 선뜻 혁신에 나서기가 어렵기 때문이다.

명지병원의 의료서비스 디자인을 접목한 새로운 개념의 병원시스템 구축을 비롯하여 함소아한의원의 고객 친화적 경영 및 체인 구축 사례, 서울 압구정동 일대의 피부 및 성형외과 클러스터링 사례, 서울의 피부과 성형외과 등의 의료기관들은 외국인 환자를 겨냥한 복합 서비스를 만들어 제공하는 등 의료산업 전반에서 혁신은 언제까지나 진행형이다. 이러한 혁신의 확산을 위해서 업계나 협회, 정부 관련 기관에서는 다양한 혁신 사례들에 대한 조사와 분석을 통해 사례집을 만들어 배포하거나, 교육 프로그램이나 심포지엄 등을 업계에 지속적으로 확산시키는 노력을 기울이고 있다.

사업모델의 혁신은 민간부문의 노력과 정부의 지원이 잘 결합되어야 하는 영역이다. 4차 산업혁명의 시작으로 의료에 대한 패러다임이 전혀 새롭게 변하고 있다. 기존의 치료 중심의 의료에서 유전자의학의 발달에 따라 예측(predict), 예방(prevention), 맞춤(personalize), 참여(participation)라는 4P의료의 새로운 패러다임으로의 전환이 이루어지고도 있다. 그 일환으로 미국에서는 이미 유전자 분석 회사, 건강관리 회사, u-health 회사, 진단 전문 회사 등 새롭고 다양한 의료서비스 사업모델들이 만들어지고 있다. 이것이 4차 산업혁명을 주도하고 있는 인공지능과 결합하여 종래 병원 중심의 의료서비스 시스템을 와해시키면서 의료서비스 품질은 높이고 비용은 절감하는 형태의 시스템 혁신을 가져올 것으로 예측하고 있다.

이미 언론에 많이 보도된 것처럼 바이오헬스케어 산업 분야에는 인공지능의 이론과 기술이 속속 도입되어 새로운 사업 모델들이 만들어지고 있다. IBM이 헬스케어 인공지능시장에 일찌감치 뛰어들었고 알파고를 앞세워 세계 바둑계를 평정한 구글은 최근 인공지능을 이용한 신약개발에 적극 나서고 있다. 시장 조사기관인 프로스트앤드 설리반에 따르면, 2015년 8억 달러이던 세계 헬스케어 인공지능시장의 규모는 2021년이 되면 66억 달러까지 팽창할 것으로 진단했다. 인공지능 의사 왓슨을 개발하여 전 세계에 수출하고 있는 IBM은 익스플로리, 피텔, 머지 헬스케어, 트루벤 등 헬스케어 관련 업체들을 사들이며 시장의 확장을 도모하고 있다. 세계 의료계에서는 인공지능 의사 왓슨이 독점으로 가는 것이 아닌가 하고 의심을 할 정도이다. 2017년 초반에 미국의 아톰와이즈는 하루만에 에볼라 치료에 효과가 있는 신약후보물질 2개를 발견하여 인공지능을 활용한 신약의 개발에 시간과 비용을 획기적으로 줄일 수 있다는 것을 보여주었다. 일본 다케다약품공업, 후지쓰 등 50여개 회사들과 이화학연구소, 교토대학교는 2020년에 최초 보급을 목표로 2016년부터 신약개발을 위한 인공지능 시스템을 공동으로 개발하고 있다.

한국 역시 IT기반이 강하고 기술변화에 대한 적응 속도가 빠르기 때문에 이러한 혁신에 신속하게 적응하고 그것을 선도할 가능성이 높다. 삼성메디슨은 딥 러닝 기술을 적용하여 유방암 등 관련 질별의 악성 여부를 진단하는 시스템을 개발했다. 뷰노코리아, 루닛, 토모큐브 등의 회사는 컴퓨터단층촬영(CT) 결과나 세포조직 사진을 토대로 질병을 검진하는 인공지능 시스템을 개발하고 있다. 루닛은 2016년 세계 이미지인식 경연대회에서 MS와 IBM을 꺾고 1위를 차지하여 인공지능 업계에서 주목을 받고 있다. 몇몇 바이오 벤처기업들은 인공지능을 이용하여 신약개발에 열을 올리고 있다. 실제로 파미노젠, 스탠다임 벤처기업은 화학물질이나 물질의 빅데이터를 분석하여 신약후보물질을 개발한 경험을 축적하고 있다. 2016년 6월 설립된 파미노젠은 1년 사이에 비만치료제를 비롯한 신약후보물질 7개를 발굴했다. 그 외 인공지능을 활용한 재활프로그램을 개발 중인 회사도 있고, 인공지능을 기반으로 개인에게서 일어날 수 있는 질병 예측 서비스 프로그램을 개발한 회사도 있다.

그러나 이러한 의료서비스 기술혁신의 완성은 의료법을 비롯한 각종 규제제도의 개선과 정비 없이는 실현이 불가능하다. 한국은 또한 의료계의 면허주의가 매우 강하고 배타적인 역사와 전통을 갖고 있기 때문에 제도개선이 쉽지는 않을 것으로 예상된다. 더구나 2017년 5월 새로 들어선 문재인 정부는 의료서비스 운영의 사회주의화를 더욱 강하게 가져갈 것으로 예상되기 때문에 각종 의료서비스 상품의 창조적 사업화는 지연될 가능성이 크다. 아직 인공지능과 관련된 의료기기 등에 대한 심사기준도 없다는 비판이 비등하다. 식품의약품안전처에서는 인공지능을 비롯한 첨단 의료기기의 규제를 위한 가이드라인을 만들고 있는 중이라고만 밝히고 있다. 또한 인공지능의 정확성을 높이기 위해서는 개인정보보호법 등의 규제도 완화될 필요가 있다. 이런 문제는 인공지능 의사의 진단기술이 상용화에 들어간 미국을 비롯한 선진국의 예를 참조하면 해결할 수 있을 것이다.

끝으로 인구 고령화와 만성질환자의 증가 및 복합화를 배경으로 통합의료 서비스에 대한 요구가 더 강화될 것으로 예상된다. 그러나 현재 한국의 의료보험의 지불제도는 기본적으로 행위별 수가제여서 통합진료를 통한 진료 최소화의 유인이 없고 오히려 더 많은 개별적 진료 행동을 해야만 병원의 수익성이 높아지는 상황이다. 이는 복합 만성질환을 보유한 의료소비자 자신에게도 유익하지 못하고 의료보험 재정에도 도움이 되지 않는다. 의료시스템 자체도 한 사람의 복합만성질환을 통합적으로 관리할 수 있는 체계가 아니다. 따라서 현재의 의료보험 지불제도나 의료시스템은 인구 고령화와 만성질환 복합화의 추세를 반영하여 개선될 필요가 있다. 하지만, 문제는 이러한 의료서비스 체계의 변화가 시스템의 여러 요소를 한꺼번에 바꾸는 커다란 변화라서 그 결정이나 실행이 쉽지 않다는데 있다. 그럼에도 불구하고 새로운 의료서비스 패러다임과 경제사회적 변화를 반영한 의료전달체계의 혁신을 위해 지속적인 연구와 혁신 노력이 필요하다.

의료계가 정부와 협력하여 이와 같은 기술적 혁신적인 문제에 집중하여 한국의 의료를 한 차원 끌어 올려야 하는 과제를 안고 있지만, 실제 의료 현장에서 리더들이 집중하고 있는 문제는 낮은 수가를 보완하기 위한 부대사업의 개발, 직원 생산성의 향상, 비용 절감적인 조직구조와 관리방법의 개발, 부족한 간호사의 확보, 실력 있는 의사의 채용, 노사문제의 극복 등 조직 내부적인 문제들이다.

2) 의료서비스 패러다임의 변화

의료서비스의 가치사슬은 소비자(환자), 의료서비스 생산자, 공급자, 보험자 및 정부 등의 주요 주체들로 구성되어 있다. 이 중 의료서비스 제공자는 가치사슬의 가운데 위치하고 있으며 어떤 종류의 의료서비스를 얼마만큼 공급할지에 대한 의사결정을 한다. 의료서비스 제공자는 의료서비스를 공급하는 주체이며, 이들은 전통적으로 병원의 형태로 의료시스템을 구축하고 운용하여 의료소비자의 건강 유지와 강화를 돕는다. 의료서비스 제공자는 병원경영자, 의사, 간호사, 약사, 영양사, 행정전문가 및 기타 의료전문가들로 구성되며 이들이 효과적으로 결합하여 개인의 건강을 유지·관리하는 과정에 개입하고 있다. 이와 같은 가치사슬 관계 속에서 의료서비스 혁신이라 하면 일반적으로 의료서비스 제공자의 혁신을 의미하며, 이는 다시 의료기술(medical technology)과 의료전달체계(healthcare delivery system)의 혁신으로 나눌 수 있다. 학문적으로 볼 때 전자는 의학, 약학 및 다학제적인 의공학(생명공학, 화학공학, 기계공학, 전자공학 등이 관련)과 관련되고 후자는 1, 2, 3차 병원 중심의 환자전달체계를 다루므로 산업공학 중 서비스 공학과 관련된다. 의료서비스의 혁신을 서비스만의 좁은 관점에서 본다면 의료전달체계의 혁신으로 국한할 수 있으나, 의료서비스가 시스템적 속성을 지니기 때문에 의료기술의 개발 및 확산과 의료전달체계를 포함하는 전체 가치사슬을 고려하는 것이 합당할 것이다.

의료서비스의 혁신은 과거에도 중요한 주제였고 많은 논의가 있었다. 그러나 최근 의료 패러다임의 변화에 직면해서 어느 때 보다 의료서비스의 혁신이 중요하게 부상하고 있다. 의료서비스산업이 전염병 예방 단계와(헬스케어1.0) 질병치료를 통한 기대수명의 연장 단계를 거쳐(헬스케어2.0) 예방과 관리를 통한 건강수명의 연장 단계로(헬스케어3.0) 전환하고 있다고 주장하는 연구자도 있다. 이것은 기존의 전통적인 치료 위주의 의료서비스에서 예방과 관리까지 서비스의 영역이 확대된다는 것을 의미한다. 이러한 혁신을 가능케 하는 것은 정밀의학의 발전과 IT기술과의 결합이다. 과거의 의학이 진단기술의 한계로 인해 의사의 직관과 경험에 의존하는 직관의학이나 경험의학이었다면, 진단기술이 획기적으로 발전하면서 정밀의학으로 발전하고 있다. 또한 이제까지 의료는 다중치료, 사후치료 중심, 제공자 주도의 특성을 보였지만 가까운 미래에는 유전자 분석기술의 발전을 배경으로 개인맞춤형(personalized), 예측적(predictive), 예방적(preventive), 참여적(participactory)인 4P 의료로 전환할 것이라는 예상이 우세하다.

이상과 같은 의료 패러다임의 변화는 사회경제적 요인과 기술적 촉진요인이 결합한 결과라고 볼 수 있다. 사회경제적 요인으로는 인구 고령화와 만성질환의 증가, 기대수명에서 건강수명 연장으로의 의료소비자 니즈의 변화, 의료비용의 증가로 인한 의료보험 재정절감 압박 등을 들 수 있을 것이다. 또한 기술적 촉진요인으로는 유전자분석 기술, 의료영상 기술, 생체신호 측정 기술, 의료정보 기술의 발달을 꼽을 수 있다.

3) 의료서비스의 혁신의 방향

사람들은 본능적으로 익숙해진 친밀한 행동이나 기능을 잃지 않으려고 애쓴다. 흡연자가 담배를 끊거나, 평소 말을 많이 하는 사람이 침묵하기 어려운 것처럼 오랜 시간에 걸쳐 형성된 습관을 고치기는 참으로 힘들다. 경쟁의 강도가 강해지고 불확실성마저 커져가고 있는 가운데 기업이든 병원이든 살아남기 위한 필사의 노력을 기울이고 있다. 그 탈출구를 '혁신과 창조'에서 찾고 있지만 현실적으로 그것이 쉬운 일이 아니다. 왜냐하면 조직행동이 과거의 관행에 너무 익숙하기 때문에 새로운 것으로 변화를 도모하기가 쉽지 않다.

혁신이라고 하면, 시장의 흐름을 자사에게 유리한 쪽으로 바꿀 수 있는 획기적인 아이디어, 속도전쟁에서 이길 수 있는 차별적인 효율, 지금까지 존재하지 않았던 새로운 고부가가치의 창출 방안을 떠올리게 된다. 병원을 비롯한 모든 조직들이 '혁신'과 '창조'를 외치지만, 그래서 모든 사람들이 그 구호에 이의 없이 공감은 하고 있지만 사실 의료서비스 조직의 본질적인 혁신이란 무엇인지 정확한 해답이 없는 상황 속에서 리더들은 매일 창조와 혁신을 부르짖고 있는 것이다. 그렇게라도 해야 자신은 혁신하고 창조하고 있는 리더라는 자위적 느낌을 가질 수 있기 때문일지도 모른다.

병원업계도 시대흐름에 부응하여 혁신을 추구하고는 있지만 기업이 추진하는 강도에 비해서는 미약한 편이다. 2013년 서울아산병원에 이노베이션디자인센터, 세브란스병원에서는 창의센터가 각각 문을 열었고, 2014년에는 삼성서울병원의 미래혁신센터가 문을 열고 활동을 시작했다. 이들 조직들은 혁신을 지향해나가는 방향이나 목표, 방법론에서는 각 조직이 갖고 있는 문화나 전략의 지배를 받아 차이를 보이고 있으나 공통적으로 혁신을 이뤄내야 한다는 의식은 동일하다. 병원 조직에서 혁신을 한다고 하면 가장 먼저 쾌적한 환경과 첨단장비, 정확한 진단과 치료성과를 달성하기 위한 획기적인 아이디어를 내야 하는 것으로 생각하기 쉽다.

그러나 병원은 분명히 인공지능의 무인시스템을 통한 첨단 장비들이 자동차와 비행기를 조립하는 공장과는 다른 차원의 혁신을 요구받고 있다. 환자의 입장에서 볼 때 차가운 로봇이나 기계보다는 사람의 따뜻한 손길과 가슴에 와 닿는 속 시원한 설명이 더 필요하다. 환자의 입장에서 보는 병원의 혁신이란 과거 권위주의적 분위기가 고객 친화적으로 일신되는 것일 수도 있다. 어쨌든지 무생물의 상품을 제조하는 기업과 살아있는 사람의 아픔을 치료하는 병원의 혁신은 뭔가 차원이 달라야 한다는 것은 당연한 상식이다. 이노베이션 문화로 바뀌되 사람이 중심이 되어야 하는 것이 병원 혁신의 방향이라고 할 수 있다.

역사적으로 볼 때, 2010년에 들어서서야 기업형 대형병원을 중심으로 불기 시작한 혁신의 바람은 이제 중소병원에도 영향을 미치고 있는 것은 사실이다. 오히려 어떤 측면에서는 국내 의료시장의 구조상 대형병원보다는 중소병원에서 혁신이 더 요구되는 측면이 있다. 의료서비스의 혁신은 그 내용이 매우 다양하고 그에 관한 학문적 논의도 다양하고 풍부해서 어떤 시각을 취하느냐에 따라 그 세부 내용을 분류하고 정리하는 방식도 달라진다. 의료서비스 혁신은 크게 조직 혁신, 사업모델 혁신, 제도 혁신으로 분류된다. 여기서 조직 혁신이란 서비스 과정의 효율성을 높여서 비용을 줄이고 소비자의 만족도는 높이려는 모든 조직적 활동들을 포함한다. 의료서비스산업은 기본적으로는 서비스산업이기 때문에 조직 혁신의 일차적 목표는 환자(소비자)의 만족을 높이는 것에 있다. 그래서 조직 혁신의 내용을 이해하고 그것을 실행하기 위해서는 먼저 의료소비자가 어떤 측면에서 서비스의 품질을 체감하는지에 대해 이해할 필요가 있다.

5. 혁신적 의료서비스 리더십의 개발

의료서비스 산업계가 안고 있는 문제를 해결하기 위해서는 그 속에서 일하는 구성원의 생각과 행동을 지배하는 조직의 변화는 반드시 필요하다. 그러나 다른 산업에서와 마찬가지로 의료서비스 조직의 변화를 시도한다는 것은 쉬운 일이 아니다. 따라서 많은 연구자들이 의료서비스 조직의 변화의 성공과 실패의 원인이 무엇인지를 밝히려는 노력을 하고 있다. 그 수많은 요인들 중 하나가 병원 조직운영에 있어서 리더십의 역할에 관한 것이다.

1) 조직의 변화와 리더십

리더십의 다양한 유형들 중에서 오늘날에는 변화를 추구하는 리더십이 가장 큰 관심을 받고 있다. 그것은 더 나은 미래의 성과를 위해서 조직변화를 실행하는 능력과 가장 밀접한 관련이 있는 것으로 믿어지기 때문이다. 이것을 전문가들은 변혁적 리더십이라고 부른다. 변혁적 리더십은 리더의 태도와 기치관, 행동을 조직의 목표 달성에 적합한 것으로 변화시키는 데 효과적이라고 여겨진다. 실증연구의 결과는 이러한 예상을 뒷받침하고 있다. 인간 중심적 리더십 유형이 조직성과 향상과 관련이 있는 것은 변혁적 리더십에 대한 연구에 토대를 두고 있다. 그러나 변혁적 리더십이 조직성과와 관련이 있다고 해서 곧 조직변화의 성공에도 기여한다고 판단할 수 있는 충분한 증거는 되지 못한다. 간호 분야의 관리자들에 대한 연구결과를 보면, 변혁적 리더십에서 높은 점수를 받은 리더들이 조직변화에 대해서도 효과적인지에 대한 동료나 부하들의 평가결과는 높지 않은 것으로 나타났다. 따라서 의료서비스 조직의 성공적인 조직변화에는 변혁적 리더십 외에도 다른 중요한 요소들이 영향을 미치는 것으로 추정할 수 있다.

리더가 조직의 변화를 지지하고 견인함으로써 변화에 성공을 가져오는 경우가 많다. 조직변화가 성공적이 되도록 하기 위해서는 두 가지 형태의 지지가 특히 필요하다. 하나는 도구적 지지이고, 다른 하나는 대인 관계적 지지이다(Yukl, 2006). 도구적 지지란 눈에 보이는 지지로서 자원의 공급, 변화를 막는 장애요소의 제거,

변화노력을 촉진하는 구조의 구축, 정보 공유 등을 가리킨다. 대인 관계적 지지란 눈에 보이지 않는 행동으로서 격려, 피드백 제공, 변화에 직접 참여하는 것 등의 행동으로 변화 주도자들을 지지하고 인정해주는 것이다. 리더는 말이나 행동으로 조직구성원들을 변화에 참여시키고, 전문적인 위계에 대한 심리적 부담을 초월하여 부하들과 협력관계를 조성하며, 권력을 공유하고, 팀 활동을 추진할 수 있는 구조를 형성하여 조직구성원들이 자신의 전문성이나 지위에 관계없이 서로 협력할 수 있는 조직 분위기를 조성해야 한다. 도구적 지원과 대인적 지원이 함께 이루어질 때 조직구성원들은 내적으로 동기부여 되어 의욕적으로 조직변화에 참여하게 된다. 모든 조직구성원의 능동적이고 자발적인 참여와 변화의 압력에 대한 인내와 노력은 성공적인 조직변화에 반드시 필요하다(Kan & Parry, 2004).

의료서비스 조직이 성공적으로 변화하기 위해서는 관리 분야의 리더십과 임상 분야의 리더십의 지원이 모두 필요하다. 관리 분야 리더십의 지원은 병원에서 관리책임을 맡고 있는 리더들의 도구적 지원과 대인적 지원을 의미한다. 임상 분야 리더십의 지원이란 의사 및 간호와 같이 임상적 영역에 대한 책임을 맡고 있는 리더들의 도구적 지원과 대인적 지원을 가리킨다. 의료서비스 조직의 성공적인 변화에 대한 연구결과들을 보면, 병원에서는 의사들이 변화의 주도자가 되어 변화를 지원하고 견인해나갈 때 변화가 성공적으로 이루어지는 것으로 나타났다. 하지만 의사들을 변화에 참여시킨다는 것이 쉬운 일이 아니다.

2) 리더십의 교체 및 자기관리

조직이 지속적으로 성공하기 위해서는 체계적으로 리더의 교체를 관리할 수 있어야 한다. 하지만 리더를 교체하는 데는 많은 시간과 비용이 들어간다. 적절한 후보자를 탐색해야 하고 후보자가 조직의 문화에 적합한지도 판단해야 한다. 만약 효과적인 교체계획을 세워두고 미리 후보자가 준비되어 있다면 큰 부담 없이 리더가 교체될 수 있을 것이다.

리더십의 교체는 단순히 사람을 교체하는 것만을 의미하지 않는다. 때문에 조직의 문화, 업무 관행, 직무 설계와 같은 내용을 점검하고 앞으로 나아갈 방향을 분명하게 정하는 것이 필요하다. 새로운 리더가 부임할 것에 대비하여 남아 있는 사람들이 어떤 상황을 조성해야 하는지에 대한 것도 포함된다. 조직경영 방식이 서구화되면서 한국에서도 최고경영자는 외부에서 영입해야 한다는 의식의 변화가 있다. 하지만 리더십의 교체가 조직 내부에서 이루어진다고 해서 반드시 생산성이 저하되는 것은 아니다. 그러나 조직의 상층부로 갈수록 조직 내부에서 후계자를 선발하는 것이 어려워질 수 있다. 상층부로 갈수록 인재풀이 줄어들기 때문이다. 따라서 외부에서 우수하고 검증된 리더십을 사오는 것이 좀더 효과적인 리더십 교체라는 것이 설득력은 있어 보인다.

리더십을 공식적으로 교체하기 위해 준비해야 할 일은 첫째로 더 큰 책임을 감당할만한 잠재능력을 지닌 후보자들을 확인하는 것, 둘째로 멘토링과 훈련을 통해서 후보자들을 준비시키는 것, 셋째로 후보자들을 승진시키는 것과 잠재능력을 가진 후보자들을 다시 발굴하는 것 등이다(Garman & Tyler, 2004). 리더십을 담당하게 될 후보자들을 준비시키기 위해서는 리더십 기술을 배양시킬 수 있는 일을 맡겨서 능력을 키울 수 있도록 해야 한다. 의사결정을 내리도록 하는 것도 빠트릴 수 없는 항목이다. 최고경영자들에게 초기 리더십 경험에서 반드시 개발해야 할 핵심적인 능력 다섯 가지는 중요 안건을 정리하고 실행하는 능력, 복잡한 관계에 대처하는 능력, 조직의 기본적인 가치를 강조하는 능력, 최고경영자의 자리에 맞는 인간적 요구를 관리하는 것, 그리고 자신의 성과에 대해서 스스로 인식하는 것 등으로 알려져 있다. 리더십의 교체계획에는 후보자들에게 이러한 능력을 배양할 수 있는 기회가 주어졌는지를 확인해야 할 것이다.

한편, 관리자로 임명되거나 선출되어 리더의 열학을 수행하는 데는 당연히 많은 스트레스가 따른다. 조직의 내부, 외부 환경을 관리하는 것이 리더십의 중요한 책임인 것은 분명하다. 그보다 먼저 자기를 관리하는 것은 리더십을 유지하기 위한 필수요소이다. 리더십을 수행하는 데는 큰 스트레스가 따르고 많은 시간의 제약에 놓이기 때문에 리더는 건강을 잘 유지하면서 동시에 자신이 바른 길을 가고 있는지 돌아보는 성찰의 시간도 가져야 한다. Jim Collins(2001)는 가장 훌륭한 조직의 뛰어난 리더십의 습성 중의 하나는 손수 자료를 모으고, 분석하되, 늘 현실을 직시하는 것이라고 주장하고 있다. 하지만 우리 주위의 병원 관리자들이 이와 같은 모습을 보이는 경우는 드물다. 그들은 대부분 그들의 뛰어남을 드러내 보이려고 하고 지나치게 권위적이기 때문이다. 따라서 Jim Collins가 주장한대로 위대한 기업의 리더는 뛰어난 달변가나 영악하고 잘난 체하는 사람이기보다는 오히려 수줍어하고 지나칠 정도로 겸손한 사람이라는 지적이 타당성이 있다.

리더가 자기 자신을 잘 관리하기 위한 방법으로는 스트레스를 주는 상황을 인식하고, 분석하여 조직의 발전을 견인하는 역량을 갖출 수 있도록 자신을 변화시킬 수 있는 방안을 찾는 것이다. 상황인식이란 조직의 중심이 되는 활동을 놓치지 않으면서 주변 환경에서 벌어지는 변화의 큰 그림을 이해하는 것이다. 전체적인 큰 그림을 이해하면서 동시에 긴급한 상황을 이해하는 것이 성공적으로 리더십을 발휘하는 기반이 된다. 리더는 무대 위에서 춤을 추는 동시에 발코니에 서서 무대 전체를 조망할 줄 알아야 한다(Heifetz, 1994). 이 은유는 큰 시스템을 보면서 동시에 세부적 활동에 몰입할 줄 알아야 한다는 사실을 잘 표현하고 있다. 인식의 또 다른 측면은 리더십 역할과 자신을 분리시킬 줄 아는 것이다. 리더십 역할과 자기 자신을 분리시키게 되면, 리더십을 발휘하는 과정에서 겪는 실패와 갈등에서 오는 스트레스를 모두 인간의 개인의 역량 부족이라는 부담 탓으로 돌리지 않도록 해준다.

냉정하고 객관적이며, 논리적이고 체계적인 상황분석 또한 스트레스에 대처하여 리더십을 유지하는 데 도움이 된다. 갈등을 경험할 때는 갈등의 원인을 이해하고 갈등을 자신의 문제로 내면화시키기 않도록 하는 노력해야 한다. 즉, 자기 자신에 대한 증거에 귀 기울이는 것을 습관화하고 까다롭고 모호한 정보를 잘 듣고 이해하고 해결책을 찾는 능력 또한 키워야 한다. 또한 건강한 삶을 살고 건강하게 리더십을 발휘하기 위해서는 리더십 과정에서 발생하는 스트레스를 해소시킬 수 있는 방안을 스스로 찾아내야 한다. 스트레스를 해소하는 방법은 사람마다 다르겠지만, 주위에 어떤 경우에도 자신을 이해하고 지지해줄 사람을 만들어 놓는 것이 필요하다. 또한 자신을 성찰할 특별한 장소를 확보하는 것도 좋다. 정신 건강에 보탬이 되는 취미활동을 하거나 전문적인 상담사의 도움을 받고 휴식을 갖는 것도 성찰의 시간에 포함될 수 있다. 성찰의 시간을 갖는 것은 조직에서 리더십을 발휘하는 동안 경험하게 되는 혼란과 갈등 속에서도 자신의 목표와 방향성을 유지하는

데 큰 도움이 된다.

하지만 한국 사회에서 병원의 리더로서 인정을 받기 위해서는 무엇보다 주도적이 되는 것이다. 남보다 앞서나가면서 실천하고 모범을 보여야 하는 것이다. Stephen R. Covy는 이것을 무엇보다도 사회적 거울이 되어야 한다는 말로 바꾸어 표현하기도 한다. 리더는 주도적이 되어야 하고, 그것이 사회적 거울이 되어야 한다는 뜻은 단순히 솔선만 하면서 사는 것 이상이며. 리더로서의 삶에 책임을 져야 한다는 뜻이다. 또한 감정보다는 가치를 늘 우위에 놓아야 한다는 뜻이다(김경섭, 김원석, 2003). 이 정도의 자기관리를 할 수 있는 리더라면 조직 안에서 언제든지 구성원들의 충성을 유인할 수 있고, 어떤 혁신도 성공적으로 이끌어갈 수 있을 것이다.

제9장 의료서비스 리더십과 성과

1. 성과와 성과주의
2. 의료서비스 리더십과 성과
3. 조직의 지원과 경영성과
4. 의료서비스 리더십의 효과성
5. 의료서비스 조직에서 요구되는 리더십 역량

1. 성과와 성과주의

1) 성과주의의 도입

Drucker는 리더십의 본질은 성과에 달려 있다고 강조하고 있다. 성과를 높이는 리더십이 바로 효과적인 리더십이라는 것이다. 현대 경쟁사회에서 성과(performance)란 한마디로 개인이나 조직의 성공을 나타내는 것이다. 개인이나 조직의 업적은 성과의 질과 양을 통해서 평가된다. 그런데 성과를 달성할 수 있는 기초적인 방법은 목표를 정하고 그 목표를 달성하는 것으로부터 비롯된다. 목표가 없으면 성과도 없다. 어떤 조직이든지 목표를 정하고 그 목표를 달성할 수 있도록 주도적인 역할을 하는 사람은 누구인가? 기본적으로는 리더이다. 다음으로 구성원들이 리더가 제시하는 비전에 감동하여 책임의식이나 주인의식을 가지고 맡은바 책임을 다하거나 추가적으로 조직시민행동을 발휘하는 것이다.

조직에서 직원으로 일하든지 아니면, 자기 자신의 사업을 하는 주인 또는 경영자든지 한 개인을 이끌어가는 것은 누구인가? 그것은 바로 자기 자신일 수밖에 없다. 그런데 사람이 1년 365일 동안 긴장하면서 똑바른 의식을 가지고 자신을 이끌어간다는 것이 쉬운 일이 아니다. 때문에 자기 스스로 자신을 이끌어가는 데에도 목표에 의한 관리가 반드시 필요하다. 밤에 잠들기 전에 "내일은 무엇을 해야 하나?" 또는 아침에 일어나서 "오늘은 무슨 일을 해야 하나?" 하고 매번 긴장하고 의식적으로 목표를 세울 수는 없는 일이다. 때문에 1년이나 또는 6개월, 아니면 1개월 치의 목표를 미리 세워놓고 그 목표를 달성하기 위한 노력을 기울이도록 해야 효과적이다. 즉, 조직과 마찬가지로 어떤 개인의 일도 대단위 목표, 중간 단위 목표, 소단위 목표를 단계적으로 세우고 그 목표들을 달성할 수 있는 세부적인 전략들을 미리 세워놓고 눈으로 확인하면서 추진해 나간다면 그것을 갖지 않는 것보다 훨씬 더 성공적이 될 수 있다. 한 개인이 일생을 악착같이 이와 같은 방식으로 살아간다는 것은 쉬운 일이 아니다. 따라서 어떤 사람은 자기 자신이나 조직을 운영하는데 있어서 성공적이 되기도 하고, 또 다른 사람들은 그렇지 못한 결과를 가져온다.

어떤 조직이든지 또는 개인이든지 목표를 달성하기 위해서는 필요한 자원을 조달하고 활용하면서 과업을 수행해 나간다. 여기에는 일정한 시간과 노력이 필요하다. 그러므로 과업 수행의 결과, 즉 성과를 강조하는 것은 당연한 일이다. 성과를 높이는 것은 크게는 조직 전체의 성공을 의미하고 작게는 그 작업에 참여한 집단과 개인의 성공을 의미하기도 한다. 반대로, 조직 전체의 실패는 분명히 집단이나 개인의 실패이다. 때문에 조직에 속해있는 모든 개인은 성과를 내야 한다는 의식을 가지고 있어야 하며, 성과를 내기 위해서는 목표 지향적 행동을 해야 한다. 조직을 이와 같은 분위기로 이끌어가야 하는 책임을 맡고 있는 사람이 관리자이자 리더이다.

조직을 이루고 있는 작은 기능 집단들은 자신이 속해 있는 부서의 성공을 위하여 열심히 일하도록 촉진된다. 그러나 열심히 일하는 것만으로는 조직이나 개인의 성공을 보장할 수 없다. 그런 세상이 아니다. 생산의 목표는 초과 달성했지만 그것이 소비자에게 판매되지 못하고 창고에 쌓여있다면 성공한 조직이라고 볼 수 없다. 부부가 열심히 돈을 벌고 가정을 돌보고 아이들이 열심히 공부를 한다고 해서 그 가정이 성공적이라고 할 수는 없다. 자녀들이 사회적 진출이나 그 가족에 대한 사회적인 평가 또한 중요하다. 자녀들의 친구관계나 건강 등도 중요한 가정 성공의 요인이다.

따라서 조직 전체의 성공은 기능부서의 성공의 총합이라기보다는 기능 간 연결의 네트워크 차원에서 이해되어져야 하는 시대이다. 약한 곳을 강하게 만들어주면 전체 조직의 성과는 올라간다. 최고의 항해사가 조종하는 배라도 구멍이 나면 합심해서 구멍을 메워야 배가 제대로 갈 수 있다. 이와 같이 조직에 대하여 종합적 조망을 하고 처치를 해야 성과를 높일 수 있고 그와 같은 일을 하도록 역할을 부여받은 사람이 바로 리더이다.

성과의 기준은 여러 가지로 형태로 표현되는데 대개는 효과성(effectiveness), 효율성(efficiency), 생산성(productivity) 등으로 나타낸다. 효과성은 목표에 대한 달성 정도이고, 효율성은 투입에 대한 산출의 비율을 나타낸다. 생산성은 투입 요소별로 다르게 나타낼 수 있다. 또한 성과는 분석 수준에 따라서 개별 구성원의 성과, 부서나 집단의 성과, 조직 전체의 성과 및 사회적 성과로 나눌 수 있다.

과거 20년을 보면 유럽에서 생산성(productivity)은 하향곡선을 그린 반면 미국과 캐나다에서는 상승세를 보였다. 이 때 생산성이란 개인이 노동을 통하여 창출하는 부가가치를 의미하는데, 이들 두 나라의 높은 생산성은 기계로부터 온 것이 아니라 바로 사람으로부터 비롯된 것이라는 점이다. 성과가 사람으로부터 비롯된다는 것은 작업흐름에 대한 설계, 유지, 관리 및 장치에 대한 작동의 주체가 바로 사람이라는 것을 의미하는 것이다. 아무리 훌륭한 장비도 사람의 운용능력과 창의성이 가미되지 못하면 큰 효과를 낼 수 없다. 훌륭한 제품 역시 그것을 잘 판매할 수 있는 능력을 갖춘 사람이 없으면 빛을 보기 어렵다.

2015년 이후 병원업계의 상황을 살펴보면 의료수요는 크게 증가하지 않는데 반하여 병원 수와 병상 수는 과잉 공급되어 많은 지역에서 과잉상태에 있다. 인구 1,000명당 요양병원을 제외한 적정 병상 수는 약 6병상으로 고려되는데 많은 도시는 10병상을 넘어서고 있어 병원 간, 병원과 의원 강 경쟁이 치열하다(정기선, 2015). 더구나 경제적 불황 속에서도 치밀한 진료권 분석과 건립타당성 분석 없이 과잉 공급되고 있는 도시에 병원을 지은 후 경영이 어려워지고 심지어 도산하는 사례를 얼마든지 볼 수 있다. 병원업계는 보험수가를 10% 이상 인상해줄 것을 요구하고 있으나 정부는 매년 2~3%정도의 인상만을 계획하고 있을 뿐만 아니라 환자 부담률은 지속적으로 축소할 계획이어서 앞으로 병원 경영 상태는 더욱 악화될 것으로 예상된다. 실제로 보건복지부는 2005년 척추분야를 제외한 MRI 촬영을 급여화한데 이어 2006년도에는 식대와 PET CT 촬영도 급여화하는 등 그동안 병원의 주요 수익원으로 기여해온 특수진료항목과 부가항목들이 지속적으로 급여화될 전망이다. 이에 따라 병원의 경영도 성과주의 경영으로 내몰리고 있다. 시장에서 경쟁우위를 갖지 못하면 도태될 위험에 처해있기 때문에 병원 관리자들은 최신 경영기법을 병원경영 전반에 도입하는 등 조직의 성과를 높이는데 안간힘을 쓰고 있다.

한국 사회 전반에 성과주의 경영이 만연되어 있지만 다음 〈그림 9-1〉에서 보는 것처럼 조직에 몸담고 있는 각자 개인이 책임의식을 가지고 효과적으로 일하지 못한다면 높은 성과를 가져오기 어렵다.

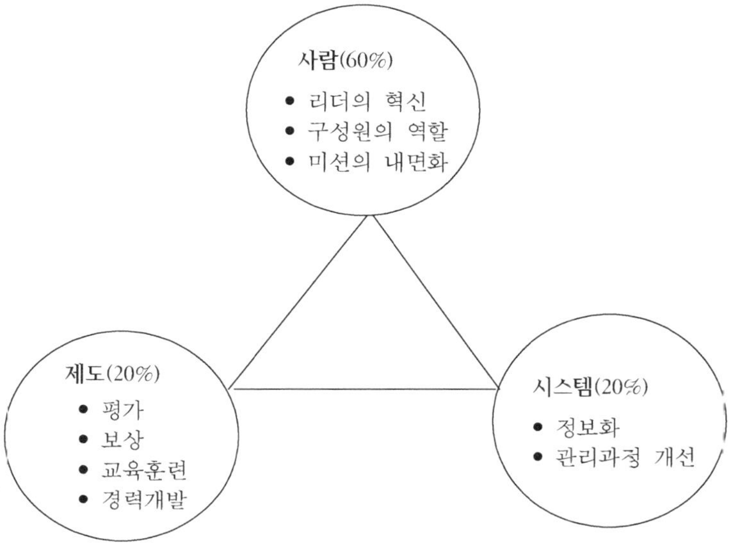

[그림 9-1] 성과주의 경영의 개념도

그림에서 보는 것처럼 성과를 도출하기 위한 성과주의 경영의 핵심은 주로 사람, 제도 및 시스템으로 이루어져 있다. 이때 성과에 영향을 미치는 정도는 사람 60%, 제도 20%, 시스템 20% 정도인 것으로 알려져 있다. 제도는 주로 평가와 보상과 관련된 제도를 말하며, 시스템은 주로 IT와 접목되어 발전하고 있다. 인간의 부분에서 차지하는 구성 요소를 보면 리더의 혁신 능력이 약 60%, 조직 구성원 개인의 역량이 약 40%를 차지한다. 그러나 리더의 혁신역량이 아무리 뛰어나다고 할지라도 그것을 현장에 적용하여 성과를 높일 수 있는 뛰어난 구성원을 갖추고 있지 못하다면 소기의 성과를 거두기 어렵다.

2) 성과의 의의

성과 또는 생산성에 대한 논란은 여러 가지 차원에서 일어나고 있다. 일본의 생산성본부나 유럽의 경우 생산성은 요소별 투입과 산출이라는 물리적 지표를 극복하고 '심적 태도 또는 마음가짐(attitude in mind)' 이라는 데까지 발전해 있다. 이와 같은 주장이 제기되는 이유는, 오늘날 변화하는 상황(changing conditions)에 대하여 얼마나 새로운 기술과 새로운 방법을 적용하려고 노력하는지가 장기적으로 조직의 건강한 생존을 위하여 더 중요하게 여겨지고 있기 때문이다. 이러한 변화는 바로 인간의 진보에 대한 신념으로 요약될 수 있다. 또 패러다임의 변화로 해석할 수도 있다. 상황변화에 대한 대응 차원에서 조직 경영에서는 포괄적으로 범주화하고 있는 성과의 개념은 첫째, 직접고객의 만족, 둘째, 고객만족의 내용, 셋째, 조직의 발전, 넷째, 변화의 주도 및 다섯째, 사회적 기대에 대한 부응 등이라고 할 수 있다. 오늘날 대부분의 병원에서 진료수익을 비롯한 재무적 성과 외 고객만족도는 병원의 중요한 성과 요소로 채택되고 있다. 미국의 일반 기업에서도 최근에는 성과 측정 항목에서 주당수익률(EPS)이 최하위로 밀려나고, 고객만족도, 현금흐름, 제조효과성 및 혁신 등이 상위로 올라갔다(현대경제연구원, 2003). 기업경영을 둘러싸고 있는 환경이 급변하면서 경영자들은 성과를 극대화하기 위한 측정의 대상이 반드시 재무적인 지표가 아니라는 결론에 도달하게 되었는데 그와 같은 결론은 다음과 같은 물음으로부터 나왔다.

-현재의 전략 하에서 가장 중요한 성과 측정 지표는 무엇인가?
-이러한 지표들은 상호 간에 어떤 관계를 가지고 있는가?
-우리 사업의 장기적인 재무적 성공을 보다 정확하게 예측할 수 있는 지표는 무엇인가?

(1) 직접 고객의 만족

요즘 병원들은 고객만족에 많은 투자를 하고 있다. 고객만족(CS; Customer Satisfaction) 전문가로부터 체계적으로 컨설팅을 받기도 하고 관련 교육훈련에 많은 시간을 보내기도 한다. 그 결과 의사를 비롯한 모든 병원 구성원들 고객만족이 중요하다고 인식하고 있고 성과 평가의 중요한 기준으로 채택하는데 동의하고 있다.

병원의 리더에게 고객만족도를 높이는 것은 중요한 과제가 아닐 수 없다. 조직이 고객을 만족시키기 이전에 우리에게 고객은 과연 누구인지를 정확하게 정립하는 것이 중요하다. 예를 들어, 한국에서 많은 공무원들이 자신들은 국가와 국민을 위하여 열심히 일하고 있다고 생각한다. 그러나 그 열심히 일한 결과로써 누가 만족을 하느냐가 중요하다. 단지, 자신의 상사만 만족하는 것은 아닌가? 혹시 단순히 퇴근시간을 넘겨 서류작업에 열심히 매달리면서 시간을 보냈다는 것만으로 자기 스스로 만족하고 있는 것이 아닌가? 하는 의심을 가져보아야 한다.

일을 하는 데 있어서는 반드시 대상이 있다. 그것은 바로 그 일의 영향을 받는 직접고객이다. 예를 들어, 교수에 대한 직접 고객은 학생이듯이 의사에 대한 환자는 직접고객이다. 조직이 성공하기 위해서는 직접 고객을 만족시키는 것이 가장 중요하다. 조직 구성원으로서 고객만족을 성공시키기 위해서 가장 먼저 해야 할 일은 과연 우리 조직의 정확한 고객은 누구인지를 확인하는 일이다. 때문에 의료서비스 사업을 하는 개인이나 조직의 리더는 항상 '우리 병원의 고객은 과연 누구인가?' 하는 질문을 던져보아야 한다.

이것은 언뜻 보면 누구나 알고 있는 당연한 문제 같지만 실제 행동에서는 그렇지가 못하다는데 문제가 있다. 간호사들은 환자에게 충성하기보다는 오더를 내리는 의사에게 충성하는 것처럼 보일 때가 많다. 은행도 고객이 정확하게 누구인지를 망각함으로써 쇠퇴하는 경우가 많다. 1997년 터진 IMF 구제금융 위기 이후 문을 닫은 은행들을 보면 고객에 대한 개념의 정립이 명확하지 못했던 것을 알 수 있다. 사실 은행은 돈을 맡기고 싶은 사람과 돈을 빌려 쓰고 싶어 하는 사람들을 중간에서 잘 연결시켜 주는 중개기술에 의하여 운영되는 시스템이다. 따라서 1차적으로 은행의 고객은 예금자와 대출자가 된다. 은행들이 망하는 경우를 보면, 이들이 핵심 고객들에 대한 서비스관리를 소홀히 했기 때문이다. 한국에서 은행들은 조직의 이익과 별로 관계없이 은행 내부 직원들에게 대출시 특혜를 주거나 정치인들이나 관료들의 비위를 맞추는 데 익숙해 있다. 그래서 한국의 금융은 지독한 관치금융으로 유명하다. 또 종업원들의 생산성과 관계없이 급여를 과도하게 인상하는 것과 같은 비정상적인 일에 너무 몰두함으로써 많은 은행들은 여전히 사회로부터 비판받고 있다. 많은 고객들은 은행이 고객만족의 극대화를 위하여 무엇을 할 것인지를 생각하기보다는 편법으로 수당이나 더 올릴 방법을 찾는 경우가 많다고 생각하고 있다. 때문에 고객들은 그런 은행에 대하여 불만일 수밖에 없다. 망한 은행들 대부분은 고객의 만족보다는 자신들만의 만족을 극대화시키는데 매달린 경향이 크다. IMF 구제금융 이후 은행들의 태도가 좀 달라진 것 같지만 과거의 잘못된 관행들이 고쳐지고 있다고 보는 고객은 많지 않다.

마찬가지로, 우리나라 정치인들이 국민들로 외면당하고 또 부도덕한 집단으로 비판받고 있는 것도 그들의 진정한 고객이 누구인지, 정치서비스의 대상이 누구인지를 망각하고 있기 때문이다. 그들은 국민을 생각하기보다는 그들 자신의 권력 확대와 치부에 더 많은 노력을 기울이고 있는 것으로 국민들은 판단하고 있다. 그들이 진정 정치인으로 인정받고 싶다면 그들 자신을 위하기보다는 정치서비스의 직접고객인 국민을 위해 일하는 모습을 실제로 보여 주어야 한다. 국민의 힘이 지금보다 더 커지면 지금처럼 무능력과 부도덕성으로 뭉쳐 있는 우리나라 정치집단은 그 존재마저도 부정될 가능성이 크다.

이와 같은 사례에 비추어볼 때, 병원이나 의사들도 비슷한 비판을 받는 처지이다. 구호 상으로는 환자인 고객의 만족을 극대화한다고 외치지만 실제로 의사들이나 간호사들이 병원의 수익원인 환자에게 진심으로 충성하는 태도를 취하지 않는 경우가 많다. 의사들은 학회에서의 자신의 명성을 더 중시하고, 더 많은 부를 축적하는데 동기부여가 되며, 환자의 말에 친절하게 응대하기보다는 자신의 주장을 관철하는데 더 주의를 기울인다. 업계에서 간호사의 평판 형성과 보상은 그들을 지휘하는 의사들에게 의존하는 경우가 많기 때문에 환자의 처지를 이해하고 돕기보다는 의사의 지시에 더 주의를 기울인다고 환자들은 인식한다.

병원의 리더가 성과를 높이고자 할 때 구성원들이 직접고객에게 지금보다 더 집중하도록 지휘를 해야 하는 이유는, 어떤 사람이 타인으로부터 받은 만족과 감동은 그것을 재생산하는 특징을 가지고 있기 때문이다. 기대하지 않은 작은 서비스를 받은 사람들은 대개는 그것을 크게 확대해서 칭찬하는 말을 하게 되고 그것은 마치 나비 한 마리가 태풍을 일으키는 것과 같은 효과를 나타낸다. 고객이 전혀 기대하지 않은 허를 찌르는 깜짝 놀랄 서비스 그것이 사람들을 감동시킨다. 병원의 리더는 조직 구성원 모두가 이처럼 허를 찌르는 것과 같이 고객만족과 감동의 주체가 되도록 해야 한다. 그래야만 고객만족 달성이라는 성과를 기대할 수 있다.

(2) 고객만족의 내용; 무엇을 만족시킬 것인가?

만족시켜야 할 대상이 선정되고 나면, 다음으로는 무엇을 만족시켜야 하는지가 중요하다. 이것은 고객만족의 내용으로서 조직과 고객만족을 연결시켜 주는 중요한 매개체이기도 하다. 품질의 요소, 서비스 요소 및 조직 이미지 등이 바로 그것이다. 총체적으로 고객만족의 내용은 고객만족의 지표인데 질적인 측면과 양적인 측면이 혼재되어 있다. 질적인 측면은 품질의 요소와 서비스 요소를 일부 포함하고 있으며, 양적인 측면은 조직의 이미지와 서비스 요소를 일부 포함하고 있다.

첫째, 진료의 품질은 기본적으로 병원의 경쟁력을 결정짓는 중요한 요소이다. 모든 조직이나 사업에서 좋은 품질이 필요하다는 점은 점점 더 명백해지고 있다. 생산자 편에서 보는 품질은 보통 제품의 사양에 따른 적합도이지만 고객의 편에서 보는 품질의 중요한 요소는 제품이나 서비스의 효용성과 내구성 및 적합성이다. 효용성이란 인간의 욕망을 충족시켜주는 정도이다. 즉, 진료서비스는 건강의 회복으로써, 컴퓨터는 컴퓨터로써, 자동차는 자동차로써 본래 기능을 다할 수 있는 완벽성을 갖추고 있어야 한다는 뜻이다. 내구성은 소비자들이 용인할 수 있는 사용기간을 말한다. 내구성 측면에서 볼 때 병원의 진료는 다른 병원에 비하여 회복되는 기간이 단축되고 진료 후에 후유증이 없는 상태를 말한다고 볼 수 있다. 세계적인 품질 대상으로 알려져 있는 말콤 볼드리지 품질 대상에서는 품질 대상의 심사 시 일곱 가지 분야에서 192개의 질문을 하는 것으로 유명하다. 주요 일곱 가지 질문이란 다음과 같다.

-가시적인 품질문화를 창조하고 유지하려는 리더십
-품질의 개선과 계획에 필요한 정보의 수집과 분석의 유효성
-품질에 대한 요구를 전략계획과정에 효과적으로 통합하는지의 여부
-품질 향상을 위해 인력의 잠재력을 최대한 성공적으로 활용하는지의 여부
-보증품질관리를 위한 시스템의 유효성
-계량적인 척도로 나타난 품질개선의 결과
-고객의 요구를 정의하고 충족시키는 고객만족시스템의 유효성

둘째, 서비스는 한쪽 편이 상대방에게 제공하는 효익(效益)이나 활동으로써 그것

은 기본적으로 무형적이며 어떤 것의 소유로 귀결되지 않는다. 서비스의 생산은 물질적인 제품과 연결될 수도 있고 그렇지 않을 수도 있다. 일상생활에서 서비스 요소는 소비자의 감정과 많이 연결되어 있다. 쉽게 말하자면 기분문제인 것이다. 어떤 식당이 음식은 맛있게 요리를 하지만 음식을 나르는 종업원의 태도나 교양 없는 말씨는 고객의 기분을 언짢게 만들고 그것이 음식 맛까지 감소시키는 효과를 가지고 온다. 병원에서 의사나 간호사가 아무리 병을 잘 고치더라도 의사나 간호사의 태도가 불손하면 병이 낫는 것에 관계없이 기분이 나빠진다. 이와 같은 서비스에는 여러 가지 노동이나 활동이 포함되는데 대체로 인간의 욕망을 직접적으로 충족시켜주는 특징을 가지고 있다. 또한 서비스는 생산된 곳에서 바로 소비되며, 인간의 생명에 직접 관여하는 바는 적다. 그리고 서비스 노동은 반드시 생산수단을 필요로 하지는 않으며 사람의 눈에 잘 띄지 않는 측면도 지니고 있다. 그러나 오늘날에는 감정서비스라는 개념이 생겨나고 있을 정도로 인간의 감정과 결부된 서비스가 증가하고 있다. 때문에 병원의 리더는 병원에서 제공되는 모든 진료과정이 환자들의 기분을 좋은 쪽으로 유도하도록 혁신을 할 것이 요구된다. 이것은 과거의 관행을 고치는 것에서 초월하여 전혀 새로운 진료프로세스를 만들어내야 하는 것을 의미한다.

셋째, 마케팅 측면에서 판매자나 서비스 제공자의 이미지는 개인이나 집단이 어떤 대상을 바라보는 방법을 말한다. 이들의 이미지를 구성하는 두 가지 요소는 가시성(visibility)과 호의성(favorability)이다. 이것은 또 인지도와 평판을 말한다. 시장에서 성과를 거둔다고 하는 것은 바로 높은 인지도와 높은 평판을 얻는 것이라고 할 수 있다. 이러한 요소는 서비스의 질이나 홍보와 직접적인 관련성이 있다. 서비스의 질이 좋으면서 홍보를 잘하면 가시성과 호의성은 높아진다. 병원은 자신들이 속해있는 세분화된 시장 안에서 고객들이나 지역사회와 이와 같은 정체성(identity)-높은 호의성과 가시성-을 확보하는 것이 무엇보다 중요하다. 정체성을 확보하고 있는 환자들은 그 병원에 대하여 심리적 자부심을 갖거나 안심하고 방문할 수 있기 때문이다. 이때 정체성을 확보하게 만들어주는 것이 바로 이미지다. 이미지는 한자어로 심상(心象)이다. 심상의 어의는 "마음속에 언어로 그린 그림"이다. 이것은 주로 감각적인 것에 의지하여 감각적인 체험을 통하여 형성된다. 병원의 리더들이 추구해야 할 일이 고객들에게 병원의 이미지를 높이는 것이다. 고객의 마음속에 구축되는 조직의 구체적인 이미지에는 주로 세 가지 형태가 있다(문병준, 2011).

우선, 조직이 수행하는 사업의 실행을 역사적으로 인식함으로써 축적되는 속성 이미지이다. 조직의 업무수행이나 기능적인 측면을 기반으로 형성되는 속성 이미지는 '저 병원은 다른 병원에 비해 친절하다'든가, '진료 기술이 상대적으로 뛰어나다'와 같은 이미지로 형성된다. 이처럼 속성 이미지는 고객 본인이 겪은 실제 경험이나 경험자의 구전을 토대로 사업을 잘 하고 못하고와 관련을 짓기 때문에 최대한 긍정적 이미지의 형태로 형성되도록 해야 한다.

다음으로는 조직의 특성에 고객들 나름대로 의미를 부여하여 형성된 의미구성 이미지가 있다. 의미구성 이미지는 속성 이미지에 병원이 내보내는 광고나 홍보 등 각종 정보를 더하여 자기 나름대로 감성적으로 해석하고 의미를 부여하는 과정에서 형성된다. '혁신적인 병원이다',라든지 '권위적인 병원이다'라는 의미 부여를 말한다.

마지막으로는 이미 형성된 이미지에 대하여 '좋아한다(好)', '좋아하지 않는다(不好)'와 같은 평가 이미지가 있다. 사람들은 누구나 자신이 직면하는 대상에 대해서는 반드시 평가하려는 의도를 가진다. 따라서 병원들은 일단 사업을 수행하는 한, 평가를 받고 고객들의 마음에 평가 이미지를 형성하게 된다는 사실을 냉정하게 인식해야 한다. 한번 "좋아하지 않는다"는 평가 이미지가 형성되면 되돌리기가 쉽지 않다.

어떤 조직이든지 그것의 발전과 쇠퇴는 시장에 형성된 이미지로부터 영향을 받는다. 따라서 모든 조직은 이미지를 개선해나가는 전략을 추진해야 한다. 병원의 리더는 매년 '바람직한 병원상'을 그려보고 거기에 얼마나 근접하고 있는지를 평가하고 부족한 점들을 지속적으로 보완해나가야 한다.

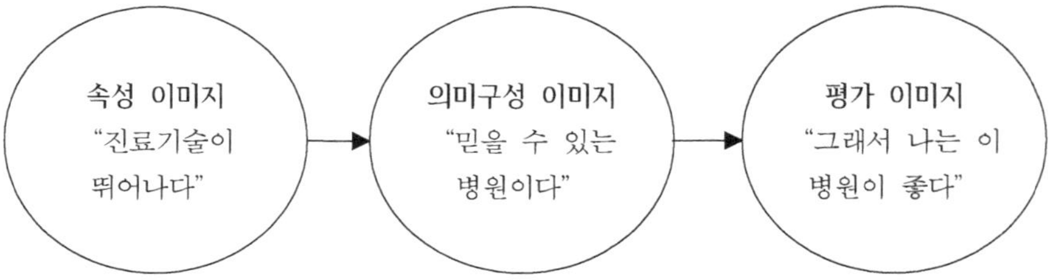
속성 이미지
"진료기술이
뛰어나다"
의미구성 이미지
"믿을 수 있는
병원이다"
평가 이미지
"그래서 나는 이
병원이 좋다"

[그림 9-2] 경쟁력 있는 병원 이미지 구축 단계

병원의 이미지 구축에 있어서 리더가 유의해야 할 점은, 개인이든 조직이든 현재 가지고 있는 좋은 이미지도 미래에까지 항상 좋을 것이라는 보장은 없다는 점이다. 따라서 지속적으로 좋은 이미지를 갖기를 원한다면 변화하는 환경을 잘 읽고 전략적인 노력을 기울일 것이 요구된다. 그 전략에는 높은 진료 품질, 조직의 혁신성, 직원의 친절, 사회와의 높은 통합성, 신지식의 생산 기지 등의 내용이 포함되어야 할 것이다.

(3) 조직의 발전

조직의 리더는 조직의 발전을 책임지고 있는 사람이다. 병원장은 병원 전체의 발전의 책임을, 각 부서장은 부서 발전의 책임을 지고 있다. 사전적 의미에서 조직의 발전을 보면, 조직의 효율성을 높이기 위하여 시도되는 여러 가지 절차 또는 그 과정을 말한다. 이러한 조직발전 이론에 내포된 개념이나 기법은 다양한 차원과 국면의 의미를 포괄하고 있어 한 마디로 조직발전을 개념화하기는 어렵다. 하지만 조직의 발전에 관한 연구들을 종합해 볼 때, '조직이 외부환경의 변화에 대응하는 능력과 문제해결의 능력을 스스로 향상시키기 위하여 행동과학(behavioral science)의 지식을 이용하여 조직의 효율성과 건전성을 높일 수 있도록 최고경영층에서부터 조직 전반에 걸쳐 혁신을 도모하려는 계획된 노력'으로 볼 수 있다. 즉, 조직의 발전이란 조직이 환경변화에 효과적으로 대응하면서 생존력을 높이는 것이다. 이를 위해서 병원의 리더는 조직이 새로운 기술, 새로운 시장(市場) 및 새로운 도전(挑戰)에 보다 잘 적응할 수 있도록 조직구성원의 신념, 태도, 가치관 및 조직 구조를 변경시켜나가야 한다.

또한, 조직의 발전은 조직 전체의 변화를 위한 계획적이고 체계적인 노력으로 볼 수 있다. 병원의 리더는 조직을 체계적으로 진단하여 문제점을 발견해내고, 이를 개선하기 위한 전략적 계획을 수립하고 계획이 실행되도록 자원을 동원할 수 있어야 한다. 동시에 조직의 발전은 조직의 문화를 새롭게 바꾸어나가는 것이다. 이를 위해 병원의 리더는 환경의 변화에 부응할 수 있는 조직 분위기를 새롭게 만들어내고, 조직구성원의 가치관을 선량하게 변화시켜나갈 수 있어야 한다. 마지막으로 조직의 발전은 효율성과 건전성을 높이는 것이다. 조직의 효율성(efficiency)을 높이기 위해서는 환경의 변화에 적절히 적응하고 대처할 수 있는 혁신이 이루어지도록 조직을 이끌어나가야 한다. 조직의 건전성을 높이기 위해서는 모든 구성원들이 각자의 맡은 바 임무를 완수하는 것을 당연한 것으로 여겨 수행해내고, 내적인 통합을 이루며, 구성원들의 혁신의욕을 북돋우고, 시대가 요구하는 가치체계 등을 확립해야 한다. 이와 같은 조직의 발전은 조직에 몸담고 있는 구성원 개개인에게는 자아실현의 인식을 갖도록 하기 때문에 개인들의 조직에 대한 충성심을 높여주고 또 조직몰입을 강화하는 효과가 있다.

결국 조직은 지속적으로 성과를 창출함으로써 원하는 방향으로의 발전이 가능하다. 성과 없는 조직의 발전은 기대할 수 없다. 그러나 성과만 창출한다고 해서 조직이 발전하는 것은 아니다. 성과를 체계화할 수 있는 시스템이 확립되고, 더 높은 성과를 창출할 수 있는 방안의 모색 또한 중요하다. 이러한 조직의 발전이란 과연 무엇으로 측정되는가? 그것은 아마도 합의하에 만든 목표를 달성하는 것이라고 할 수 있다. 목표의 달성 또는 초과 달성이 조직의 발전을 의미하는 것이라면 목표의 정확한 정립이 필요하다. 그러나 목표는 분명히 좋은 목표와 나쁜 목표가 있다. 성공을 위해서는 좋은 목표를 수립할 수 있어야 한다.

좋은 목표란 어떤 것인가? 우선 그것은 너무 어렵지도 쉽지도 않은 적당하게 어려운 목표이다. 전년도에 월 평균 10억 원의 진료비 수익을 달성한 의사라면 동일한 시장상황 하에서 새해에는 12, 13억 원 정도의 진료수익 달성목표가 주어질 수 있을 것이다. 그 의사는 그것을 달성하기 위하여 자원 동원 노력을 더 강화하고 환자를 다루는 기법을 개발하려고 할 것이다. 그러나 목표가 너무 어려우면 아에 처음부터 포기할 것이고 너무 쉽다면 열심히 땀 흘려가면서 목표를 성취하려고 하지 않을 것이다.

다음으로, 목표는 그것을 추진할 주체들이 수용해야 한다는 점이다. 관리자가 현장 직원에게 제시한 목표에 대하여 저항하거나 아예 포기하면 리더십에 상처를 입게 되고 조직분위기는 혼란스러워진다. 추진 주체로부터 목표가 수용되기 위해서는 그것이 일방적으로 주어지지 않고 서로 협의하여 결정되는 것이 가장 이상적이다. 이를 위해서 조직은 목표에 의한 관리제도(MBO)를 적극 도입할 필요가 있다. 목표에 의한 관리제도에 있어서 목표가 수용되도록 하기 위해서는 목표를 수행해야 할 구성원에 대한 설득이 매우 중요하다.

끝으로, 좋은 목표는 구체적이고 기간이 명시되어야 한다는 점이다. 기간이 정해지지 않은 목표는 공허하다. 또 구체적이지 못하고 추상적인 목표 또한 가슴에 잘 와 닿지 않는다. 따라서 목표는 "앞으로 6개월 내에 5%의 증가를 가져와야 한다."는 것과 같이 기간과 목표치가 구체적으로 제시되어야 한다. 그리고 목표의 증가치는 조직의 지속가능성 및 직원 복지향상 등과 연계하여 이루어진 과학적이고 체계적인 분석의 결과로부터 비롯된 것이어야 한다.

(4) 변화의 주도

리더십은 조직이나 집단에서 사람들이 새로운 일을 성취하도록 하는 것과 깊은 관계가 있다. 조직에서 리더는 부하들을 고무시켜야 할 책임을 지고 있으며, 그래서 때로는 강제적인 힘을 행사하여 조직과 사람들을 변화시켜야 한다. 즉, 리더는 변화를 주도해 나가야 하는 주체가 되어야 한다. 리더가 변화를 주도하기 위한 방법은 무엇인가?

첫째, 비전을 제시해야 한다. 이것은 조직이나 집단의 앞날의 상황을 제시하는 것이다. 조직 구성원들은 제시된 비전이 신뢰할 만한 것이라고 판단하면 앞으로 닥쳐올 상황에 맞추어 자신을 변화시키게 된다. 그러나 비전은 조직 구성원들이 공감할 수 있는 것이어야 한다. 그 비전이 리더 자신만의 비전인 것처럼 보일 때 리더는 구성원들과 공감대를 형성할 수 없고, 공감할 수 없는 비전을 가운데 두고 리더와 구성원들 사이에 갈등을 키울 가능성이 있다.

둘째, 조직의 여건이나 상황에 알맞은 긴장감을 조성한다. 조직은 저절로 변화라는 장애물을 통과하고 성과를 성취하는 것이 아니다. 이것을 위해서는 적절한 긴장감 내지는 위기감을 조성해야 한다. 그러나 이 긴장감이 습관적이거나 너무 조작적이어서는 안 된다. 너무 드러나게 조작된 위기감은 다음 기회를 상실하게 되기 때문이다.

셋째, 리더가 변화의 표상이 되어야 한다. 요즘 조직의 구성원들은 변화 그 자체에 습관화되어 있다. 많은 권위 있는 사람들이 '변화만이 살길'이라고 외치는 덕분에 많은 사람들이 변화를 추구하려는 생각은 많이 하고 있다. 의상에서부터 말투까지, 그리고 일하는 방식도 변화시키려고 노력한다. 그러나 중요한 것은 보이는 것의 변화가 문제가 아니라 보이지 않는 것의 변화이다. 그것은 일을 하는 사람들의 마음이다. 사람들의 마음이 움직일 수 있는 변화를 추구해야 한다. 리더가 구성원들이 기대하는 표상으로서 아이덴티티가 성립되지 못하면 구성원들의 마음은 잘 바뀌지 않고 행동으로 표출되지 못한다.

넷째, 확고한 신념을 지니고 있어야 한다. 리더는 스스로 제시한 비전에 대한 확고한 신념을 가지고 있어야 한다. 신념은 두 가지 차원을 가지고 있다. 하나는 비전이 옳다는 신념이고, 또 하나는 반드시 달성할 수 있다는 신념이다. 리더가 비전에 대하여 의심을 갖게 되면 그 비전은 순식간에 무너진다. 때문에 비전의 수립 시에는 철저한 고민과 토의가 이루어져야 한다. 또 하나는, 아무리 어려운 비전이라도 달성할 수 있다는 가능성을 부여해야 한다. 우리는 조직에서 많은 구성원들이 비전을 한낱 상상의 목표로 치부하고 마는 경우를 볼 수 있다. 이것은 조직의 답보나 퇴보를 의미하는 것이다. 비전은 성취가 가능하다는 확신을 공유하고 있을 때 비전으로서의 가치를 지니는 것이며, 또 조직 구성원들의 힘을 한데 모을 수 있다.

다섯째, 목표달성을 위한 조직력을 보여주어야 한다. 리더가 개인적으로 아무리 뛰어나다고 할지라도 목표를 달성하기 위하여 조직구성원들의 힘을 결집시키지 못하면 결국 실패하고 만다. 목표를 달성하기 위한 방향으로 힘을 결집시켜 나가는 기술은 리더가 반드시 갖추어야 할 역량이요 기술이다. 어떤 팀이든지 요즘엔 부하들이 너무 똑똑해서 모두 자지 주관대로 일을 하려고 한다. 이들을 이끌고 목표

달성을 위하여 조직관리를 한다는 것은 보통 어려운 일이 아니다. 따라서 리더는 이들을 결집시킬 수 있는 조직력을 발휘해야 한다. 리더의 조직력이 발휘되어야 어떤 어려운 상황변화도 효율적으로 돌파할 수 있다. 리더가 조직력을 갖지 못하면 문제가 생길 때마다 허둥대는 모습을 보임으로써 신뢰를 잃게 될 것이다.

(5) 사회적 기대에 대한 부응

한국에서 각종 조직의 리더들이 일반 사회로부터 신뢰를 받지 못한다는 것은 매우 불행한 일이다. 이것은 기업의 책임자들이 사회의 기대에 제대로 부응하고 있지 못하며, 그것은 궁극적으로 진정한 리더로서의 자질을 갖추고 있지 못하다는 것을 의미한다. 최근 한국능률협회의 조사에 따르면, 우리나라 CEO 및 경영학과 교수 100명을 대상으로 CEO의 자질에 대하여 평가한 결과 공익적 요소가 가장 미흡한 것으로 나타났으며, 이것이 대중들로부터 진정한 리더로 인정을 받는데 중요한 장애요소가 된다고 지적했다. 그 내용들을 보면 다음과 같다.

첫째, 국내 CEO들의 자질을 경영이념 등 '인간적 요소', 경영능력 등 '경영관리 요소', 사회공헌 등 '공익적 요소' 등 세 가지 측면에서 평가할 때 공익적 요소는 100점 만점에 60점에 불과한 것으로 나타났다. 둘째, 경영능력 등 '경영관리 요소'는 75.1점, 경영이념 등 '인간적 요소'는 72.5점으로 이 분야도 전반적으로 낮게 평가되었다. 셋째, 설문에 응답한 CEO와 교수들은 바람직한 경영자상으로 '미래지향적 창조적 혁신가'(67%)를 가장 많이 꼽았으며 '정직하고 투명한 윤리성의 실현자'(29.7%)를 든 경우도 적지 않았다. 넷째, CEO가 기업가 정신을 발휘하는 데 있어서 가장 큰 장애요인으로는 단기성과 등 평가체계(27.4%), 정부의 법적 규제(19.7%), 위험과 실패에 대한 반감(17.1%), 관료주의(16.2%), 보상체계(11.1%) 등으로 지적되었다.

이처럼 한국의 CEO들에 대한 사회적 평가가 매우 비판적인 것에 대하여 일본의 사업가이면 저술가인 호리바 마사오가 주장하는 리더들이 갖추어야 할 신념체계는 여러 가지 측면에서 시사하는 바가 매우 크다고 하겠다.

첫째, 리더는 자신의 신념과 가치관을 명확히 해야 한다. 과연 '무엇을 위하여 병원이나 기업을 설립하였는가?, 자신이 설립한 조직으로 무엇을 실현하고 싶은 것인가?, 자신이 설립한 조직이 목표로 하는 사회적인 포지션은 과연 무엇인가? 이러한 명제에 대하여 명확한 신념을 가지고 있지 않다면 회사는 단순히 돈을 버는 도구가 되어버린다. 사업가는 철학을 가지고 기업을 운영하지만 돈만 좇는 장사꾼은 철학이 없기 때문에 조직과 구성원들의 정신을 황폐화시킨다. 조직을 이끌어 가는 리더는 회사나 병원을 커다란 꿈과 목표를 실현하기 위한 수단으로 생각하는 자세가 중요하다. 조직을 운영하면서 '그럭저럭 꾸려나갈 수 있어서' 라든지, '돈을 벌 수 있을 것 같아서' 라든지 하는 발상은 매우 위험하다. 병원을 설립하려고 할 때, 무엇보다도 중요한 것은 자신의 신념, 명확한 가치관이다.

둘째, 자신의 가치관을 상대방에게 이해시켜야 한다. 단 한 사람의 힘만으로는 조직을 설립할 수도 없고 운영해나갈 수도 없다. 공동 경영자나 투자자, 사원 등의 파트너가 있어야 비로소 성립되는 것이 회사요 병원이다. 병원 조직은 목적달성을 위해 서로 다른 직무배경을 가진 전문가들의 협력적 행동이 필요하므로 서로의 처지를 이해하도록 하는 일은 더욱 중요하고 가치가 있다. 그렇더라도 단지 '돈만 벌면 그만!'이라는 마인드로 뭉친 파트너들은 회사가 곤경에 처했을 때 손바닥 뒤집듯 조직을 떠나고 만다. 반면에 그 경영자의 신념과 꿈에 매료되어 협력하려는 파트너는 약간 고생이 되더라도 거기에 호응해 준다. 그래서 파트너를 구할 때는 그들에게 자신의 꿈을 잘 이해시켜야 하는 것은 기본이다. 할 수 있는 것과 할 수 없는 것, 일생을 걸고서라도 꼭 하고 싶은 것 등을 솔직하게 그리고 가능한 한 정확한 언어로 전달할 수 있을 때에 비로소 귀중한 파트너를 구할 수가 있다.

셋째, 가치관과 대립되는 일이 있으면 철저히 싸우는 것이 옳다. 조직을 존속시킨다고 하는 그 자체는 끊임없는 타협의 연속이다. 늘 자신의 꿈을 곧바로 관철시키려고만 한다면 조직은 살아남을 수가 없을 것이다. 그렇다고 조직을 존속시키기 위해서 어떠한 상황에서도 불의와 타협적으로 일을 해결해도 되는 것인가? 사회에 공헌하고 싶어 설립한 조직이 경영을 유지하기 위해 반사회적 부정행동을 일삼아야 하는 서글픈 딜레마가 실로 많은 것이 한국의 경영 현실이다. 병원이라고 해서 여기에서 크게 벗어나지 않는다. 시장의 변화 속에서 본업이 어느새 변해 버리는 경우는 흔히 있는 일이다. 돈을 좇다가 영어(囹圄)의 몸이 되는 병원장이나 의사들은 여전히 존재한다. 그렇게 되지 않기 위해서는 타협을 할 수 있는 지점과 물러설 수 없는 부분을 분명히 하고 있어야 한다. 즉, 마지노선을 스스로 그어놓고 조직을 이끌어갈 필요가 있다.

넷째, 모든 면에서 올바른 가치관을 중요시해야 한다. 리더들이 경영을 해나가는 과정에서 여러 가지 고통을 겪다보면 처음에 가지고 있던 마음가짐도 점차 풍화되기 쉽다. 하지만 진정한 리더의 꿈을 품고 있는 사람이라면 참고 인내해 초지일관 할 수 있어야 한다. 그래야 구성원들이 믿고 따르게 된다. 가치관이라는 것은 조직운영의 구석구석에 영향을 미치는 것이다. 그렇기 때문에 조직운영의 기본이 되는 가치관은 이해하기 쉬운 말로 바꾸어 언제나 눈에 띄는 곳에 놓고 항상 초심을 돌아보는 것이 필요하다. '초심으로 돌아가라'라는 말은 우리 모두에게 늘 교훈적이다.

2. 의료서비스 리더십과 성과

각종 의료서비스 조직의 관리자가 조직 운영을 잘하고 못하는지는 성과를 통해서 나타난다. 조직의 성과를 나타내는 개념에는 효과성과 효율성이 있다. 효과성(effectiveness)이란 목표의 달성정도를 말하며, 효율성(efficiency)이란 조직의 내부활동과 관련되는 것으로서 한 단위의 산출물을 생산하는데 사용되는 자원의 양으로 나타난다. 즉 투입물과 산출물의 비율로 측정한다. 리더가 발휘하는 리더십은 리더의 활동을 의미하고, 리더의 활동은 조직관리, 사람관리, 성과관리로 이루어진다. 병원의 리더는 잘 개발된 성과관리 과정을 가진 경우가 그렇지 못한 경우보다 더 우월한 경쟁력을 갖는다는 사실을 염두에 둘 필요가 있다(Mcdonald and Smith, 1995). 조직에서 성과관리는 조직 전체의 맥락에서 이루어진다. 때문에 목표의 설정, 성과에 대한 평가, 보상 관련 체계들이 어떻게 작업성과에 영향을 미치는지를 결정하는 데는 사업 전략, 작업의 수행기술, 구성원의 관여와 같은 상황적 요인들이 작용하게 된다. 즉 목표의 설정, 성과에 대한 평가 및 보상 관련 체계들이 이들 세 가지 상황 요인들과 조화를 이룰 때 높은 수준의 성과가 발생하는 것을 볼 수 있다(Riedel, Nebeker and Cooper, 1988).

성과관리에 있어서 많은 경우, 효율성이 높으면 효과성도 높지만, 경우에 따라 관계가 없을 수도 있다. 예를 들어, 어떤 조직이 고도로 효율적이지만 수요가 없는 산출물을 생산함으로서 기대하는 목표를 달성하지 못하는 경우가 있을 수 있다. 또한 어느 한 기업이 이윤목표는 달성하였지만 아주 비효율적으로 작업하였다는 것을 알게 되는 경우도 있다. 요즘처럼 경영환경이 복잡하고 동태적일 때는 경영의 초점이 효율성보다는 효과성에 있다는 동의가 이루어지고 있다. 즉, 고객이 원하는 것이 무엇인지, 될 만한 사업이 무엇인지 판단하는 것이 조직을 효율적으로 운영하는 것보다 더 중요하기 때문이다. 리더들이 조직관리를 하면서 인지하고 있어야 할 조직의 성과를 나태는 지표들에는 다음과 같은 것들이 있다.

- 전반적 효과성(overall effectiveness) : 가능한 한 여러 기준치를 함께 고려하는 평가이다. 업적 기록을 중심으로 여러 요소를 결합해서 측정하거나 또는 조직에 대해 잘 안다고 생각하는 사람이 전반적으로 평가한다.
- 생산성(productivity) : 생산의 효율을 나타내는 지표이다. 일정한 산출량과 투입의 비율로 나타낸다.(생산성=산출/투입)
- 효율성(efficiency) : 그 업적을 산출하는데 들어간 비용과 비교한 비율이다. 투입과 산출의 비율로서 생산성과 동일한 개념이다.
- 이윤(profit) : 판매수익 금액에서 모든 비용과 부담금을 제외한 나머지이다. 투자수익률이나 총매출액 수익률이 자주 사용된다.
- 품질(quality) : 조직이 제공하는 주요 제품이나 용역의 성질과 바탕으로서 각 제품과 용역의 종류에 따라 다르게 정의된다.
- 사고(accidents) : 작업시간 손실을 가져오는 직무상 사고의 빈도수를 말한다.
- 성장(growth) : 전체 인력, 공장 생산능력, 자산, 매출액, 이윤, 시장점유율, 혁신의 횟수 등과 같은 변수의 증가로 표시된다. 성장의 수준은 조직의 현재 상태와 과거의 상태를 비교함으로써 알 수 있다.
- 결근율(absenteeism) : 일반적 정의는 허가받지 않은 결근을 말하나 이러한 범주 내에서도 총 결근 시간, 결근 횟수 등 여러 세부 지표가 있을 수 있다.
- 이직률(turnover) : 문서기록을 통해 평가되는 전체 인원 수 대비 자발적

사직자수의 비율을 말한다.

- 직무만족(job satisfaction) : 개인이 자신의 직무수행에 따른 만족도의 정로로 정의한다.
- 동기부여(motivation) : 개인이 직무에 대한 목표지향적인 행동이나 활동에 관여하려는 에너지의 강도로 정의된다.
- 사기(morale) : 추가적 노력, 목표의 공유, 헌신, 소속감 등과 관련되는 집단현상이다.
- 유연성/적응(flexibility/adaptation) : 조직이 환경변화에 반응하여 표준 업무처리 절차를 변화시키는 능력을 말한다.
- 목표에 대한 합의(goal consensus) : 모든 개인들이 조직의 목표를 동일하게 느끼는 정도를 말한다. 이는 조직목표에 대한 실제적 헌신과는 다르다.
- 조직목표의 내재화(internalization) : 조직목표에 대한 수락을 의미한다. 조직목표는 정당하고 적절하다는 믿음을 내포한다.
- 적응력(adaptability) : 공급자, 고객, 종업원, 경쟁자, 국가정책, 지역사회 등 기업의 주요 이해관계자 집단의 요구나 특성의 변화 조건에 적응할 수 있는 능력을 말한다.
- 혁신(innovation) : 새로운 제품이나 서비스의 개발, 생산 공정의 변화, 경영 기법이나 관행의 변화를 말한다.
- 고객만족(customer satisfaction) : 기업이 제공하는 제품이나 서비스의 사용에 따른 고객의 만족수준을 말한다.

그렇다면 의료서비스 조직의 성과는 무엇을 기준으로 삼을 것인가? 일반적으로 진료의 성과, 직원의 성과, 경영의 성과의 세 가지 범주로 구분된다. 진료의 성과란 환자 진료의 질을 의미한다. 이것은 위해(危害) 사건 발생률, 환자 사망률, 환자 만족도와 같은 지표들을 통해 측정한다. 직원의 성과란 직원이 조직에 대해서 갖는 태도를 의미하며, 직무 만족, 이직률, 조직몰입 등의 지표를 통하여 측정한다. 경영의 성과란 경영자가 책임을 져야 할 생산성, 조직 효과성(또는 목표달성도), 재무적 성과 등을 통하여 측정한다. 의료서비스와 리더십의 성과와 관련해서는 주로 이들 세 가지 영역에서 연구가 이루어져 왔다.

1) 의료서비스 리더십과 진료의 성과

의료서비스 조직에서 관리자는 기본적으로 병원의 존재 목적에 맞게 진료의 질을 높일 수 있도록 조직구성원을 이끌어야 한다. 의료서비스 분야에서 진료의 질을 높이기 위해서는 환자 진료의 질 성과를 측정하는 것이 중요하다. 하지만, 리더십과 진료의 질 사이의 관계를 연구한 결과는 충분하지 않다. 병원 내 구성원들 사이에서도 성과의 개념이 일관되게 확립되지 못한 것을 볼 수 있다. 성과를 이해하기 위해서는 각자가 수행하는 업무의 차원에서 서비스, 부서 및 조직 전체의 목표를 설정하고 이를 달성하는 것이 중요하다는 가치가 정립되어 있을 것이 요구된다. 이것은 확실히 리더의 몫이다. 병원은 그것의 특성상 추구하는 특별한 목표를 달성해야 하고, 그러기 위해서는 수월성을 확보한 탄탄한 토대들을 기초로 결과를 지향해나가도록 관리되어야 한다. 이때 탄탄한 토대란 직원, 환자, 의사들과 같은 사람, 서비스, 질, 재정 등을 포함한다(Studer, 2003).

미국에서 이루어진 관련 연구들을 보면, 리더십 스타일은 낙상과 같은 위해 사건이나 폐렴과 같은 합병증의 발생과 밀접한 관계가 있다는 연구가 있다(Wong & Cummings, 2007). 리더가 배려적 리더십을 발휘할 때 위해사건의 발생은 통계적으로 유의하게 낮은 것으로 나타났으며, 배려적 리더십을 발휘할수록 임상적 목표 달성도 높아지고 당뇨환자의 적혈구의 당화혈색소검사(A1c) 수준이 적정 수준을 유지하게 되는 것으로 나타났다. 또한 심장 질환자의 베타차단제의 수용도가 더 높아지는 것으로 조사되었다(Bradley et al., 2004).

미국의 경우, 리더십이 사망률이나 환자 만족도에 미치는 영향은 불분명하다. 리더십은 사망률에 영향을 미치지 않는다는 연구가 있는가 하면(Boyle, 2004; Pollack and Koch, 2003), 크게 영향을 미친다는 연구결과도 있다(Cummings, Miclodzi, Wong, and Estabrooks, 2009; Houser, 2003). 90개 병원의 21,000명의 환자에 대한 조사를 한 연구에 의하면, 배려적 리더십은 낮은 수준의 30일 사망률과 유의한 상관관계가 있는 것으로 나타났다(Cummings et al., 2009). 이 연구에서 환자의 인구통계 변수, 합병증, 병원과 간호사 변수를 통제했을 때 사망률의 차이에 대한 리더십 효과의 설명력은 5.1%로 나타났다. 환자만족도에 대한 연구결과는 리더십의 영향력의 크기와 방향에서 일정한 값을 도출하지는 못하고 있다. 전혀 관련이 없다는 연구가 있는 반면, 배려적 리더십은 긍정적 영향을 미친다는 연구결과도 있다. 이들 결과와는 전혀 반대로 환자만족도에는 오히려 과업 중심적 리더십이 긍정적 영향을 미친다는 연구결과도 있다. 이와 같은 연구결과로 볼 때, 병원에서의 리더십과 진료성과와의 관계는 변수의 선택에 따라서 그 결과가 달라진다고 해석될 수 있다(김한중 외, 2013).

변혁적 리더십의 효과에 관한 연구에서는, 한국에서 시행되는 인증제도가 변혁적 리더십에서 거래적 리더십으로 회귀하도록 부정적 영향을 미치고 있다(우정식 외, 2013). 그러나 변혁적 리더십이 성과에는 긍정적 영향을 미치고 있기 때문에 인증제도의 도입과 시행이 병원의 올바른 리더십 발휘에 부정적 영향을 미치는 것으로 이해할 수 있다.

2) 의료서비스 리더십과 직원의 성과

의료서비스 조직 안에서 리더십이 직원의 성과에 영향을 미친다는 연구결과는 매우 많다. 배려 관련 리더십이 직원의 직무 만족, 리더에 대한 만족, 낮은 이직률, 조직 몰입에 강한 긍정적인 영향을 미친다는 사실을 많은 연구가 일관성 있게 지지하고 있다. 한국의 공공병원에서 리더십과 직원 직무행동 변화와의 관계 연구에서 변혁적 리더십이 거래적 리더십보다는 더 크게 영향을 미치지만, 변혁적 리더십의 영향력이 거래적 리더십보다는 더 큰 것으로 나타났다. 공공병원의 경우 동일한 리더십 발휘에 있어서 영향을 받는 직원들 중 남성들에 비해 여성들이 일관되게 조직몰입, 직무몰입이 낮고 이직의도가 더 높은 것으로 나타나 조직 특성상 여성인력을 많이 보유하고 있는 병원의 관리자들이 관심을 기울여야 할 과제로 부각되고 있다(정병을, 안상윤, 2010).

미국의 경우, 감성적인 소진(burn-out)을 호소하는 직원도 리더들이 감성 지능적 리더십을 발휘할 경우에는 직무만족이 높아지는 것으로 나타났다(Cummings, Hay-duk, and Estabrooks, 2005). 반면에 과업 중심적인 리더십 유형은 직원 성과와 부정적인 관계를 보였다. 배려적 리더십은 작업 집단의 응집성, 스트레스 저하, 의사결정 권한의 위임, 자기효능감과 같은 매개변수를 통하여 영향을 미치는 것으로 나타났다(Gilmartin & D' Aunno, 2007). 이러한 변수들은 모두 조직구성원들의 직무만족을 높이고 이직률을 낮추는 것들이다. 또한 배려적 리더십을 발휘할 때 직원들의 건강, 긴장, 스트레스도 개선된다는 보고가 많이 있다.

3) 의료서비스 리더십과 경영의 성과

한국의 공공병원을 대상으로 한 연구들에서 병원이 생존하기 위해서는 무엇보다 수익성이 개선되어야 한다는데 동의가 이루어지고 있다. 누적되는 적자는 시설이나 장비 등에 대한 재투자를 위한 재원의 마련을 어렵게 만들고 이는 경쟁력을 저하시키는 원인이 된다. 특히 한국에서 공공병원의 성과가 낮고 경쟁력이 민간병원에 비해 뒤떨어지는 것은 관리자들의 리더십과 능력부족으로 지적되고 있다. 이를 극복하기 위해서는 고도의 경영능력을 가진 전문가로 구성된 경영진이 자율적으로 경영권을 보장받아 책임경영체제를 구축해야 한다고 여겨진다. 무엇보다 관리자들의 조직발전을 위한 책임성이 제고될 것이 요구되고 있다(김명호, 서원식, 2014).

배려적 리더십 유형은 생산성, 효과성, 직원들의 조직목표 달성 의지와 같은 경영 성과와도 관련이 있는 것으로 나타났다. 간호사의 리더십에 대한 18개 연구를 종합한 결과, 13개의 연구에서 관리자가 배려적 리더십을 발휘할 때 개인, 팀, 작업집단의 효과성과 생산성이 높아지는 것으로 나타났다(Cummings et al., 2009). 18개 연구 중 6개 연구에서는 과업 지향적인 리더십이 발휘되었을 때 생산성과 효과성이 크게 낮아졌다. 이러한 연구결과가 나타난 이유는 리더십 유형이 업무집단 내부의 프로세스에 영향을 미치기 때문으로 보인다. 배려적 리더십 유형은 융합팀의 팀워크, 협동, 역할, 명확화, 혁신, 근거기준 관행의 사용과 긍정적인 관계를 보이는 것으로 나타났다. 배려적 리더십 스타일이 성과와 긍정적인 관계가 있다는 연구결과에도 불구하고, 한국에서 의료서비스 조직의 리더들은 과업 중심적인 리더십에 더욱 의존하고 있어 다양한 갈등이 발생하고 있다.

Griffith 등(2002)은 높은 성과를 달성하는 조직을 챔피언십 조직(championship organization)으로 부르면서 여기에서는 지배구조와 전략영영, 환자만족도를 포함한 의료의 질, 진료조직, 재무계획, 전략계획, 마케팅, 정보서비스, 인적자원관리, 조달 및 공급 등의 성과지표를 개발하고 이러한 지표에서 높은 성과를 달성하도록 하고 있다는 점을 강조하였다(조우현, 2017). 이와 같은 조직들은 개별 부서별로 또 서비스별로 이러한 지표에 대한 정확한 목표치를 정하고 목표를 달성하는 방향으로 활동을 수행하도록 독려한다. 훌륭한 병원의 관리자들은 결국 이와 같은 목표치를 달성하도록 경영기능을 수행한다고 해야 할 것이다. 이와 함께 관리자들의 성과를 평가하고 상호 비교할 수 있는 사이트 같은 공개적인 시스템을 만드는 것도 병원 조직 안에서 리더십의 성과를 높이기 위해 고려해볼만한 일이다.

3. 조직의 지원과 경영성과

병원을 비롯한 각종 의료서비스 조직은 환자의 질병 예방과 건강회복이라는 목적을 달성하기 위한 조직이며, 여기에 속해있는 직원들은 고객들과의 소중한 만남(moment of truth)을 일상적인 업무로 하고 있는 감정노동자들이다. 사람의 감정은 사회적 상호작용에 의해 생성되며, 사회적, 문화적, 상황적, 그리고 대인간 조건에 의해 영향을 받기 때문에 감정노동은 조직이나 상황의 요구에 대하여 매우 가변적이라고 할 수 있다. 조직의 압력이 높아지면 가식적인 행동이 나타나고 진실한 고객응대가 내면화되지 않는다. 반면, 조직의 배려에 대하여 직원들이 감정적으로 감화될 때 고객에 대한 공감과 내면화가 이루어진다. 즉, 고객응대의 감정은 조직의 분위기나 상사, 동료의 지원과 같은 사회적 지원에 의해 조절된다(최항석 외, 2006)고 할 수 있다.

특히 병원 직원들은 일반 기업의 경우와는 다르게 정상적인 고객들을 응대하는 것이 아니라 정신적 또는 육체적으로 비정상적인 상태에 있는 환자들을 보살피는 의료서비스를 제공하는 업무를 수행한다. 때문에 감정적으로 안정되어 있을 것이 요구된다. 이를 위해서 병원 직원들은 자신이 조직이나 상사로부터 충분하게 배려와 지원을 받고 있다는 인식도를 높여야 한다. 이러한 조직으로부터의 지원인식은 조직이 자신의 기여를 가치 있게 여기며 동시에 자신의 안녕(well-being)에 대하여 관심을 갖는 정도에 대한 총체적인 믿음이다(Eisenberger et al, 1986). 이것은 또한 조직 구성원 개인의 입장에서 볼 때, 조직이 자신에게 얼마나 몰입하고 있는지를 나타내는 추론적(推論的) 개념인 동시에 자신의 복리를 얼마나 중시하고 있는지를 나타내는 종합적인 믿음이기도 하다(Shore & Tetrick, 1991).

조직이 그 구성원들에게 자신의 능력, 태도, 경력 등을 통하여 조직에 기여해 줄 것을 기대하는 것과 마찬가지로 구성원들은 승진, 보수, 복지 등의 지원을 조직에 기대하면서 상호작용을 하는 사회적 교환관계에 있다. 때문에 병원도 환경과 상호작용하는 유기체로서 그 생존력과 경쟁력을 높이기 위해서는 조직의 지원과 직원들의 기대가 효율적으로 조화를 이루도록 하는 것이 중요하다. 특히 고객과의 접점에 있는 직원들일수록 조직으로부터 효과적으로 지원을 받고 있다고 인식하도록 해야 한다. 병원 조직은 그 특성상 의사를 비롯한 대부분의 구성원들이 고객과 직접적으로 대면하여 의료서비스를 생산하고 참여한다. 그 과정에서 인적자원에 대한 의존도가 크기 때문에 직원들이 조직으로부터 지원을 받고 있다는 인식은 안정적이고 질 높은 서비스의 제공에 기여하게 된다.

1) 직원의 조직지원 지각

사회적 교환이론에 의하면 조직으로부터 높은 지원을 받는다고 인식하는 직원은 상호성 규범에 따라 조직에 보답하고자 하는 동기를 형성하게 되고 이와 같은 동기는 개인의 과업을 향상시키는 방향으로 작용하게 된다(Gouldner, 1960). 이와 같은 사회적 교환개념에 입각하여, 조직지원인식(Perceived Organizational Support; POS)은 조직 구성원들이 조직에 몰입하는 과정을 설명하기 위하여 조직이 직원에게 몰입하는 정도에 대한 직원의 지각을 서술하는 개념으로 개발되었다(Eisenberger et al, 1986). 즉, 조직이 구성원들의 공헌과 노력에 부여하는 가치의 정도 및 복지를 위하여 관심을 보이는 정도에 대하여 직원이 총체적으로 형성하게 되는 믿음을 뜻한다. 이 믿음으로부터 직원은 조직에서 지원을 받았다고 지각하는 만큼 조직에 긍정적 행동을 하여 교환과계의 균형을 유지하고자 한다(Wayne Shore & Liden, 1997). 이러한 조직지원인식은 조직으로부터 어떤 보상이 주어질 때 매력을 느끼고 강화될 수 있다(박노율, 서재현, 2007). 조주은(2005)도 서비스 업종에 종사하는 직원이 조직으로부터 칭찬과 보상을 받게 된다면 지각된 지원인식은 높아지고, 개인의 조직몰입의 증가로 이어져 직무태도 및 성과에 긍정적 효과를 주게 된다고 주장하고 있다.

조직 구성원들은 조직과의 교환적 관계 개념에 입각하여 조직이 자신을 가치 있게 여기는지, 또한 자신의 안녕에 대하여 관심을 기울이는지에 대하여 총체적인 믿음을 형성하게 된다. 따라서 조직 구성원들의 개인적 조직지원인식도는 그들이 조직으로부터 제공받는 보상이 외부의 강압이나 억지에 의한 것이 아니라 자발적인 것이라고 인식할 때 높아진다(Shore & Shore, 1995; Wayne, Shore & Liden, 1997). 국내 연구에서도 조직구성원에 대한 조직지원은 그들의 조직에 대한 신뢰와 직무태도 형성에 긍정적 영향을 미치는 것으로 밝혀졌으며(안상윤, 2010), Rhoades와 Eisenberger(2002)는 메타분석(meta-analysis)을 통하여 조직지원인식이 조직몰입, 이직의도, 직무만족, 역할 내 행동(in-role-behavior), 역할 외 행동(extra-role behavior) 등과 밀접한 관계가 있다고 주장하고 있다.

2) 직원의 조직지원 지각과 신뢰

조직지원인식은 조직이 구성원 개인을 인정하고 있다는 인식을 통해서 신뢰에 긍정적인 영향을 주며, 조직에 몰입하게 만든다(Wayne, Shore & Linden,1997). 또한 조직과 직원들 간의 신뢰가 구축되면 직원들은 근면성, 충성심과 같은 행동으로 보답하게 되는데, 이것은 결국 조직지원인식이 직원들로 하여금 책임감을 조성하게 만드는 것이다(Eisenberger, et, al., 2002). 조직지원인식을 강하게 느끼는 직원들의 상사에 대한 관계는 신뢰를 토대로 높은 생산성을 높이는 그것으로 발전한다.

이러한 신뢰에 관해서는 학자마다 다양한 주장을 제시하고 있지만, 일반적으로 상호관계에 대한 믿음, 감정으로서 직원이 회사나 상사에 대하여 갖게 되는 전문성, 믿음성 또는 의도의 결과로부터 얻어지는 기대라고 할 수 있다. 이재형(2005)은 신뢰를 상대방의 행태에 대한 개인의 낙관적인 기대로 정의하고 있다. 조직의 업무가 순조롭게 이루어지기 위해서는 리더와 조직구성원, 상사와 부하, 그리고 조직구성원 상호 간에 신뢰가 바탕이 되어야 한다는 것이다. 신뢰받을 수 있는 상사는 직원의 조직적응 및 친 사회적 행동과 같은 조직과 관련된 태도 및 행동의 형성에 많은 영향을 미치므로 상사는 직원의 조직적응에 중요한 역할을 담당하고 있는 것이다(Meyer & Schoorman, 1998). 즉, 상사에 대한 신뢰가 직원들의 조직 및 직무 관련 태도 형성에 많은 영향을 미친다. 한편, 조직에 대한 신뢰는 위에 언급한 대인간의 신뢰에 기초하여 정의된 것으로서, 조직에 대한 신뢰를 형성하는 과정에서 조직의 의인화가 이루어지기도 한다(서재현, 2004).

조직 신뢰는 조직이 직원의 기여에 대하여 부여하는 가치, 그리고 그들의 복지에 대한 관심정도와 관련하여 직원들이 형성하는 일반적인 지각(Eisenberger, et, al., 1986)으로 정의된다. 즉, 직원들은 조직으로부터 자신이 조직발전을 위한 중요한 존재로서 인정받고, 조직이 직원의 복지에 대하여 많은 관심과 배려를 하고 있다고 느낄 때 그러한 조직의 호의적인 태도에 보답하려는 의무를 가지며, 조직으로부터 지원을 받고 있다는 인식은 직원들로 하여금 적극적인 일처리을 비롯한 책임감을 조성하게 만든다(Eisenberger, et, al., 2002). 조직지원인식을 강하게 느끼는 조직의 상사와 직원들의 관계는 신뢰를 토대로 관계를 형성하며 생산성이 높은 조직이 된다. 따라서 조직지원인식이 강한 직원들은 상사에 대한 신뢰와 조직에 대한 신뢰를 높게 지각하며 직무성과에도 긍정적인 영향을 미친다(Akin & Hopelain, 1986). 신뢰가 형성되어 있는 조직은 구성원 간 상호 협동과 조직과 동료를 위한 기대 이상의 자발적 노력을 유발시킴으로써 직원들이 직무에 전념토록 하는 것은 물론 성과 향상을 위한 성취욕과 조직애착을 강화시키게 된다. 반대로, 낮은 조직지원인식은 직원들로 하여금 조직을 위한 노력을 게을리 하게 만들고, 결국 조직이나 상사에 대한 신뢰를 떨어뜨린다(Rousseau, 1989).

한국에서 병원 조직 내 신뢰에 관한 연구는 주로 간호사 집단을 대상으로 한 연구들이 다수 있는데, 이들도 신뢰 변수가 성과에 어떤 영향을 미치는지를 주로 연구 대상으로 하고 있다. 그러나가 황슬기 등(2013)의 병원 근로자들의 조직 신뢰에 영향을 미치는 요인에 대한 연구에서는 남성 근로자들이 여성 근로자보다 조직신뢰 수준이 더 높은 것으로 나타났다. 조직이 근로자들을 약속을 어기지 않고, 의도적으로 근로자를 속이지 않으며, 근로자들에게 부당한 요구를 하지 않는 등 윤리적으로 조직을 운영한다고 지각할수록 인지적 기반의 신뢰성이 높은 것으로 나타났다. 특히 간호사들의 병원 조직과 관리자들에 대한 신뢰도를 높이는 것이 매우 필요하다는 지적은 설득력이 있다. 한국의 병원 구성원들은 이직이 잦다. 그 중에서도 간호사들의 이직은 병원 조직 관리 전반에 혼란을 가져올 만큼 크게 이루어지고 있다. 이것은 우리나라의 소위 초대형 상급종합병원이라고 해서 예외가 아니다. 간호사 2,000여명이 근무하는 서울의 대형병원에서도 1년 동안에 이직하는 간호사 숫자가 600명 이상에 이르는 것으로 언론에 보도되고 있다. 이러한 간호사 이직의 원인은 제도적인 측면에만 한정되어 있지 않으며 인간관계 문제, 사회적 안정과 처우의 문제, 환자의 진료결과에 대한 심리적 부담과 스트레스 등 광범위하게 관련되어 있다는 보고에도 불구하고 이를 해소하기 위한 병원 차원의 공식적인 노력이 부족하다는 지적이 일고 있다. 이에 대하여 김광점(2012)은 현장 간호사들의 감성지능을 높여주기 위한 훈련프로그램의 도입이 필요하고, 무엇보다 간호사들의 스트레스를 줄여주기 위해서는 무엇보다 그들을 대하는 상사의 감성지능의 수준을 높일 것이 요구된다고 주장한다.

3) 직원의 조직지원 지각과 조직몰입

조직몰입은 개인이 조직에 대해 가지는 심리적인 애착으로 조직구성원이 조직과 자신을 동일시하며 그 조직에 헌신하고자 하는 정도라고 할 수 있다. 조직몰입의 세 가지 유형은 구성요소는 정서적 몰입, 유지적 몰입, 규범적 몰입으로 분류해 볼 수 있다. 조직몰입에 영향을 미치는 요인으로는 개인적인 특성, 직무 특성(직무 다양성, 직무 중요성, 역할 모호성, 역할 갈등 등), 조직 특성(복잡성, 공식화, 집권화-분권화 등)이 있다. 조직몰입의 결과로 나타날 수 있는 효과로는 성과와 관련하여 생산성, 직무만족의 향상이 있고, 직원들의 이직이나 결근율을 낮추는 것으로 알려져 있다.

조직지원인식은 조직이 개인을 인정하고 개발하고 있다는 직원의 인식을 통해서 조직몰입에 긍정적 영향을 미치며 이직의도에는 부정적인 영향을 미친다(Wayne, Shore & Linden, 1997). 이때 조직몰입은 직원이 조직에 대하여 심리적으로 애착을 갖고 있으면서 조직을 위하여 공헌하고 조직과 자신을 동일시하는 것에 대한 상대적인 강도를 나타내는 것으로, 조직의 목표와 가치를 굳게 믿고 받아들이며, 조직을 대신해서 기꺼이 많은 노력을 추구하고, 조직구성원으로서의 자격을 유지하려는 강한 욕구(Mowday, Porter & Steers, 1982)를 말한다. Meyer & Allen(1984), O'Reilly & Chatman(1986)은 조직몰입은 한가지의 원인에 의해 결정되는 태도가 아니므로 조직몰입을 다차원으로 볼 것을 강조하였으며, Angle & Perry(1981)는 조직몰입을 조직구성원이 조직에 남으려는 욕구인 근속몰입(Commitment to stay)과 조직에 대하여 자부심을 가지며 조직목표를 수용하고 조직을 위하여 노력하려는 의사를 가진 상태인 가치몰입(Value commitment)의 두 가지 유형으로 나누었다. 또한 Porter et. al.(1974)는 조직몰입을 개인이 특정 조직에 대하여 가지는 조직목표 및 가치에 대한 인정과 신뢰, 특히 조직의 목표와 가치관에 대한 강한 신념과 수용, 조직목표 달성을 위해 노력하려는 자발적 의사, 조직 구성원으로 남으려는 욕구라고 했다. Meyer & Allen(1991)은 조직몰입을 자신의 가치관이 조직의 가치관과 일치하기 때문에 조직에 남기를 원하는 정서적 몰입과 조직이 주는 보상과 조직과의 실제적인 상호작용에서 구성원이 이를 얼마나 선호하는지를 의미하는 유지적 몰입으로 구분하기도 했다. 또한 조직몰입은 직원, 관리자, 소유주, 그리고 조직의 다른 이해관계 당사자들 간의 신뢰를 강화 시킬 뿐만 아니라 상사와 부하간의 관계도 좋게 하며 조직풍토를 개선시킨다(Harvey & Brown, 1992). 이와 같은 조직몰입은 조직, 상사 및 동료로부터의 지원인식으로부터 영향을 받는다는 실증적 증거가 제시되고 있다(Chiaburu & Harrison, 2008).

안상윤(2010)은 한국의 9개 종합병원에 근무하는 277명의 직원들을 대상으로 한 회귀분석연구에서 병원 직원들의 조직지원인식이 조직몰입에 유의하게($R2$ =0.289, $p<0.05$) 영향을 미치는 것으로 밝혀냈다. 또한 종합병원 직원들의 조직몰입에 대한 인구통계적 특성에 따른 차이분석에서는 남자 직원들은 여자 직원들에 비해 높은 조직몰입도를 보이는 것으로 나타났고, 정규직 직원들이 비정규직 직원들보다

더 높이 조직에 몰입하고 있는 것으로 조사되었다. 또한 직종별로는 조직몰입에 있어서 유의미한 차이는 없는 것으로 나타났다.

4) 직원의 조직지원 지각과 고객지향성

병원들이 치열한 경쟁에 처하게 되면서 병원 직원들의 고객지향성은 갈수록 병원 경영의 중요한 이슈가 되고 있다. 고객지향성과 같은 대고객 관계노력은 장기적으로 기업에게 이익을 가져다 줄 것으로 기대되기 때문이다(이정란, 유동근, 이용기, 2006). 기본적으로 고객들은 병원에 대하여 자신의 말에 귀를 기울여주고, 환자가 원하는 설명을 충분히 해주며, 환자들의 욕구를 최대한 존중해 줄 것을 기대하고 있다(이영환, 1999). 고객지향성은 직원들의 총체적인 시장지향성의 하부요소로서 기업이 고객이 원하는 바를 예측하고 충족시키는 마케팅 개념의 중요한 실천 방안으로서 조직의 성과와 중요하게 관계를 맺고 있다(Siguaw et al, 1994). 조직 구성원들은 조직이 자신들에 대하여 고객이 원하는 바에 대하여 적절하게 대응하고 있는지에 대하여 관심을 가지고 있을수록 고객에 대한 초점의식이 높아지는 것으로 나타났다(이용기 외, 1997). 또한 Webster(1992)에 의하면, 최고경영층이 고객접점에서 일하는 직원들에게 고객지향적 가치의 중요성을 강조하는 신호를 보낼수록 직원들의 고객지향적 활동을 촉진시키게 되고, 이것은 조직의 창조성과 혁신성을 높여 다른 조직과 차별성을 갖도록 해준다.

안상윤(2010)은 한국의 9개 종합병원에 근무하는 277명의 직원들을 대상으로 한 회귀분석연구에서 병원 직원들의 조직지원인식이 고객지향성에 유의하게(R2 =0.308, p〈0.05) 영향을 미치는 것으로 밝혀냈다. 또한 종합병원 직원들의 조직몰입에 대한 인구통계적 특성에 따른 차이분석에서는 직종에 따라서는 유의미한 차이가 없는 것으로 나타났다. 하지만 정규직 직원들이 비정규직 직원들보다 고객지향성을 더 높이 지각하는 것으로 나타났다.

5) 조직지원의 리더십과 성과

한국에서 9개 종합병원에 근무하는 277명의 직원들을 대상으로 한 실증연구에 의하면, 조직지원인식은 조직 신뢰 및 상사에 대한 신뢰에 통계적으로 유의한 영향을 미치는 것으로 나타났다(안상윤 2010). 또한 종합병원 직원들의 조직지원인식은 조직몰입에 통계적으로 유의한 영향을 미치는 것으로 나타났고, 고객지향성에도 통계적으로 유의하게 영향을 미치는 것으로 나타났다. 이러한 연구결과는 종합병원 직원들이 조직으로부터 지원을 잘 받고 있다고 지각할수록 조직과 상사를 더 신뢰하고, 조직에 더 몰입하며, 더 고객지향적인 태도를 갖게 된다는 것을 보여주는 것으로 병원의 관리자는 조직구성원들이 조직으로부터 많은 지원으로 받고 있다고 인식하도록 노력해야 한다.

또한, 종합병원 직원들의 조직지원인식이 조직의 질적 성과를 나타내는 직무태도에 유의하게 영향을 미치는 것으로 나타났기 때문에 관리자들은 조직지원인식의 중요성을 인식하고 직원들의 조직지원인식을 높게 지각할 수 있는 정책을 수행해야 한다. 즉, 병원 직원들이 조직지원을 일관되고 공정하게 지각할 수 있도록 인사관리제도를 개선하고, 복지후생의 시행에 있어서 법령에 의한 복지뿐만 아니라 조직에서 자발적으로 시행하는 생활복지가 강화되어야 할 것이다. 그리고 병원 직원들이 조직이나 상사에 대한 신뢰를 형성하고 조직몰입이나 고객지향성과 같은 직무태도에 긍정적인 영향을 미치는 것은 결국 직원에 대한 조직의 행동에 달려 있다고 볼 수 있다. 즉, 조직이 직원들의 조직과 상사에 대한 신뢰를 향상시키려고 노력할수록 직원들이 손해 보지 않을 것이라는 인식을 심어줄 수 있을 것이다.

끝으로, 인구통계적 특성별 차이분석에 의하면 여성 직원들은 남성 직원들에 비하여 낮은 조직지원인식도와 조직몰입을 보이고 있다. 여성 직원들이 압도적으로 많은 병원에서 여성 직원들이 남성 직원들에 비하여 조직지원인식과 조직몰입에서 낮은 인식도를 보이는 것은 여성 직원들에 대한 관심과 배려가 더 요구된다는 것으로. 병원의 관리자들은 이점을 중요하게 인식하고 인력관리에 세심한 주의를 기울일 것이 요구된다. 또한, 비정규직 직원들은 정규직 직원들에 비하여 조직지원인식, 조직 및 상사 신뢰, 조직몰입, 고객지향성 등 직무태도 전반에 있어서 낮게 지각하고 있는 것으로 나타났다. 이것은 정규직 근로자에 비하여 비정규직 근로자의 처우가 상대적으로 열악한 우리나라의 고용상황을 고려할 때 정규직에 비하여 비정규직 근로자들의 직무태도는 부정적일 것으로 예상할 수 있다(김서원, 서재현, 2008). 이와 관련하여 최근 문재인 정부에서 공공기관을 중심으로 비정규직의 정규직화가 강도 높게 시행되고 있기 때문에 이런 사회적 흐름에서 소외되는 조직의 비정규직들은 더욱 사기가 저하되거나 조직적으로 저항할 수도 있다는 점을 관리상 주요한 사안으로 다룰 것이 요구된다.

4. 의료서비스 리더십의 효과성

리더십은 그 뜻이 여러 가지로 이해될 수 있지만, 어원(leader + ship)을 따져보자면 리더의 활동이라고 할 수 있다. 그렇다면 조직에서 리더는 어떤 활동을 해야 하는가? 그것은 조직관리, 사람관리 및 성과관리로 요약될 수 있다. 즉, 리더는 조직과 사람을 관리한 결과로써 높은 성과를 달성해야 하는 책임을 지고 있다. 이처럼 리더십과 성과와는 불가분의 관계에 놓여 있다.

리더십과 성과와의 관계 연구는 리더의 특성, 리더의 행동 및 리더십 발휘의 상황 요소들과 효과적인 리더십에 영향을 미치는 요소들 간의 관계를 통계적으로 확인하려는 노력이 중심을 이루고 있다. 한국에 있어서 리더십과 조직의 효과성 연구에 있어서는, 조직이나 직무와 같이 개념이 크고 공적인 차원에 대한 리더십의 영향력은 변혁적 리더십이 크고, 개인의 이직의도나 보상에 대한 느낌과 같은 사적인 차원에 대한 영향력은 거래적 리더십이 더 큰 것으로 조사되었다(정병을, 안상윤, 2010). 이철우와 이재희(2015)는 한국의 전문병원 병원장의 리더십연구에서 전문병원의 성과에 영향을 미치는 리더십 변수는 변혁적 리더십의 카리스마와 거래적 리더십의 상황적 보상이라고 밝혔다. 이것은 병원장은 리더로서 구성원들에게 자신감과 능력을 바탕으로 솔선하고, 조직을 우선하는 행동으로 더 높은 성과를 달성하도록 노력해야 하며, 성과에 따라 보상을 정확하게 시행하는 조화로운 리더십을 발휘해야 한다는 것을 보여주는 것이다. 또한 국내적으로 병원 조직구성원의 노동생산성에 영향을 미치는 영향요인 연구에서는 인권, 고용관계, 인간개발, 산업안전 및 보건, 근로조건의 개발, 사회적 대화가 노동생산성에 영향을 미치는 요소로 조사되었다(허훈, 황성완, 2015). 병원 조직의 관리자들이 진료수익을 높이기 위한 마케팅적 노력에서 한 걸음 더 나아가 이제는 사회적 책임을 다하는 병원, 구성원들의 복지를 증진시키려는 관리자로서의 노력을 할 때 더 높은 성과를 기대할 수 있다는 것을 보여주고 있다.

미국의 경우, 효과적인 간호 리더십과 개인적 특성 요소 간의 관계에 대한 연구결과에 있어서는 개방성, 외향성, 관리동기 등이 영향을 미치는 것으로 나타났다(Hansen, Woods, Boyle, Bott, and Taunton, 1995). 입원, 외래, 요양원 등 다양한 의료서비스 조직에서 이루어진 간호 관행에 대한 연구결과에 따르면 조직의 분위기가 가장 중요한 상황적 요소인 것으로 나타났다(Jones, Guberski, and Soeken, 1990). 즉, 위험에 대한 감수를 장려하고 잘 수행한 업무에 대한 보상이 제공되며 규칙과 규제, 명시적이고 암묵적인 목표의 중요성에 대한 신념, 명확한 성과 기준의 존재와 같은 상황 특성이 리더십 효과성과 관련이 있는 것으로 나타났다. 의료서비스 조직의 관리자는 조직의 분위기를 긍정적으로 유지할 책무가 있다는 것을 시사하고 있다.

한국의 경우 병원 수술실에 근무하는 간호사들을 대상으로 한 연구에서 간호사들이 의료기술을 능숙하게 활용하는 것이 전문직업인으로서의 위상을 높이는데 긍정적 영향을 미치는 것으로 조사되었다(김정옥 외, 2012). 병원 관리자들은 병원에서 가장 많은 인원을 차지하고 있는 간호사들이 업무의 양적 부담감에서 벗어나 기술능력을 향상시킴으로써 자부심을 가지고 근무하도록 할 수 있을 것이다. 관리자의 나이도 영향이 어느 정도는 있는 것으로 나타났다. 즉 나이가 많은 행정직원이나 간호사일수록 리더십 기술이 더 높다고 해석될 수 있다. 리더의 성(性)은 통계적으로 유의하게 관련이 없는 것으로 나타났으며, 업무경험이 리더십에 미치는 영향도 분명치는 않은 것으로 조사되었다. 어떤 직위에 재직한 기간과 리더십 효과성과의 관련성 연구에서는 어떤 연구에서는 긍정적으로 나타났으나 또 다른 연구에서는 부정적인 관계가 있는 것으로 나타나기도 했다. 관리자가 이전에 리더십을 경험한 적 있으면 성과에 긍정적인 것으로 나타났으며, 동일한 지위에서 업무

경험이 많을 경우에도 개인 특성에 따라서 효과성이 다르게 나타났다. 즉, 업무경험이 많으면 리더십의 효과성이 높은 리더도 있고 오히려 무관심과 업무 소진으로 효과성이 낮은 경우고 있는 것으로 나타났다. 따라서 업무경험과 리더십의 효과성 사이의 관계에 대해서는 다차원적인 연구가 필요하다고 하겠다.

리더의 개인적 특성과 효과성과의 관련성 연구에 비해 리더의 행동과 효과성의 관련성에 대한 연구는 더 발전되고 양적으로도 더 많다. 리더십 효과성을 높이는 리더의 행동은 리더십 기술의 실천과 모델링, 업무를 수행하기 위한 구조성, 자원의 제공, 책임과 보상시스템의 구축, 부하에 대한 관심, 부하의 문제에 대한 반응, 관계의 기반을 둔 역량 활용 등이다. 간호사 집단을 대상으로 한 연구에서는 리더십 기술을 잘 발휘할 경우 개인적인 리더십 효과성이 향상될 뿐 아니라 다른 간호사들의 기술이 향상되는데 긍정적 영향을 미치는 것으로 나타났고, 또한 다양한 리더십 행동을 수행할 줄 아는 관리자가 제한된 리더십 행동을 하는 관리자에 비하여 더 효과적이라고 간호사들은 인식하는 것으로 나타났다.

상황적 리더십이론이 이론적인 측면에서는 더욱 확장되고 실무적인 기대감도 불러일으킨 것에 비해 특정한 상황에서 효과적인 리더십이 어떤 유형인지를 밝히고자 하는 연구는 많지 않다. 상황적 리더십이론과 리더십의 효과성 간의 관계를 연구한 결과들도 서로 일관성을 갖고 있지는 못하다. 리더의 행동을 추종자들의 특성과 연결시키려는 연구에서는 유의미한 관계가 도출되지 않았다는 평가가 내려지고 있다. 2000년대 이후 미국에서 리더십과 성과 관련 연구에서는 리더의 행동과 환자의 중증도, 팀의 경험, 자원과 같은 상황적 변수들을 제시하고 이들과의 관계를 검증하는 연구가 이루어지고 있다(김한중 외, 2013). 외상 소생팀을 대상으로 한 연구 결과에서는 외상 중증도가 낮고 팀 경험이 많은 경우에는 지시적인 리더십이 더 효과적인 것으로 나타났고, 외상 중증도가 높거나 팀 경험이 적은 경우에는 지시적인 리더십이 덜 효과적인 것으로 나타났다(Yun, Faraj, and Sims, 2005). 이런 결과로 볼 때, 의료서비스 조직의 리더가 효과적인 리더십을 위해서는 상황을 잘 파악하고 상황에 따라서 자신의 행동을 변화시킬 수 있는 능력이 필요한 것으로 지적되었다. Tom Peters는 일찍이 이와 같은 리더십을 '아메바 리더십'이라고 불렀다(노부호 외, 1995).

5. 의료서비스 조직에서 요구되는 리더십 역량

1) 개인 특성과 관련 된 역량

조직에서 성과를 달성해야 할 책임을 담당하고 있는 리더는 개인의 차원에서 높은 성과를 내기 위해서는 어떤 태도를 가져야 하는가? 높은 지식을 갖추고 있는 사람들도 성과에 대한 긍정적 태도를 갖추지 못함으로써 실패하는 경우가 많다. 이처럼 태도는 성과와 중요하게 관련이 있다. 개인이 높은 성과를 낼 수 있도록 하는 태도의 징후는 주로 희망, 만족 및 몰입이다.

첫째, 희망이란 한 개인이 목표에 대하여 가지고 있는 기대와 그것을 달성하고자 하는 정신적 의지력을 뜻한다. 조직에서 관리자가 원하는 목표를 달성하고자 한다면 단순히 뭔가를 원하는 것만으로는 되지 않는다. 무엇인가가 일어날 수 있는 수단을 갖추고 있어야만 한다. 그 수단은 바로 추종자들과는 다른 지식과 기술이다. 또한 높은 희망이 있는 사람은 도전적인 목표를 추구하면서도 즐길 줄 안다. 어떤 일을 착수하면서 그는 늘 자신이 준비가 되어 있다고 믿는다. 높은 희망을 가지고 있는 개인은 목표에 정신을 집중하고 또 그 목표를 달성하기 위한 적절한 행동을 수행한다. 희망의 공식은 '목표에 대한 기대 + 목표 달성을 위한 수단 + 목표달성을 위한 의지력' 이라고 할 수 있다.

다수의 연구결과에 따르면, 낮은 희망을 가지고 있는 사람들보다는 높은 희망을 가지고 있는 관리자들이 목표에 대한 높은 확신을 가지고 있고 집중력을 발휘하여 실천하기 때문에 성공할 확률이 높다. 반면에 희망의 수준이 낮은 관리자들은 목표에 대해서도 가끔씩은 부정적으로 생각하며 일을 수행하면서도 희망이 높은 관리자들보다 더 높은 스트레스를 느끼고 목표를 달성하기 위한 길로부터 가끔씩은 벗어나 있다. 리더가 낮은 희망을 가지고 조직을 관리한다면 그것은 불행한 일이 될 것이다.

둘째, 높은 성과를 내고자 한다면 일을 하는데 있어서 만족감을 가지고 있어야 한다. 개인이 추진하는 일에 대한 만족은 어디로부터 오는가? 그것은 도전감, 흥미, 육체적 노력, 일의 조건, 동료애 및 보상으로부터 온다. 반대로 불만족은 그와 같은 조건들이 갖추어지지 못했다는 것을 의미한다. 위로부터 강제로 받은 억지 목표에 도전하는 사람들은 도전감이나 흥미를 느끼지 못한다. 때문에 그것은 목표 달성은커녕 시간만 낭비하는 셈이 된다는 것을 조직의 리더들은 잘 인식하고 있어야 한다. 다수의 연구에서 한국의 병원 직원들이 자신의 일에 대하여 만족할 경우 이직할 의도가 줄어들고 조직에 더 몰입하려고 하는 것으로 조사되고 있다(장효강, 2012).

따라서 현명한 병원 리더라면 우선, 목표에 대한 관리적 책임과 역할을 분명하게 파악하고 나서 구성원들이 목표와 관련하여 충분한 도전감과 흥미가 유발되는지를 파악하고 높은 수준의 일을 시작하도록 하되 자율과 권한을 위임함으로써 만족감과 의미감을 높이도록 할 필요가 있다. 직장생활을 하는데 있어서 만족하는 직원은 고객관계를 원만하게 잘 수행하지만, 불만족이 높은 직원은 고객의 불만을 사는 것으로 나타났다. 때문에 오늘날 병원 구성원들이 맡은 바 책임을 성공시키도록 하고자 한다면 리더는 부하들이 해야 할 일에 대하여 충분한 만족감을 느끼고 있는지부터 점검해보는 습관을 갖도록 한다.

셋째, 목표에 몰입을 하는 것은 높은 성과를 내기 위해 또 다른 중요한 조건이다. 몰입이란 자신이 추구하는 목표의 가치를 의미 있는 것으로 지지하고 마음속으로 깊이 받아들이는 것이다. 또한 목표를 달성하고자 하는 욕망을 가지며 그것을 달성하기 위해 높은 수준의 노력을 기울이는 것이다. 높은 몰입을 하는 개인은 목표에 공헌을 하고 있다고 생각하며, 낮은 몰입의 소유자는 목표에 대하여 적당하게 생각한다. 그런 사람은 결국에는 목표로부터 마음이 멀어질 수도 있다. 때문에 일단 목표를 세우고 달성하고자 하는 의지가 있으면 전심전력을 다하여 몰입해야 성취가 가능하다. 그 결과 높은 성과를 내게 된다.

조직에서 관리자가 목표에 대하여 높은 몰입을 유지하기 위한 좋은 방법은 우선, 적은 수의 목표를 갖는 것이다. 모든 관리자들은 능력과 시간에 있어서 항상 한계에 직면해 있다. 때문에 많은 목표를 갖는 관리자들은 집중력이 떨어지고 목표의 달성에 있어서 실패할 가능성이 크다. 목표의 양은 리더의 성실성과도 중요한 관계가 있다. 성실한 리더는 적은 수의 목표를 잡고 거기에 몰입도를 높이는 경향을 보인다. 그러나 불성실한 사람들은 같은 기간에 너무 많은 목표를 수행하려고 한다. 새로운 일 하나를 시작하기 위해서는 반드시 과거의 필요 없는 일을 찾아서 없애는 것부터 생각해야 하는 것이 변혁적 리더십의 덕목이 될 것이다.

2) 조직의 발전과 관련된 역량

한국의 보건의료시장에서 흔히 성과를 달성하기 위해서는 많은 지식을 습득하거나 관련 자격증을 따야 하는 것으로 인식되고 있다. 보건계열 학생들은 4년 동안, 의사들은 8년 동안 면허시험을 따기 위한 공부만 하다가 현장에 투입된다. 그러나 오늘날 산업구조가 복잡하게 변하면서 학교에서 배운 지식체계만으로 높은 성과를 낸다는 것은 환상에 불과하다. 따라서 한국의 의료기술이 발전하는 것에 비해 다른 분야와 융합을 통한 시너지효과는 내지 못하고 있다는 비판에 직면해 있다. 물론 현장의 직무와 동떨어진 아무리 훌륭한 지식도 현장업무 수행자에게는 어떤 도움도 주지 못할 것이다. 하지만 오늘날 성과주의 사회에서 요구되는 인재란 스스로 세운 목표와 그것의 세부적인 실천을 통하여 발생하는 시행착오를 창의적으로 개선해나가는 것이다. 이와 같은 기술은 통찰력 등에 의하여 강화된다. 즉, 목표를 달성하기를 원하는 개인이 자신의 장점과 단점을 잘 살펴서 단점은 보완을 하고 장점은 장기적으로 발전시키는 작업을 할 수 있을 것이다. 이처럼 장기적 목표를 달성하기 위하여 자신을 개선해나가는 것은 관리자의 리더십 효과성을 높이기 위한 중요한 과정이다. 하지만 병원에 근무하는 의사를 비롯한 대부분의 종사자들은 학습습관에 의해 장기적 조망을 갖고 일하는데 취약하다.

대부분의 영리조직에서 이루어지는 성과 지향적 경영은 말할 나위 없이 중요하고 더 본질적이다. 어떤 조직이든지 변화를 통한 성과창출을 하고자 하며, 이를 위해서는 전제조건이 있다. 그것은 효율성과 공정성이다. 조직이 고성과를 창출하기 위한 변화를 시도할 때 가장 먼저 전제해야 하는 것은 비용의 최소화이다. 아무리 변화가 중요하고 또 그것이 장래에 건강한 조직을 보장한다고 할지라도 현재 들어가는 비용을 감당하기가 어려울 정도라면 반드시 방법이나 시기의 조정이 필요하다. 한국의 많은 병원들이 재정적으로 어려움에 처하는 이유 중에 하나는 초기에 부채를 통한 과도한 투자를 함으로써 유동성 위기에 몰리기 때문이다. 예를 들어, 경기가 어려운 상황에 속에서 개원을 하는 병원의 경우 경비를 최소화시키는 데에는 여러 가지 방법이 있을 수 있다. 원래 가격의 30% 정도만 하는 중고 의료장비를 구입한다든지 고가의 장비는 리스를 사용할 수도 있다. 또한 일부 인력에 대해서는 아웃소싱의 방법을 활용할 수도 있다.

다음으로 공정성의 문제는 조직 운영상에 있어서나 개인의 동기부여에 있어서도 매우 중요한 문제이다. 고성과 조직을 목표로 한다면 공정성은 더욱 강화되어야 한다. 조직에서 공정성 확보수단은 주로 공평한 분배와 절차의 공정성 및 상호작용인데 이것이 지켜지지 않는다면 조직은 성과를 내보기도 전에 집단 간, 개인 간 갈등과 반목에 휘말려 좌초하고 말 것이다. 오늘날 공정성의 중요한 요소로 부각되고 있는 상호작용은 부하가 상사에 대하여 공식적으로 건의할 수 있는 민주적 통로가 개설되어 있고, 나아가 부하가 상사를 평가할 수 있는 있는 것을 말한다. 개인의 의식이 매우 발달해 있는 상태에서 조직을 고성과 조직으로 발전시켜 나가고자 한다면, 어떤 조직의 리더든지 공정성을 강력한 무기로 활용할 수 있는 용기와 원칙을 유지하고 있어야 한다. 하지만 한국의 병원에서는 성과분배가 주로 의사들에게만 집중되어 있어 다른 직종의 불만을 사고 있거나 위축시키고 있다는 비판을 받고 있다.

조직이 성과를 내지 못하면 조직 전체는 시들어 가는 모습을 보인다. 목표를 정하고 모든 방법과 수단을 동원하여 그것의 달성에 매진하는데도 불구하고 목표달성에 너무 미치지 못하는 결과가 나올 때 조직 구성원들은 자포자기에 이를 수도 있다. 빈약한 성과가 나쁜 작업태도를 형성하고 그것이 또 다시 좋지 않은 결과를 가져오는 것과 같은 악순환에 빠지기 때문이다. 현재 한국에서 의사 외에는 아주 열악한 인적자원을 가지고 운영되고 있는 중소 종합병원들은 이와 같은 상황에 처해 있다고 하겠다. 조직에서 이와 같은 일이 반복된다면, 대외 이미지가 추락되고 그에 따라 외부와 불리한 관계가 설정되며 결과적으로 경쟁력을 잃게 되는 것이다. 중소 종합병원을 이용하려는 환자들은 지속적으로 줄어들고 있다. 조직에서 성과를 창출하는데 익숙한 리더는 어떤 어려움 속에서도 자신보다는 부하가 자신의 일에서 성공함으로써 자신이 성장해야 한다는 원칙 속에서 움직인다. 따라서 리더는 자신이 조직의 성과를 견인한다고 생각하는 것이 아니라 부하들에 의하여 성과가 창출될 수 있도록 분위기를 조장하고 정신적, 물질적 지원을 하는 사람이라고 할 수 있다.

높은 지식수준과 전문적 능력을 갖추고 있는 지식근로자들을 보유하고 있는 조직들의 고성과를 창출하기 위한 조치들을 살펴보는 것은 병원 관리자들이 성과를 높일 수 있는 리더십을 발휘하는데 참고가 될 수 있을 것이다.

-의사결정에 있어서 구성원들의 재량권 영역을 최대한 확장해준다.

-창조적 위험을 감수하는 것을 장려한다.

-실수를 배움의 기회로 활용한다. 실수를 용인하고 새로움을 끊임없이 추구하며 실수사례를 교범으로 만들어 성공의 동인으로 활용한다.

-업무 목표와 기대치에 대하여 자세하게 설명하고 이에 대한 공감대를 형성한다. 절대로 독자적으로 목표를 추진하거나 일방적으로 목표를 할당하지 않는다.

-업무 추진방법의 다양성을 인정한다. 의사결정의 신속성은 떨어지지만 다양성 인정이 궁극적으로 승리할 것으로 확신한다.

-혁신이 우선이다. 규칙이 소비자 만족에 장애가 될 경우 언제든지 바꾸거나 폐기한다.

-리더에 대한 구성원들의 평가가 인정된다. 과거의 업적을 평가하는 시스템은 폐기시키고 객관적 공개평가를 시도하며 상향식 평가를 한다.

-언제나 쌍방향 커뮤니케이션이 수행된다. 일방적 커뮤니케이션은 부하들을 바보로 만든다는 것을 잘 알고 있다.

-부서간 기능과 경계의 벽을 없앤다. 조직을 수평적으로 구성하며 다기능적 인재를 선호하기 때문에 기능적 부서의 개념이 약화된다. 기능별 갈등이 최소화 될 수 있다.

-구성원들의 성장과 혁신 및 참여도 성과의 지표로 인정한다. 사람을 중요한 자원으로 인정하고 사람의 능력은 고갈되는 것이 아니라 교육과 투자에 의해 성장한다는 신념을 가지고 있다.

-업무행동의 혁신이 중요하다고 판단한다. 제도나 기술의 혁신도 중요하지만 업무행동 혁신이 중요하다고 믿고 있으며 그에 따라 학습조직화가 이루어진

다.

-언제나 사람이 중요하다고 생각한다. 인본주의적 사상을 가지고 있으면서 사람을 중심으로 조직을 운영한다.

-정보는 모든 구성원들과 공유한다. 필요한 정보를 많이 가질수록 성과를 높일 수 있다는 것을 알고 있기 때문에 리더 개인이나 상부에서 정보를 독점하지 않으며 언제든지 필요한 사람에게 필요한 정보를 제공한다.

-새로운 아이디어를 적극 장려하고 이것을 업무추진에 적극 응용한다. 조직의 부가가치는 새로운 아이디어로부터 비롯된다고 믿고 있으며 조직을 마치 아이디어 창고처럼 만들어 간다.

3) 의료서비스 조직의 발전을 위한 리더십 역량 개발

4차 산업혁명의 소용돌이 속에서 인공지능 의사가 탄생하고 있는 충격적 의료산업 환경이 전개되고 있다. 그 어느 때보다 빠르게 변화하는 의료산업의 환경 속에서 의료서비스 조직을 이끄는 것은 매우 복잡하고 어려운 과제가 되고 있다. 과연 의료서비스 조직을 리드하는 데 필요한 역량, 즉 지식, 기술, 능력이란 어떤 것일까? 많은 연구자들과 Healthcare Leadership Alliance(HLA), Commission on the Accreditation of Healthcare Management Education(CAHME)과 같은 조직들이 의료조직의 리더들에게 요구되는 핵심역량을 찾기 위한 노력을 하고 있다. 한국의 경우 전체 병원시장의 80% 이상을 차지하는 사립병원들이 설립자로부터 2세 경영체제로 전화되고 있는 시점에서 변혁적리더십이 증가하고 있어 고무적인 일로 받아들여지고 있다. 이와 같은 변혁적 리더십이 과거 거래적 리더십보다는 성과달성에 긍정적 영향을 미치는 것으로 조사되었다. 변혁적 리더십 발휘의 내용에 있어서는 조직구성원의 자발적 참여와 몰입을 이끌어내는 변혁적 리더십이 성과를 높이는데 효과가 잇는 것으로 파악되었다(김훈철 외, 2015).

국내외 연구결과를 통해 볼 때, 오늘날 병원 조직을 이끌고 나가기 위해서 반드시 갖추고 있어야 할 리더의 역량은 첫째, 의료산업 전반 및 변화에 대한 깊은 지식, 둘째, 기술적 능력, 셋째, 분석적 · 개념적 능력, 넷째, 대인관계 및 커뮤니케이션 기술과 같은 네 가지가 중요한 것으로 제시되었다. 이들 네 가지 역량은 이미 대부분의 리더십 연구들에서 제시된 조건들과 일맥상통한다. 그 중에서도 가장 중요하게 고려될 수 있는 리더십 역량은 역시 경험의 수준이다. 이것은 이제 막 레지던트 과정을 수료한 젊은 의사에게 병원의 조직을 관리하는 책임을 맡길 수는 없다는 뜻이기도 하다. 간호사 집단을 대상으로 한 리더십연구에 따르면, 신규 간호 관리자들은 대인관계 및 커뮤니케이션 능력이 가장 중요한 리더십 역량이라고 생각하는 반면, 경험이 많은 간호 관리자들은 기술적 능력, 특히 협상능력을 더 중요하게 지각하는 것으로 나타났다(Dienenmann and Shaffer, 1993; Kleinman, 2003).

〈표 9-1〉 의료서비스 조직에서 필요한 리더십 역량

핵심역량	내 용
의료 산업에 대한 지식	의료서비스 조직이 기능하는 환경과 의료서비스 공급체계 전반에 대한 지식
기술적 능력	회계, 재무, 운영, 마케팅, 인적자원, 정보관리, 협상, 전략 계획과 같은 경영원리를 의료 환경에 적용하는 능력
분석적 · 개념적 능력	자료와 지식을 조직, 조합, 활용하여 상황을 평가하는 능력, 대안을 개발하고, 가설을 검증하며, 목표 달성하는 능력
대인관계 및 커뮤니케이션 기술	개인, 팀 내, 집단 간 건설적인 상호작용 관계를 수립, 유지, 촉진하는 능력. 구두 및 문서를 통해서 직원, 환자, 규제자 등 다양한 대상과 명확하고 설득력 있게 커뮤니케이션을 하는 능력

참고문헌: 김한중 외(2013)

조직의 목표를 달성하기 위한 리더십 발휘에 필요한 역량을 확인하는 노력과 함께 역량을 개발하기 위한 교육프로그램의 설계와 평가에 대한 관심도 증가하고 있다. 요즈음 대학, 의료 전문가 단체, 의료서비스 조직들이 주도적으로 리더에 대한 다양한 교육프로그램들을 '리더십 개발 프로그램'이라는 이름으로 제공하고 있다. 그 프로그램의 대부분은 리더십 기술의 함양, 조직 비전의 설정, 조직 가치의 공유, 전략적 리더십 활동에 기여, 실행 학습의 촉진이라는 방향성을 가지고 있지만 그것이 정답이라는 증거는 부족하다.

미국에 있어서 의료서비스 조직들은 외부 컨설팅 업체들로부터 기술 기반형 훈련, 전방위 피드백, 목표형 직무 할당, 공식 멘토링 프로그램 등 다양한 리더십 훈련 프로그램을 구매하고 있다. 이러한 리더십 관련 교육프로그램이 개인의 리더십 능력 향상에 어느 정도는 효과적인 것으로 밝혀지고 있다. 간호 리더십에 대한 24개 연구를 체계적으로 검토한 결과 간호 관리자들이 리더십 강화 교육프로그램에 참여하는 것은 현장에서 리더십의 실행에 긍정적인 영향을 미친다고 보고되고 있다(Cummings et al., 2008). 또한 간호 집단에서 리더 개인의 특성과 행동 방식, 업무를 수행하는 상황의 특성에 대하여 조사한 연구결과를 보면 각종 리더십 교육 프로그램에 참여하는 것은 리더십 효과성에 확실히 영향을 미치며, 그 효과는 상당한 기간 동안 지속성을 갖는 것으로 나타났다. 간호 리더십에 대한 몇몇 연구결과 간호 리더십 개발 프로그램에 참여하여 리더십 능력이 향상되면 그것은 약 3개월 동안은 효과가 유지되는 것으로 조사되었다(Jenkins and Ladewig, 1996; Wessel-Krejci and Malin, 1997). 의료서비스 경영 관련 석사학위 과정에서 학습한 역량의 지속성 여부에 대한 종단적 연구결과를 보면 졸업 후에 약 5년간 그 효과가 지속된 것으로 나타나기도 했다(Bradley et al., 2008). 석사과정 졸업 후 병원과 컨설팅회사 등 다양한 의료서비스 관련 조직에서 일하는 졸업생들은 직무성과의 달성에 크게 영향을 미치는 역량으로 대인관계, 커뮤니케이션 능력, 분석적·개념적 능력 및 의료산업 전반에 대한 지식으로 조사되었다.

하지만, 리더십과 그 효과성 관련 연구들은 분명한 한계를 갖고 있다. 그것은 리더십 역량 교육 또는 개발 프로그램의 효과를 보고하는 연구들은 대부분 참여자들의 자기보고 결과에 근거하고 있다는 점이다. 리더십 역량을 객관적으로 측정하거나 교육 참여자와 비참여자 사이에 역량이나 교육 이수 후 성과의 차이를 비교한 연구는 거의 없다. 때문에 이와 같은 문제를 보완하기 위해서는 지속적인 종단적 연구가 있어야 할 것이다.

4) 의료서비스 리더십 역량개발의 과제

어떤 조직에 있어서나 리더들은 다른 구성원들에게는 모델이다. 왜냐하면 조직 안에서 모든 구성원들은 자신의 상사를 비롯하여 모든 리더들을 바라보거나 관찰하면서 일하기 때문이다. 때때로 고위직 리더들은 자신들의 일에만 너무 집중한 나머지 자신들의 부적절한 행동이 전체 구성원들에게 부정적인 신호를 브내고 있다는 사실을 알지 못하는 경우가 많다. 병원 안에서 리더는 이처럼 다른 구성원들이 자신의 행동을 주목하고 있다는 사실을 망각해서는 안 된다. 따라서 병원의 리더들은 구성원들의 모범이 될 수 있는 행동을 갖출 것이 요구되고 이것은 리더들이 자신의 역량을 개발하기 위한 과제가 될 수 있다.

그 첫 번째는 구성원 상호 간 신뢰와 존중이다. 한국의 병원에 있어서 성과달성을 제한하는 중요한 이유 중의 하나는 다양한 직종의 존재와 그것으로 인한 갈등의 표출이다. 기본적으로 지배와 피지배 관계에 있는 것처럼 보이는 의사와 간호사 간의 잠재적 갈등이 가장 크다. 간호사는 의사를 신뢰하지 않고, 간호사 집단은 또 다른 직종에 대하여 배타적으로 행동한다. 특히, 중소병원에서 또 다른 직종의 집단은 낮은 임금과 불비한 근무환경으로 늘 불만인 상태로 일하게 된다. 이런 상황에서 리더가 구성원들로부터 존경을 받고자 한다면 우선 상대방을 존중해야 한다. 오늘날은 참여민주주의 체제 하에서 수평식 권리인식이 강한 사회적 환경이 형성되고 있다. 때문에 리더가 신뢰와 존경은 아래에서 위로 향해야 한다는 인식을 갖는 것은 매우 위험하다. 구성원들이 리더를 불신하는 분위기가 조성된다. 리더가 존경받지 못하는 조직의 구성원들의 행동은 당연히 고객들에 전가된다. 내부고객인 직원들의 불만은 결국 환자들의 불편을 초래하고 안전사고와 같은 부정적 결과를 초래하게 되며 성과를 높이는데 실패하게 된다. 리더십은 계급과 특권이 아니다.

두 번째는 리더로서의 카리스마적 특성을 갖춰야 한다. 카리스마를 갖고 있는 사람들은 스트레스를 받거나 전통적 질서 속에서 보여주는 정서와는 다른 모습을 보여주기 때문에 정신력이나 체력이 뒤지는 직원들에게는 귀감이 될 수 있다. 카리스마적 특성은 우선 자신감을 갖고 행동하는 것이므로 함께 일하는 구성원들에게 확신을 심어줄 수 있다. 또한 비전과 사명감으로 충만하고 이것을 주위에 전파하려고 노력하기 때문에 일반적인 리더와는 다른 느낌을 줄 수 있다. 특히 카리스마적 특성을 갖추고 있는 리더는 비범한 행동을 보임으로써 주위를 감동시키기 때문에 늘 부하들로부터 존경을 받는다. 카리스마적 특성은 환경에 대한 감수성을 가지고 변화담당자로서의 역할을 충실히 수행하려고 한다. 많은 조직들이 혁신을 추진하지만 결국 실패하는 것은 변화를 외치는 관리자만 실제로 변하지 않는 관리자 패러독스 때문인 경우가 많다. 그러나 카리스마적 특성을 갖춘 관리자는 환경의 변화에 민감하게 반응하면서 스스로가 변화의 주체로서 변화에 몰입하는 모습을 보여준다.

세 번째는 직업적 전문성이다. 병원은 환자를 볼보지만 베토벤을 멋있게 연주하려고 하지는 않는다. 반대로 관현악단은 환자를 돌보는 데는 전혀 관심이 없고 오직 훌륭한 연주를 하려고 한다. 이처럼 조직이란 진정으로 단 하나의 과업에만 집중해야 효과적이 된다. 피터 드러커에 의하면, 효과적인 리더십의 기초는 조직의 사명을 깊이 생각하고 그것을 규정하며 또 그것을 명확하고도 뚜렷하게 설정하는 것이다(이재규, 2000). 조직의 지도자는 목표들을 설정하고 그것의 우선순위를 결정하며 또한 기준을 설정하고 유지해야 한다. 올바른 리더인지 그렇지 못한 리더인지는 그들이 사용하는 언어, 복장, 일하는 태도 등으로부터 구분되기도 하지만 주로 그들이 정한 목표로부터 구분된다. 리더는 기준을 엄격히 정하고 정확하게 적용할 것이 요구된다. 타협이 필요할 때도 있지만 기준이 고무줄처럼 적용된다면 리더는 리더로서 직업적인 전문성을 갖추고 있지 못하거나 설사 있다고 하더라도 잃고 있는 것이다. 효과적인 리더는 다른 어느 누구도 아닌 자신이 최종적인 책임을 진다는 것을 깊이 인식하고 있기 때문에 동료들이나 부하직원의 능력이 자신보다 뛰어나다고 해서 위협을 느끼지 말아야 한다. 이와는 대조적으로 그릇된 리더들은 동료나 부하직원들의 힘을 두려워한다. 유능한 부하직원들을 제하는데 힘쓰는 리더가 있는 조직은 결국 쇠퇴한다.

네 번째는 위험을 감수하려는 기업가정신을 갖추는 것이다. 리더는 계산된 위험을 감수할 수밖에 없는 존재이다. 행동은 신중해야 하고 지치지 않아야 한다. 하지만 위험을 감수하는 것을 회피할 때는 수익을 낼 수 있는 기회를 놓칠 수 있다.

수익을 내지 못하는 리더는 진정한 리더가 아니다. 기업가적 역할은 구체적으로 조직을 관리하면서 사업이 되는 기회를 포착하고 새로운 제품을 개발하며, 최신의 장비를 구입하고 유능한 인력을 효과적으로 유인하는 것에 대한 책임을 지고 있는 것을 말한다. 하지만 우리나라 종합병원의 병원장들의 기업가적 역할은 5점 만점의 척도에서 평균 2.5점도 넘지 못하는 것으로 조사되었다(안상윤, 2007). 오늘날 초(超)경쟁적 환경이 유지되고 있는 가운데서 병원경영을 책임지고 있는 관리자들은 우선 기업가적 역량을 키워서 경쟁력을 갖도록 하는 것이 급선무라고 볼 수 있다. 이밖에도 병원의 리더는 많은 업무들을 균형 있게 처리할 수 있어야 하며, 이것을 감당할 수 있기 위해서는 체계적 사고를 할 수 있는 일련의 리더십 프로토콜을 따라야 한다. 즉, 리더들은 당면하는 상황에 따라 조직이나 구성원 개인이 가야할 앞 길을 보여주는 비전 제시자, 동기유발자, 분석가, 역할모델 및 과업전문가로서의 통합적이고 융합적인 리더십 역량을 갖출 것이 요구된다.

제10장 의료서비스 조직 내 윤리와 리더십

1. 윤리와 리더십
2. 윤리적 리더십과 성과
3. 의료서비스 조직에서 윤리적 리더십의 개발

1. 윤리와 리더십

1) 리더십에 있어서 윤리의 개념과 중요성

리더십에 대한 초기 연구들에 있어서는 리더의 특성으로써 도덕성이 핵심적 역할로 인식되었다. 관리자의 역할 중 일부는 타인을 위한 도덕적 틀을 형성하는 것이라는 인식이 강했고, 변혁적 리더십의 초기 연구에서도 리더와 추종자가 서로 동기부여와 도덕성 수준을 얼마나 향상시키는지가 주요한 연구 주제로 채택되었다. 2000년대 이후의 리더십 연구에서도 이러한 의견은 이어지고 있다. 리더는 자신의 윤리성을 반영하는 조직의 도덕적 풍토에 책임을 져야 한다는 주장에서부터 리더십 발휘의 중요한 부분으로서 윤리적 행동은 그러한 조직을 만들어 가는데 필수적 요건이며, 관리자들은 조직 구성원들을 위한 도덕적 예시를 수립하는 책임을 져야 한다는 주장까지 이어지고 있다. 리더십에 있어서 윤리의 중요성을 지지하는 연구들은 사회적 교환에 기반한 리더십 이론들에서 주로 나타나고 있다. 예를 들어 리더십 교환이론(LMX; Leader-Members Exchange)은 신뢰가 리더와 추종자 사이에서 관계의 질을 결정하는데 주요한 변수라는 것을 오랫동안 주장했다. 개인들이 리더를 구분하기 위해 사용하는 인지유형 구조의 관점에서는 비(非) 리더 유형과 반대되는 리더의 유형을 가장 잘 나타낼 수 있는 특성으로 정직성(正直性)을 들었다. 최근에는 윤리적 성실성(誠實性)과 신뢰(信賴)가 상당히 효과적인 변혁적·카리스마적 리더십 스타일의 중요한 측면으로 개념화되었다.

이처럼 모든 조직에서 윤리는 리더십의 핵심 요인으로써 리더들이 조직 내부에서 정당한 가치를 확립하고 강화하는데 중요한 수단으로서 도움을 준다. 모든 리더는 각자 나름대로의 원칙과 관점을 가지고 있으며, 또한 그들은 각자 서로 다른 사안과 일련의 신념, 제안, 가치, 아이디어 그리고 그들이 다루고자하는 이슈들을 갖고 있다. 특히 의료서비스 조직처럼 의사들이 전통적으로 최고경영자로서의 전통적 지위를 확보하고 있는 조직에서 영향력 있는 리더 한 개인에 의해 강화된 가치들은 그 조직 전체의 가치창출에 큰 영향을 미치게 되는 것이 사실이다. 미국의 병원경영자협회에서 정하고 있는 윤리강령의 내용을 살펴보는 것은 병원 관리자들에게 시사점이 될 수 있을 것이다〈표 10-1〉

〈표 10-1〉 미국병원경영자협회의 윤리강령

책임영역	가이드라인의 예시
전문가	· 법률 준수하기 · 이해상충 회피하기 · 신뢰를 존중하기 · 차별하지 않기
환자와 기타 관계자	· 환자의 기밀사항 유지하기 · 의료의 질을 평가하기 · 자원을 적절하게 할당하기
조직	· 관리의 표준을 향상시키기 · 부정행위 및 남용의 예방 · 자유로운 표현의 허용
직원	· 안전한 작업환경의 보장 · 차별금지 정책의 준수 · 지역사회의 수요를 충족시키기 위한 노력
지역사회	· 서비스에 대한 적절한 접근성의 보장 · 건강한 사회에 대한지지 · 경영자와 납품업자와의 정당한 관계
윤리강령 위반의 보고	· 생애 종말기에서의 의사결정 · 장애를 가진 경영자

참고문헌 : 조우현 외(2017), 의료경영학, 아카데미아, p.69.

조직에서 윤리적 리더십이 중요한 이유는 리더가 윤리적으로 본보기를 보임으로써 부하들이 함께 소속되어 있는 조직에 대하여 자긍심을 얻게 된다는 점이다. 대부분의 사람들이 자아개념을 형성하는 중요한 방법은 그에게 의미를 부여하는 개인이나 집단 및 조직이 그를 어떻게 대우하느냐에 달려 있는 경우가 많기 때문이다. 조직구성원들은 사회적으로 가치 있다고 여겨지는 특성을 지니는 개인이나 집단, 조직과 관련되어 있을 때 이를 자랑스러워하며, 그 기준에 따라 자신에 대한 보다 긍정적인 평가를 내림으로써 자긍심도 향상될 수 있다. 또한 조직구성원들은 윤리적 리더가 보여주는 도덕적 가치기준을 받아들이고 따르는 과정에서 자신들 또한 이들 속성을 기닌 존재로 볼 기회를 가질 수 있다는 점에서 자신들의 자긍심을 높일 수 있을 것이다. 평범한 리더보다는 윤리적 리더의 수평적이면서 동시에 호혜적인 행동과 직원개발 욕구에 대한 고려 역시 구성원들이 직무와 관련된 역량을 높이게 된다. 조직구성원들이 잠재력을 발휘할 수 있도록 유도함으로써 자신의 능력에 대하여 보다 더 큰 자신감을 갖게 만들 수 있다는 것 역시 조직에서 윤리적 리더십이 중요한 이유라고 해야 할 것이다.

2) 윤리적 리더십의 개념화

관리자의 윤리성에 대해서는 소크라테스, 아리스토텔레스, 플라톤, 키케로, 그리고 공자 등 고대 철학자들로부터 많은 언급이 있었지만, 그에 반해 윤리적 리더십에 대한 학술적인 관심은 거의 받지 못했다. 즉, 관리자의 윤리성은 1940년대 리더십의 특성이론에서 리더십의 중요한 행동의 방향으로 제시되었지만 윤리적 리더십의 개념이 확립된 것은 비교적 최근의 일이다. 1990년대 이후에야 윤리적 리더십이 타인의 권리와 존엄성을 존중하는 태도로 이끄는 것으로 정의되었으며, 나아가 리더의 의사결정, 관여하는 행동, 타인에게 영향을 끼치는 방식에 있어 리더가 사회적 권력을 어떻게 사용하는지에 초점이 있는 것으로 보았다. 윤리적 리더십이라는 개념이 만들어진 이래 학자들 사이에서 윤리적 리더십은 타인의 윤리적 행동을 촉진하는 것 이상의 의미를 가지는 것이라는데 합의가 이루어졌다. 이러한 연구들도 이론적·실증적 기반이 충분히 성숙되지 못한 상태에서 윤리적 리더십이 전통적으로 갖는 일부 윤리의 특성에 비추어 윤리적 리더십의 특성을 유추하려고 한 것이다.

1990년대 후반에 윤리적 리더십을 구성하는 차원을 통해 윤리적 리더십을 정의하려는 연구들이 나타났는데, 그것은 윤리적 리더십의 하위차원을 구성하는 요소로 리더의 동기부여, 리더의 영향력 전략, 그리고 리더의 특성을 들고 있는 것이다. 여기에 대해 또 다른 다른 연구자들은 윤리적 리더십을 구성하는 요소로 성실성, 결정력, 공정성, 정직, 온화함, 인내, 열정, 용기, 책임감을 제시하였다. 2004년대 초반부터는 윤리적 리더십의 척도를 개발하기 위한 연구가 이루어졌고, 윤리적 리더십이 임파워먼트 특성과 동기의 하위차원으로 이루어진다는 주장도 제기되었다. 도덕적 용기를 가진 사람과 집단의 이익을 중시하는 사람이 윤리적 리더라는 주장도 제기되었고, 또 다른 한편에서는 성실성, 이타주의, 집단적 동기부여, 격려의 4가지 차원이 다양한 문화에서 동일한 의미로써 윤리적 리더십의 특성을 갖는다는 관점도 제기되었다. 시간의 흐름에 따라 윤리적 리더십에 대한 연구가 확장되었음에도 불구하고, 윤리적 리더십에 대한 개념과 구성의 차원에 대해서는 아직까지 명확하게 정의되지 않고 있는 것이 현실이다. 최근에도 윤리적 리더십의 구성개념을 체계적으로 개념화하고 개발하려는 노력들이 꾸준히 이루어지고 있는 것이 현실이다.

2000년대 중반에는 윤리적 리더십의 공식적인 구성개념 개발과 타당성 과정을 증명하려는 연구들이 수행되었으며, 이들 연구에서는 윤리적 리더십을 조직구성원의 개인적 행동과 상호관계를 통해 규범적으로 적절한 행동을 보이는 것, 그리고 양방향 커뮤니케이션, 강화(reinforcement), 의사결정을 통해 추종자에게 그러한 행동을 촉진하는 것이라고 정의했다. 이를 위해 윤리적 리더십의 지각, 즉 윤리적 리더십 척도(Ethical Leadership Scale: ELS)를 측정하기 위한 10개 항목으로 된 도구가 개발되었다. 또한 관리자의 윤리적 리더십이 리더의 배려, 상호작용 공정성, 리더의 정직, 변혁적 리더십의 이성적 영향력 차원과 부분적으로 중복되지만 동일한 구성개념은 아니라는 것을 실증적으로 검증하려는 노력이 이루어졌다. Brown과 그의 동료들은 윤리적 리더십의 세 가지 구성요소를 제시하였다. 그것은 리더가 윤리적으로 본보기를 보이고, 사람들을 공정하게 대하고, 마지막으로 윤리 및 도덕적 가치를 적극적으로 관리해야 윤리적 리더십을 행사할 수 있다는 것이다(Brown et al.,2005). 앞에 두 가지 요소는 윤리적 리더십의 도덕적 개인(moral person)을 반영하는 것으로 개인 행위 및 대인관계에 있어 규범적으로 적합한 행위를 통해 공정하며 믿을만한 리더로 받아들여져야 한다는 것을 뜻하고, 세 번째 요소는 도덕적인 관리자(moral manager)로서 명확한 윤리에 대해 적극 의사소통하고, 윤리적 행위에 따른 보상과 처벌을 통해 부하들의 규범적 행동을 장려하고 비윤리적인 행동을 금하는 것을 의미한다.

윤리적 리더십은 리더의 도덕적 역량을 다루고 있다는 점에서 진정성 리더십(authentic leadership)이나 변혁적 리더십과 중복되는 영역이 있는 것은 사실이다. 그러나 윤리적 리더십이 도덕적인 관리자로서의 리더의 역할과 타인에 대한 인식을 보다 강조하는데 반해, 진정성 리더십은 리더 자신에 대한 인식과 자신의 진정성을 강조한다는 점에서 윤리적 리더십과 차이가 있다(Brown & Trevino, 2006). 또한 윤리적 리더가 도덕적 기준과 도덕적 관리자로서의 리더에 주목하는데 반해, 변혁적 리더십은 비전과 지적 자극에 주목한다는 점에서 차별성을 지닌다고 하겠다. 이와 관련하여 Brown과 그의 동료들(2005)은 윤리적 리더십의 구성요소들이 변혁적 리더십의 이상적인 영향력 차원과 부분적으로 중복되지만 동일한 구성개념은 아니라는 것을 실증적으로 검증한 바 있다.

한편, Ciulla(2004)는 윤리적 리더십을 타인의 권리와 존엄성을 존중하는 리더십으로 정의하면서 부하의 말을 경청하고, 자신과 다른 의견도 널리 포용하며, 타인의 이익이나 목표를 성취할 수 있도록 도와주고 부하들을 평등하게 대우하는 것으로 보았다. 국내 연구에서는 주로 윤리적 리더십을 사회적 책임을 다 하려는 기업의 윤리의식 제고와 함께 혁신을 통해 최상의 가치를 창출함으로써 주주들을 만족시키고 실력을 바탕으로 공정한 경쟁을 통해 시장에서 확고한 신뢰를 확보하는 것으로 이해되고 있다(이명신, 장영철, 2009).

이와 같은 윤리적 리더십에 대한 지속적 연구결과로써 조직에서 윤리적 리더는 정직하고, 부하 직원들을 인간적으로 보살피며, 공평하고, 균형 잡힌 의사결정을 하는 원칙중심의 개인으로 구체화되었다. 또한 윤리적 리더는 윤리에 대해 추종자들과 자주 쌍방향 소통을 하며, 명확한 윤리기준을 수립하여 그 기준이 잘 준수되는지 확인하는 관리활동의 일환으로 보상과 처벌을 사용하기도 한다. 그리고 윤리적 리더는 자신이 말한 것을 실천하고 윤리적 행동에 있어 적극적인 역할 모델로 존재해야 한다는 것이다.

최근에는 사회적 학습의 관점에서 윤리적 리더십의 척도가 개발되어 활용되고 있다. 사회적 학습이론 관점에 따른 윤리적 리더십 연구는 리더가 모델링을 통해 추종자의 윤리적 행동에 영향을 미친다고 보는 것이다. Bandura(1977)에 의하면, 직접적 경험을 통해 학습할 수 있는 어떤 것은 실제 타인의 행동 목표가 조직 내 윤리적 행동일 때 더욱 중요하게 부각된다는 것이다. 조직의 구성원들은 역할 모델링을 통해 기대되고 보상되고 처벌되는 행동을 학습하게 된다. 모델링 학습에서는 리더의 행동이 매우 중요하며 리더의 역할, 지위, 조직 내 성공 그리고 타인의 행동과 그 결과에 영향을 주는 권력에 의하여 최초로 그러한 모델링의 원천이 되는 경향이 있다. 이러한 사회적 학습이론 관점은 윤리와 리더십에 대한 과거 연구들과 일부 일치하기는 하지만 아직까지 완전히 통합된 연구결과를 보여주지는 못하고 있다. Gini(1998)는 윤리와 역할 모델링의 중요성이 "도덕성의 정신과 도덕적 인간의 목적과 행동을 통해서만 개인 안에서 인식된다."고 말한 아리스토텔레스로 거슬러 올라간다고 주장한다.

조직에서 효과적인 역할 모델링은 모델인 리더와 모델이 되는 행동에 초점을 둘 것이 요구된다. 모델의 매력성은 모델을 관찰하는 추종자들의 주의를 연결하는 중요한 수단이기 때문이라는 것이다. 만약 리더가 조직구성원의 윤리적 행동에 영향을 미칠 수 있는 윤리적 리더로 보여야한다면 그들은 합법적이고 신뢰성이 높은 윤리적 모델이어야 한다. 모델로서의 윤리적 리더십에 대한 이와 같은 엄격한 요구는 대부분의 의료서비스 조직에서 리더의 비윤리적 행동이 윤리적 스캔들로 발전하고, 그 이후 조직은 윤리적 냉소주의에 빠져 리더의 권위가 상실되는 일이 종종 발생하기 때문이다.

오늘날까지도 사회적 학습이론은 윤리적 리더가 추종자들에게 영향을 미치는 이유와 과정을 설명하는데 도움을 준다. 즉, 사회적 학습이론의 관점에서의 윤리적 리더십은 관찰자가 매력적이고 신뢰할 수 있는 모델의 태도, 가치, 행동에 주목하고 모방함으로써 리더의 행동을 학습하게 된다는 인식에 기반하고 있다. 윤리적 리더는 역할모델로서 그들의 매력과 신뢰성이 그들의 모델화된 행동에 주목을 받도록 하기 때문에 윤리적 지침의 원천이 될 수 있다(Brown and Treviño, 2006). 대부분의 리더는 추종자와 관련된 지위를 장악하고 있기 때문에 권위를 가진다. 그러나 조직에서 리더가 갖는 매력은 권위와 지위 이상의 많은 것을 포함하고 있다는 것을 병원의 리더들은 깊이 인식해야 한다. 보살핌과 관심을 보이고 다른 사람을 공평하게 대우하는 리더의 행동은 추종자들에게 매력적이며 긍정적인 주목을 받을 것이다. 신뢰성 또한 리더의 모델로서의 업무의 효과성을 향상시키며, 윤리적 리더는 그들이 말한 것을 실천하기 때문에 신뢰할 수 있다. 만약 윤리적 행동 모델로서의 리더가 자신이 말한 것을 지키지 않는다면 추종자들 또한 그렇게 할 이유가 없어진다는 주장은 어떤 작업장에서든지 실무적으로도 설득력이 있다.

2. 윤리적 리더십과 성과

대한상공회의소 조사에 다르면 국내 중소기업에 윤리경영이 도입되는 경우 기업의 이미지 뿐만 아니라 조직 내부의 분위기나 경영실적 등에도 긍정적 효과가 있는 것으로 나타났다(이상수 외, 2008). 조직에서 윤리적 리더는 윤리에 대해 자주 소통을 하고 윤리적 메시지를 명백하게 하며, 윤리에 대한 관심에 초점을 둠으로써 부하들의 성과 달성에 영향을 미칠 수 있다. 윤리적 리더는 직원들을 위해 명백하고 높은 수준의 윤리적 기준을 수립하고 그들 스스로 이러한 기준을 따른다는 당위성을 갖는다. 이것이 깨지면 직원들은 리더에게 냉소적이 된다. 윤리적 리더 역시 추종자와 윤리적 행동에 영향을 미치기 위해 보상과 규제를 활용함으로써 효과를 거둔다. 윤리 지향적 업적평가로서 통합된 윤리프로그램 관행을 확립하여 윤리의 관련 사항들이 직원 업적평가의 일부로 형성된 조직에서 보상시스템은 윤리프로그램이 제공하고자 하는 메시지를 강화시키며, 어떤 기업의 윤리프로그램이나 방침은 매일 이루어지는 직무활동에 더욱 강하게 연결되고, 그것은 결국 구성원들이 기업의 윤리성을 효과적으로 인식하게 되는 결과를 가져오기도 한다(Weaver & Trevino, 1999). 다수의 연구결과에서 강화(reinforcement)가 모델링 효과성에 있어 중요하게 영향을 미치는 것으로 나타났다. 조직에서 구성원들의 시선과 관심은 중요한 자원을 통제하고 보상하며 처벌하는 사람에게 집중되기 마련이다. 사회적 학습이론에 의하면 조직에서 많은 학습이 대리적으로 발생한다. 조직구성원들은 보상이 어떻게 이루어지고 누가 훈련을 받게 되는지, 그리고 결과적으로 자신의 행동을 어떻게 규제하는지에 주목함으로써 수용할 것과 하지 않을 것에 대해 학습하게 된다는 것이다. 병원의 리더들은 늘 그들이 부하 직원들과의 한 약속을 생각하고 실천하도록 해야 하며, 혹시 리더가 조직을 떠나더라도 리더십이 유지될 수 있도록 최선을 다해야 한다.

이러한 윤리적 리더십은 리더가 영향력을 발휘할 수 있는 원인으로 생각되는 결과, 즉 성과에 대한 보상과의 관련성으로 인해 중요하게 인식되고 또 연구의 대상이 되어왔다. 사회적 학습이론 관점과 일맥상통하게 윤리적 리더는 규범적으로 적절한 행동을 하는 매력적이고 신뢰할 만한 모델들이기 때문에 추종자들은 윤리적 리더의 행동을 모방하게 된다. 더욱이 윤리적 리더는 조직 내부적으로나 관계자들과 윤리적 기준의 중요성을 소통하는 동시에 직원들이 자신의 행동에 책임감을 갖도록 성과관리 시스템을 활용하게 된다. 병원의 관리자들은 윤리적 리더십이 리더가 갖는 정직, 신뢰, 보살핌, 직원과 타인에 대한 관심, 그리고 공정하고 원칙 중심의 의사결정으로 인해 추종자들의 긍정적인 태도에 영향을 미치게 된다는 원리를 이해하고 실천할 수 있어야 한다.

1) 윤리적 리더십과 조직기반 자긍심

윤리적 리더십은 리더가 윤리적으로 모범이 됨으로써 구성원들이 조직에 기반한 자긍심을 갖도록 한다. 조직기반 자긍심은 개인이 한 조직의 구성원으로서 자신에 대해 종합적으로 지각하는 가치감으로 조직의 일원으로서 자신의 욕구가 조직 내에서 충족되고 있다고 느끼는 정도이다. 조직 기반 자긍심은 사회에서 통용되는 개인의 포괄적 자긍심(global self-esteem)과 비교가 되는데, 포괄적 자긍심은 유년기의 경험이나 가정환경 등에 기초하여 형성되는 개인의 특성인데 반해, 조직기반 자긍심은 현재 자신이 몸담고 있는 조직에서의 전반적 경험에 의해 형성되고 개발되는 개념이라는 점이 중요한 차이점이다.

이러한 조직 기반 자긍심에 주목해야 하는 이유는 직원들의 직무성과나 직무만족, 조직시민행동 등과 같은 조직 내부의 질적 성과를 설명하는데 있어서 다른 유형의 자긍심보다 유의미한 예측변수로 검증되었기 때문이다. 조직기반 자긍심은 의미 있는 타인들(significant others)과의 사회적 관계에 의해 영향을 받아 형성되고, 윤리적 리더라는 의미 있는 존재와의 상호작용은 직원들의 성과 수준에 영향을 미치게 된다.

많은 리더십 연구자들은 리더가 조직의 대변자로 인식되어 왔다는 점에서 구성원의 자긍심을 형성하는데 있어서 리더의 역할에 관심을 기울여 왔다. 많은 리더십 연구에서 윤리적 리더십과 조직기반 자긍심 간의 관계를 직접 고찰한 시도는 조금은 희귀한 경우지만, 변혁적 리더십이 높은 윤리적 기준을 세우고 그 기준에 맞게 행동함으로써 직원들의 자긍심에 긍정적인 영향을 미치는 연구결과는 의사소통과 배려를 중요시하는 윤리적 리더가 구성원의 조직기반 자긍심에 긍정적 영향을 미칠 것이라는 것을 추정하게 해준다. Brown과 Trevino(2006)는 실제로 변혁적 리더십과 윤리적 리더십이 타인에 대한 배려와 도덕적 원칙을 중요시한다는 점에서 공통점을 지닌다고 주장했다. 윤리적인 리더는 공정하며 원칙 중심적 의사결정을 하며 다른 사람과 넓은 교류와 많은 관심을 가지며 윤리적으로 행동한다는 것이다. 기존 연구들에서 조직 내 윤리적 환경이 구성원의 조직기반 자긍심에 긍정적인 영향을 미쳤듯이, 해당 구성원에게 의미 있는 존재인 관리자의 윤리적 리더십 행동 또한 조직 기반 자긍심에 긍정적 영향을 미치는 것으로 추론할 수 있다.

개인이 자아개념을 형성하는 중요한 방법은 자신의 사고와 행동에 의미를 부여하는 개인이나 집단, 조직이 그들을 어떻게 대우하느냐에 달려있고, 이러한 맥락에서 윤리적 리더십의 세 가지 핵심 특성과 관련하여, 리더가 윤리적으로 본보기를 보임으로써 부하들은 함께 소속되어 있는 조직에 대하여 자긍심을 얻게 된다. 이것이 조직기반 자긍심과 윤리적 리더십의 불가분성이다. 조직구성원들은 사회적으로 가치가 있다고 여겨지는 특성을 지니는 개인이나 집단, 조직과 관련되어 있다고 인식할 을 때 이를 자랑스러워한다. 그 자긍심의 기준에 따라 자신에 대한 보다 긍정적인 평가를 내림으로써 자긍심 수준은 향상될 수도 있다. 또한 부하들은 윤리적 리더가 보여주는 도덕적 가치 기준을 받아들이고 따르는 과정에서 자신들 또한 이들 속성을 지닌 존재로 인식하는 과정을 통하여 자신들의 자긍심 또한 높여간다. 윤리적 리더가 부하들과의 호혜적인 행동, 직원 개발욕구에 대한 고려를 하는 모습을 보일 때 직원들은 직무와 관련된 역량을 높이게 된다. 또한 리더가 부하들이 잠재력을 발휘할 수 있도록 유도함으로써 자신의 능력에 대한 보다 많은 자신감을 갖게 만들 수도 있다.

2) 윤리적 리더십과 직무만족

일반적으로 직무만족(job satisfaction)이란, 근로자 자신이 직무로부터 진심으로 만족을 느끼는 심리적, 생리적, 그리고 환경적인 결합체의 산물이라고 알려져 있다. 직무(job)는 그 자체가 하나의 실체라고 보기 어렵고, 그것을 구성하는 여러 가지 요소로 이루어져 있다. 직무만족 역시 직무와 구성원 개인, 그리고 조직 특성이 함께 이루어낸 태도들의 종합물이다. 직무만족의 다차원적 성격은 연구자자들 간에 합의를 보고 있으나, 구성요소에 대해서는 차이를 보이고 있다. 여러 연구자들이 제시한 직무만족의 요인은 일반적으로 직무 특성 변수, 조직 특성 변수, 개인 특성 변수로 구분할 수 있다. 연구자들은 이들 변수들 중에서 리더십의 유의성과 관련이 되는 것은 조직 특성변수라는 것이다.

예를 들어, 변혁적 리더십의 카리스마적 특징은 부하들에게 비전을 제시하고 그 비전에 대한 지지를 얻어내며 그들이 나아가야 할 방향과 미래상을 제시함으로써 리더에 대한 성공의 상징으로 인식한다(Bass, 1990). 이러한 과정에서 부하들은 직무, 조직, 상사에 대하여 만족도가 높아지게 되고, 직무, 조직, 상사에 몰입하게 되어 조직의 성과가 향상될 수 있다는 것이다. 거래적 리더십에 있어서 조건적 보상특성은 부하들이 합의된 목표를 달성하는 경우에 약속된 보상을 제공함으로써 부하들의 외재적 동기요인을 자극하려고 하는 것이다. 하지만 리더가 부하들에게 명백한 성과목표를 제시하고 분명한 보상을 약속함으로써 부하들이 리더를 믿고 따르며, 부하들이 합의된 직무를 수행하는 과정에서 거래적 리더십은 직무만족을 향상시키게 된다(Yammarino, Dubinsky, Comer & Jolson, 1997).

이와 같은 맥락에서 윤리적 리더십에 관한 실증연구들도 윤리적 리더십이 직원의 태도와 관련된 성과변수의 하나인 직무만족에 영향을 미친다는 가정을 갖고 있다. 실제 연구결과로도 입증을 하고 있다. Craig & Gustafson(1998)은 지각된 리더 성실성 척도(PLIS : Perceived Leader Integrity Scale)로 불리는 새로운 도구를 개발하여 직무만족, 인상관리, 성실성, 윤리적 민감성 변수 간의 상관관계를 검증했다. 그 결과 조직구성원들을 대상으로 한 연구에서 가설대로 리더의 성실성이 높으면 직무만족과는 정의 상관관계, 이직의도와는 부의 상관관계를 보이는 것으로 유의한 결과가 도출되었으며 윤리적 민감성과는 관련이 없는 것으로 나타났다. 정의 상관관계가 있을 것으로 가정했던 인상관리와도 통계적으로 유의한 관계가 없는 것으로 나타났다.

조직의 윤리성과 직무만족과의 관계를 실증적으로 검증하는 과정에서 리더의 윤리적 행동에 대한 지원이 직원들의 직무만족에 정(+)의 영향을 미치는 것으로 조사된 결과도 있다. Viswesvaran, Deshpande, & Joseph(1998)은 윤리적 행동을 위한 리더의 지원은 직무만족 증가, 결근율 감소, 조직몰입 증가, 직무성과 증가 등과 같이 조직의 가치를 높이는데 긍정적 영향을 준다고 주장했다. Brown et al.(2005)은 윤리적 리더십이 리더에 대한 만족과 직무기여와 관련이 있다는 것을 발견했다. 또한 공정한 대우에 대한 추종자의 지각은 만족과 몰입, 조직성과와 같은 직무태도에도 영향을 미치는 것으로 조사되었다. 구성원의 정의와 평등에 대한 지각은 조직에 대한 직원의 태도에 영향을 끼친다고 주장도 제기되고 있다. 예를 들어, 개인의 강한 윤리적 기준은 조직에 대한 높은 신뢰와 충성심을 자극하고, 리더의 도덕적 발달과 직원의 도덕적 발달이 일치할 때 리더의 윤리적 리더십은 모델링이 되어 직원의 태도에 긍정적인 영향을 미친다는 것이다.

한편, Golman(1995)에 따르면, 개인의 성공과 리더십의 발휘에 감성지능이 매우 중요하게 영향을 미치며, 감성지능이 높은 리더가 부하의 공감을 이끌어내고 적절한 방식으로 동기부여를 하는데 효과적이다. 부하 직원들은 감성지능이 높은 사아 사로부터 정서적으로 보호를 받는다고 지각하는 정도도 높다. 윤리성이 높은 리더가 감성지능도 높다는 상관관계에서 볼 때, 한국에서 감정노동을 하는 간호사들은 상사의 감성지능이 높을 때 직무만족도가 높은 것으로 나타났다. 그러나 상사의 감성지능이 높다고 해도 그것이 간호사들이 지각하는 감정노동자로서 갖는 부정적 인식을 줄이는 데에는 긍정적으로 영향을 미치지 못하고 있다(정명숙, 김광점, 2006). 일선에서 환자들과 마주 대하고 있는 간호사들의 직무만족을 높이기 위해서는 근무의 조건이나 환경 자체를 개선해야 할 것으로 보인다. 일반적으로 감성지능이란 자신과 타인의 정서를 평가하는 능력, 자신의 감정을 표현하는 능력, 자신과 타인의 정서를 효과적으로 조절하는 능력, 자신의 목적으로 성치하기 위해 정서를 활용할 줄 아는 능력으로 정의되는데, 대표적인 감정노동자인 간호사들과 함께 일해야 하는 병원의 리더들은 감성지능을 높일 것이 요구된다고 하겠다.

3) 윤리적 리더십과 조직몰입

조직몰입이란 조직에 관한 개인의 동일시(identification)와 몰입(commitment)의 상대적 정도이다(Mowday, Porter & Steers, 1982). 즉, 직원이 자기가 속한 조직에 관해 얼마나 일체감을 갖고 전념하느냐, 조직의 목표를 나의 목표로 동일시하는가 하는 정도를 가리킨다. 태도라는 관점에서 조직몰입은 직무만족과 유사하게 보일 수 있으나 조직몰입은 직무나 직무의 관련 측면에 관한 반응을 의미하는 직무만족과는 다르게 조직 전체에 관한 개인의 감정을 반영한다는 점에서 포괄적인 개념이다. 또한, 직무환경의 변화에 따라 직무만족 수준은 쉽게 변할 수도 있지만 조직골입은 쉽게 변하지 않는 특성이 있다. 조직몰입에 관한 선행연구들은 몰입된 조직 구성원들이 조직의 발전을 위하여 자발적으로 노력하며 몰입되지 않은 조직 구성원들에 비하여 높은 성과를 달성한다는 것이다. 많은 연구에서 상사에 관한 신뢰, 집단 응집성, 직무만족 등이 조직몰입을 높이는데 긍정적으로 작용하는 것을 보여주고 있다(이명신, 장영철, 2009).

이러한 조직몰입을 향상시키는 조직적 특성으로 리더십의 중요성이 제기되고 있다. 사회적 인지이론(social cognitive theory)에 따르면 한 개인이 다른 사람들에 의해 리더로 인식될 때 조직의 의사결정과 방침이 부하들에 의해 쉽게 수용되고 부하들의 조직몰입과 만족도도 높아지는 것으로 나타났다. 특히, 변혁적 리더십에 관한 연구들은 리더십의 효과성을 측정하는 변수로서 부하의 조직몰입, 직무만족, 조직시민행동 등과 같은 태도 관련 변수들을 사용하고 있다. 이것은 변혁적 리더십이 무엇보다도 부하의 태도나 신념을 변화시키고 조직과 동일시를 하게 만듦으로써 조직성과나 또는 조직의 변화를 이끌어내는 데 초점을 두고 있기 때문이다. 다른 연구에서는 리더의 카리스마, 개별적 배려, 지적자극 등 하위 요인들은 감정적 몰입과 상당히 유의한 관계가 있는 것으로 나타났다. O' Reily & Chatman(1986)는 변혁적 리더십이 정서적 몰입에 긍정적인 영향을 미친다고 주장했다.

윤리적 리더십과의 조직몰입과의 관계에 있어서는 윤리적 리더십 행동이 부하들의 심리적 임파워먼트를 통해 조직몰입과 리더에 대한 신뢰에 영향을 미친다는 주장들이 제기되었다. 윤리적 행동을 보이는 리더가 변혁적 리더십 행동의 핵심적 특징인 직원의 개인적 욕구와 권리를 배려하고 공정하게 대우하는 경향이 더 있을 것으로 보았다. 또한 리더에 대한 직원의 신뢰는 성과, 잔류의도, 조직시민행동 차원에서 조직에 대한 기여에 직접적으로 영향을 미친다고도 보았다. 이것은 조직에서 윤리적 리더가 얼마나 말과 행동 간에 행동적 일관성뿐만 아니라 관대한 행동을 보여야 하는지를 보여주고 있다.

리더의 윤리적 행동을 가장 많이 반영하고 있는 리더십의 유형이 서번트 리더십(servant leadership)이라고 평가받는 이유는 서번트 리더십이 수용적인 태도로 부하의 말을 경청하고, 구성원의 독특성을 인정하고 의도를 존중하며, 어떤 상황에서도 윤리적 가치를 존중하고, 조직 안에서 공동체 정신을 개발하는 것과 같은 윤리적 변수들을 다수 포함하고 있기 때문이다. 한국에서 병원 종사자들을 대상으로 서번트 리더십과 조직몰입을 연구한 결과에 따르면, 병원 현장에서 리더의 서번트 리더십이 직원들의 정서적 몰입에 영향을 미치는 정도는 31.1%의 설명력을 갖는 것으로 조사되었고, 유지적 몰입에 미치는 영향은 설명력이 11.1% 수준에서 유의한 것으로 나타났다(이은주, 김광점, 2006). 이와 같은 결과에 기반해 볼 때, 자율성을 추구하는 전문가들이 일하는 병원 현장에서 리더는 인간의 존엄성과 가치를 바탕으로 부하들을 이끌고, 부하들에게 자율적으로 일할 수 있는 기회를 제공함으로써 부하들의 성장을 돕는 역할을 수행해야 한다는 것을 알 수 있다.

4) 윤리적 리더십과 조직시민행동

조직시민행동(Organizational Citizenship Behavior: OCB)은 1983년 Bateman과 Organ에 의해 처음 연구가 시작된 이후 조직관리 분야에서 꾸준히 관심의 대상이 되고 있다. 조직시민행동은 조직의 공식적인 보상시스템에 따라서 보상되지는 않으나 전반적인 조직기능의 유효성이나 효율성을 증진시키는 자발적인 개인행동이라고 정의된다. 즉, 조직시민행동은 공식적으로 규정되어 있지 않지만 조직의 요구에 따른 자발적인 개인행동, 또는 이것을 뛰어넘는 개인의 조직의 발전을 위한 자발적 행동으로 정의된다.

좀 더 발전된 연구에서 조직시민행동은 조직구성원이 자신의 업무수행을 포함하고 더 나아가 다른 개인, 집단, 조직과 상호작용을 하면서 조직 내의 동료나 자기가 속한 집단 그리고 조직의 복리를 향상시키기 위한 생각을 가지고 행하는 친사회적 행동으로 규정되기도 한다(이명신, 장영철, 2009). 많은 연구자들은 조직시민행동이 조직의 사회적 기능을 원활하게 하는 행동이라는데 공통된 시각을 갖고 있으며, 직무수행과 관련하여 동료과 협력을 잘 하고 도움을 주고받거나 또는 동료를 위하여 일시적인 부담을 지는 행동 등이 조직시민행동에 포함된다고 보았다. 조직 구성원들의 조직시민행동 인식이 증가할수록 보다 원만한 인간관계가 형성된다고 볼 수 있으며, 이러한 유용성으로 조직시민행동에 대한 관심이 식지 않고 있으며 관련 연구들이 활발하게 이루어지고 있다.

조직시민행동에 관한 연구는 개념과 구성요소에 대한 연구가 주종을 이루다가 최근에는 조직시민행동에 영향을 미치는 선행요인들을 규명하는 연구로 관심이 옮겨가기 시작했다. 연구결과 조직시민행동에 대한 선행요인으로는 신뢰, 직무만족, 조직몰입, 정당성, 리더십, 공정성 등이 제시되었다(Howell & Avilio, 1993). 조직시민행동의 선행변수로 리더의 영향력에 초점을 두는 연구결과들이 나타나고 있다. Smith 등(1983)은 선행변수로 리더의 지원, 과업 의존성, 외향성 신경증, 인구통계적 변수 관계를 분석하여 상사 지원과 신경증이 직무만족을 통하여 이타성에 유의한 영향을 미치고, 교육과 성장배경이 이타성에 유의하게 영향을 미친다는 결과를 제시하였다. 또 다른 연구에서는 분배적 공정성, 구성원-조직 간 적합도, 리더의 지원 등의 선행요인이 조직시민행동에 유의적인 영향을 미친다는 주장도 제기되었다. 리더십에 대한 최근 연구들에 있어서, 부하들의 욕구에 관심을 기울이고 그들을 인격적으로 대우하며 신뢰를 구축하면서 그들의 가치, 윤리, 장기목표를 변화시켜 나아가는 변혁적 리더십 이론에 대한 관심이 높아지고 있다. 이들 연구결과에 의하면, 변혁적 리더십이 전통적 리더십에 비하여 조직의 성과, 부하들의 만족, 집단의 효과성, 리더의 효율성에 보다 큰 영향을 미치고 있는 것으로 나타났다.

Organ(1988)은 변혁적 리더십과 조직성과 사이의 영향관계에 관한 연구에서 직무만족이 변혁적 리더십의 조직시민행동에 대한 영향관계에 잠재적인 매개변수로 작용하고 있음을 확인하였다. Koh 등(1995)은 변혁적 리더십과 전반적인 조직시민행동과의 관계를 분석한 결과 변혁적 리더십과 조직시민행동 간에 유의한 긍정적 관계가 있다고 주장했다. 즉, 변혁적 특성이 강한 리더가 그렇지 않은 리더에 비하여 부하들의 조직 몰입수준과 조직시민행동 정도를 높이는 것으로 작용한다는 것이다. 반면에 직원에 대한 공정한 대우와 사회화된 카리스마적 리더십은 반생산적 행동(counterproductive behavior)을 감소시키는 것으로도 나타났다.

윤리적 리더십과 조직시민행동과의 관계에 있어서 윤리적 리더십은 사회적 학습뿐만 아니라 사회적 교환과정을 통해 조직구성원의 친사회적 행동 혹은 시민행동에 영향을 미치는 연구로까지 발전했다. 윤리적 리더는 윤리적 기준과 규범적으로 적절한 행동에 대한 부하들의 주의에 초점을 두는 매력적이고 합법적인 모델을 말한다. 따라서 윤리적 리더의 부하들은 이러한 리더와 자신을 동일시하면서 동시에 그들의 행동을 모방하게 된다는 것이 이론의 중심을 이루고 있다.

사회적 학습이론을 넘어 윤리적 리더와 추종자간의 관계는 단순한 경제적 교환보다는 사회적 교환(Blau, 1964; Homans, 1961)에 의해 특징지어진다. 일찍이 Blau(1964)는 거래적 교환관계와 사회적 교환관계를 구별했다. 거래적 교환은 계약과 유사하며 급여에 상응하는 노동과 같은 대응적 논리에 의해 특징화된다. 반면 사회적 교환관계는 아직 정확히 구체화되어 있지 않지만 신뢰와 상호성의 규범에 기반하고 있다(Gouldner, 1960). Blau(1964)에 따르면 사회적 교환은 개인적 의무, 감사, 그리고 신뢰의 느낌을 형성하게 된다는 것이다. 윤리적 리더의 부하들은 그들이 받는 공정한 대우 및 세심한 보살핌, 그들이 지각하는 신뢰로 인해 리더와의 사회적 교환관계 속에서 자신을 더 잘 인식하게 된다. 따라서 윤리적 리더십을 효과적으로 잘 발휘하는 리더의 부하들은 의무적인 행동을 넘어 조직 내에서 친사회적 행동을 보이게 된다.

5) 윤리적 리더십과 조직지원인식

윤리적 리더십이 직무만족, 조직몰입, 조직시민행동과 같은 질적 성과에 긍정적 영향을 미친다 하더라도 조직지원인식에 따라 다르게 반응할 수 있다는 점에 관리자들은 유의해야 한다. 조직지원인식은 조직 구성원들이 자신이 소속된 조직이 자신의 기여를 가치 있게 여기며 또 자신의 복리에 관심을 갖는다고 믿는 정도를 의미한다(Eisenberger et al., 1986). 즉, 조직지원인식은 조직 구성원들에 대한 조직의 몰입을 반영하는 개념이다. 이러한 개념은 사용자와 직원간의 고용관계에 있어서 상호 호혜성(reciprocation)을 전제한다. 사회적 교환이론에 의하면 상호 호혜성은 대인관계를 시작하고, 강화하고 유지하는 것을 촉진한다. 즉, 조직의 우호적인 처우에 보답하고자 하는 당사자들의 자발성은 상호호혜의 의무를 받아들이는데 영향을 받아 조직구성원들은 사용자로부터 받은 편익에 대한 대가로 조직에 특별한 공헌을 하기 위해 노력하게 되는 것이다. 조주은(2010) 역시 직원이 조직으로부터 칭찬과 보상을 받게 된다면 지각된 지원인식은 높아질 것이고, 개인의 조직몰입 증가로 이어져 직무태도 및 성과에 긍정적 영향을 미친다고 주장했다.

조직구성원들이 조직으로부터 지원을 받고 있다는 인식은 조직에서 제공하는 임금, 승진, 훈련의 기회부여와 같은 외재적 보상뿐만 아니라 공정성 같은 내재적 보상을 통해서도 형성된다. 조직지원인식을 높게 지각하는 구성원들은 조직에 이익이 되는 성과를 증대시키고자 하는 책무를 지각하는데 비하여 분배적 차원에서 불공정성의 지각과 그에 따라 형성되는 조직에 대한 부정적 시각은 조직이익의 희생아래 자신에게 이익이 되는 행동을 증대시키고자 한다(Lynch, Eisenberger, & Armeli, 1999). 또한, 공정한 절차는 직원들로 하여금 조직 내에서 자신의 위치를 인식하도록 할 뿐 아니라, 조직으로부터 자신이 공정한 절차를 적용받아 마땅하다는 인정의 표시로 받아들여짐으로써 조직지원인식의 형성과 발전에 긍정적 영향을 미치게 된다(Moorman et al,. 1998). 이런 측면에서 Eisenberger(1986)는 조직지원인식이 조직이 주는 보상에 기초를 두고 형성되는 계산적인 관계뿐만 아니라 조직과의 가치를 일치시키고자 하는 관계에 기초하고 있는 정서적 관계도 포함되는 포괄적 개념으로 규정한다. 조직지원인식에 관한 종래의 연구들은 조직지원인식과 리더-구성원 교환(LMX: Leader-Member Exchange) 관계를 다루고 있다. 이 두 가지 이론은 사회적 교환이론에 기초하고 있다는 공통점이 있지만 어느 것이 선행변수로서 역할을 하는지 혹은 결과변수로서 역할을 하는지 명확하지는 않다. Wayne 등(1997)은 이들 두 가지 유형의 사회적 교환관계와 구성원들의 태도 변수 사이의 연관관계를 통해 조직지원인식과 리더-구성원 교환관계의 차이점을 구별하였고, 리더-구성원 교환관계가 조직지원인식에 좀 더 강한 선행변수 역할을 하고 있다는 사실을 실증적으로 규명하였다. 이와 같은 맥락에서 볼 때 리더의 지원을 받아 비교우위의 경력경험을 가진 직원은 그렇지 못한 직원들보다는 빠른 승진, 전직, 임금인상을 받게 되는 것으로 나타났다. 즉, 병원 조직의 관리자들 역시 리더와의 원만한 인간관계가 형성되고 성과에 부합되는 지원을 받은 직원은 조직에 대해 긍정적인 태도를 형성하여 조직적 지원에 대한 인식도가 높아지는 형상을 보인다(이명신, 장영철, 2009)점에 주목할 필요가 있다.

상사에 대한 신뢰 역시 사회적 교환에 의해서 영향을 주고받으며 조직 구성원의 태도와 행동의 형성에 영향을 미친다. 상사는 조직을 대신하는 인물이기 때문에 상사에 대한 종업원의 인식이 조직에 대한 인식과 동일시된다(Kozlowski & Doherty, 1989). 상사에 대한 신뢰는 경제적 교환에 기초를 둔 거래적·심리적 계약보다 관계적인 심리적 계약을 통해 조직과 개인의 관계를 더욱 강하게 성립시키는 가교역할을 한다는 것이다. 안상윤(2010)의 종합병원 구성원들의 조직지원인식에 관한 현장연구에서도 병원 직원들이 조직과 상사에 대한 신뢰도 검증을 위한 회귀분석에서 조직지원인식은 조직신뢰와 상사신뢰에 모두 유의하게 영향을 미치는 겻으로 조사되었다. 또한 한국 종합병원에 근무하는 간호사들을 대상으로 상사신뢰 및 조직신뢰와 관련된 연구에서는 상사에 대한 신뢰와 조직에 대한 신뢰가 간호사의 혁신행동에 긍정적 영향을 미치고, 이것이 병원 전체의 성과달성에 기여한다는 주장도 제기되고 있다(민순 외, 2014). 상사에 대한 신뢰란 리더와 부하가 서로 상호작용을 통해 리더에 대해 갖게 되는 믿음인데, 이것은 상사의 개인적 특성과 관계적 특성에 의해 영향을 받는다(Mcallister, 1995). 무엇보다 리더에 대한 구성원의 높은 신뢰는 조직의 성과를 결정짓는 중요한 요소라는 것을 병원 관리자들은 주목해야 한다. 한국의 병원에 근무하는 치과위생사들의 행동유형과 조직지원인식과의 상관관계 연구에서는, 높은 조직지원인식은 직무만족과 높은 상관관계가 있는 것은 물론 스트레스를 해소하고 정신적 증상에도 완충적 역할을 하는 것으로 조사되었다(김지희 외, 2014).

이상 살펴본 것처럼 조직지원인식은 윤리적 리더십과 직무, 조직, 그리고 환경에 긍정적 혹은 부정적으로 반응하는 조직 구성원들의 태도와 행동을 설명하는데 있어서 유용한 변수로 작용한다. 윤리적 리더십은 개인의 행동과 상호관계를 통해 규범적으로 적절한 행동을 보이는 것, 그리고 양방향 커뮤니케이션, 강화(reinforcement), 의사결정을 통해 구성원에게 그러한 행동을 촉진하게 된다. 즉, 윤리적 리더는 정직하고, 보살피며, 공평하고, 균형 잡힌 의사결정을 하는 원칙중심의 개인일 뿐만 아니라 윤리에 대해 부하들과 자주 소통하고, 명확한 윤리기준을 수립하며, 그 기준이 잘 준수되는지 확인하기 위해 보상과 처벌을 활용하는 관리자적 측면을 포함한다. 자신이 말한 것을 정확하게 실천하는 윤리적 행동에 있어서 적극적인 역할모델로 존재하는 윤리적 리더는 조직구성원들에게 신뢰감을 줌으로써 리더와 구성원 간의 관계 뿐 아니라 구성원과 조직과의 관계도 더욱 발전시키게 된다. 이때 조직의 구성원들이 조직과 리더가 자신을 가치 있는 사람으로 여기고 존중하며 적극적으로 지원하고 있다는 것을 높게 인식하는 경우 윤리적 리더십의 효과성은 더욱 강화된다. 즉, 윤리적 리더의 리더십이 구성원들의 태도와 행동에 긍정적 영향을 미치게 된다.

3. 의료서비스 조직에서 윤리적 리더십의 개발

지금까지 살펴본 것처럼 조직에서 윤리적 리더십은 윤리적 리더의 정직성, 신뢰성, 배려, 직원에 대한 관심 및 원칙중심의 리더십이 조직구성들에게 긍정적 영향을 미치고 성과와 연결된다. 신뢰할 만한 역할모델로서 리더가 내리는 의사결정과 방침은 조직구성원들에게 쉽게 수용되어 구성원들의 직무만족과 조직몰입을 높인다(Pfeffer, 1977). 또한 윤리적 리더는 기준과 규범적으로 적절한 행위에 대한 구성원들의 주의에 초점을 두는 매력적이고 합법적인 역할모델이기 때문에 구성원들은 그와 리더를 동일시하고 행동을 모방하려고 한다(Dricks & Ferrin, 2002). 조직구성원들은 윤리적 리더에게 의무 이상의 친사회적 행동을 보이게 되는데, 이와 같은 부하들의 행동변화를 기반으로 조직은 발전하고 부가가치를 높일 수 있는 체질을 갖게 된다. 구성원들의 이와 같은 행동변화는 윤리적 리더십이 조직의 성과에 기여하도록 하는 중요한 단서이다.

리더십 연구의 이슈로 오랫동안 주목받지 못한 주제가 리더십과 윤리적 행동이다. 1970년대 이후 리더가 윤리적일 필요가 있다는 윤리학자들의 문제제기에 의해 연구의 주제로 부상했다. 일단의 윤리학자들과 리더십 연구자들은 지난 40여 년 동안 리더십의 윤리적 의미를 고찰하고는 있지만 아직까지 윤리적 리더십의 정확한 개념과 그 개념구성 차원에 대해서조차 명확하게 정의하고 못하고 있다. 이와 같은 상황에서 Bandura와 같은 교육심리학자들은 사회적 학습이론 관점에서 윤리적 리더십을 정의하고 이론적 관점에 따라 리더가 모델링을 통해 부하의 태도 및 행동에 영향을 미칠 수 있음을 실증적으로 규명하기 위해 노력함으로써 윤리와 리더십이라는 주제에 대해 연구자들의 관심을 불러일으키는데 기여했다. 윤리적 리더십과 성과 간의 관계에 있어서 가장 최근에는 조직지원인식이 윤리적 리더십과 조직성과 변수 사이에서 조절효과로서 작용을 하는지에 대한 실증적 연구가 진행되고 있다. 이것은 조직에서 윤리적 리더가 조직의 성과를 달성하는데 효과적이라는 사실을 일반화시키는데 기여했다.

윤리적 리더십과 성과 간의 관계를 규명하기 위한 일련의 연구결과에 의거하여 의료서비스 조직 안에서 리더들의 윤리적 리더십을 어떻게 개발할 것인가 하는 문제는 조직의 성과를 달성하는데 중요한 과제이다. 이와 같은 과제를 달성하기 위해 의료서비스 조직의 리더들은 첫째로 사회적 학습이론 관점의 적용이 완전히 통합된 주장은 아니더라도 윤리적 리더십에 대한 이해도를 높이고 어떻게 윤리적 리더십을 발휘함으로써 조직을 발전시켜나갈 것인가에 대한 통찰을 갖도록 노력해야 한다. 윤리적 리더십에 대한 접근에 있어서 사회적 학습이론의 관점은 이론적 · 실증적 기반을 갖추고 있다고 보이기 때문에 우선은 이에 대한 이해의 폭을 넓혀야 한다. 그러나 문제는 윤리적 리더십의 연구결과들 대부분이 철학적 접근방식으로써 리더십에서 윤리적 측면을 규범적으로 강조하고 있는 경우가 너무 많다는 사실이다. 사회과학적 접근방식을 취하고 있는 연구들에서도 상황에 따른 방법론의 제시보다는 윤리적 리더가 갖춰야 할 덕목만을 너무 강조하는 경우가 많다. 즉, 윤리적 리더는 성실해야 하고, 공정해야 하고, 정직해야 하고, 용기가 있어야 하고, 책임감이 높아야 하고, 높은 신뢰를 받아야 한다는 등 일부 개인적 특성만을 강조하는 경우가 많다. 하지만, 사람의 생명을 다루는 의료현장에서는 각종 진료과와 응급센터 등에서 여러 가지 차원이 다른 상황이 수시로 전개되기 때문에 어떤 행동이 성실한 행동인지에 대한 다차원적 연구가 추가되어야 한다. 그렇더라도 의료서비스 조직의 리더들은 사회적 학습이론이 주장하는 바와 같이 조직구성원들이 윤리적 리더의 행동과 그것의 결과를 관찰함으로써 대리적 경험을 통해 학습할 수 있다는 사실을 놓쳐서는 안 될 것이다. 병원 조직의 구성원들은 자신이 말한 것을 실천하는 적극적 역할 모델로서 리더가 보이는 윤리적 행동이 보상에 어떻게 연계되어 있는지 뿐만 아니라 리더의 비윤리적 행동이 개인적 처벌 및 조직 전체에 미칠 수 있는 부정적 효과까지를 주시하면서 수용할 것과 수용하지 않을 것에 대해 학습하게 된다는 것을 리더들은 유념해야 한다.

두 번째로 윤리적 리더십이 직원들의 태도 및 행동과 관련된 질적 성과에 영향을 미친다는 연구결과를 통해서 알 수 있는 것처럼, 조직 내에서 윤리적 리더십의 중요성을 강조하면서 그 강도를 높여나가는 것이 효과적이다. 갈수록 사회가 다원화되면서 많은 이해관계자들은 병원의 경영활동이나 의사결정 과정에 있어서 다양한 사회적·윤리적 정당성을 요구하고 있다. 리더는 이러한 환경의 변화에 적극적으로 대응하기 위해 조직윤리를 경영전략의 일환으로 간주하고 적극적인 노력을 보이는 것이 중요하다. 그럼에도 불구하고, 우리 사회에서 병원 조직이나 의사들이 존경을 받는 경우는 드물다. 그보다는 의술을 통해 돈을 버는데 몰두하고 있다는 비판을 받고 있는 실정이다. 실제로 한국에서 병원들의 허위청구 문제는 진행형이며, 일부 의사들이 탐욕과 성추행 등으로 형사적인 처벌을 받는 경우도 증가하고 있고, 허위청구와 같은 사기 및 회계 부정 등으로 처벌을 받는 경우도 여전하다. 병원업계에서의 이와 같은 비윤리적 풍토는 조직의 모든 계층에서 발생할 가능성을 안고 있지만, 특히 최고경영자들을 비롯한 중간관리자 이상의 관리자급에서 더 많이 더 자주 연루되는 것을 목격할 수 있다. 병원에서 리더가 사회가 요구하는 보편적 윤리기준을 수립하고 그에 맞는 행동을 하는 것에 실패했을 때는 조직구성원 뿐만 아니라 사회 전체까지도 고통을 겪게 되기 때문에 병원 조직에서 리더의 윤리적 모델로서의 역할이 요구된다고 하겠다.

세 번째로 의료서비스 조직 내에서 리더들은 윤리적 리더십을 갖추고 있어야 할 뿐만 아니라 그 효과성을 높이기 위해 노력해야 하며, 상황변수로서 부하들의 조직지원인식을 고려해야 한다. 조직구성원들은 조직으로부터 지원을 받고 있다고 인식할수록 조직과의 심리적 일체감을 가지고 자신의 직무 및 조직에 대한 애착도를 높여나간다. 때문에 부하들의 조직지원인식도를 높이기 위해서는 자율성과 피드백과 같은 직무특성모델을 활용하는 방법도 가능할 것이다. 그러나 무엇보다 리더와 구성원들 간의 새로운 관계개선을 통해 조직지원에 대한 새로운 인식을 심어줄 것이 요구된다. 조직구성원들은 갈수록 자신의 주체성을 인정받는 방향으로 조직 활동을 한다. 급여만 높여준다고 따르는 것인 아니라 의사결정 등에 대한 참여 등 새로운 관계설정을 요구하고 있다. 리더는 조직을 대신하는 대리인 혹은 개인과 사회적 교환을 담당하는 담당자로서 조직구성원들의 조직에 대한 태도 형성에 많은 영향을 미치는 존재이다. 따라서 윤리적 리더로서 정직하고, 부하들을 개별적로 잘 보살피며, 공평하고, 균형 잡힌 의사결정을 하는 원칙중심의 개인 특성과 윤리에 대하여 부하들과 자주 소통을 하고, 명확한 윤리기준을 수립하며, 그 기준이 잘 준수되는지를 확인하기 위해 보상과 처벌을 적절히 활용하는 관리자적 특성을 보임으로써 구성원들에게 리더에 대한 신뢰뿐만 아니라 조직에 대한 신뢰까지도 높일 수 있을 것이다. 특히 부하들이 평상시에 리더와 원만한 관계를 맺도록 하는 노력은 직원들이 자신의 직무분야에서 성과에 책임감을 갖도록 하고 병원의 각종 정책에 대하여 긍정적인 반응을 형성하게 만든다.

네 번째로 윤리적 리더십의 발휘과정에서 직원들의 조직지원인식의 조절효과는 직무만족과 조직몰입에는 통계적으로 유의하지 않았지만 개인에 대한 조직시민행동(OCBI)과 조직에 대한 조직시민행동(OCBO)에서는 조절적 효과가 유의하게 나타났다는 사실에 주목해야 한다(이명신, 장영철, 2009). 즉, 일반의 연구에서 조직구성원들은 조직지원에 대한 인식을 하지 않더라도 직속상사의 윤리적 리더십을 지각하는 경우에는 긍정적인 직무태도를 보이는 것으로 나타났다. 하지만, 조직구성원들이 윤리적 리더십을 지각할 뿐만 아니라 조직과의 심리적 일체감도 느낄 경우 조직이 공식적인 보상시스템에 따라서 보상하지 않아도 조직 내 동료나 자기가 속한 집단 및 조직 전체의 복리를 향상시키기 위한 생각을 가지고 더욱 친사회적인 행동을 하는 것에 리더들은 주목해야 한다.

끝으로 세계의사회의 1978년 보고서에서 보건의료연구에서 지켜야 할 윤리의 원칙들이 제시된 것에 주목할 필요가 있다. Callahan과 Jennings는 이러한 윤리의 원칙들을 보건의료의 넓은 영역에 적용하기 위해 노력해야 한다고 주장했으며 그 핵심적 윤리의 원칙들은 인간존중, 선행, 악행금지 및 정의이다(조우현, 2017). 작업 현장에서 인간존중의 윤리적 리더십을 실천한다는 것은 자율성을 존중하고, 진실을 말하며, 비밀을 보호하고, 약속한 대로 진료를 제공하는 충실성을 말한다. 충실성이란 의료진과 관리자가 형식적인 계약의 유무와는 관계없이 약속한더로 진료를 제공해야 한다는 책임성을 포함하는 것이다. 다음으로 선행의 원칙은 자신의 서비스를 받는 대상에게 최선을 다해야 한다는 것이며, 악행금지의 원칙은 기본적으로 해악을 가하지 말아야 하고, 최소한 악화시켜서는 안 된다는 것으로 해석된다. 조한 정의의 원칙은 모든 리더들에게 윤리적으로 매우 중요한 덕목이다. 정의의 원칙은 윤리 철학과 긴밀하게 관련되어 있으며 매사에 공정함을 의미한다. 공정성은 리더가 지켜야 할 덕목 중에서 상위에 있는 요소이다. 리더가 모든 부하들을 공정하게 대우함으로써 분파를 막고 조직이 안정적으로 발전하는데 기여해야 하는 것은 당연하다.

제11장 효과적인 병원 인력관리 리더십

1. 의료서비스 조직의 인력관리 이슈
2. 직무관리와 리더십
3. 채용관리와 리더십
4. 교육훈련관리와 리더십
5. 인사평가 및 보상관리와 리더십
6. 경력개발과 리더십
7. 노사관계와 리더십

1. 의료서비스 조직의 인력관리 이슈

리더가 조직 안에서 수행하는 주요한 활동은 조직관리, 성과관리, 사람관리이다. 이들 세 가지 활동이 모두 어려운 일이지만 그 중에서 사람관리 만큼 어려운 것도 없다. 관리대상이 표준화되어 있지도 않고, 산업분야나 업종에 따라 성공적인 관리모델이 개발되어 있는 것도 아니기 때문일 것이다. 기본적으로 사람관리는 제도를 통해 이루어지는 부분이 많지만 리더의 행동에 따라서 구성원들의 과업행동이 영향을 많이 받는다. 따라서 리더는 환경변화에 따른 조직구성원들의 가치나 욕구의 변화를 잘 분석해가면서 리더십을 발휘할 것이 요구된다. 또한 개인의 가치와 부합하지 못하거나 욕구 충족을 제약하는 제도들은 과감히 혁신해 나가야 한다. 사람관리와 관련하여 병원의 리더들이 주목해야 할 이슈 중의 하나는 초(超)경쟁적인 시장에서 경쟁우위를 점하기 위해 도입한 각종 성과 중심의 인사관리제도들을 안착시켜나가는 것이라고 할 수 있다.

1997년의 외환위기 이후 국내 산업계 전반에 도입된 성과 지향 인사관리가 2000년대 이후 병원 간 경쟁이 격화되면서 병원업계에도 적극적으로 도입되었다. 그러나 의료서비스의 시장가격이 강력한 국가통제 하에 있기 때문에 병원 조직에서 성과 지향 인사관리의 효과를 고도화시키는 데는 근본적으로 한계가 있을 수밖에 없다. 또한 병원이 갖고 있는 뚜렷한 직종 간 서열, 조직보다는 자신이 속한 직역(職域)에 충성하고자 하는 분파적 문화와도 성과 지향 인사관리가 융합하지 못하는 문제를 드러내고 있다. 전통적 인사관리 시스템으로부터 성과 지향 인사관리 시스템으로 옮겨가야하는 과정에서 이러한 문제점들이 혼재하여 영향을 줌으로써 병원에서 도입한 성과 지향 인사관리는 조직 구성원들의 내적 일관성에 혼란을 일으키고 그 결과 성과를 달성하는데 장애가 되기도 한다.

성과 지향 인사관리는 조직 내 긴장을 조성하는 한편 구성원들의 자발적인 참여와 이들에 대한 동기부여를 통해 조직의 성과를 높이고자 하는 번들(채용, 교육훈련, 평가 및 보상 등 다양한 인사관리 기능들의 집합)이다. 따라서 전통적 인사관리와는 작동방식이 근본적으로 다르고 그 결과로써 고용관계에 대한 인식의 변화를 가져오게 된다. 조직은 직원들의 능력 개발 여건과 복지를 제공함으로써 직원들의 역량을 높이고자 하며, 직원들은 이에 부응하여 조직에 대한 몰입을 높이며 작업에서 더 높은 성과를 달성하기 위해 헌신할 것을 요구받는다. 하지만, 대부분의 병원에서 직원들은 조직이 여전히 의사들을 정점으로 하방 수식으로 서열화 되어있다는 인식이 팽배하기 때문에 제도와 인식의 수평화를 전제조건으로 하는 성과 지향 인사관리가 효과를 거두기는 쉽지 않다. 병원에서 성과 지향 인사관리가 효과를 거두기 위해서는 제도와 구성원들의 심리상태가 내적 일관성을 유지하도록 하는 것이 중요하다는 것을 알 수 있다.

병원 조직 안에서 내적 일관성이 유지되도록 하기 위해서 인사관리 부서는 다음과 같은 전략을 추진할 것이 요구된다. 첫째, 조직의 특성이 자율적이든지 위계적이든지 채용 시에는 조직몰입의 수준이 높고 뛰어난 역량을 가진 것은 물론 고객지향성이 높은 직원들을 가려낼 수 있는 기준을 다시 만들어야 한다. 그것은 상대적으로 우수한 직무 수행 능력, 미래의 가능성까지도 포함하는 것은 물론이고 병원 직원으로서 독특하게 요구받는 내재적 특징을 갖추고 있는 인재를 선발할 수 있어야 한다는 것을 의미한다. 이러한 조건을 충족하기 위해서는 직원의 채용 시 서류전형과 면접에만 의존하기보다는 인성 및 적성검사 도구를 사용하여 환자의 욕구를 충족시킬 수 있는 인력이 선발되도록 해야 한다. 병원의 리더들은 전체 조직의 성과는 개개인의 성과에 달려있고 의료기관들은 인적자원이 조직의 경쟁우위를 만들어내는 전략적 자산이라는 것을 분명히 인식하고 있어야 한다(Becker, Huselid & Ulrick, 2001)

둘째, 조직의 유연화를 전제로 하는 성과 지향 인사관리는 고위직과 전문직의 외부 충원을 요구한다. 하지만, 한국의 병원에서 수익 중심점에 있으면서 고위직에 속하는 의사들의 이동은 점점 감소하고 있다. 고위직이나 전문직의 외부 수혈이 폐쇄적이고 제한적인 이상 성과 지향 인사관리가 내실 있게 추진되기는 어렵다. 성과 달성에 협조하지 않는 의사들이 조직에 머무르고 있는 한 조직 전반에 성과 지향 의식을 강화 및 내재화시키는데 한계가 있을 수밖에 없다. 특히, 최근 사회적 시류 속에서 의사 외 다른 직종의 병원 구성원들도 노조의 힘을 내세워 그동안의 성과 지향 인사관리 시스템을 연공급 보상제를 중심으로 전통적 인사관리 시스템으로 회귀시키고 있어 성과 지향 인사관리가 위축되고 있다.

셋째, 성과 지향 인사관리에서 조직 구성원에 대한 교육훈련은 미래를 위한 개발의 투자로서 활성화되어야 한다. 새로운 인사관리 시스템의 도입은 인식, 가치관, 태도의 변화를 요구하기 때문에 그것은 조직 전반에서 문화의 변화를 의미한다. 문화도 함께 변해야 성과 지향 인사관리제도가 빨리 정착할 수 있다. 이것을 가능하게 하는 촉매제가 교육훈련이지만, 우리나라 대부분의 병원들은 여전히 일반 기업에 비하여 교육 훈련 투자에 있어서 매우 인색하다. 특히, 재정적으로 취약한 중소병원에서 교육훈련에 대한 투자는 거의 이루어지지 못하고 있는 실정이기 때문에 직원들의 의식의 변화를 기대하기 어렵다. 병원 조직의 특성에 부합하는 교육훈련 전문가의 충원 및 교육훈련에 대한 지속적인 투자가 뒤따라야 한다.

넷째, 성과 지향 인사관리의 핵심은 성과 중심 보상시스템으로의 전환이다. 연공급과 달리 성과 중심 보상시스템은 직원 개개인의 행동에 보다 강하게 영향을 미친다. 하지만, 대부분의 병원들이 성과 중심 보상시스템을 설계하고 운용할 수 있는 전문가를 보유하고 있지 못하며, 병원장의 주도하에 의사 집단에 한해서만 성과와 연동된 보상시스템을 운용하고 있는 정도이다. 한 조직 안에서 같이 일하는 집단 간에 보상시스템이 다르게 운용됨으로써 의식의 통합이나 공통된 조직몰입을 이끌어내지 못하고 있다. 또한 성과 중심의 보상시스템을 통하여 성과 지향적 행동을 유도해내기 위해서는 성과평가 방식이 바뀌어야 한다. 성과평가는 그 과정에서 이루어지는 리더십, 자기 개발, 동기유발을 통하여 조직의 성과에 영향을 미치게 되는데, 직원의 동기유발에 크게 영향을 미치는 성과평가의 요소는 공평성이다. 성과 평가에 대한 공평성 인식이 유지되기 위해서는 자기 보고의 기회, 평가 설계에 대한 참여, 평가결과의 활용 공지 및 결과의 피드백 등 과거와는 다른 혁신적 조치가 요구된다. 하지만, 한국의 병원에서 성과평가의 공평성을 높이기 위해 이와 같은 혁신적 조치를 취하는 경우는 거의 없다. 따라서 성과평가에 대한 불만이 높은 상태가 계속 유지되고 있다.

어느 조직에서든지 보상시스템의 변화는 조직을 변화시키기 위한 전제로서 자주 활용된다. 조직은 보상을 통하여 직원들의 행동변화를 가장 빠르게 유도해낼 수 있기 때문이다. 병원 업계에서도 갈수록 직원들의 학력이 높아지고 자아실현 욕구가 강하여 연공적 보상보다는 성과 위주의 보상을 선호하는 추세가 강하다. 하지만, 한 조직 안에서 기능하는 보상시스템은 그 조직 구성원들의 삶의 방식과 가치관, 더 나아가 문화를 반영하는 정합체(整合體)이기 때문에 보상체계를 바꾼다고 해서 당장 성과가 높아지는 것이 아니다. 가치관과 문화의 변화가 동시에 일어나야 한다. 병원에서 도입하고 있는 성과 중심 보상시스템이 효과를 거두기 위해서는 그것과 직접 연결되어 있는 사람들의 생각, 태도, 가치관 등이 변하고, 그 결과 조직 안에서 능력주의 문화가 형성되도록 해야 한다(안상윤, 2015).

이상에서 살펴본 것처럼, 리더의 입장에서는 병원 조직 구성원들의 충분한 이해와 공유의식이 없는 상태에서 시류에 편승하여 도입된 성과 지향 인사관리가 효과를 거두기 위해서는 해결해야 할 과제들이 많다는 것을 알 수 있다. 오히려, 일관되게 전통적 인사관리 시스템을 유지·발전시켜 나가는 병원이 어설프게 성과 지향 인사관리를 도입한 경우보다 높은 성과를 달성하고 있다는데 유의해야 한다. 또한 경쟁력 강화를 위하여 성과 중심 보상시스템을 도입한다고는 하지만 운영 면에서는 변형된 연공급 보상제도에 불과한 수준을 유지하고 있어 혼란만 일으키는 경우도 있다. 성과 지향 인사관리 시스템이 직종별로 차별적으로 적용되면서 조직 안에서 동형이영화(同形異形化) 현상을 불러와 병원 종사자들의 의식과 행동의 일관성에 장애를 일으키고 조직의 통합도 어렵게 한다는 점을 리더들은 충분히 이해하고 있어야 한다.

결국, 한국에서 병원은 조직의 구조나 문화가 성과 지향 인사관리의 핵심적 특질을 받아들여 성과 달성과 연결시킬 만큼 성숙되지 못했다. 그것은 어렵사리 도입된 성과 지향 인사관리가 득보다는 오히려 독이 될 가능성도 있다는 것을 뜻한다. 그렇다고 성과 지향 인사관리를 도입하지 않을 수도 없는 환경적 상황이다. 오늘날 대학에서 배출되는 인재들은 상명하복(上命下服)의 전통적 위계질서에 잘 적응하지 못한다. 당연히 성과 지향 인사관리를 어떻게 성공적으로 운영할 것인가 하는 것이 병원의 관리자들에게 중요한 과제가 되고 있다. 병원의 인력관리 측면에서 리더들은 성과 지향 인사관리의 성공적 안착을 위해서 제도와 문화 간 상황적합화 내지는 내적 일관성을 이룩해내는 것이 중요한 과제이다(안상윤, 2016).

2. 직무관리와 리더십

체계화된 조직은 직무분석을 기반으로 직원을 채용하여 관리한다. 직무분석이란 직무를 구성하고 있는 일의 전체, 그 직무를 수행하기 위하여 담당자에게 요구되는 경험, 기능, 지식, 능력, 책임, 그리고 그 직무가 다른 직무와 구별되는 원인을 각각 명확하게 밝혀서 기술하는 설명적인 수단방법이다. 직무분석을 통하여 나타나는 결과물로서 직무기술서(job description)와 직무명세서(job specification)가 있는데, 이것들을 근거로 인력계획부터 고용과 퇴직(retirement)에 이르기까지 과학적인 인사관리를 하게 된다. 간단히 말하면, 직무기술서에는 일에 대한 내용, 책임 및 의무가 기록되며, 직무명세서에는 필요 지식, 기술 및 직무수행자의 능력이 수록된다. 이러한 직무분석은 정원관리를 비롯한 인사관리 전반의 기반이 되므로 중요하다. 특히 의료기관에서는 개인의 책임을 규정하고 직무 간에 업무와 책임의 중복을 피하기 위해서도 직무분석은 필요하다(조우현, 2017)

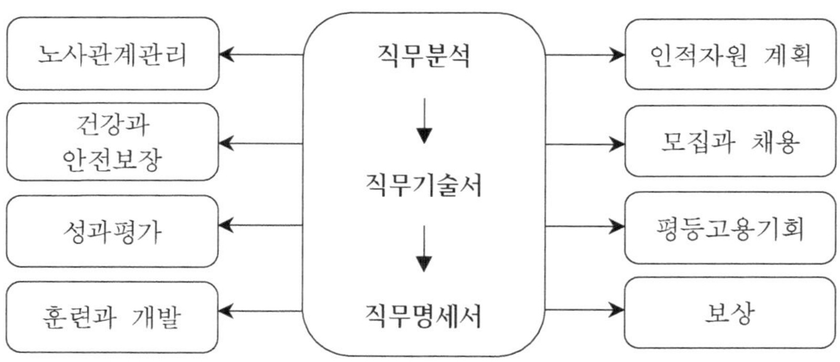

[그림 11-1] 직무분석과 인사관리와의 관계도

직무분석을 통하여 도출되는 중요한 2개의 문서 중 직무기술서는 하나의 직무를 다른 직무와 구별하고 분류하기 위하여 필요한 직무의 종류, 중요도 및 곤란도가 명화하게 나타나도록 정리되고 또한 현실에 적용되는 행동규범으로서의 임무가 명확하게 나타나야 한다. 직무기술서에 일에 대한 기술을 할 때 유의할 점은, 일의 수행에 있어서 핵심이 되는 사항은 무엇이며, 가장 곤란하고 중요한 점은 무엇인가를 정확하게 보이도록 간결하고 명확하게 기술해야 한다. 또한 직무기술서는 그것을 이용하는 사람들이 알아보기 쉽고 이해하기 쉽게 작성되어야 한다.

이와 같은 조건을 갖추기 위한 배열 방법은 첫째, 시간의 경과 순으로 배열한다. 둘째, 작업순서에 따라 배열한다. 셋째, 유사한 일은 집약해서 이해하기 쉽게 재배열한다. 넷째, 중요한 일부터 순서대로 배열한다. 다섯째, 곤란도가 높은 순서대로 배열한다.

다음으로 직무명세서는 각 개인에게 부여된 직무를 잘 수행하기 의해서는 담당자가 그 일을 수행할 수 있는 경력, 지식수준, 교육정도, 신체적 조건, 기술, 자격증과 같은 것을 갖출 것이 요구된다. 더 나아가 특수한 직무의 경우라면 성별, 나이, 거주지 및 조직이 갖추어야 할 환경조건까지 명시해 놓게 되는데 이것을 직무명세서라고 한다. 직무기술서에 인적 요건까지를 구체적으로 나타낸 경우라면 굳이 직무명세서를 작성할 필요는 없다고 하겠다.

직무기술서와 직무명세서가 작성되면 이것을 기반으로 직무평가를 실시한다. 병원에 근무하는 각각의 직원이 수행하는 직무가 다른 직원의 직무와 비교하여 상대적으로 얼마나 복잡하고 어려운지를 요소별로 식별하고, 그 결과 직두의 상대적 중요성 정도를 평가하는 것으로 그 방법에는 서열법, 분류법, 점수법, 요소비교법이 있다. 직무평가가 과학적이고 객관적으로 이루어지면 선진국에서 채택하고 있는 직무급 도입도 가능하다. 직무평가는 직무의 중요성과 난이도를 평가하여 직무급 임금의 산정에 활용하기 위한 것이지만 채용 시 인력 발굴의 원천이나 면접문항 작성 등을 대비하는데 필요하다. 직무평가에 활용되는 요소들은 〈표 11-1〉과 같다.

〈표 11-1〉 직무평가의 요소

구 분	평 가 요 소
1. 숙련도	·교육훈련 수준, 경험정도, 지식수준, 기술수준
2. 책임감	·업무책임, 감독책임, 제품 또는 서비스의 질 책임, 피훈련자의 교육책임
3. 작업조건	·위험정도, 작업환경
4. 노력	·정신적 노력, 육체적 노력

직무관리의 마지막 단계는 정원관리이다. 정원(fixed number)관리란 경영활동의 효과적인 수행과 노동력의 경제적인 활용을 위해 단위조직 또는 업무별로 필요한 적정인원을 결정하고, 이를 유지 · 운용 · 통제하는 관리활동이다. 즉 경영능률의 향상, 인건비의 절약, 선발계획 등을 위해 단위조직, 직무, 직종별로 필요한 적정인원을 산정하고 여러 가지 조건의 변화에 따라 정원을 수정하고 적정하게 유지시키는 활동을 말한다.

병원 조직의 경우 의료법이나 관계법규에 의한 법정정원과 설비정원이 있다. 설비정원이란 병원의 설비의 규모나 수준 및 수량 등에 따라 정해지는 인원을 말한다. 예를 들어, 방사선과에 MRI 장비를 새로이 도입하면 이에 대한 인원을 배치해야 하므로 추가적인 인원이 필요하게 된다. 병원 조직의 경우 정원의 운영이 인간의 생명의 문제와 직결되어 있기 때문에 법률로 기본적인 인원을 정하고 있다〈표 11-2, 11-3〉.

〈표 11-2〉 의료법에 의한 병원 법정정원

직종	법정 정원 내용
간호사	1일 입원환자 5인에 대하여 2명, 단수에서 1인 추가 (외래환자 12인은 입원환자 1인으로 환산)
영양사	입원시설을 갖춘 종합병원, 병원, 치과병원, 한방병원 및 요양병원에 대해서는 1인 이상의 영양사를 둔다.
의료기사	의료기관에는 보건복지부장관이 정하는 바에 따라 진료과목별로 필요한 수의 의료기사를 둔다.
의무기록사	종합병원에는 보건복지부장관이 정하는 바에 따라 필요한 수의 의무기록사를 두도록 한다.(세칙은 없음)
간호조무사	의료기관에는 보건복지부장관이 정하는 바에 따라 필요한 수의 간호조무사를 둔다. 단, 간호사나 치위생사의 인력수급상 필요하다고 인정할 때에는 간호사 등의 정원의 일부를 간호조무사로 충당하게 할 수 있다.
사회복지사	종합병원에는 사회복지사업법에 의한 사회복지사 자격을 가진 자 중에서 환자의 갱생, 재활, 사회복귀를 위한 상담 및 지도를 담당하는 요원을 1인 이상 둔다.

〈표 11-3〉 각종 의료기관에 두는 의료인의 정원

구분	종합병원	병원	치과병원	요양병원	의원	치과의원
의사	연평균 1일 입원환자를 20명으로 나눈 수(이 경우 소수점은 올림). 외래환자 3명은 입원환자 1명으로 환산함	종합병원과 같음	추가하는 진료과목당 1명(법 제43조 제2항에 따라 의과 진료과목을 설치하는 경우)	연평균 1일 입원환자 80명까지는 2명으로 하되, 80명을 초과하는 입원환자는 매 40명마다 1명을 기준으로 함(한의사를 포함하여 환산함). 외래환자 3명은 입원환자 1명으로 환산함	종합병원과 같음	
치과의사	의사의 경우와 같음	추가하는 진료과목당 1명(법 제43조제3항에 따라 치과 진료과목을 설치하는 경우)	종합병원과 같음	추가하는 진료과목당 1명(법 제43조제3항에 따라 치과 진료과목을 설치하는 경우)		종합병원과 같음
조산사	산부인과에 배정된 간호사 정원의 3분의 1 이상	종합병원과 같음(산부인과가 있는 경우에만 둠)			병원과 같음	
간호사(치과의료기관의 경우에는 치과위생사 또는 간호사)	연평균 1일 입원환자를 2.5명으로 나눈 수(이 경우 소수점은 올림). 외래환자 12명은 입원환자 1명으로 환산함	종합병원과 같음	종합병원과 같음	연평균 1일 입원환자 6명마다 1명을 기준으로 함(다만, 간호조무사는 간호사 정원의 3분의 2 범위 내에서 둘 수 있음). 외래환자 12명은 입원환자 1명으로 환산함	종합병원과 같음	종합병원과 같음

3. 채용관리와 리더십

조직이 성공할 수 있는 두 가지 조건을 꼽으라면 최고의 인력을 뽑아서 그 사람이 가장 잘 할 수 있는 최적의 일을 맡기는 것이다. 이에 대하여 조직 속에서 일하는 개인이 직업적으로 성공하기 위한 두 가지 조건은 능력을 발휘하는 것과 인간관계를 잘 하는 것이다. 직무분석을 통하여 병원 내에서 필요한 직무의 종류와 소요인력이 산출되고 나면, 리더는 그 직무를 가장 잘 수행할 수 있는 인력이 선발되도록 조직을 관리해야 한다. 기능적 측면에서 인력관리의 출발점은 인력의 채용이다. 채용은 인사관리 기능의 시작점이다. 채용 업무의 내용은 일반적으로 '모집→선발→오리엔테이션→배치'의 순으로 이루어진다.

직무분석을 통하여 새로 만들어진 정원계획에 의해 필요인력의 수와 종류가 결정되면 조직은 가장 효과적인 방법에 의해 조직의 내부나 외부로부터 유능한 인재들을 확보해야 한다. 즉 필요한 인재들을 모집하고 선발(recruitment and selection)하게 된다.

조직이 성공적 인재를 뽑기 위하여 갖추어야 할 세 가지 주요한 조건은 [그림 11-2]와 같이 꼭 필요한 인재상을 규명하고, 그러한 인재를 적기에 확보하며, 선발된 인재에게는 최적의 임무를 부여하는 것이다.

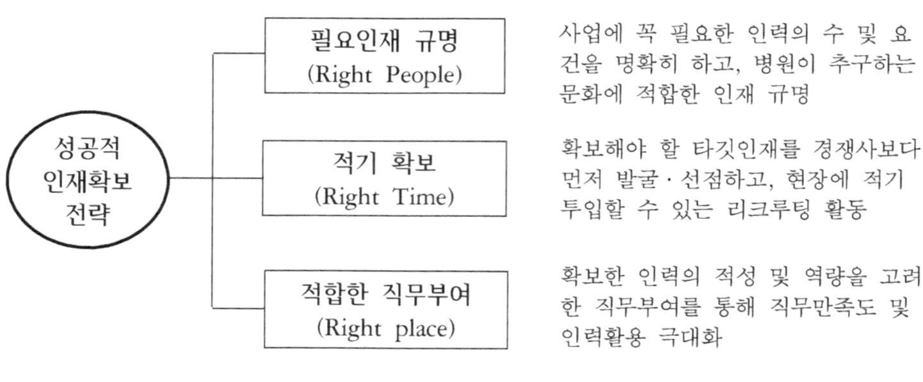

[그림 11-2] 성공적 인재확보 전략

이러한 직원의 모집에는 내무원천에 의한 내부모집과 외부적 원천에 의한 외부모집이 있다. 첫째, 조직원 내부로부터의 모집은 구성원의 사기와 충성심 확보라는 면에서 유리하다. 인사평과를 포함한 여러 가지 인사기록을 사용하거나 개인에 관한 여러 가지 기능요건을 수록해 놓은 기능목록표(Inventory)를 활용하여 적당한 인물을 찾아내는 방법이다. 직무게시(job posting) 또는 공모제도(bidding system)를 이용하는 방법도 있는데, 이는 결원이 발생한 직무에 대하여 사내에서 발행하는 회보나 회람, 게시판 등을 통하여 조직 내부의 전 근로자들에게 공식적으로 알리고 지원신청을 받는 제도이다.

둘째, 조직 외부로부터의 모집은 다양하게 유능한 사람을 뽑을 수 있다는 점에서 장점이 있다. 조직 안에 충분한 자격요건을 갖춘 사람이 없을 경우에는 외부로부터 보충해야 한다. 외부 모집의 방법에는 직업중개소, 대학과 같은 교육기관, 광고, 임직원 추천, 파견고용 등이 있다. 외부 모집은 조직에 새로운 바람을 불러일으킬 수 있는 장점은 있으나 노조의 발발을 불러오거나 기존 구성원들의 사기를 저하시키기도 한다.

모집이 이루어지면 이제 그들 중에서 선발을 해야 한다. 모집활동을 통해서 유인된 지원자 중에서 조직이 필요로 하는 능력과 자질을 갖춘 사람을 선별하는 과정이 선발(selection)이다. 선발의 절차는 ① 예비면접 ② 지원서 평가 ③ 선발시험 ④ 면접 ⑤ 경력 및 신원조회 ⑥ 신체검사 ⑦ 채용결정 ⑧ 오리엔테이션 및 배치의 순서로 다소 복잡하게 이루어진다. 병원 사정이나 특별한 경우에 따라서는 그 순서가 약간씩 바뀔 수도 있고 단계가 축소되거나 추가되기도 한다.

직원의 선발 시에 사용하는 선발도구는 신뢰성과 타당성이 높아야 한다점을 리더는 중요하게 인식해야 한다. 신뢰성과 타당성이 낮은 도구를 사용한다면 반드시 뽑아야 하는 사람을 놓치거나, 뽑지 말아야 할 사람을 뽑게 되는 엉뚱한 결과가 나타나기 때문이다. 선발도구로는 주로 다음과 같은 것들이 있다.

첫째는 시험이다. 최근 병원들은 이론적인 시험이나 면접 외 적성검사 등의 심리테스트를 병행하는 경우가 늘고 있다. 이것은 복잡한 인간의 심리적 상태를 과학적으로 파악한다는 점에 있어서는 바람직한 현상이나 이것들이 가진 한계를 잘 알고 사용하는 것이 중요하다. 선발 시에 심리테스트들을 사용하는 목적은 첫째,

필기시험이나 면접 등의 방법으로 알 수 없는 개인의 능력, 성격, 적성을 파악하고 둘째, 정신 상태나 성격 이상자를 발견하여 가려내고, 셋째, 일반적으로 능력수준이 낮은 지원자를 탈락시키고, 마지막으로 채용 후 직무 배치에 참고하기 위해서이다. 주로 사용되는 심리 및 적성 검사에는 성격검사, 적성검사, 직업흥미검사, 일반 지능검사 등이다.

둘째는 면접이다. 면접은 극히 주관적인 판단에 의존한다는 약점이 있음에도 불구하고 시험이나 테스트에서 발견하지 못하는 점을 알아낼 수 있다는 점에서 또한 시험 성적을 확인할 수 있다는 점에서 선발 시 많이 이용된다. 이러한 면접의 종류에는 다음과 같은 것들이 있다.

- 정형적 면접(patterned interview): 질문 항목이 미리 정해져 있어 면접자는 면접 시 질문사항의 순서대로 피면접자의 반응을 기록하기만 하면 된다.
- 비정형적 면접(nondirected interview): 면접자가 피면접자로 하여금 얼마든지 자유롭게 자신의 생각을 표현할 수 있게 하는 방법이다.
- 스트레스 면접(stress interview): 면접자가 피면접자를 상대로 적대자의 역할을 수행하며 스트레스를 부여한 뒤 피면접자의 대처능력을 관찰하는 것이다.
- 패널면접(panel interview): 복수의 면접자가 한 사람의 피면접자를 평가하는 방법이다. 이 방법은 복수의 면접자가 지원자를 보다 포괄적으로 평가하고 중지를 모을 수 있다는 장점이 있다.
- 집단면접(group interview): 집단 단위로 지원자들에게 일정한 주제 하에 자유토론 할 수 있는 기회를 부여하고 면접자는 토론과정에서 나타나는 개인들의 자질이나 능력을 관찰하여 평가하는 방법이다. 이 방법은 피면접자들의 우열비교를 통해 리더십 있는 지원자를 발견할 수 있다는 장점이 있다.

이러한 면접은 제한된 시간 안에 지원자의 개인적 특성에서부터 직무에 필요한 지식과 능력, 그리고 조직생활을 감당할 수 있는 태도 등을 최종적으로 확인하고 또 판정을 해야 하므로 그 중요성이 매우 크다. 이러한 면접의 효과를 높이기 위한 방안으로는 첫째, 면접에 앞서 면접의 구체적 목표, 수단과 방법 내지는 질문 등에 대한 충분한 사전준비가 있어야 한다. 둘째, 면접 시에는 우호적인 분위기

형성에 노력해야 한다. 물리적으로 안락한 분위기를 형성해야 할 뿐만 아니라 피면접자의 긴장을 풀어 줄 수 있는 여건을 조성해야 한다. 셋째, 면접이 끝나면 즉시 면접자는 피면접자의 대답과 전반적인 인상을 구체적으로 기록해야만 한다. 이를 위하여 통일적인 형식을 갖추어 놓도록 해야 한다. 시간이 지나서 기록을 할 경우 중요사항을 잘 기억하지 못할 수도 있기 때문이다. 넷째, 면접이 성공적이 되기 위해서는 면접자에 대한 훈련이 반드시 이루어져야 한다. 면접에는 면접자의 주관이 많이 개입되기 마련이다.

한편, 오늘날에는 남녀평등 의식의 신장 또는 개인의 인권 문제와 관련하여 일반적으로 면접자가 면접 시에 질문하지 말아야 할 것과 질문할 수 있는 것을 잘 구분하고 있어야 한다.

〈표 11-4〉 면접 질문 시 유의해야 할 사항

질문하지 말아야 할 내용	질문 할 수 있는 내용
·신체적으로나 다른 곳에 문제가 있습니까? ·어떤 장애를 가지고 있습니까? ·직무를 활용하여 다른 근로자들의 금품을 갈취한 적이 있습니까? ·전 직장에서 지난 1년 동안 질병 등의 이유로 결근을 몇 번이나 했습니까? ·특별히 아파서 질병 치료를 받은 적이 있습니까? ·가족 중에 큰 병을 앓은 사람이 있습니까? ·왜 목다리를 사용하고 있습니까? ·정신병 치료를 받은 적이 있습니까? ·근무 시 커피심부름을 할 수 있습니까?	·우리 병원이 귀하에게 지원해 줄 수 있는 것이 무엇이 있습니까? ·기숙사 시설을 필요로 합니까? 필요로 한다면 어떤 종류의 시설을 원합니까? ·지원한 직무에 대한 효과적 실행방안을 설명해보시오. ·만약 채용된다면, 직무기술서 상의 주요 과업들을 어떻게 수행할지 설명해보시오. ·전 직장에서 당신이 수행한 일의 내용과 방법을 설명해보시오. ·직무에 있어서 중요한 책임 내용을 설명해보시오. ·귀하가 직무를 수행하는데 있어서 당면한 가장 중요한 도전은 무엇이라고 생각합니까?

오늘날 최근 들어 채용의 형태도 매우 다양해지고 있다. 이것은 채용형태의 변화 그 자체뿐만 아니라 피고용자의 자격의 형태까지도 변화시키기 때문에 병원으로서는 실시 후 조직 내 갈등의 파급 등을 신중하게 고려해야 할 사항이다. 변형된 채용형태로는 다음과 같은 것들이 있다.

첫째는 아웃소싱이다. 아웃소싱(outsourcing)이란 조직이 수행하는 여러 가지 다양한 활동 중에서 전략적으로 중요하고 가장 잘 할 수 있는 분야에 역량을 집중하고, 나머지 업무에 대해서는 외부 전문 업체에 맡기거나 조달하는 것을 말한다. 아웃소싱이란 흔히 '외부조달' 이란 말로 알려져 있으며 회사차를 직접 구매하지 않고 렌트하여 운영하는 것을 예로 들 수 있다. 현장에서 일반적으로 받아들여지고 있는 아웃소싱의 목적과 범위를 살펴보면 다음 [그림 11-3]과 같다.

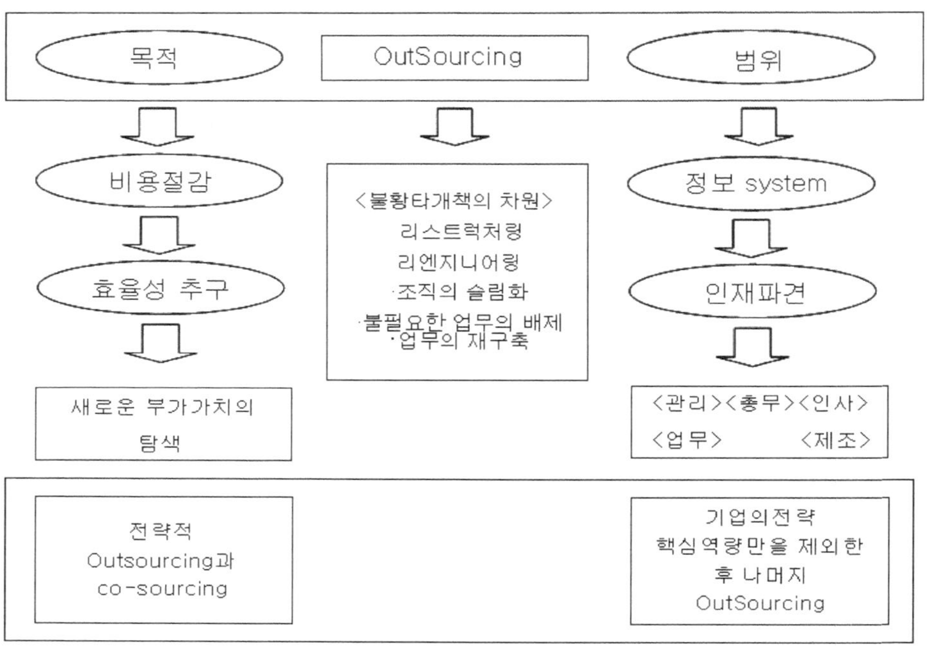

[그림 11-3] 아웃소싱의 목적과 범위

한국의 병원들도 채용업무를 아웃소싱 업체에 맡기는 경우가 늘고 있다. 병원들이 채용업무를 아웃소싱 하는 주요 이유는 채용업무 자체가 까다롭고 시간이 많이 걸리면서도 실제 우수한 인력을 뽑는 것일 쉽지 않다는 데서 온다고 볼 수 있다. 채용 아웃소싱 업무들은 다음과 같다.

- 채용광고 : 문안의 작성 및 광고매체의 선정
- 이력서 접수 및 선별
- 지원자의 추천서와 자기소개서 확인
- 1차 채용면접 또는 전 과정 면접
- 최종지원자 집단의 선발 보고 또는 최종 선발자 보고

둘째는 임시직의 채용이다. 조직의 유연성 확보를 위해 병원 역시 임시직 직원을 채용하여 활용한다. 비정규직 고용이 늘어나고 있는 이유는 병원의 입장에서 정규직에 비하여 낮은 임금수준의 유지가 가능하고 해고와 선발이 용이하기 때문이다. 한국에서 시행되고 있는 다양한 임시직 고용의 형태를 살펴보면 다음과 같다.

- 시간제 사원 : 정규직보다 근로시간도 적고 임금도 적다.
- 파견 근로자 : 인력 파견업체에서 채용하여 파견 근로자를 요구하는 업체에 일정기간 파견 근무하도록 한다.
- 계약직 사원 : 채용 시에 기간을 정하여 채용하는 경우를 말한다. 기간을 하루씩 정하여 계약한 사원을 일용직 사원이라고 한다.
- 계절제 근로 : 제품의 수요가 계절적 특수에 의해 급등할 때 한 계절에만 이루어지는 고용의 형태이다.
- 재택근무자 : 자신의 집에서 근무하면서 회사의 통제권으로부터 벗어나 있는 사원이다.
- 도급근로자 : 계약 당사자 일방이 어느 한 가지 단위의 일을 완성해 줄 것을 약속하고 그 일이 완성되면 상대방에게 보수를 지급하는 동시에 계약이 완료되는 형태의 근로이다.

다음으로는 채용방법의 문제인데, 요즘 흔히 사용되는 인터넷을 통한 채용은 시간과 비용의 절약을 가능하게 한다. 실제 미국의 경우 인터넷에 직무게시(job posting)를 하는 경우에 신문광고와 같은 다른 수단을 이용하는 것보다 4,000~6,000 달러를 절약할 수 있는 것으로 나타났다. 또한 인터넷 채용은 일반에게 완전하게 공개되는 공개성을 갖기 때문에 공정성이 높아지게 된 장점이 있다. 병원이나 각종 조직들은 이제 1년 내내 인터넷상에서 채용하는 연중 상시체제에 접어들고 있으며, 그것은 사람 중심에서 직무중심의 인사관리로의 이동을 의미하는 것이기도 하다. 한 병원의 홈페이지에 탑재된 직원모집 공고의 예를 보면 다음과 같다.

〈표 11-5〉 ○○○병원 모집공고 예

병원 명	○○○병원
주소	서울시 강서구 ○○로 1111
병원 홈페이지 주소	http://www.kongkonghp.co.kr
채용기간	2018. 1. 1. ~ 1. 31.
채용인원	5명 이내
직무부서	행정직군(원무/관리/시설/재정/학술연구/인사 등)
담당자 연락처	사무실 : 02-000-0000 담당자 개인휴대전화 : 010-0000-0000
담당자 이름	김진료
제출서류	지원서 : 병원양식(홈페이지에서 다운로드) 이력서, 자기소개서, 성적증명서, 관련 자격증 사본
기타사항	• 자격조건 : 4년제 대졸, 성별무관, 23~28세 • 우대조건 : 해당분야 자격증 소지자 및 경력자 • 전형방법 : 1차 서류전형, 2차 면접 • 접수방법 : 우편, 방문 및 E-mail • E-mail :

4. 교육훈련관리와 리더십

교육훈련은 개인의 직무수행에 필요한 지식, 기술, 역량을 높이는데 있다. 다음으로는 현장에서 요구되는 행동을 발휘하도록 태도를 개선하며, 직원 개인은 물론 조직의 요구에 대응하는데도 그 목적이 있다. 병원 조직 안에는 무엇보다 지속적인 보수교육이 필요한 인력이 많다. 임상 전문인력들은 면허나 자격을 유지하기 위해 정기적으로 보수교육을 받아야 하고 병원은 반드시 이를 지원해야 한다. 조직에서 필요한 교육훈련이 효율적이고 효과적으로 이루어져서 그 목표를 달성하기 위해서는 다음과 같은 체계적인 접근이 필요하다.

· 교육훈련의 목적과 필요성 확인 및 필요성의 분석
· 교육훈련의 대상, 내용, 방법의 설계
· 교육훈련을 실시하기 위한 일정계획, 전담요원 및 강사의 확보, 장소의 선정
· 교육훈련이 완료된 후 그 성과와 교육훈련 전체과정에 대한 평가
· 인사고과, 직무순환, 보상관리 등 종합적인 인사관리시스템과의 연계성 구축

조직에서 구성원들에게 행해지는 각종 교육훈련은 학습이론에 그 기반을 두고 있다. 학습(learning)이란 훈련이나 경험의 결과로 발생하는 비교적 영구적인 행동의 변화를 뜻한다. 그러나 학습은 직접적으로 관찰할 수가 없기 때문에 연구하기가 어렵고 학자들 사이에서도 의견의 일치를 보지 못하고 있는 개념이다. 따라서 학습에 관한 여러 가지 이론들이 존재하고 있는데, 이것은 각각의 이론들이 인간의 본성에 대하여 서로 다른 관점과 가치관을 가지고 출발하고 있기 때문이다. 병원의 교육훈련 담당자는 교육훈련의 기반이 되고 있는 학습의 원리를 이해해야 효과적인 교육훈련 관리를 할 수 있다. 리더는 비용이 들어가는 교육훈련을 시행할 때 학습곡선, 학습의 전이 및 강화의 세 가지 학습의 원리를 고려할 수 있다.

우선, 교육훈련 담당자는 학습곡선(learning curve)에 대한 지식과 그 의 의미를 잘 인식하고 있어야 한다. 학습곡선은 개인에게서 학습이 항상 일어나는 것이 아니며, 일정한 비율이나 양으로 증가하지도 않는다는 것을 보여주고 있다. 피훈련자는 일정한 과제를 익히는데 시간이 너무 오래 걸리기도 하고, 도중에 학습을 중

지할 수도 있다(Szilaggi, Jr. & Wallace, Jr, 1987). 이와 같은 경우 교육훈련 담당자는 학습곡선의 원리에 의하여 피훈련자가 낙심하지 않도록 격려해 줄 수 있다.

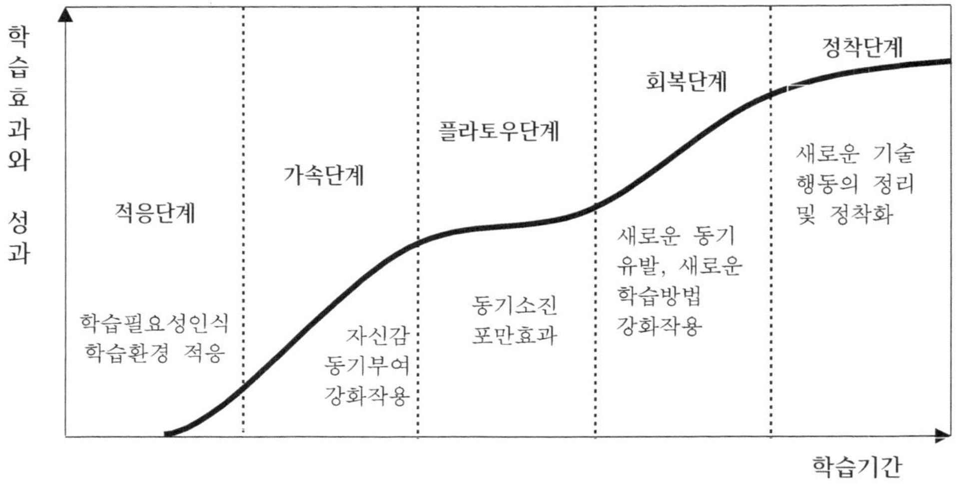

[그림 11-4] 학습곡선

학습곡선에서 보는 바와 같이, 일반적으로 피훈련자는 처음에는 매우 느리게 배운다. 이때 피훈련자가 학습 환경에 적응하도록 하기 위하여 관리자의 역할이 중요시 된다. 관리자는 피훈련자가 학습의 필요성을 인식하도록 동기부여를 높여야 한다. 피훈련자가 학습에 대한 필요성을 인식하게 되면, 자신감이 생기고 동기부여가 이루어져 학습에 가속이 붙고 강화작용에 의하여 학습의 효과도 나타나게 된다.

그러나 일정한 시간 후에는 플라토우(plateau)라고 하는 고원지대에 도달하게 된다. 이 단계는 학습의 효과가 거의 나타나지 않는 일종의 휴지기인데, 기존 학습방법의 효율성에 한계가 나타나고 피훈련자의 학습의욕이 소진되기 때문에 나타나는 현상이다. 이 시점에서는 새로운 학습 추진 동기와 방법이 모색되어야 한다. 새로운 학습동기가 부여되고 학습방법도 새롭게 개발되어 적용됨에 따라서 학습효과가 재생되어 회복단계를 거치게 되고 결국에는 정상에 도달하게 된다. 이때는 성과도 최고 수준에 다다르게 된다. 병원에서 교육훈련을 실시할 때는 이 학습곡선의 원리를 잘 이해하여 피훈련자가 개인적으로 보유하고 있는 학습 소화능력과 속도 및 학습 환경에 맞추어 학습이 수행될 수 있도록 해야 효과적이다.

둘째, 교육훈련 시에 무엇보다 실무에서 능력을 잘 발휘하도록 하는 것이 중요하다. 교육훈련을 실시할 때에는 그것이 직무 밖에서 수행되더라도 직무환경에까지 잘 전달되고 또 전이(transfer)되어야 한다. 아무리 열심히 교육훈련을 수행했다고 하더라도 그것이 실제 직무 수행을 하는데 전이되지 못하거나 적용이 이루어지지 못한다면 교육훈련으로서의 의미를 찾기 어렵다. 그러나 조직에서 학습의 전이가 일어나는 것은 쉽지 않다. 그 이유는 우선, 개인들이 변화를 두려워하거나 자신감을 가지고 있지 못하기 때문이고, 다음으로는 새로운 지식이나 기술이 주는 이익을 아직까지는 잘 모르기 때문이다.

학습의 전이가 이루어지는 데는 두 가지 이론이 있다. 그 하나는 '동일요소이론(identical element theory)'이다. 이것은 학습한 것이 전이되기 위해서는 교육현장과 직무 현장에 동일한 요소가 존재해야 하고 두 개의 환경이 비슷할수록 전이가 쉽게 일어난다는 것이다. 이 이론을 대표하는 교육훈련의 방법은 CJT(On-the Job Trainig)이다. 또 다른 하나는 '원리를 통한 이전(transfer through principle)'이다. 이 이론은 다른 상황에서도 일반화 될 수 있는 원리를 개인이 학습한다면 반드시 동일요소가 존재하지 않는다고 해도 학습의 전이가 가능하다고 보는 것이다.

이 두 가지 이론 중 어느 것이 학습의 전이를 더 잘 설명하는지 판단하기는 어렵다. 그러나 동일요소이론에서 전이 가능성이 더 큰 것으로 받아들여지고 있다. 즉, 교육훈련의 효과를 크게 하기 위해서는 학습상황과 피훈련자가 작업하는 실제 환경과의 유사성이 확보되는 것이 필요하다. 여기서 유사성이란 물리적인 시설뿐만 아니라 심지어는 소음의 수준이나 감독 스타일까지도 포함된다. 학습의 원활한 현장 전이를 위하여 고려할 사항들을 살펴보면 다음과 같다.

· 학습을 통해 익힌 지식, 기술, 태도의 실제 업무에서 활용 정도
· 학습의 전이를 방해하는 요소
· 학습의 전이를 위한 관리자와 감독자의 역할
· 학습활동 전, 중간 및 후의 전이 방법
· 학습의 전이를 위한 피교육자들의 역할
· 학습의 전이를 위한 조직의 역할

셋째, 교육훈련의 결과 학습된 행동이 현장에서 일정기간 보존되고 상승작용을 일으키기 위해서는 강화작용이 이루어져야 한다. 강화는 Throndike(1911)의 결과의 법칙(law of effect)에 기반을 두고 있다. 말하자면 강화이론에서 사람들이 특별한 행동을 보이는 것은 그러한 반응(R)이 특정한 결과(C)에 의해 강화되기 때문이라는 것이다(신유근, 1985).

이러한 강화의 방법으로는 크게 보상과 벌이 있다. 보상에는 외재적(extrinsic)인 것과 내재적(intrinsic)인 것으로 나누어진다. 학습결과가 효과를 보기 위해서는 이 두 가지 요소가 잘 결합되어 사용되어져야 한다. 강화론자들은 강화에 있어서는 벌보다는 보상의 사용을 권장하고 있다. 벌에는 많은 부작용이 따를 수 있기 때문이다. 벌은 일시적 효과만을 가지고 있다. 때문에 벌이 지속성을 가지고 효과를 발휘하기 위해서는 지속적인 감시가 필요하다. 또 벌을 받는 사람은 좌절할 수 있고 공격을 야기하는 등 문제점이 있기 때문에 사용에 최대한 주의를 기울여야 한다.

또한, 교육훈련 시에는 교육의 필요성을 확실히 파악하는 것이 중요하다. 따라서 리더는 개인, 과업 및 조직 차원에서 무슨 교육이 왜 필요한지를 정확하게 파악하고 있으면서 교육훈련에 대한 지휘를 해야 한다. 첫째, 교육을 필요로 하는 직원 개개인의 교육훈련에 대한 욕구와 특성을 정확하게 파악하는 것이 우선이다. 개인의 필요성 조사 대상은 주로 현재 직무를 수행하고 있는 조직구성원, 앞으로 특정 직무를 수행하게 될 조직구성원, 그리고 조직에 진입할 외부인 등 세 부류로 나눌 수 있다. 둘째, 조직분석이 조직목표를 결정하는데 필요한 것처럼 과업분석은 과업을 성공적으로 수행하는데 필요한 기술, 지식 및 태도의 성과표준과 관련된 목표를 결정하는데 필요하다. 과업분석의 결과가 나타나 있는 직무기술서와 직무명세서는 직무수행을 위하여 어떤 기술과 지식, 태도가 필요한지를 보여주기 때문에 중요한 교육훈련 분석자료가 된다. 셋째, 조직 차원의 요구 조사는 기본적으로 조직 전체의 전략을 다룬다. 즉, 조직의 강점과 약점 그리고 환경을 분석하고 조직의 목표, 목표의 변화 및 목표를 달성하는데 필요한 자원, 자원의 획득과 이용 및 처분을 관할하는 정책에 대해서 결정하게 된다. 또한 조직의 단기 및 장기목표를 살펴보고 장기 경영계획에 맞추어 교육훈련의 목표를 분석하고 설정하는 것이 바람직하다.

이처럼 교육훈련이 실시되고 나면 객관적인 평가기준을 가지고 그 효과를 분석하여 차후의 교육훈련이 성공적이 되도록 피드백 하는 과정을 거쳐야만 효율적인 교육훈련관리가 이루어질 수 있다. 평가의 과정은 주로 ①자료의 수집, ②자료의 분석, ③자료의 해석과 결론의 도출, ④진술된 목표와 결론의 비교, ⑤결과의 기록, ⑥라인관리자에게 보고 등의 순으로 이루어진다.

평가의 유형에는 반응수준에 대한 평가, 학습수준에 대한 평가, 행동수준에 대한 평가 및 결과수준에 대한 평가가 있다. 첫째, 반응수준(reaction level) 평가에서는 교육훈련 참여자에게 프로그램에 대해서 어떤지를 묻게 된다. 이와 같은 측정은 원래 주관적이며 때때로는 편견적일 수도 있다. 예를 들면, 한 교육훈련 프로그램에 참여하고 있는 피교육자들이 그 조직의 인사관리 담당자와의 마찰을 피하기 위해서 긍정적인 보고를 하는 수가 있다. 둘째, 학습수준(learning level) 평가에서는 프로그램이 가지고 있는 기술지식태도가 피교육자에 의해서 이해되고 획득되는 정도를 측정한다. 효과적인 측정방법을 사용한다면 이 분야는 객관적이고 계량적으로 측정되어질 수 있다. 셋째, 행동수준(behavior level) 평가에서는 실제 직무성과의 측정을 의미한다. 즉 학습의 전이가 효과적으로 이루어졌는지가 이 수준에서의 일차적 관심이 된다. 그러나 항시 전이의 효과가 높지만은 않다. 이러한 학습의 전이효과를 측정할 때에는 객관적인 기준이나 주체적인 기준이 모두 활용될 수 있다. 예컨대 기계부품의 생산과 같은 학습전이는 직접적으로 관찰할 수 있으며, 태도변화와 같은 학습은 추론을 할 수 있기 때문이다. 넷째, 결과수준(results level) 평가 에서는 조직목적과 교육훈련 결과와의 관련성을 포함하고 있다. 즉 교육훈련이 조직에 이득을 주었는가를 묻게 된다. 이득은 사고비용과 결근 등의 감소와 품질의 제고나 고객만족도 등의 증가로 측정될 수 있다. 이 수준의 측정은 모호한 조직목표와 조직의 산출에 교육훈련을 결합시켜야 하기 때문에 어려움이 따른다.

병원에 있어서 인사부서와 일선 관리자 간의 교육훈련에 대한 책임영역을 구분해서 살펴보면 다음과 같다.

〈표 11-6〉 병원에 있어서 교육훈련의 책임 영역

인사관리부서	· 훈련재료의 준비 · 조직 차원에서 신규 직원에 대한 오리엔테이션 · 훈련 내용과 강도의 조정 · 직무 외 훈련(off-the-job training)의 설계 · 경력개발계획의 조정과 직원개발 계획 수립 · 조직개발의 기획 및 주도 · 훈련기록의 작성 및 보존
일선 관리자	· 신규 직원에 대한 부서 교육 · 기술정보의 제공 · 훈련의 필요성 파악 및 인사부서에 건의 · 직장 내 훈련(on-the-job training) 수행 · 직원 성장과 잠재력 개발 · 조직 변화 노력에 대한 참여 · 자신들의 책임을 수행하기 위한 지속적 교육 요구

참고문헌 : Walter J. Flynn(2004), Healthcare human resource management, Thomson, p. 173.

5. 인사평가 및 보상관리와 리더십

1) 직급체계에 대한 이해

조직의 관리자에게 있어서 성과달성이 관리상 가장 중요한 과제로 부상하는 경우는 너무 많다. 의료기관에서 개인들의 성과가 조직의 전체 성과와 긴밀하게 연결되어 있다는 점을 리더들은 항상 주의를 기울이고 있어야 한다. 따라서 한 개인의 성과를 평가하고 관리하는 것은 조직 전체의 성과를 높이기 위해 매우 중요한 과업이다. 조직에서 관리자가 구성원을 평가하는 업무는 언제나 리더십의 문제를 수반하기 주의해 한다. 평가의 시기, 대상 및 방법과 같은 제도를 만드는 일에서부터 공정성을 유지해야 한다.

조직 관리자가 구성원들에 대한 평가를 할 때는 직급체계를 상세하게 이해하고 그것이 의미하는 바까지 파악하고 있어야 한다. 직급(job grade)이란 직무의 종류, 난이도, 권한과 역할, 책임의 정도가 비슷한 직위를 한 데 묶어 직무를 분류(job classification)한 것으로 인사관리 및 인력운영을 위하여 조직의 구성원들을 적절한 등급으로 나누어 계층별로 묶어 위계적 체계로 배열한 것이다. 직급체계에 대한 이해는 직급이 직원의 급여와 연계되기 때문에 중요하다. 한국의 경우 일반 기업체 대부분은 연봉제 채택으로 호봉을 기반으로 한 직급체계가 많이 무너졌지만 공공성이 강한 정부기관을 비롯하여 공기업이나 병원들이 아직도 직급체계와 성과연봉제를 병행하고 있는 실정이다. 하지만 직급체계를 그대로 유지한 채 성과연봉제를 병행함으로써 직원들은 성과에 대한 몰입이나 조직에 대한 몰입에 있어서 혼돈을 겪는 경우가 있다.

한국에서 3개 직급, 9개 자격등급제로 직급체계를 운영하고 있는 A 병원의 예를 들어보면, 〈표 11-7〉에서 보는 바와 같이 직급을 Manager, Senior, Junior 로 나누고 한 직급별로 3개의 자격등급을 설정하여 운영하고 있는 것을 볼 수 있다.

〈표 11-7〉 A병원의 직급체계 사례

직급	자격등급	표준 체류 연한(년)	호칭
Manager	M3	3	수석부장
	M2	3	부장
	M1	3	차장
Senior	S3	3	선임과장
	S2	3	과장
	S1	3	대리, 수간호사 수석기사
Junior	J3	3	사원, 약사, 간호사, 기사
	J2	3	
	J1	3	

이 표에서 보면 직원들의 승격은 J1→J2→J3와 같이 자격등급이 이동을 하게 되는데, 표준체류 연한을 채우고 인사고과 성적, 교육이수 등 일정한 점수를 획득하게 되면 승격의 자격이 부여된다. 인사고과 성적이나 교육이수 점수에 미달되더라도 일정한 기간이 경과하면 승격을 하도록 하는 경우도 있다. 또한 승진은 Junior

→Senior→Manager로 직급이동을 하게 되는데, 개인의 인사고과 성적, 교육이수, 표준체류연한 등에 대한 종합평가를 실시하여 상위직급으로 이동하게 된다. 이 병원의 경우 직원의 승진 및 승격의 자격요건, 절차, 시기, 대상, 제한 등은 별도로 제정된 승진관리규정의 지배를 받도록 하고 있다.

한편 A병원과 달리 직급체계를 직책과 연계하여 단순하게 운영하는 경우도 있다. B병원의 경우 직원은 6급, 주임은 5급, 계장 4급, 과장 3급, 차장 2급, 부장 1급으로 서열화되어 있다. 따라서 대학교를 졸업하고 병원에 입사하게 되면 6급 직원에서부터 출발을 하게 되는데, 각 직급에서 요구되는 기간을 달리하여 운영하고 있다. 하위 직급에서 상위직급으로 이동하는데 필요한 연한은 3~5년이다. 즉, 직원에서 주임으로 승격하는데 요구되는 기간은 3년인데 비해 과장에서 부장으로 승격하는 데는 5년이 요구된다.

〈표 11-8〉 B병원의 직급체계 사례

직종	정규직							계약직	계 (정규+계약)	비고	정규직 비율 (%)
	직원	주임	계장	과장	차장	부장	계				
간호직	449	56	21	3		1	530	14	544		97.4
의료기사직	75	28	11	5			119	109	228		52.1
간호보조	21						21	87	108		19.4
행정직	34	19	11	8	1		73	28	101		72.2
시설직	7	5	2				14	2	16		87.5
약무직	7	4	1	1			13	2	15		86.6
약무지원	9	1					10	4	14		71.4
기타기능직	3						3	10	13	운전, 조리 등	23.0
전산직	3	1	3	2			9	2	11		81.8
의공기사직	2	1		1			4	1	5		80.0
영양사	1	1					2	2	4		50.0
의료기사보조	1						1	1	2		50.0
총계	612	116	49	20	1	1	799	262	1,061		

연공적 직급체계를 유지하고 있는 A병원 같은 경우에도 업적과 능력에 따라 임금을 차등화하는 정책을 갖고 있으며, 평가와 보상을 시스템적으로 연계시켜 놓고 있다. 즉, 평가등급에 따라 개인별 임금 인상률을 차등화하는 능력성과형 임금체계로서의 연봉제를 채택하고 있다. 임금항목의 구성은 기본급, 능력급, 부가급으로 되어 있고 대학교를 졸업한 직원의 임금은 J1 기준으로 약 2천4백만 원 수준이다. 호봉의 운용과 각종 수당의 지급에 있어서는 자격등급별로 호봉을 적용하며 1호봉은 연간 기본급의 1%로 하고 있다. 이때 호봉은 다음 자격등급 승격 시까지 매년 1호봉씩 가산(8호봉 상한)한다. 초임직급에서 전문대, 4년제 대학졸업자의 경우 수학연한 수의 호봉과 군필자의 경우 군 경력연한 수의 호봉을 가산한다. 학자금보조비는 급여와는 별도로 지급되고 보직자에게는 직책수당이 별도로 지급된다.

연봉 산정의 기반이 되는 인사 평가시스템은 직원의 능력과 근무상황을 평가함으로써 승격, 승진, 보수, 전보, 교육의 기초로 활용되도록 하고 있다. 평가의 차원은 단위조직의 성과와 개인의 능력 및 성과를 연계하여 평가하고 있으며, 개인평가는 자기평가, 동료평가 및 개인의 업적과 능력 등 Group내 비교평가로 구성된다. 평가결과는 다음년도 능력급 인상율과 인센티브 결정에 반영된다.

2) 효과적 인사평가

직원을 평가하고자 할 때 기능적으로 가장 먼저 해야 할 일은 평가요소를 선정하는 것이다. 평가요소의 선정은 첫째, 업적 또는 근무성적이다. 이것은 근로자들의 가치 또는 경영에의 공헌도를 나타내는 지표로서 직무활동의 결과에 착안하여 판정할 수 있다. 둘째, 근로자들의 가치는 목표의 달성에 도움이 되는 능력, 지식 및 태도에 의하여 판정할 수 있다. 셋째, 근무성적은 직무활동의 결과뿐만 아니라 그 결과를 가져오는 능력이나 태도의 보유 및 발휘 정도를 중심으로 평가한다. 이러한 평가요소는 크게 직원들의 업적, 능력, 태도(성격적 특성 및 근무태도)의 세 가지로 구성되며, 이 요소들을 선정하기 위한 조건은 다음과 같다.

첫째, 객관적인 요소를 선정하고 여기에 명확한 정의를 부여해야 한다. 즉 고과요소는 모든 고과자가 똑같이 이해할 수 있는 용어로 정의되어야 한다. 여기서 객관적이라고 하는 것은 업무의 양이나 출근율과 같이 객관적인 자료에 의해 뒷받침된다는 것을 뜻하는 것이 아니다. 외부에서 관찰할 수 있으며 그 결과를 알 수 있어야 한다는 것을 의미한다.

둘째, 고과 요소는 직군별로 직원들의 질에 따라 다르게 선택해야 하고 각 요소에 대한 가중치도 달라야 한다. 예를 들어, 의사직, 간호사직, 행정직, 기술직 등의 직군에 따라서 평가요소는 물론 요소별 가중치가 달라야 하며, 동일 직군에 속한다고 할지라도 담당 직무에 따라 달라져야 한다.

셋째, 단일의 특정한 내용을 지닌 요소를 선택하여야 한다. 업적, 능력 및 태도의 평가요소별로 세부적인 평가요소의 수는 가능한 한 적은 편이 낫다. 일반적으로 평가요소의 수는 9개에서 11개가 가장 이상적이라 할 수 있다.

넷째, 중복되는 요소를 피하고 피고과자 간에 차이가 없는 요소는 제외시켜야 한다. 또한 판정에 대한 증거를 제시하기 어려운 요소는 평가 가능한 요소로 대체하는 것이 좋다.

병원 현장에서 흔히 쓰이고 있는 구성원들에 대한 직종별 평가요소의 구성을 보면 〈표 11-9〉와 같다.

〈표 11-9〉 병원 구성원의 직종별 평가 요소

구분	의사	간호사	기술직	행정직	기능직
평가요소	환자 수	근무태도	근무태도	근무태도	근무태도
	진료 순이익	환자만족도	업무개선실적	업무개선실적	업무개선실적
	근무태도	포상실적	제안실적	제인실적	제인실적
	환자만족도	업무개선실적	자기개발실적	포상실적	포상실적
	진료총수익	담당환자 수	포상실적	환자만족도	고객만족도

평가요소가 선정되면 다음으로는 가중치를 결정해야 한다. 가중치는 평가의 목적별·직종별·직위 또는 직급별로 서로 달라야 한다. 목적별 평가에 있어서 상여나 교육훈련과 같은 목적을 위해서는 업적에 높은 가중치를 두게 된다. 승진과 승급에 대한 평가라면 업적보다는 미래의 능력 발휘를 위하여 능력이나 태도에 높은

가중치를 두는 것이 바람직하다. 또한 직종이나 직급에 따라서도 평가요소의 가중치가 달라져야 함은 물론이다. 가중치는 병원의 특성이나 처한 여건에 따라 다르게 주어질 수 있다.

〈표 11-10〉 병원 직원에 대한 평가요소별 가중치 부여 예

계층 \ 평가요소 \ 직종			의사직	간호직	기술직	행정직	기타
비간부직	능력	A	20	20	20	20	20
		B	15	10	10	15	15
		C	-	5	5	10	-
	태도	A	10	15	15	10	15
		B	5	10	10	5	10
	업적		50	40	40	40	40
	계		100	100	100	100	100
간부직	능력	A	10	15	15	15	15
		B	5	10	10	10	10
		C	-	5	-	5	5
	태도	A	15	10	15	10	15
		B	10	5	10	5	10
	업적		60	55	50	55	45
	계		100	100	100	100	100

이러한 가중치의 결정은 평가요소의 선정과 더불어 인사평가에 있어서 공평성의 유지를 위하여 매우 중요하다. 그러나 평가요소에 대한 가중치를 결정하는 것도 중요하지만, 평가별 가중치의 결정도 중요하다. 또한 지속적·누적적 평가의 경우 연차별 평가결과의 가중치도 고려해야 한다. 평가 시 평가자별 가중치도 고려가 되는데, 이것은 평가결과를 점수화할 때 적용하는 것으로서 복수 2차 평가를 할 경우 1차 평가자와 2차 평가자의 점수 비중을 어떻게 다르게 할 것인가 하는 문제이다. 병원에 따라 일반적으로 1차 평가자와 2차 평가자를 동일하게 취급하는 경우도 있고, 다르게 취급하는 경우도 있다.

또한, 좋은 평가를 위해서는 척도의 설계가 매우 중요하다. 평가양식을 설계하는데 있어서 중요하게 고려해야 할 문제는 평가요소와 척도의 배열을 어떻게 할 것인가 하는 것이다. 평가요소의 배열에는 일정한 규칙이 없으며 병원 특성에 따

라서 특정한 요소로부터 일반적 요소로, 평가하기 쉬운 요소로부터 평가하기 어려운 요소로 배열하기도 한다. 그 반대로 배열할 수도 있다. 그러나 흔히 사용되는 평정척도법의 경우에 있어서 척도는 다음과 같이 배열하는 것이 이상적이다.

첫째, 모든 척도를 높은 단계에서 낮은 단계로, 또는 낮은 단계에서 높은 단계로 똑같은 방향으로 배열하지 않아야 한다. 똑같은 방향으로 배열하면 평가자가 모든 요소를 처음에 평가한 것과 똑같이 평가하는 오류를 범하기 쉽기 때문이다.

둘째, 앞뒤 요소에 대한 평가의 영향을 최소화할 수 있도록 간격이 다른 척도를 사용한다.

셋째, 척도는 평가요소의 정도를 점수나 수로 나타내는 것보다는 서술문으로 사용하는 것이 더 좋다. 실무적으로는 평가자로 하여금 각 요소와 관계있는 중요사건 또는 코멘트를 할 수 있도록 여백을 제공하는 것도 좋은 방법 중의 하나이다. 또한, 인사평가는 평가를 누가 하느냐에 따라 흔히 수직적 평가(vertical rating), 수평적 평가(horizontal rating), 자기평가(self rating) 등으로 구분된다. 수직적 평가는 다시 상위자에 의한 평가인 하향식 평가와 하급자에 의한 상향식 평가로 구별한다. 수평적 평가는 동료에 의한 평가(peer rating)를 의미한다. 일반적으로 평가는 상위자에 의한 하향식 평가, 한 사람에 의한 평가보다는 두 명이나 그 이상의 인원이 실시하는 복수평가를 뜻한다.

구체적으로 몇 명의 평가자가 가장 바람직한지에 대한 정설은 없다. 전문가에 따라서 평가의 특수성을 없애기 위해서는 적어도 3명 이상의 평가자가 필요하다고도 하고, 평가결과의 높은 신뢰도를 유지하기 위해서는 8명 정도의 평가자가 적당하다는 주장도 있다. 그러나 평가자가 너무 많으면 오히려 혼란을 가져올 우려가 있다.

3) 인사평가의 오류

관리자가 인사고과를 실시하는 과정에서는 고과자가 인간으로서 지니고 있는 한계점 때문에 여러 가지 문제점이 나타나게 된다. 그러나 고과자의 주관성을 완벽하게 제거시키기는 쉽지 않다. 인사고과가 조직의 목표달성에 기여하기 위한 효율성을 갖추기 위해서는 신뢰성과 타당성을 갖추어야 하고 고과자 훈련 등을 통하여 평가의 오류를 최소화해야 한다. 인사고과 과정에서 발생하는 오류의 종류를 살펴보면 다음과 같다.

첫째, 현혹효과이다. 현혹효과(眩惑效果·halo effect)란 한 분야에 있어서의 어떤 사람에 대한 호의적 혹은 비호의적인 인상이 다른 분야에 있어서의 그 사람에 대한 평가에 영향을 주는 경향을 말한다. 조직에서는 현혹효과가 직원들의 인사고과에 중대한 영향을 미친다. 만약, 어떤 직원이 인간관계의 기술에 있어서 뛰어난 면을 발견하게 되면, 정보가 없는 다른 분야에 대해서도 그 개인의 성과를 우수한 것으로 평가하게 된다. 반대로 어떤 직원이 어떤 특정분야에서 단 한 번의 실수를 하였음에도 고과자는 다른 데서도 그 직원이 역시 실수를 할 것이라고 판단할 수 있다. 경영자가 부하 중 한 사람의 판단력이 매우 좋은 것으로 인식하고 있으면 그 외에 책임감이나 능력과 같은 것도 뛰어날 것이라고 판단하는 것도 현혹효과의 좋은 예이다.

인사고과 시 나타나는 이러한 현혹효과의 실제 증거는 다음 두 가지로부터 알 수 있다. 첫째, 고과자가 다르면 같은 정보를 가지고서도 사람들을 다르게 평가하게 된다는 점이다. 둘째, 어느 특정한 사람에 대한 평가에 있어서 거의 관련이 없는 특성들이 매우 높은 상관관계를 보이고 있다는 점이다.

둘째, 근접오류이다. 근접오류(proximity error)는 공간적, 시간적으로 근접하여 평가를 하는 경우 근접한 요소에 의해 평가가 영향을 받기 때문에 나타나는 오류이다. 이러한 근접오류를 방지하기 위해서는 첫째, 고과표를 설계할 때 유사한 요소를 가능한 한 간격을 두고 배열한다. 둘째, 시간적 근접오류를 방지하기 위해서는 평가요소를 하나씩 배열하고 이것으로 전원을 평가하는 것이 좋다. 셋째, 요소의 배열에 의하지 않고 확신할 수 있는 요소부터 평가한다.

셋째, 관대화 경향이다. 관대화 경향(leniency tendency)이란 피고과자를 실제보다 과대평가하는 것으로서 집단의 평가결과의 분포가 호의적인 쪽으로 치우치는 경향을 말한다. 관대화 경향의 반대는 엄격화 경향이다. 이러한 관대화 경향의 원인은 집단 가운데 우수한 사람이 많아서 후한 평가를 하게 되는 수도 있지만, 고과자의 후한 기질에 의한 경우도 많이 있다. 이것은 고과의 객관성과 정확성을 해치게 된다. 이러한 관대화 경향을 방지하기 위해서는 강제할당과 같은 조치를 취하거나 사전에 고과자 훈련을 철저히 시키는 것이 필요하다. 넷째, 중심화 경향이다. 중심화 경향(central tendency)은 고과점수가 척도상의 중심점에 집중하는 경향을 말한다. 이의 원인으로는 첫째, 고과자가 평가방법을 이해하지 못하고 있거나 평가능력이 부족하여 적당히 중간척도에 평가한 경우이다. 둘째, 고과방법에 대해서 회의적이거나 피고과자를 잘 알지 못하기 때문에 적당히 중간척도에 평가한 경우이다. 셋째, 낮게 평가할 경우 피고과자와 감정적 대립을 우려하여 중간으로 평가한 경우와 고과자가 고과 자체를 평가자가 소홀히 하는 경우 등을 들 수 있다. 이러한 중심화 경향을 방지하기 위해서는 강제할당법을 사용하거나 평가의 단계를 짝수로 하지 않고 홀수로 하기도 한다. 또한 척도 중앙부분의 눈금을 더욱 세분화하여 중앙부분에도 분산이 있게 만들거나 일상생활에서 부하와의 접촉을 늘리고 면접의 기회를 가져 개별적으로 부하를 관찰·이해하도록 하며, 고과자가 고과요소의 정의와 고과방법 등을 충분히 이해하도록 해야 한다.

리더는 인사고과에서 나타나는 이러한 오류들을 제거하기 위하여 아무리 여러 제도적 장치를 마련한다고 하여도 충분하지 않다는 점을 이해하고 있어야 한다. 중요한 것은 고과자가 공정한 심판으로서의 철학과 태도를 형성하는 것이 중요하다.

4) 인사평가제도의 개선방향

인사평가제도의 개선방향은 연공으로부터 능력주의로의 전환이다. 능력주의 인사관리에서는 [그림 11-6]에서 보듯이 직원 개인의 능력, 즉, 기대 및 목표상(期待 및 目標像)을 기본 축을 이루고 이것을 기반으로 해서 성과평가, 육성 활용 및 대우가 연동해서 이루어지는 통합적 인사관리 시스템을 지향한다.

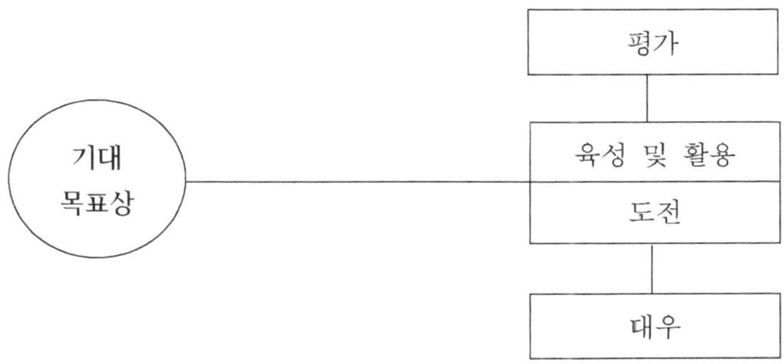

[그림 11-6] 기대상을 기반으로 한 통합 인사시스템

[그림 11-6]에서 보듯이, 리더는 조직이 원하는 기대상을 전 직원에서 명시하고 그것에 비추어 평가를 행하고 그 결과를 본인에 피드백 함으로써 기대상에 한 단계 더 접근해 가는 노력을 계속하도록 해야 한다. 그리고 이 과정을 여러 번 반복함으로써 기대상에 접근하고 그 기대상이 충족되면, 다음으로 한 단계 상위의 기대상으로 끌어올리게 된다. 이것이 직능자격제도가 구축된 조직에서는 승격이 되는 것이다. 그리고 기대임금으로서의 직능급이 적용되어 능력에 따른 공정한 대우가 실현되도록 한다. 이것이 능력주의 인사관리의 중심이라고 할 수 있다. 이렇듯 능력주의 인사관리는 '기대 및 목표상→평가→피드백→육성→활용→대우' 라는 일련의 통합적 인사시스템의 형태로서 운용되는 것이다. 즉, 능력주의 인사제도는 능력의 평가, 능력개발, 능력의 활용 및 능력에 따른 대우 등 네 가지 요소로 구성되는 인사제도이다. 따라서 능력주의 인사관리는 육성주의를 기본이념으로 한다는 것을 알수 있다. 능력주의는 단순히 연공 대신 능력으로 임금의 서열을 정하는 것은 아니다. 그것은 능력차별주의가 되고 만다. 능력주의 인사제도가 추구하는 진정한 목표는 인간의 성장이라고 할 수 있다. 즉, 직원 개인의 능력을 최대한 개방하여 효과적으로 활용하고 또 그것이 효과적으로 발휘되도록 하는 것을 목적으로 한다. 그 결과 직원은 생애를 통해 일에 대한 보람을 가질 수 있고 조직 차원에서는 분위기의 활성화 및 생산성 향상을 도모할 수 있게 된다. 능력주의 인사평

가제도의 중요 내용들을 살펴보면 다음과 같다.

첫째, 육성형 인사평가이다. 능력주의의 통합적 인사시스템이 육성형의 특징을 갖는다면 인사고과의 역할 역시 그에 맞추어 추진되는 것이 당연하다. 따라서 능력주의 인사에서의 새로운 인사고과는 종래의 사정중심으로부터 육성형으로 바뀐다. 구체적으로 말하자면, 인사고과가 직원 개개인의 교육훈련이나 자기개발, 목표관리, 배치이동이라는 능력 활용에 도움이 되지 않으면 안 된다. 둘째, 절대고과이다. 인사고과는 차별화와 육성의 두 가지 주요 기능을 가지고 있다. 차별화 기능을 중시한다면 상여나 승급 사정이 일차적인 목적이 되어 업적고과를 중심으로 하는 상대고과가 된다. 그러나 육성의 기능을 중시한다면 직원 개인의 능력개발이나 인력의 효과적인 활용을 목표로 하게 되어 능력중심의 인사고과를 중시하게 된다. 그 결과 절대고과(絶對考課)의 방식을 취하게 된다. 능력주의 인사에서 고과결과는 직접적으로 대우에 연결되지 않는다. 반드시 육성의 과정을 통하여 간접적으로 연결된다. 이처럼 인사고과의 성격을 사정 및 대우 중심이 아니라, 육성 활용형의 성격으로 설정한다면, 이는 절대고과의 방식이 되는 것이다. 셋째, 가점주의이다. 최근 각종 직장에서는 자율이 존중되면서 적극적인 도전 풍토가 조성되고 있다. 이와 같은 변화는 육성형 인사에서 한발 더 나아가 가점주의 인사로의 전환을 모색하게 만들고 있다. 때문에 선진화된 조직을 중심으로 인사고과도 육성형 인사고과로부터 가점주의 육성형 인사고과로의 성격으로 바뀌고 있다. 가점주의는 직원의 결점을 지적하는 대신 장점을 찾아 높이 평가한다. 자율과 도전을 조장하는 대신 일정한 규제와 관리를 강조하게 된다. 이처럼 가점주의 인사고과는 연공에 따른 차별 대신 누구에게나 공평한 기회를 부여하는 것을 목표로 하고 있다. 넷째, 다면평가제이다. 다면평가제(多面評價制)란 인사고과 시 종래의 상위자 중심의 평가에서 벗어나 피고과자와 관계를 맺고 있는 다수 인원의 의견과 평가를 종합하여 점수를 매기는 제도이다. 평가에 참여하는 관련 당사자로는 피고과자 본인을 비롯해 직속 상사, 하급자, 동료, 조직 내의 다른 부서 즉 내부고객, 병원 밖의 외부고객 등이 포함된다. 피고과자와 관련된 사람들이 여러 방향에서 다양한 각도를 가지고 평가한다고 하여 360° 고과 또는 360° 피드백(360° feedback)이라고도 한다.

끝으로, 최근 도입되고 있는 컴피턴시 평가이다. 컴피턴시(competency)란 컴피턴스란 말에 cy(성질, 상태)의 어미가 붙어 이루어진 말로서 '유능함'으로 직역될 수 있지만 경쟁력, 실력, 또는 '성과실현능력' 으로 해석된다. 좀 더 구체적으로는 '몸에 밴 지식과 기술을 최적으로 발휘해서 사람, 물자, 돈, 시간, 그리고 정보의 다섯 가지 자원을 유효하게 활용하여 높은 성과를 항상적으로 실현할 수 있는 행동특성'으로 정의된다. 즉, 고성과와 직결되는 실천적인 행동특성으로 이해할 수 있다. 이러한 컴피턴시에 기초한 평가가 등장하게 된 중심적인 배경은 결국, 불확실성의 시기에는 모든 인사관리 특히 사람에 대한 평가는 능력 또는 실력에 의할 수밖에 없다는 것이다. 그런데 개인이 지니고 있는 잠재적인 능력 내지는 장기적으로 발휘되는 능력은 조직의 현재 성과와는 아무래도 직접적인 관련성이 떨어진다. 반대로 너무 실적에만 의존한다면 이는 단기적인 성과에 집착하는 것으로 한 개인의 진정한 실력의 척도는 되지 못할 수도 있다. 그래서 장기적 능력과 당장의 실적의 중간적인 개념으로 설정된 것이 컴피턴시 즉 '고성과(高成果) 실현 행동특성'이다.

컴피턴시 평가를 수행하기 위해서는 우선 선발된 고성과자로부터 고성과 실현을 위해 발휘하고 있는 행동특성을 모아서 분류, 정리, 요약한 모델을 설정해야 한다. 이것이 없으면 평가는 물론 의식개혁이나 행동개선에 활용될 기준이 없는 것과 마찬가지이며, 실무훈련에 필요한 액션플랜을 구체적으로 작성하기 어렵다(민병모 외, 1998).

모형을 설정하는 과정을 보면, 우선 고성과자의 행동특성에서 추출한 고성과 실현의 행동특성을 클러스터(cluster)로 분류한다. 클러스터란 각각의 행동의 집합으로 이것이 곧 평가요소가 된다. 여기에서 '무엇을 평가할 것인가?' 하는 항목이 구성된다. 그리고 이 집합의 각각에 대해 요소별 행동 내용인 '어떻게 한다.'를 정리하게 된다. 이것을 딕셔너리(dictionary)라고 한다. 이상과 같이 클러스터와 딕셔너리를 결합한 평가모형을 컴피턴시 모형이라고 부른다. 실제로 이것을 현장에서 어떻게 운용할 것인가? 컴피턴시 평가를 하는 경우는 평가요소별로 표준수준의 기준이 존재하고 이를 기초로 이것보다 높은지 낮은지를 평가하게 된다. 평가요소인 행동특성의 유능함을 표시하는 단계로는 우수(excellent : E), 보통(meet : M), 개선요망(need for improvement : I), 미흡(does not meet : D) 등 4단계가 있을 수 있으나 보통은 E, M, I 의 3단계가 널리 쓰이고 있다.

일반적으로 조직에서 운영하고 있는 컴피턴시 평가의 내용을 보면 직군별, 직종별로 높은 성과를 올리고 있는 직원들의 행동기준을 명시하고 있다. 이때 행동기준이 되는 주요 요소는 사명감, 비전 및 가치관이지만, 주관이 개입될 수 있는 막연한 표현은 피하는 것이 좋다. 예컨대 '이 사람은 열심히 일하고 있다.'라든가 '그는 전향적이고 건설적인 제안을 자주 한다.'와 같은 표현은 사람마다 받아들이는 수준이 다를 수 있기 때문에 주관적인 편차가 발생할 수 있다. 따라서 컴피턴시의 확인은 직원 개인이 실무에서 보여주는 행동으로서 다음과 같이 보다 구체적인 표현들이 요구된다.

· 회의출석 5분전 시간엄수
· 오른쪽 가슴에 명찰 패용
· ID카드 항상 소지 정보공유
· 대화 시 따뜻한 언사 사용
· 좋은 전화통화 매너
· 타인에 대한 경청
· 타인에 대한 배려
· 즉시적인 피드백

5) 효과적 보상관리

리더가 조직에서 보상관리를 통하여 사람을 목표하는 바대로 이끌어가고자 할 때 가장 먼저 접근해야 할 부분은 임금체계이다. 임금체계(wage structure)는 일반적으로 임금의 구성 내용과 임금의 결정기준을 주요 내용으로 하고 있다. 임금체계 관리는 임금수준 관리, 임금형태 관리와 함께 임금관리의 3대 지주 중의 하나이다. 광의적으로 볼 때 임금체계는 한 개인이 받는 임금을 포괄적으로 해석하여 전체의 구성내용이 어떻게 이루어져 있는지를 의미하고, 협의적으로 볼 때는 임금의 기본급 부분이 어떤 기준으로 결정되어 지급되는지에 초점을 맞춘 것으로 주로 직무급, 직능급, 연공급, 성과급을 가리킨다. 임금수준 관리가 병원의 전체적인 총액 인건비 관리라고 한다면, 임금체계 관리는 이 임금 총액을 개별 근로자에게 어떤 항목과 기준에 의하여 공평하게 배분하느냐 하는 문제를 다루는 것이다. 즉, 근로자 개인에 대한 개별 인건비 관리라고 할 수 있다. 병원에서 임금체계를 설계할 때에는 다음과 같은 다섯 가지 목표를 달성하도록 하는 것이 경영상 중요하다.

① 노동생산성의 개선

② 비용의 통제

③ 직원에 대한 공정한 대우

④ 법규의 준수

⑤ 개인이나 팀의 성과 향상

이러한 임금체계는 그림에서 보는 바와 같이 기본급, 수당, 상여금 등으로 구성되어 있다. 한국에서는 상여금과 퇴직금을 산정하는 관리상의 필요에 따라 임금체계 중에서 기본급과 수당을 흔히 기준임금과 기준 외 임금으로 분류하여 사용하기도 한다[그림 11-7].

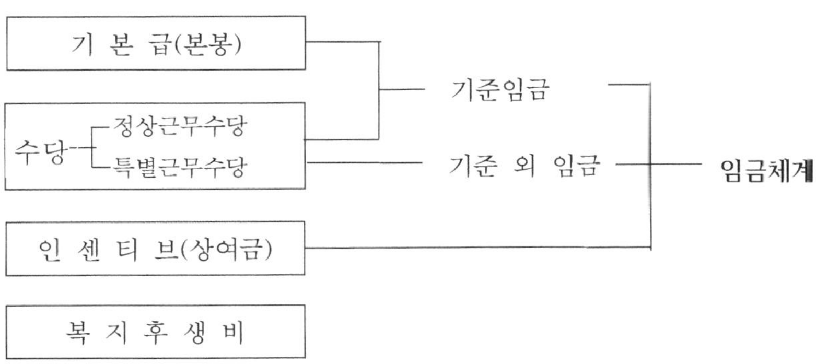

[그림 11-7] 임금체계의 구성내용

기준임금은 기본급과 정상적인 근무와 관련된 수당으로 이루어진다. 기준 외 임금은 그밖에 수당으로 이루어진다. 기준임금에 속하는 수당으로는 직책수당, 기능수당, 생활수당, 출납수당 등으로 고정적 정기적으로 지급하는 수당을 말한다. 기준 외 임금에 속하는 수당에는 초과근무수당, 연·월차 수당, 일·숙직수당 등 변동적으로 지급되는 수당을 말한다. 이처럼 기준임금은 통상적인 근로시간과 작업조건 하에서 이루어진 근로에 대해서 지급되는 임금이다. 그것은 또한 상여금과 퇴직금 등의 산정기준으로 사용되기 때문에 임금총액 중에서 차지하는 기준임금의 비율은 합리적으로 결정되어야 한다. 복지후생비는 보의 범주에는 포함되지만 임금은 아니다. 왜냐하면, 복지후생비는 근로 제공의 대가로 지불되는 것이 아니기 때문이다. 단, 수당의 이름이 복지후생비라고 하더라도 단체협약이나 취업규칙 등에 의하거나 또는 관례나 관행에 따라 전 근로자에게 동일한 금액을 지급하는 경우에는 순수한 의미에서 복지후생비로 볼 수 없으므로 근로기준법상 임금이다.

임금체계는 결국 기본급을 어떻게 정하느냐의 방법이다. 기본급(base pay)은 임금항목 중 가장 핵심적인 부분이다. 이것은 모든 인사관리 영역과 관련되어 있으며 상여금이나 퇴직금 등의 관리기준으로도 사용된다. 때문에 임금제도는 기본급에 의해 그 성격이 결정된다고도 할 수 있다. 기본급으로는 흔히 연공급, 직무급, 직능급, 성과급 등이 사용된다.

첫째, 연공급(seniority-based pay)은 각 개인의 근속년수 차이에 따라 임금의 격차를 결정하는 임금체계이다. 이것은 개인의 업적이나 성과가 근속년수에 비례한다는 사회적 통념이나 가치관에 기초하고 있다. 개인의 연공(seniority)에 따라 임금을 산정하여 지급한다. 연공급은 한국이나 일본과 같은 동양적 가치와 전통 속에서 생성된 것으로 호봉제도는 연공급의 전형적인 형태이다.

둘째, 직무급(job wage)은 각 직무에 소요되는 지식, 숙련, 노력, 책임, 작업조건, 직무의 중요성 및 곤란도에 따라서 각 직무의 상대적 가치를 평가하고 그 결과에 의하여 임금액을 결정하는 임금체계이다. 직무급은 같은 직무를 수행하는 사람에 대해서는 연령, 근속에 관계없이 같은 임금을 지급하는 '동일노동-동일임금(equal pay for equal work)'의 이상을 실현할 수 있는 합리적인 체계로 잘 알려져 있다. 직무급은 구미의 합리적인 사고와 산업화의 진전에 의해 생성, 발전된 것으로서 미국을 중심으로 하여 여러 선진국에서 널리 실시되고 있다. 직무급을 실시하기 위해서는 사전에 직무평가가 잘 이루어져야 하며, 이를 위해서는 직무분석이 전제되어야 한다.

셋째, 직능급(wages based on job evaluation)은 직무를 수행하는 능력의 차이에 따라 직능자격등급을 마련하고 그 수행능력의 발전단계에 따라 개별임금을 결정하는 임금체계이다. 직무급의 도입이 어려운 풍토에서 연공급의 단점을 극복하기 위하여 일본에서 발생했다.

넷째, 연봉제는 원래 연봉제가 시작된 미국의 경우, 확실한 직무급을 바탕으로 개인의 업적에 따라서 기업과 근로자 사이에 1년 동안의 임금을 계약형태로 약정하는 것을 말한다. 연봉제는 개별 근로자들의 능력, 실력 및 공헌도를 평가하고 계약에 의하여 연간 임금액을 결정하는 능력 중시형 임금체계이다. 미국에서는 이미 오래 전부터 관리직과 전문직에 일반화되어 있고, 일본에서도 1990년대부터 관리직, 전문직, 계약직 근로자 등에 연봉제를 채택하기 시작했다. 한국에는 1997년 IMF 금융위기를 겪으면서 본격적으로 도입되었다. 연봉제 체계의 기본원리는 [그림 11-8]과 같다.

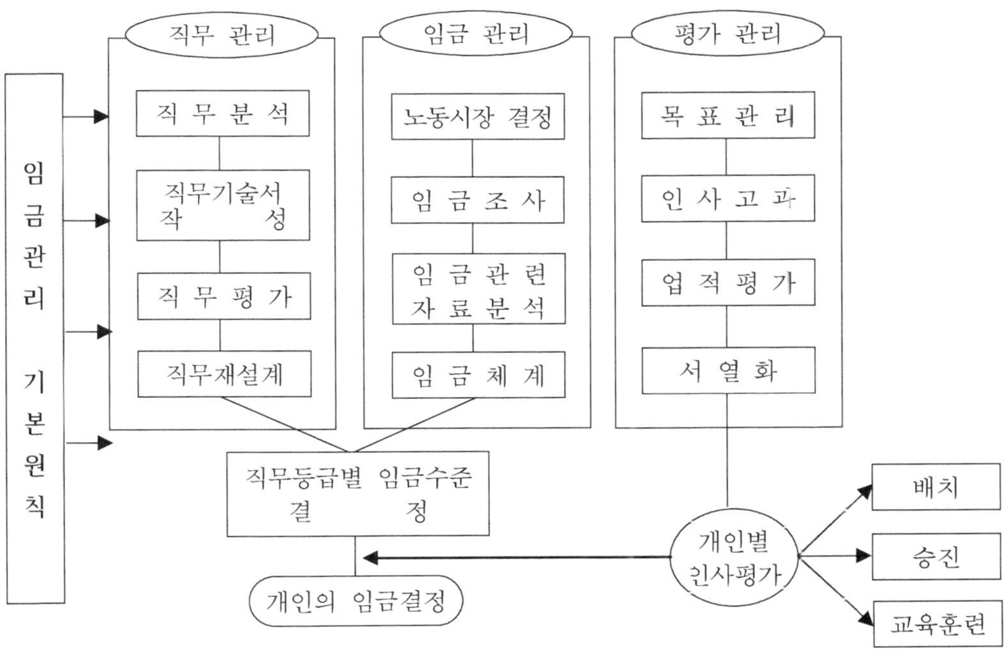

[그림 11-8] 연봉결정과정 체계도

6. 경력개발과 리더십

경력개발(career development program)은 각각의 근로자들에 대하여 조직이 갖는 목표와 근로자 개인의 욕구를 조화시켜 장기적 경력육성계획을 세우고 이 계획과 결부시켜 전보, 직무변경 및 승진과 같은 직무 로테이션 교육훈련을 실시하는 제도를 말한다. 조직에서 경력개발의 효과로는 우선, 숙련되고 경험 있는 직원들의 자부심과 자신감을 높여주어 이직을 감소시키고, 조직 구성원 각자가 자신의 개발에 책임을 지고 지속적으로 자신의 가치를 높여가도록 동기부여를 한다. 또한 관리자의 직원 개발에 대한 중요성을 확신하게 되며, 승진과 배치전환을 통하여 최신 기술의 습득에 대한 중요성을 인식하게 된다. 이러한 경력개발이 효과를 거두기 위해서는 고위경영자, 관리자, 현장감독, 그리고 직원들에게 이르기까지 전체 조직 구성원들이 참여하고 관여해야 한다. 또한 조직은 경력개발의 다양한 역할들, 즉 행정가, 개발자, 집행자, 상담자, 경력개발활동관리자 등의 임무를 수행할 수 있는 인력도 양성해야 한다. 왜냐하면 이들 경력개발 전문가들이 있어야 경력개발이 개인과 조직을 성장·발전시키는 인사관리의 중요한 영역으로 확립될 수 있다. 조직에서의 경력개발을 연구하는 학자들은 경력개발제도의 설계와 실시에 도움이 될 수 있는 몇 가지 모형을 제시하고 있다.

1) 경력의 닻 모형

조직에서 일하는 각 개인마다 지향하는 경력에는 차이가 있다는 것인데, E. Schein은 이것을 '경력의 닻(career anchor)'이라고 부르고 경력의 닻 모형(career anchor model)을 제시하였다. 경력의 닻은 조직 내의 개인들이 경력을 선택하고 발전시키도록 영향을 주는 욕구(needs)나 충동(drives)의 조합을 말하는데, 경력의 닻은 ① 관리능력(managerial competence), ② 기술/기능적 능력(technical-functional competence), ③ 안전/안정성(security) ④ 도전정신 또는 창의성(creativity), ⑤ 자율성과 독립성(autonomy and independence), ⑥ 온전한 삶, ⑦ 봉사와 헌신, ⑧ 조직가정신 등 여덟 가지로 설명된다.

Schein(1985)은 조직에서 효과적으로 개인의 경력개발을 수행하기 위해서는 경력의 닻들 중에서 각 개인이 어떤 경력 닻을 가졌는지를 발견하고, 개인에게 적합한 경력계획을 수립하고 실천할 때 높은 성과를 낼 수 있다고 주장했다.

2) 경력단계 모형

경력단계를 설명하는 이론에는 여러 가지가 있는데 Hall(2001)은 레빈손의 이론을 직업영역에 원용하여 경력단계를 4단계로 구분하여 설명하고 있다.

- 제1단계(탐색기): 자아 개념을 정립하고 경력지향을 결정하는 단계이다. 특히 이 단계의 마지막 부분이 되는 시도기는 시초 직무를 발견하여 발전시키는 단계로서 입직 1~2년의 시기이며, 이때는 이직률이 가장 높다.
- 제2단계(확립기): 특정 직무영역에 정착하는 시기이며, 경쟁 상황하의 갈등처리가 중요한 과제가 된다.
- 제3단계(유지기): 의미 있는 결과의 성취를 지향하는 생산적 시기이다. 개인과 조직을 동일시하게 되고 전체조직의 목표와 관련하여 자신이 직무를 파악하지만, 중년의 위기를 극복하는 것이 중요하다.
- 제4단계(쇠퇴기): 은퇴를 준비하는 시기로서 자신의 조직 생활을 정리하면서 퇴직 이후의 계획을 세우는 단계이다.

이러한 인생의 네 가지 전환기 단계에서 각 개인의 경력을 자발적으로 계획하고 개발할 수 있도록 조직에서 도와주고, 경력 단계별로 과업요구와 개인의 감정요구를 파악하여 훈련과 개발을 실행할 것이 요구된다. 생애주기(life cycle)단계별 발생할 수 있는 경력 상의 과제를 정리하면 〈표 11-11〉과 같다.

〈표 11-11〉 라이프 사이클별 경력 이슈

생애주기	신상과 관련된 주요 사건	경력 이슈
초기 (20대~ 30대 후반)	-직장, 결혼 등 바꾸기 힘든 중요 결정	-경력계획(career planning) -잦은 직무와 직장의 변화 -조직에서의 유혹
중기 (30대 후반~40대 후반)	-막내탄생 -끝난다는 인식과 나이 먹은 징후 -얼마나 남았을까? -스트레스와 커리어 한계 -급진적 변화의 마지막기회	-승진기회 감소, 추월가능성 -일에의 관심과 함께 개인적 -행복과 정서적 안정추구 -경력고원(career plateau) -재훈련을 포함한 경력관리 -프로그림 필요
후기 (50대 이후)	-나머지 생애를 어떻게 보낼 것인가?	-파워와 영향력 쇠퇴 -부정적 스테레오 타입 -은퇴준비

3) 경력개발 프로그램의 운영

효과적인 경력개발계획 프로그램은 장기적인 결과에 초점을 맞추고 각 개인의 다양한 특성을 강조한다. 병원에 근무하는 진료 분야 직원들의 병원 잔류의도를 정확하게 파악함으로써 그와 같은 의지를 강화시켜 줄 수 있는 경력개발 프로그램을 효과적으로 개발할 수 있을 것이다.

〈표 11-12〉 진료 분야 직원의 직무 잔류 이유

근무기간	잔류 이유
1년 미만	전문가로서의 성장기회 만족스러운 연봉 원만한 동료관계
1-3년	전문가로서의 성장기회 일할 부서의 자율 선택 만족할 만한 업무량
4-6년	전문가로서의 성장기회 부문 간 의미 있는 팀 작업 부서장과의 좋은 관계
7-10년	전문가로서의 성장기회 교육훈련 교사의 기회

경력개발이 제대로 이루어지기 위해서는 직원들이 우선 자신의 장기적 경력에 대한 인식을 해야 하고, 그에 따른 경력계획을 가지고 있을 것도 요구된다. 다음으로 조직에 대한 인식과 조직과 관련지은 개인의 인식이 있어야 한다. 경력개발에 있어서 책임의식을 가지고 있는 직원들이 직장생활에서 보여주는 행동은 다음과 같다.

· 직무에 대한 능력, 관심, 강점, 열망을 결정한다.
· 조직에 대한 인식의 폭을 확대한다.
· 경력개발에 대한 안목을 형성한다.
· 적극적으로 경력기회를 추구한다.
· 자신들의 경력을 관리하기 위한 조직의 지원을 기대한다.

4) 경력개발의 성공 조건

조직에서 경력개발이 성공하기 위한 직원, 관리자, 인사관리부서의 역할을 종합해보면 다음 [그림 11-9]와 같다.

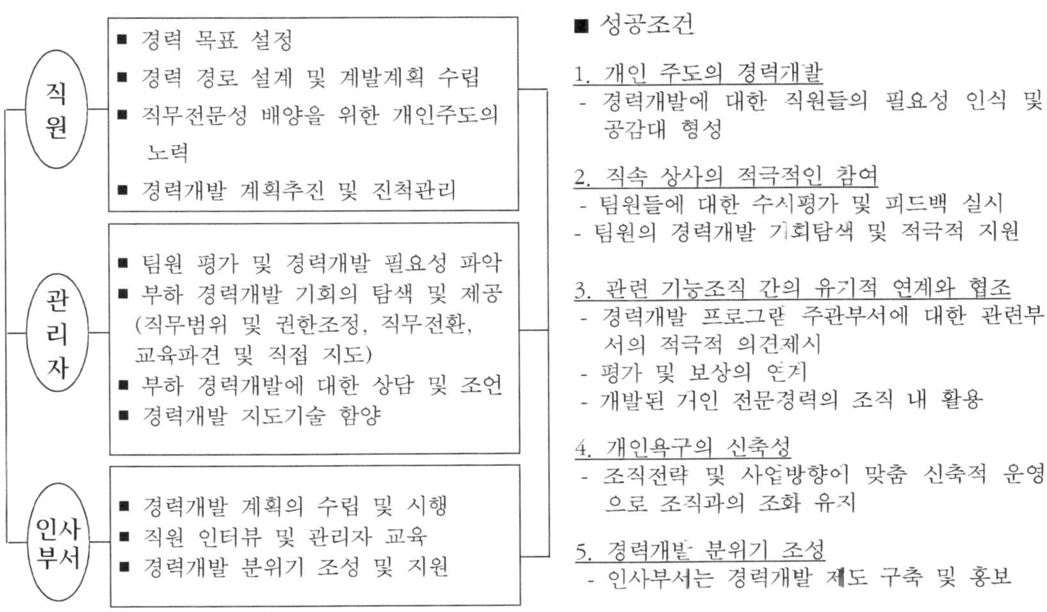

[그림 11-9] 성공적 경력개발을 위한 직원, 관리자, 인사부서의 역할

끝으로 병원에서 구성원들에 경력개발을 실행함으로써 효과적으로 고용을 유지할 수 있는 전략을 살펴보면 〈표 11-13〉과 같다.

〈표 11-13〉 경력개발을 통한 효과적인 고용 유지 전략

항목	경력개발 전략
보수교육	·임상지식을 늘리기 위해 직원에게 가능한 기회를 제공 ·직원들이 전문가로 성장할 수 있도록 지원 ·중간 관리자들에게 경영교육과 고급훈련 기회 제공 ·직원들이 강력한 임상적 추론 기술을 개발할 수 있도록 지원
생산성 향상을 위한 지원	·질과 양의 균형을 이해하도록 지원을 지원 ·급격한 변화가 있을 때 직원들의 생산성 기대치 재조사 ·직원들의 타당성 있는 순환 근무
경쟁적 연봉	·지역 내 전체 연봉조사 및 비교 ·모든 보상의 경쟁 수준 유지
직원 대 환자 비율의 예측 및 조정	·환자숫자의 변화를 예측하여 필요 직원 충원 ·급성 환자 수준 변화에 주의 ·비상시 대비 예비 풀 조성 ·직원의 합리적 이동 ·직무 공유의 활성화
전문가적 성장	·부서에서 임상적 경력단계를 만들어 제시 ·전문적 연구와 발표를 지원 ·임상연구의 지원 ·직원과 부서 양쪽에 이로운 특별 프로젝트 연구를 위한 시간 제공 ·적절한 분야의 멘토 장려 ·승진과는 별개로 직원이 전문적 성장을 인식할 기회와 책임 제공 ·다기능분야 성장 프로그램 장려 ·넓은 분야의 기술개발 촉진을 위해 직원 이동

항목	경력개발전략
동료관계의 활성화	·팀워크 활성화 ·상호간에 지식을 나눌 수 있는 기회 제공 ·모든 수준의 직원이 참여하는 사회모임을 위한 시간 배정 ·특별 이벤트 계획 및 수행(예 : 파티, 은퇴식) ·역할 모델 행동의 장려로 각자가 하는 일이 정말 얼마나 중요한지를 보임 ·전 부서나 다른 부서가 참여하는 특별한 팀 구축(team building) 회의를 개최
경영의 개방과 반응의 유인	·열린 정책 유지 ·민감한 과제의 문제 해결과 토론이 가능하게 함 ·관심과 불평의 환기를 위한 기회 제공 ·모든 직원이 인식한 관심항목의 해소 ·모든 수위에서 열린 소통체계를 유지 ·정기적인 직원회의와 대화를 효과적으로 이용함으로써 부서에 필요 정보 제공 및 공유 ·직원들에게 개별적 관심을 가짐 ·의사결정과 목표설정에 직원이 참여 ·과제에 대한 직원들의 피드백을 모으는 전문위원회를 구성 ·프로그램 개발 아이디어를 나눌 기회를 제공
긍정적 인식	·직원들의 노력을 공개적으로 칭찬 ·기관의 상징(예: 신문, 메모, 이달의 직원)을 이용한 부서의 참여 및 협동 장려 ·직원들이 자신들이 가치 있는 존재로서 자부심을 가질 기회 제공 ·부서와 전문직에 대한 강한 옹호자로서 종사

7. 노사관계와 리더십

1) 병원 노사관계의 의의

노사관계 또는 노무관리는 주어진 노동력을 효율적으로 활용하기 위한 제반 활동을 의미한다. 실무적으로는 인사관리와 명확한 구분이 있는 것은 아니며 채용에서 퇴직에 이르기까지 일련의 과정 속에서 직원들에게 동기를 부여하여 생산성을 높이는 동시에 직원들의 삶의 질의 높일 수 있도록 배려하는 모든 활동을 노무관리라고 불린다.

현재 한국의 노무관리 실태를 보면, 대형 병원과 중소형 병원의 노무관리의 격차가 매우 커지고 있는 것을 볼 수 있다. 대형 병원의 경우 노무관리를 전담하는 부서나 노무관리 전담자를 두고 있음은 물론 공인노무사와 같은 외부의 전문가에게 자문을 얻어 합리적인 노무관리 시스템을 정착시켜 나가고 있다. 반면, 중소형 병원은 한 두 사람의 행정담당자가 서로 연관이 없는 업무를 함께 수행하고 있어 적정한 노무관리가 이루어지지 않고 가부장적인 노무관리가 이루어지고 있는 실정이다. 이러한 병원 노무관리의 특징을 살펴보면 첫째, 병원은 의사, 약사, 간호사, 의료기사 등 병원 특유의 직종과 사무직, 기술직, 기능직 직원 등 타 기업에도 존재하는 직종이 다양하게 혼재되어 있다. 각 직종이 전문적으로서 자부심이 강하고, 교육 배경도 편차가 큰 편으로 가치관의 차이도 또한 크다. 따라서 노사 간 협의를 하거나 논의를 할 때는 직종 구성의 다양성을 고려하여야 하며 특정 직종에 편향된 노사관계는 노사 간 갈등을 부추겨 병원의 노사평화와 생산성을 해칠 우려가 있다.

둘째, 구성원 대부분이 비슷한 근무시간을 갖는 일반적인 기업과 달리 병원은 통상근로, 2교대제 근무, 3교대제 근무, 당직 근무, 응급상황 시 비상 출근 등 다양한 근무 형태를 보인다. 정상적인 근로를 벗어난 근로에 대해서는 근로기준법 등에 따라 적정한 보상을 해야 함은 물론 공평한 인사 발령을 통해 근로자 일부에게 과중한 업무 부담이 가지 않도록 해야 하며 특정 제도를 도입할 때에도 다양한 근무시간을 고려해야 한다.

셋째, 쟁의 행동의 제한을 받는다. 병원 사업은 노동조합 및 노동관계 조정법상 필수공익사업으로 쟁의행동 시에도 병원 운영에 필수적인 최소 인원은 파업에 참가하지 못하도록 규정하고 있으며 이를 위해 노사는 필수 유지 업무 수행에 필요한 최소 인원에 대한 협정을 맺도록 하고 있다. 의료기관 간 경쟁이 나날이 심해질 것으로 예측되는 가운데, 우수한 인재 확보와 유지는 병원의 사활이 걸린 중대한 문제이다. 국내 유수의 대형 병원에서는 이를 깨닫고 노무관리 전문가를 채용하거나 내부에서 전문적인 노무관리자를 양성하고 있으나, 중소형 병원은 임금지급 여력이 부족하고 병원 자체의 인지도가 낮아 우수한 인력 양성을 위한 전문가를 영입하거나 육성하지 못하고 있는 것이 현실이다. 따라서 정부에서는 국가 전체의 의료산업이 경쟁력을 가질 수 있도록 한다는 측면에서 중소병원의 인력개발을 위한 지원을 지속할 필요가 있다.

넷째, 필수업무 유지협정 제도의 지배를 받는다. 병원 사업장은 국민의 건강과 생명에 직결되는 업무를 수행하기 때문에 단체행동권에 제약을 받게 된다. 기존 노동조합 및 노동관계조정법에서는 직권 중재제도와 긴급조정제도를 두어 사실상 단체행동을 제약하였으나, 2006년 12월 그 중 직권중재제도가 폐지되고, 2008년에 필수업무유지협정제도가 입법화되었다.

필수업무유지제도는 병원 등 이른바 필수공익사업에서 수행하는 업무 중 그 업무가 정지 되거나 폐지되는 경우 공중의 생명, 건강 또는 신체의 안전이나 공중의 일상생활을 현저히 위태롭게 하는 업무로서 대통령령으로 정한 업무에 대해 노사가 협의하여 쟁의행동 기간 중에도 일정 부분을 유지 운영하는 제도를 의미한다.

대통령령에 따른 병원 사업장의 필수 유지 업무는 응급의료 업무, 중환자 치료, 분만, 수술, 투석, 마취, 진단검사, 영상검사, 응급약제, 치료식 환자급식, 산소공급, 비상발전, 냉난방 업무이다.

필수유지업무협정은 서면으로 작성하여 노사 당사자가 서명 또는 날인하여 체결하며, 노동조합 및 노동관계조정법에서 규정하는 사항을 준수하여야 한다.

2) 병원 노사관계의 발전방향

노사관계란 노동을 제공하는 근로자와 그 노동력을 제공받는 사용자간에 맺어지는 일련의 관계를 의미한다. 노사관계는 크게 근로자 개인과 사용자 사이에서 이루어지는 개별적 노사관계와 노동조합과 사용자 간에 형성되는 집단적 노사관계로 구분할 수 있는데, 일반적으로 노사관계라 함은 집단적 노사관계를 의미한다. 한편, 노사관계는 노사관계 관련 법률과 그 밖의 제도, 정부의 정책 등이 큰 영향을 미치므로 정부 역시 노사관계의 한 축이라 할 수 있으며, 이러한 점을 고려하여 노사정을 노사관계의 3주체라 일컫는다.

바람직한 노사관계는 가장 먼저, 서로를 인정하는 것에서부터 시작된다. 특히 한국의 사용자들은 아직까지도 노사관계에 대한 전근대적인 인식을 가지고 있어 노동조합의 위원장과 간부를 일개 직원으로서만 인식하는 경우가 많은데, 이는 앞서 언급한 노사관계의 이중적 특징을 간과한 것으로 노사관계가 악화되는 단초를 제공하는 경우가 많다. 노동조합도 사용자측의 이윤을 놓고 투쟁해야 하는 상대로 보기보다는 서로의 이익을 극대화 할 수 있는 방안이 무엇인가를 놓고 대화하고자 하는 열린 자세를 가져야 할 필요가 있다.

두 번째로는 상호 신뢰이다. 노사는 상호 신뢰를 바탕으로 노사관계를 이끌어 나가야 한다. 노사는 서로 대응하면서도 대립적인 관계를 가지고 있어 의견 조율이 어려운 경우가 많고, 예측하지 못한 상황을 맞아 대처가 미흡하면 불필요한 오해가 생기기 쉽다. 이 같은 상황에서 노사 간 신뢰가 두텁지 못하면 협상은 파국으로 치닫기 쉽고, 상대방의 대처 미흡을 빌미로 한 단체교섭은 비생산적일 수밖에 없다.

세 번째로는 꾸준한 상호 교류가 있어야 한다. 노사는 특별한 노사관계 이슈가 없을 때일지라도 꾸준히 상호 교류를 하여야 한다. 노사간 의견 차이가 있거나 분쟁이 발생하였을 때 노사 구성원 간 인간관계가 잘 형성되어 있다면 보다 손쉽게 문제를 해결할 수 있는 여지가 있다.

상호 교류를 도모할 때에는 음주 등 구시대적인 방법에서 벗어나 체계적인 프로그램을 확립할 필요가 있으며, 경제적으로 어려움이 있는 기업의 경우에는 노동부 등에서 주관하는 노사관계 파트너십 프로그램 등을 이용하여 경제적인 도움을 받을 수 있다.

네 번째는 평소 노동관계 법령 등을 숙지할 것이 요구된다. 노사관계는 자주적으로 이루어지는 것이 당연하나, 법률의 한계를 벗어나서는 안 될 것이다. 사측은 노동조합의 무리한 요구에 대응하는 방편으로서 근로기준법, 노동조합 및 노동관계조정법 기타의 제반 법률을 숙지하고 있어야 하며 노동조합은 법률상 제한으로 인해 실현 불가능한 요구를 해서는 안 될 것이다.

법률의 한계를 벗어난 요구를 사용자가 수용할 경우에는 위법 행동에 따른 처벌 등 불이익을 감수할 수밖에 없으며, 노동조합이 법률에 맞지 않는 요구를 하는 경우 사용자측은 이를 수용할 수 없어 노사갈등의 단초가 된다.

다섯 번째로는 평소 우수 병원의 벤치마킹을 자주 하는 것이 필요하다. 노사관계가 원활한 병원의 사례를 수집하여 분석해 보는 것도 바람직한 노사관계 형성을 위한 좋은 방법이다. 가능하다면 해당 병원을 직접 방문하거나 전화 통화 등을 통하여 보다 상세한 내용을 알아보는 것이 바람직하다.

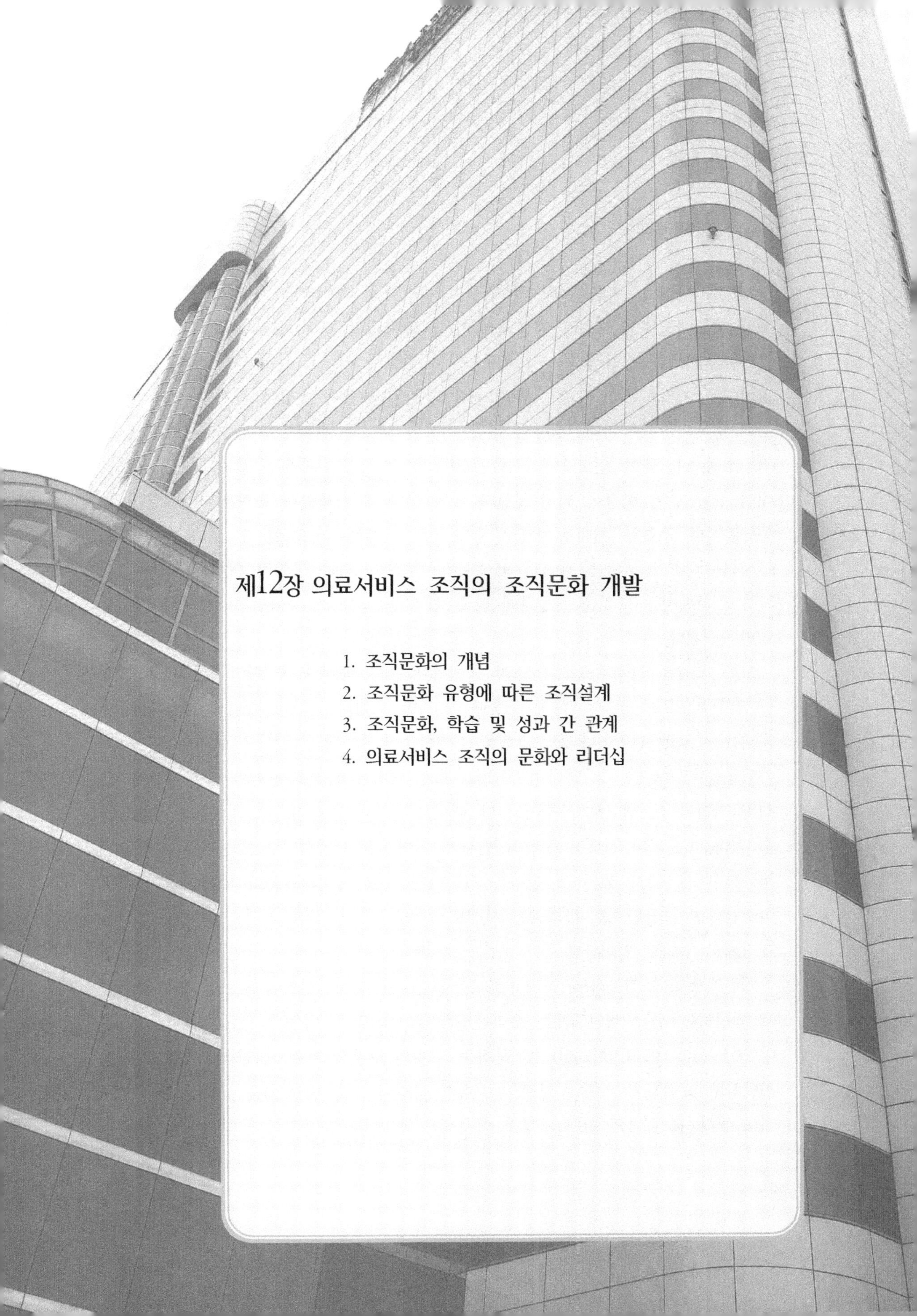

제12장 의료서비스 조직의 조직문화 개발

1. 조직문화의 개념
2. 조직문화 유형에 따른 조직설계
3. 조직문화, 학습 및 성과 간 관계
4. 의료서비스 조직의 문화와 리더십

1. 조직문화의 개념

병원은 다양한 직종이 모여서 협력적으로 일을 해야 하는 특성을 가지고 있는 조직이기 때문에 의사부터 행정원에 이르기까지 '나'라고 하는 의식보다는 '우리'라고 하는 의식을 정립시키는 것이 무엇보다 중요한 리더십 과제가 될 수밖에 없다. 병원이든 기업이든 조직 전체의 효율은 구성원 개인과 밀접한 관계를 맺고 있다. 조직 전체의 행동은 개인행동의 집합 이상이 되도록 관리되어야 한다. 하지만 조직구성원 개인들이 '나'라는 의식에 묶여 있으면 결코 조직 전체의 효율은 구성원 개인 효율의 합 이상이 되지 못한다. 이런 상황에 처해있는 조직은 가치 있는 행동규범이나 문화를 제대로 발달시키지 못했기 때문이라고 할 수 있다. 개별적인 구성원이 '나'라고 하는 파편적 의식으로부터 '우리'라는 통합적 의식을 갖도록 전환하기 위해서는 그것을 가능하게 만들 수 있는 행동규범과 문화를 발달시키지 않으면 안 된다.

모든 사람은 사회적으로나 조직 안에서나 문화 속에서 숨 쉬고 활동하고 있지만 일반적으로는 잘 의식하지 못한다. 하지만 조직의 문화적 규범과 가치관에 반대되는 새로운 전략이나 프로그램을 실행하려고 할 때, 사람들은 문화의 힘이 살아있음을 인식한다. 그 하나의 사례로, 일부 병원에서 간호사들의 복장 색깔을 흰색과 거리가 먼 색깔로 바꾸려고 할 때 간호사들이 집단적으로 저항하는 것을 볼 수 있다. 또 어떤 진보적 성향의 인사가 국회의원 보궐선거에 당선되어 본회의에서 넥타이를 매지 않은 채 인사를 하려다가 다른 국회의원들이 국회 조직문화에 어긋난다면서 집단으로 항의하는 사례도 있었다. 이와 같은 가치관 충돌의 경우는 조직에서 수시로 일어난다.

일반적으로 조직문화(organizational culture)란 조직구성원이 공유하고 있고, 새로 입사하는 신규 직원에게는 올바른 것으로 전수되는 가치관, 신념, 규범을 말한다(Denison, 1990). 이러한 조직문화는 그것의 내용(가치관, 신념)과 이들 내용을 전달하고 표현하기 위한 수단(행사, 일화, 상징이나 슬로건 등)을 구분하여 설명하기도 한다〈표 12-1〉. 리더는 평소 이것들을 동원하여 활용하는데 익숙해야 한다.

〈표 12-1〉 조직문화의 가치관, 신념과 표현수단의 예

조직문화의 내용	표현의 수단
· 공유된 가치관 -어떤 희생을 치르더라도 고객이 만족하는 서비스를 한다. -직원도 내부 고객이다.	· 공유된 행사 -병원의 발전에 공헌한 직원에게는 매년 포상을 한다. -평균 진료수익의 3배를 달성한 의사를 포상하기 위해 월례회를 개최한다.
· 공유된 신념 -고객에게 각별한 대우를 한다. -우리는 우리 병원을 사랑한다. -병원은 우리에게 많은 배려를 한다.	· 공유된 일화 -설립자는 병원의 경영에 어떤 어려움이 있어도 직원을 해고하지 않는다. -어떤 영웅적인 간호사가 고객만족을 위해 어떤 경우에도 최선의 노력을 다했다. · 공유된 상징과 슬로건 -고객과의 친밀한 관계유지를 위해 인간적 가교를 놓으라. -원활한 의사소통을 위해 상대방에게 하루 3개 이상 질문을 하라.

참고문헌: 이한검, 노남섭(1996), p.56.

조직문화를 기록은 없지만 마음과 머리로 느끼는 것이라고 주장하는 사람도 있으나 최근에는 많은 조직에서 조직문화가 성문화(成文化)되는 경향도 나타나고 있다. 이와 같은 추세에 따라 국내 일부 병원을 중심으로 조직문화를 관리하기 위한 조직을 만들어 체계적인 관리를 하는 경우도 증가하고 있다. 이러한 조직문화는 여러 개의 층으로 구성되는데 하단으로 갈수록 조직 외부 사람은 이해하기 어려워진다고 한다.

그 첫 번째는 가시적인 수준으로서 인공물(artifacts), 기술(technology), 그리고 행동방식(behavior patterns)과 같은 것들이 있다. 인공물은 문화적 의미를 전달하는 물리적 환경의 측면들이고, 기술은 조직이 외부 환경으로부터 받아들이는 것들을 조직 내부에 맞게 변환하는 수단을 의미한다. 그리고 행동방식이란 단순히 조

직구성원의 행동하는 방식을 뜻한다. 두 번째 수준은 조직 내의 공유된 가치(shared values)이다. 조직 내에서의 특별한 가치들은 충성, 고객만족, 동료애 그리고 자기 보존 등 다양하다. 샤인(E. Schine, 1985)에 따르면 가치란 외부인에게는 행동방식보다 더 접근하기 어려운 것으로, 특별한 상징적 수단을 통해 관찰자인 외부인에 의해 추론되는 것이다. 예를 들어, 어떤 조직이 조직구성원을 서열에 따라 보상과 승진을 결정한다면, 사람들은 그 조직이 충성과 근속에 높은 가치를 부여하는 가치를 지니고 있다고 추론할 수 있다. 조직문화의 세 번째 수준에는 조직의 구성원들이 가진 기본 신념(basic beliefs)과 가정(assumptions)이 자리하고 있다. 이 기본 신념과 가정은 인간의 내면에 매우 깊이 자리 잡고 있어서 개인이 비판이나 저항 없이 당연하다고 받아들이는 것인데, 인간의 정신적 행동을 지탱해주는 매우 중요한 요소이기 때문에 조직문화의 다양한 측면에서 가시적으로 영향을 미친다. 이러한 조직문화의 특성은 조직의 유형이나 특성에 따라서 다양한 형태로 나타나지만 사회적 상호작용을 통해 한 조직의 특성에 고유하게 패턴화된 활동으로 진화한다. 가령, 병원 직원들이 식사를 하기 위해 모여도 가장 지위가 높은 사람이나 선임자가 식사하자는 구호에 의해 기다렸다는 듯이 식사가 이루어진다. 만약 서열이 낮은 사람이 배가 고프다고 먼저 숟가락을 들고 음식을 먹기 시작한다면 분위기는 어색해지고 그 사람은 조직에서 이상한 사람으로 낙인이 찍힐 수 있다. 이런 패턴은 문화를 해석하는 데 사용된다.

이상 보는 것처럼, 조직문화는 오늘날 병원 조직의 성공을 위한 중요한 조건으로 부각되고 있어 관리의 대상이 되는 것은 물론, 조직의 변화를 변화시키는 중요한 조건으로 여겨진다(Shortell & Kaluzny, 2006). 오늘날 사회적 분위기는 민주적, 수평적으로 변화하고 있다. 때문에 병원을 비롯한 모든 조직들이 효율성을 높이고자 한다면, 관리자들은 과거 낡은 계급구조의 통제의 문화로부터 위임과 포용과 대등한 문화로의 이행을 촉진하는 책임자가 되어야 한다. 계급구조의 문화로부터 위임과 대등의 문화로의 이행을 추진하기 위해서 리더는 변화과정에 매우 깊게 개입해야 할 것이다. 이학종(1993)에 의하면, 1990년대까지 위계문화나 합리적인 문화를 갖고 있던 한국의 병원들이 2010년대 이후 조직의 내부적으로는 에너지를 불어넣고 외부적으로는 시대가 요구하는 특별한 문화를 조성하기 위해 노력하는 모습을 보이고 있다.

1) 조직문화의 형성과 기능

조직문화를 관리하게 되는 첫 번째로 중요한 이유는 아무래도 구성원들에게 조직에 대한 정체성(identity)을 갖도록 하고, 조직의 신념과 가치관에 몰입하게 하는 데 있다. 조직문화의 형성은 일반적으로 비전, 철학, 또는 사업전략 등을 수립하고 실행해나가는 창업자 또는 창업기의 리더들에 의해 많은 영향을 받는다. 어떤 병원에 가보더라도 대개는 설립자의 사진이 걸려있기도 하고, 창업자의 메시지가 공개되어 있기도 하다. 조직이 진공 속에서 튀어나오는 것이 아니듯이 조직문화 역시 어느 날 갑자기 생기는 것이 아니라 여러 가지 요인의 영향을 받으면서 형성된다. 리더는 조직문화의 생성이 자연발생적인 것이 아니라 인간의 의도적이고 주체적인 노력에 의해 생성된다는 점을 이해하는 것이 중요하다. 조직문화와 관련된 많은 연구들을 종합해볼 때 한 조직의 문화는 국가적 문화나 산업문화와 같은 외적인 영향력, 창업 당시의 환경이나 창업자의 가치관과 같은 역사적 영향력, 리더의 행동이나 조직구조와 같은 내적 영향력과 함께 기술이나 조직 설립의 목적 등의 영향을 받아 형성된다(이한검, 노남섭, 1996). 조직 안에서 문화를 형성하는 주체는 과연 누구인가? 그것은 창업가를 비롯하여 최고경영자, 관리자 및 기업가로 불리는 리더들이다. 조직에서 문화는 주로 창업가나 초기 경영자들에 의해 만들어지고 역사의 흐름 속에서 조직의 리더들에 의해 다듬어지고 거듭나게 된다.

이렇게 만들어진 조직문화는 조직에서 주로 두 가지 기능을 한다. 첫째, 구성원들을 내부적으로 통합하여 서로 사이좋게 지내는 방법을 알게 하고, 둘째 조직이 외부 환경에 적응하도록 돕는다. 내부통합은 구성원들이 집단적 정체성을 개발하고, 효과적으로 함께 일하는 방법을 알도록 하는 것을 의미한다. 그것은 일상적인 작업관계를 이끌어가고, 구성원들이 조직 안에서 어떻게 소통해야 하는지, 어떤 행동이 적절하고 적절하지 않은지, 권력과 지위가 어떻게 배분되는지를 결정하는 문화이다. 외부에 대한 적응은 조직이 어떻게 목표를 달성하고, 외부인에게 어떻게 대해야 하는지를 학습하도록 한다. 조직문화는 구성원들의 일상적인 행동을 이

끈다는 점에 있어서 매우 중요한 기능을 하는데, 그것은 조직이 고객의 요구나 경쟁 병원의 행동에 신속하게 대응하도록 하는데 도움이 될 수 있다. 조직문화는 우수한 성과를 내는 조직으로 변혁시키는 데도 중요한 역할을 한다. 조직문화는 또한 명시화된 규정이나 정책이 없이도 구성원들의 의사결정에 영향을 주고 그 과정을 관리할 수 있다. 이러한 조직문화의 두 가지 기능은 긍정적이든 부정적이든 간에 조직구성원이나 외부인과 관계를 형성함으로써 조직의 사회적 자본을 구축하는데 영향을 미친다.

2) 조직문화의 해석

일반적으로 조직문화는 정신적 영역으로 여겨진다. 조직이 지니고 있는 문화의 가치는 집단이나 개인들이 가장 중요하다고 느끼는 것, 즉 복지에 영향을 미친다(Kelley, 1988). 때문에 조직의 구성원은 물론이고 외부인들은 일반적으로 관찰할 수 있는 인공적 창작물을 통해 조직문화를 확인하고 해석하려고 노력한다. 그러나 우리가 항공회사 승무원들의 복장이나 서울의 강남지역에 위치한 성형외과 의원에서 근무하는 직원들의 복장에서 보는 것처럼 겉으로 드러나는 인공적 창작물을 통해 조직문화를 어느 정도 알 수는 있지만, 정신적 영역과 같은 속성을 정확하게 파악하기는 어렵다. 병원에서 흔히 실시하는 우수사원 시상식이나 체육활동 등은 병원에 따라 서로 상이한 의미를 제공할 수 있다. 조직 문화는 조직구성원들이 공유하는 기본 가정을 전제로 하지만 대부분의 조직 구성원들은 이런 기본 가정을 의식하지 못한 채 습득하게 경우가 많다. 따라서 구성원들의 가치관과 같이 조직문화의 표면적인 양상에 대해서만 보고하게 될 수 있다. 조직구성원들이 이상적으로 생각하는 문화와 실제 조직문화 간에 차이가 있을 수 있음에도 불구하고, 자기보고식 평가에서는 자신이 꿈꾸는 이상적인 조직 문화를 기초로 평가를 하게 되는 경우도 있다. 따라서 조직문화의 해석에 대하여 질적인 방법론을 통해 연구하는 민족지학(ethnographic)적 방법도 생겨났다. 이것은 직접적으로 조직구성원의 행동을 관찰하거나 면담방식을 사용하는 것이다. 이 방법의 가장 큰 장점은 직원들에게 조직문화에 대해 직접적으로 묻지 않는다는 점이다. 일상적인 대화를 통하여 조직문화를 어떻게 이해하고 해석하는지를 밝혀내고자 한자.
따라서 노력과 시간이 많이 소요되며, 관찰자의 관찰이라는 측면에서는 궁극적으로 주관성을 배제할 수도 없다는 단점이 있다. 어떤 조직에서 실제로 진행되고 있는 일을 설명하기 위해서는 일정 시간의 탐색활동과 내부자로서의 경험이 필요하다. 전형적으로 조직문화의 관찰 가능한 부분으로는 의례나 의식, 이야기, 상징, 언어를 들 수 있다.

첫째, 의례와 의식은 조직에서 문화를 구성하는 중요한 인공적 창작물이다. 이것은 구성원들을 위해 특별한 이벤트로 정교하게 계획된 활동이다. 관리자는 병원이 가치를 두고 있는 것을 극적으로 표현하기 위해 의례나 의식을 활용할 수 있다. 조직에서는 특별한 가치를 강화하고, 공감대를 형성하고 있는 사람들 사이에 유대감을 창출하고, 조직의 신념과 중요한 활동을 상징할 수 있는 영웅을 만들어 축하하는 특별한 의식을 시행한다.

많은 조직에서 사용하는 의례에는 네 가지 형태가 가장 자주 보인다. 통과의례는 직원이 새로운 사회적 역할을 받아들이게 하는 것이고, 강화의례는 보다 강한 사회적 정체성을 창출하도록 하거나 구성원의 지위를 향상시키는 것이다. 갱신의례는 조직의 기능을 개선하기 위한 훈련과 개발 활동이고, 통합의례는 구성원들 사이에 공동의식과 좋은 감정을 창출하며 조직에 대한 몰입을 증대시킨다.

〈표 12-2〉 조직의례 유형과 사회적 결과

의례의 형태	병원 사례	사회적 결과
통과의례	입사 시 오리엔테이션과 기본훈련	구성원들이 새로운 역할과 지위에 대한 신속한 적응
강화의례	우수사원 시상식	조직 정체성 강화 및 직원의 지위 향상
갱신의례	조직개발활동	조직구조 쇄신 및 구태의연한 기능들 개선
통합의례	각종 체육행사 및 축제	구성원을 하나로 묶기 위한 공동체 의식 조성 및 조직몰입도 향상

둘째, 이야기는 조직구성원들이 공유하고 있으며, 신규 직원이 들어오면 조직을 설명하기 위해 말해주는 실제 사건에 대한 경험담과 같은 것이다. 대부분의 이야기는 병원의 영웅에 대한 것이며, 이들은 문화적 규범과 가치관이 무엇인지를 잘 나타내주는 역할 모델이다. 어떤 이야기들은 역사적인 사건이나 허구적인 내용으로 미화되어 전설처럼 내려오기도 한다. 또 다른 이야기로는 신화가 있는데, 그것은 조직의 가치관과 신념에 대하여 일관성을 부여해주는 것이지만 사실에 의해 입증되지는 않은 것이다. 그렇지만 이야기는 조직의 기본적 가치관이 무엇인지를 생생하게 전달해주며 조직구성원들이 상황을 동일하게 이해할 수 있도록 해준다.

셋째, 상징은 문화를 해석할 수 있는 또 다른 방법이다. 어떤 면에서 의식, 이야기, 슬로건, 의례는 모두 상징이기도 하다. 그것들은 조직 속에서 역사적으로 깊이 자리 잡고 있는 가치관을 상징하는 것이다. 다른 상징으로는 조직의 물리적 창작물을 들 수 있다. 물리적 상징은 특수한 아이템에 관심을 집중시키기 때문에 강력한 영향을 미친다. 이러한 상징은 조직문화에 부정적인 요소를 반영하기도 한다. 예를 들어, 어떤 병원에서 의사들이 떠나가는 것을 막기 위한 목적으로 실시하고 있는 의사 전용 식당은 누가 보더라도 권력, 부, 승리의 상징으로서 위화감을 자아내게 만든다. 이러한 상징은 의사 외 다른 직종에 대하여 조직에 대한 충성심이나 정체성을 갖지 못하도록 한다.

넷째, 언어는 조직문화를 해석하는 중요한 수단이다. 많은 조직들이 구성원들에게 특별한 의미를 전달하기 위해 특유의 격언, 슬로건, 은유, 또는 그 밖의 다른 형태의 언어를 사용한다. 슬로건은 구성원들뿐만 아니라 고객들이 쉽게 발견하고 반복할 수 있다. 예를 들어 미국의 운송 및 화물 회사인 Averitt Express가 '우리를 이끌어가는 힘은 사람이다'라는 슬로건은 직원과 고객들 모두에게 적용된다. 이 회사의 조직문화는 고객을 대하는 것과 똑같이 직원들을 관리하고 있다는 것을 강조한다. 이 회사의 운전기사와 고객들은 이러한 조직문화가 성공을 가져왔다고 생각하고 있다.

2. 조직문화 유형에 따른 조직설계

조직은 크게 네 가지의 핵심적 영역으로 구성된다. 문화, 비전, 전략, 그리고 구조이다(Marquardt, 1996). 따라서 조직 속에서 일하는 개인의 사고와 행동을 지배하는 구조의 설계는 조직의 문화와 비전 및 전략으로부터 영향을 받지 않을 수 없다. 하지만 조직의 전략과 구조가 환경의 변화에 부응하여 발전해가기 위해서는 리더의 비전 제시와 가치의 공유가 더욱 중요하다. 변화를 성공시키기 위한 전제조건으로서의 새로운 문화 창조가 요구되고, 변화해가는 조직을 지탱하기 위한 문화의 변화도 중요하다(Bennis & Nanus, 1985). 문제는 조직문화의 유형(type)은 조직의 수만큼이나 많고 다양하고 이를 연구하는 연구자들에 따라 관점이 다를 수 있다는 점이다. 조직문화는 내외부적 환경의 변화에 효과적으로 대응하기 위해 필요한 전략과 구조적 설계를 강화해줄 것이 요구된다. 예를 들어, 인터넷에 기반을 둔 산업체들처럼 외부 환경이 유연성과 민첩한 시장대응력을 필요로 하면, 전략과 구조적 측면에서 이러한 요구를 충족시킬 수 있는 적응력을 조직문화가 제공해줄 수 있어야 한다. 즉, 문화적 가치관, 조직의 전략과 구조, 환경간의 관계가 적합성을 가질 때 조직의 성과달성이 가능하다.

조직문화는 개인과 부서들이 협력하는 정도, 통제의 중요성과 집중되어 있는 정도, 단기적 또는 장기적인 시간성향과 같은 다양한 차원으로 평가될 수 있다. 조직문화와 조직구조의 설계 사이의 관련성은 경쟁적 환경이 유연성 또는 안전성을 요구하는 정도와 조직의 전략적 초점과 강점이 내부지향적인지 또는 외부지향적인지의 정도에 초점을 두고 설명될 수도 있다. 조직문화의 유형을 구분하는 하나의 예를 들어보자면, 2개의 차원에 따라 4개의 조직문화 유형이 도출될 수 있는 형태로 각각의 유형은 적응 문화, 사명 문화, 동류 문화, 관료 문화로 구분되고, 이들 4개의 문화유형은 문화적 가치관, 전략, 조직구조, 환경 간의 적합성과 관련되어 있다(Denison, 1990). 이들 각각의 문화의 효과성은 외부 환경의 요구와 조직의 전략적 초점에 따라 달라진다[그림 12-1].

전략적 초점 \ 환경 요구	유연성	안정성
외부 지향	적응문화	사명문화
내부 지향	동류문화	관료문화

[그림 12-1] 환경, 전략과 조직문화의 관계

1) 적응문화

적응문화(adaptability culture)는 전략적 초점을 외부 환경에 맞추고 유연성과 변화를 통해 고객의 요구를 충족한다. 이 문화는 환경이 주는 신호를 탐색하고 해석하여 새로운 대응책을 개발할 수 있는 조직역량을 뒷받침해줄 기업가적인 가치관, 규범 및 신념을 강조한다. 그렇지만 이러한 유형의 조직은 환경의 변화에 신속하게 대응만 하는 것은 아니다. 그들은 적극적으로 변화를 창출한다. 혁신, 창조성, 위험추구를 높이 평가하고 보상한다.

적응문화의 가장 대중적인 예는 3M이다. 3M의 가치관은 개인의 주도적 행동과 기업가정신을 촉진한다. 모든 신입직원들은 위험추구 교육을 받는데, 그 곳에서 그들은 자신들의 아이디어를 개발하기 위해서 상사를 무시해야 하는 경우가 있더라도 계속 수행하라는 이야기를 듣는다. IBM은 유연성, 속도, 혁신을 필요로 하는 새로운 전략을 지원하기 위해 조직문화를 적응문화로 변화시켰다. 최고경영층에서는 팀워크, 평등주의, 창의성을 지원하는 관행과 절차를 실행하였다.

2) 사명문화

외부 환경에 민감하게 대응해야 하는 조직일수록 고객관리에 초점을 두고 있어야 하지만, 학교와 같이 혹시라도 빠른 변화가 필요하지 않는 조직에서는 사명문화를 개발하는 것이 더 적합할 것이다. 사명문화(mission culture)는 조직의 목적을 담고 있는 명확한 비전과, 그 목적을 달성하기 위해 매출액 신장, 수익성, 시장점유율과 같은 목표를 강조한다. 조직구성원들 각자는 구체화된 개인의 성과목표에 책임을 지며, 조직은 그 성과에 대해 보상한다. 관리자는 조직의 바람직한 미래 상태를 비전으로 설정하고, 그것을 구성원들에게 자주 강력하게 전달함으로써 그들의 행동을 이끌어가야 한다. 왜냐하면, 수익이나 매출액과 같은 목표는 단기적 성격을 갖는 목표이기 때문에 시간을 두고 학습하도록 하는 데는 한계가 있다. 환경이 안정적이기 때문에 비전은 측정할 수 있는 목표로 전환할 수 있으며, 그것을 달성하는 데 구성원 각자가 기여한 정도를 평가할 수 있다.

3) 동류문화

동류문화(clan culture)는 주로 조직구성원의 몰입과 참여, 외부환경의 빠른 기대변화에 초점을 둔다. 이 문화는 높은 성과를 달성하기 위해 구성원들의 요구에 초점을 둔다. 몰입과 참여는 책임감과 주인의식을 창출하여 결국 조직에 대한 헌신을 증가시킨다. 동류문화에서 중요한 가치관은 구성원을 소중하게 여기고, 그들에게 생산적이면서도 만족을 느끼며 일할 수 있도록 필요한 모든 것을 허주어야 한다는 것이다. 패션과 소매산업에 있는 회사들은 흔히 동류문화를 채택한다. 왜냐하면 빠르게 변화하는 요구에 대응하기 위해서는 구성원들이 창조성을 발휘할 수 있어야 하기 때문이다. 이러한 동류문화를 병원에서 개발하는 데는 한계가 있다. 동류문화는 동일 직종이나 유사 직종에서 함께 일하는 것을 전제로 하고 있는데 반해 병원은 너무 직무 배경이 다른 특성을 가진 이직종의 집합이기 때문에 관리자들의 입장에서는 동류문화를 구축한다는 것이 쉽지 않은 일이다.

4) 관료문화

관료문화(bureaucratic culture)는 전략적 초점이 내부에 있으며, 안정된 환경에서 일관성을 지향하고 있다. 이러한 조직은 일정한 방식에 따라 사업을 수행한다. 상징, 영웅, 의례는 목표를 달성하기 위한 방법으로 협력, 전통, 정책과 관행 준수를 지지한다. 이 문화에서 개인의 몰입 정도는 다른 문화보다 낮지만, 일관성, 순응, 구성원 간의 협력은 높게 형성되어 있다. 이러한 조직은 통합이 상대적으로 잘 되어 있고 효율적으로 움직이기 때문에 성공한다. 오늘날은 조직 유연성이 필요하기 때문에 대부분의 조직이 관료 문화에서 탈피하려고 한다. 이와 같은 관료문화에 대한 비판은 거세다. 하지만 관료제를 지지하는 연구자들은 관료문화를 비판하기 위해 종종 등장시키는 환경의 격변성은 과장된 것이라는 관점에 서있다. 즉, 역사에 있어서 어떤 시대에도 변화가 동태적이 아니었던 것은 현재도 동태적이 아닌 것과 마찬가지이고, 조직에 미치는 환경의 불확실성의 영향은 관리상의 전략의 결과로 상당히 감소되고 있다는 것을 관료문화가 유지될 필요가 있다는 이유로 들고 있다.

오늘날에는 특히 대부분의 사회에서 전문적 관료제 조직구조가 출현하고 있다는데 많은 연구자들이 동의한다. 전문적 관료제 조직구조는 Max Weber가 주장하는 기계적 조직구조와 같은 정도의 표준화와 통제를 제공한다. 조직에서 기술적 전문성에 대한 필요성의 증대와 산업에 기초한 지식(knowledge based industries)의 급격한 확산은 전문적 관료제 문화를 요구하고 있다. 관료제 문화와 그것을 뒷받침할 수 있는 조직구조의 는 그 자체가 스스로 변화를 거듭함으로써 지식의 혁명과 같은 변화에 적응할 수 있는 능력을 증명해 보이고 있다.

3. 조직문화, 학습 및 성과 간 관계

1) 조직문화와 조직성과

Kotter와 Heskett(1992)은 미국에서 25개 분야의 산업 중 207개의 기업을 대상으로 조직문화의 영향력을 측정하여 기업의 매출, 주가, 종업원 수의 증가, 순이익 등의 다양한 성과 지표와의 연관성에 대해 경험적 연구를 실시한 결과, 조직문화는 핵심적인 조직성과에 영향을 주는 것으로 조사되었다. 특히 수용적인 조직문화에서는 비수용적인 조직 문화에 비해 훨씬 일하기 좋은 분위기가 형성된다. 수용적인 문화의 핵심가치는 경영자는 고객, 주주, 종업원을 진심으로 존중하며, 그들은 변화를 창조하는 사람과 과정에 높은 가치를 둔다. 반면, 비수용적인 문화에서 경영자는 자기 자신이나 가까운 집단 혹은 특정 제품이나 기술을 존중하고, 그들은 질서와 위험을 최소화하는 경영과정에 가치를 둔다.

강한 조직문화 역시 성과에 강력한 영향을 미치는 것으로 알려져 있다. 조직문화의 강도는 조직구성원이 그 조직의 가치관을 수용하는 정도를 말한다. 하나의 조직 안에서 조직의 가치관에 대해 전반적으로 광범위한 합의가 이루어진다면, 그 문화는 응집력이 있고 강하다. 반대로 동의가 거의 이루어지지 않는다면, 그 조직의 문화는 약하다고 해야 할 것이다. 강한 조직문화를 가진 조직에서는 일반적으로 의례와 의식, 상징, 이야기, 영웅, 슬로건을 자주 사용한다. 이런 요소들은 조직의 가치관과 전략에 대한 구성원의 몰입을 증가시키기 위한 것이다. 또한 강한 조직문화를 창출하고 유지하려고 하는 관리들은 흔히 직원들의 선발과 사회화에 많은 관심을 갖는다. 그렇지만 조직문화가 항상 획일적인 것은 아니다. 강한 조직문화를 가진 조직에서 조차, 다양한 하위문화가 존재한다. 하위문화는 팀, 부서, 그 외 다른 집단의 구성원들이 공통문제, 목표, 경험을 공유하면서 형성된다. 사무실이나 지점 등은 기업의 주요 활동을 지리적으로 분리시킴으로써 독특한 하위문화를 만들어낸다.

예를 들면, 어떤 조직의 본류 문화가 사명문화일지라도, 부서에서는 적응문화, 동류문화, 또는 관료문화의 특성이 새롭게 만들어지고 자리를 잡을 수도 있다. 대규모 병원에서 진료부서는 질서, 효율, 규칙 준수를 강조하지만, 마케팅이나 기획부서에서는 임파워먼트, 유연성, 고객의 강조가 문화적 특성으로 나타난다. 한국에서 병원의 조직문화와 인적자원관리활동 및 조직성과 간 관련성을 연구한 조사에서는 조직문화를 강하게 인식하는 집단일수록 동기부여를 높이기 위한 인력관리활동이 왕성한 것으로 나타났다(김용순 외, 2004).

하위문화는 일반적으로 조직문화의 기본적인 가치관과 함께 하위문화를 향유하는 구성원들에게만 있는 독특한 가치관을 부가적으로 포함하고 있다. 이러한 하위문화의 차이는 때때로 부서 간의 갈등을 유발할 수도 있다. 특히 강한 조직문화를 가지고 있지 못한 병원이라면 그럴 가능성은 더 크다. 하위문화의 가치관이 조직 전체의 문화적 가치관보다 우세하면 분파작용이 심하게 나타나 조직성과는 악화될 가능성이 크다.

또한, 조직문화는 도전, 경쟁적 위협 또는 새로운 기회에 대해 학습하고 혁신적으로 대응할 수 있는 조직분위기를 창출하는 데 중요한 역할을 한다. 적응과 변화를 촉진하는 강한 문화는 구성원들의 모든 행동이 조직 전략과 부합될 수 있도록 구성원들에게 힘을 주고 동기를 유발하고, 공유된 목표와 사명을 중심으로 하나가 되도록 하고, 구성원들의 행동을 유발하고 이끌어주기 때문에 조직성과를 강화할 수 있다. 따라서 환경에 유연하게 대응할 수 있는 조직문화를 창출하고 유지하는 것은 병원 조직에서 리더가 해야 할 가장 중요한 일들 중 하나이다. 병원의 리더는 상황변화를 면밀히 살피고 분석하면서 상황의 변화에 적합한 문화를 만들어내야 하는데, 그 이유는 상항적합적인 조직문화가 그렇지 못한 경우보다는 더 높은 성과를 도출해낼 수 있기 때문이다.

경험적으로 보더라도, 확실히 적응을 장려하지 않은 강한 조직문화는 조직에 해를 끼칠 수 있다. 많은 성공적인 조직이 직면하는 위험은 문화가 고착화되어 조직이 환경변화에 적절히 대응하지 못하도록 방해하는 것이다. 조직이 성공하면, 성공을 하는 데 기여했던 가치관, 아이디어, 관행이 제도화된다. 환경이 빠르게 변할 때 이 가치관은 오히려 미래의 성과를 악화시키는 장애로 변한다. 많은 조직은 진부화되고 심지어 파괴적인 가치관과 행동을 고수함으로써 과거 성공으로 인해 오히려 위험에 빠지게 된다. 이처럼 강한 조직문화의 영향이 항상 긍정적인 것만은 아니다. 일반적으로 건강한 문화는 원활한 내부통합을 제공하고, 외부 환경에의 적응을 촉진하지만 너무 강해서 외부 환경의 변화에 적응하기 어려운 문화는 엄격성과 안정성을 강조함으로써 유연성을 상실하게 되기 때문이다. 때문에 효과적인 조직문화란 강하면서도 적응력이 높은 문화가 될 것이다.

강한 적응적 문화가 갖는 가치관을 보면 첫째, 전체가 부분보다 중요하다는 것이 강조되고 부분 간의 경계는 최소화시킨다. 구성원들은 조직 전체를 생각하며 행동한다. 즉 자신들의 행동이 다른 부분과 조직 전체에게 어떻게 영향을 미치는지를 생각한다. 리더가 전체에 대하여 지속적으로 강조하는 것은 조직 내부에서의 부서 간 경계와 다른 조직과의 경계를 축소하는 것이다. 이들 조직은 비록 각 부서가 하위문화를 갖고 있을지라도, 구성원들의 기본적인 태도와 행동은 조직의 핵심적 문화를 반영하게 된다. 개방적 체계와 그것을 기반으로 한 가치관의 분위기 속에서 사람, 아이디어, 정보의 자유로운 흐름은 행동을 조정하고 지속적인 학습을 가능하게 한다. 둘째, 평등성과 신뢰가 핵심적인 가치관으로 인식되고 있다. 이와 같은 문화를 갖고 있는 조직에서는 학습이 당연한 것으로 받아들여지고, 학습이 수행되는 조직문화는 공동체의식과 타인에 대한 배려를 강조한다. 지적인 맥락에서 사회적 관계를 형성하여 사람들에게 위험을 추구하도록 촉진하고, 동시에 자신의 잠재력을 최대한으로 발휘할 수 있게 한다. 배려와 존경을 가지고 사람을 대하는 조직에서는 안정감과 신뢰의 분위기가 조성됨으로써 위험을 감수하려는 실험, 빈번한 실수, 학습을 가능하게 한다. 또한 관리자는 좋은 조직의 필수 요소인 신뢰를 구축하기 위해 정직과 개방적 소통을 강조한다. 셋째, 이처럼 학습화된 조직의 문화는 위험추구, 변화, 개선을 장려한다. 학습화된 조직의 기본 가치관은 늘 현재의 상태에 대하여 의문을 제기하도록 한다. 리더가 창조성과 개선은 당연하게 여기는 것들에 대해 끊임없이 질문함으로써 이루어진다는 것을 잘 이해하고 있기 때문이다. 이러한 조직문화는 새로운 아이디어, 제품, 업무 프로세스의 창출자를 보상하고 축하하는데 익숙하다. 조직구성원들 모두는 이와 같은 분위기 속에서 구성원으로서 자부심을 갖게 되고 자율적으로 조직시민행동을 보이려고 애쓰게 된다.

2) 학습과 개인적 숙련

대부분의 조직들은 직원들의 취약점을 극복할 수 있도록 개인개발 프로그램을 만들어서 운영한다. 하지만 개인개발 활동의 대부분은 직원들의 취약점을 고침으로써 수행을 개선하고 조직의 경쟁력을 높일 수 있다는 일종의 신화에 근거하고 있다. 그러나 실제로 직원들의 취약점을 고치는 것은 그들의 수행을 탁월하게 하기 보다는 거의 평균수준으로 만들뿐이라는(Buckingham & Coffman, 1994) 주장도 있다. 조직의 학습은 개인의 취약점을 고치는데 집중해서는 안 되며 강점을 더욱 강하게 만듦으로써 탁월해질 수 있다. 이와 같은 개인의 강점을 나타내는 지표에는 첫째, 무언가를 향한 열정 또는 강한 욕망으로서 내적 열망을 말한다. 둘째, 만족도를 높이는 과업이나 활동을 완수함으로써 얻는 높은 만족도이다. 셋째, 쉽게 이해하거나 빠르게 학습하는 것이다. 넷째, 주어진 절차를 따르지 않고도 탁월한 성과를 달성하는 것이다(Clifton & Nelson, 1992).

경쟁우위를 달성하고자 하는 모든 조직에서는 학습이 이루어지고, 학습의 결과로 기대되는 것은 개인적 숙련 또는 행동의 변화이다. 학습은 단순히 더 많은 정보를 수집하는 것을 뜻하지 않는다. 그것은 조직의 관리자들이 부하들에게 조직의 목표를 달성하는데 반드시 필요한 능력을 증대시키는 것을 의미한다. 학습의 결과로 얻어진 '숙련(mastery)'이란 사람이나 사물에 대한 지배력을 뜻하기도 하고 아주 특별한 정도의 능숙함을 의미하기도 한다. 말하자면, 숙련이란 자전거를 탈 줄 모르던(자전거를 통제하지 못함) 어떤 사람이 자전거가 굴러가는 간단한 기초 원리에 대한 이해와 계속적인 연습을 통하여 결국에는 자전거를 탈 수 있게 되고 심지어는 자전거 운전대에서 손을 놓고도 자전거를 잘 탈 수 있게 되는 것(사물에 대하여 지배력을 가짐)과 같은 이치다. 또한 자동차를 운전할 줄 모르던 사람이 일정한 기간 동안 자동차 운행 원리에 대한 기본적 정보의 습득과 운전훈련을 거쳐 복잡한 도심 속에서도 자동차를 잘 운전(통제)할 수 있게 되는 것과 같은 현상을 말한다.

이와 같은 개인적 숙련은 한 개인의 능력과 자질에 바탕을 두고 있는 것 같지만, 사실은 그 이상의 어떤 것이다. 즉, 신체적 변화에서부터 정신적 성장과도 관련이 있다. 그것은 한 개인의 인생을 창조적인 일에 접근시키는 것이며, 인생을 단순한 반응으로서가 아니라 창조적 관점에서 살도록 해준다. 개인적 숙련도가 높은 사람은 조직의 목표와 결부된 자신의 비전이나 목표를 기반으로 하여 특별한 목적의식을 갖게 된다. 개인적 숙련도가 높은 사람은 지속적인 학습양식 속에서 생활한다. 그들은 결코 현실에 안주하지 않는 특징을 갖고 있다. 왜냐하면 사람들은 개인적 숙련도가 높아질수록 자신들의 무지, 무능력을 날카롭게 파악하면서 자신들이 성장해갈 영역을 개척한다. 그들은 자신들이 진정으로 찾고 있는 결과를 만들어 내는 능력을 지속적으로 키워가고자 한다(장원섭, 2003).

개인적 숙련은 두 가지의 기본적인 행동을 좀 더 구체화시킨다. 첫째, 개인에게 중요한 것이 무엇인지를 계속 명확하게 규정하도록 해준다. 사람들은 인생의 항로에서 자신이 왜 처음에 그 길로 들어섰는지를 잊어버리고 그것을 찾는데 많은 시간을 소모한다. 숙련이란 이와 같은 어리석음을 극복하도록 학습하기 위한 동력을 제공한다. 둘째는 현실을 더욱 명확하게 보는 방법을 지속적으로 배우고자 한다. 미숙련가들은 현재 자신들의 일에서 무엇이 잘못 되었는지를 잘 알지 못한다. 그들 대부분은 자신들이 지금 올바른 길을 가고 있다고 생각하면서 현재의 잘못된 관행을 고치지 않으려고 한다. 그러나 높은 숙련을 추구하는 사람들은 자신들이 어디에 있는지를 확인하려고 노력하면서 올바른 길을 가기 위해 현재를 수정한다. 개인들의 높은 숙련 추구적 태도는 학습을 통하여 인생에서 정말 원하는 것을 얻을 수 있도록 자신을 이끌어 가게 되는 것이다. 조직학습이 이와 같은 수준에 도달할 때 구성원들은 조직에 대하여 정체성을 확보하게 된다.

조직의 체계적 학습에 의해 숙련도가 높아진 직원들이 보이는 차별화된 행동 특성은 다음과 같다. 첫째, 그들은 자신들의 비전이나 목표를 기반으로 하여 특별한 목적의식을 가지고 살아간다. 그들이 처해 있는 현실을 수용하고 받아들이면서 그 속에서 어떻게 높은 성과를 낼 것인지를 탐구한다. 현실에 대하여 높은 호기심을 가지고 정확하게 현실을 분석하고 이해하려고 노력한다.

둘째, 개인적 숙련도가 높은 사람들은 계속적인 학습의 양식 속에서 살아간다. 이것은 현실을 인정은 하지만 결코 현실에 안착한다는 의미는 아니다. 그들은 학습을 전 생애에 걸쳐 헤쳐 나가야 할 훈련으로 인식한다.

셋째, 개인적 숙련도가 높은 사람들은 자신들의 무지, 무능력, 그리고 자신들이 성장해갈 영역에 대하여 예리하게 파악하고 있다. 왜냐하면 현대사회 모든 개인에게 '진보된 성숙'을 요구하고 있기 때문에 그것을 전제조건으로서 그와 같은 노력을 기울여야 한다는 것을 잘 알고 있기 때문이다. 이때 진보된 성숙이란 심오한 가치를 정립하고 있으며, 개방적인 상태를 유지하며, 자유의지를 발휘하면서 지속적으로 현실의 정확한 모습을 찾아내려고 하는 태도를 말한다.

이상 살펴본 것처럼 훌륭한 학습문화의 분위기가 조성되고 있는 조직에서는 구성원들의 약점을 관리하고 보완하는데 많은 노력을 기울인다. 직원이 개인적으로 자신의 약점을 보완할 수 있는 방법은 위임, 협력, 예방 및 대안수용과 같은 것들이 있다는 것을 리더는 이해할 필요가 있다. 위임은 직원이 부가적인 책무를 수행할 수 있는 기회를 제공한다. 협력은 목적 달성을 위해 함께 일하는 것을 장려함으로써 다 나은 성과를 달성하는 것을 체험하도록 한다. 예방은 실패를 거듭하는 직원들이 이유를 규명할 수 있도록 하는 것이다. 그리고 대안수용은 학습을 통해 변화하도록 하는 것을 말한다. 이와 같은 직원의 성숙은 삼원학습에 의해서만 가능하다는 주장도 있다(윤정구, 2010). 삼원학습만이 조직문화의 통합성과 직원들의 정체성 공유를 가능케 할 수 있는데, 삼원학습(Triple Ioop Iearning)이란 성찰을 통해 자신의 정신모형을 변혁시킴으로써 사고방식 자체를 바꾸는 학습을 말한다. 모든 문제를 처음으로 되돌려 다시 생각하고 스스로의 정체성에 대한 근원적 질문을 던지는 것이다(Swieringa & Wierdsma, 1992).

3) 조직문화와 팀 성과

어떤 조직에서든지 팀의 잠재적인 능력을 최대한 끌어올리는 것은 리더의 중요한 역할이다. 이를 위해서 팀의 리더는 팀 구성원들이 그들의 강력한 역량을 모두 드러내도록 해야 한다(Peterson, 1991). 따라서 조직에는 구성원의 참여와 팀워크를 강조하고 가치를 부여할 수 있는 적합한 문화가 존재해야 한다. 조직 안에서 팀이 갖는 가장 흔한 불만 중 하나는 그들이 조직으로부터 충분한 지원을 받지 못한다는 점이다. 많은 조직들이 팀 중심으로 조직 구조의 전환을 원하지만, 이러한 변화를 달성할 효과적인 문화와 전략이 부족한 것이 사실이다. 그렇다면 조직의 관리자는 팀 중심 문화를 어떻게 적용할 것인가? 조직의 관리자는 팀 문화라는 개념을 내부화하고, 팀 문화가 조직 전체의 전략을 얼마만큼 지지하며, 얼마나 일관성이 있는지를 이해하는 것이 중요하다. 이밖에도, 조직 전체적으로 이런 문제에 대하여 소통하는 것이 필요하다. 관리자는 구성원들이 그들의 일에 책임감이 있다고 믿어 주고, 팀 철학을 보여주고, 팀 환경의 일관된 비전을 명확히 표현하고, 그들이 처해 있는 장애를 극복할 창의력과 권한이 있다는 것을 이해시키고 또 실제로 그것들을 부여해야 한다.

조직 안에서 팀이 효과적이기 위해서는 주로 잘 설계된 팀의 과업과 적합한 팀의 구성, 팀의 구조, 자원, 보상 등의 선행변수에 연구가 집중되어 왔다. 하지만 철학이나 자원과 같은 조직의 강력한 지원이 반드시 필요한 것으로 지적되고 있다(Argyris, 1993). 여기에서 자원 측면의 지원은 재정, 인력, 훈련 및 시간의 지원을 포함한다. 병원에서 최고경영자가 일단 팀 조직을 운영하고자 한다면, 세부 실행계획을 개발하는 것이 필요하다. 이러한 계획은 지속적인 질 향상, 참여, 고객만족 등과 같이 시대변화에 부응할 수 있는 조직사명을 명확히 하고, 팀의 위치를 선택하고, 인력확충과 운영을 위한 설계팀을 만들고 경영층에서 팀으로의 권한 전환을 계획하며 실행 초안을 마련하는 일 등을 포함한다. 이러한 일들이 성공적으로 이루어지기 위해서는 팀 리더에게 동기부여, 격려 자원 획득, 그리고 팀 구성원 보상 등을 해줄 수 있는 내부의 옹호자가 필요하다(Cohen and Bailey, 1997).

리더는 누구든지 팀이 효과적이기를 바란다. 그러기 위해서는 관리자는 조직문화가 훈련을 긍정적으로 바라보고 지지하도록 해야 한다. 어떤 축구팀도 상당 수준의 훈련 없이는 승리할 수 없는 것처럼 병원에 근무하는 다양한 직종의 직원들 또한 치밀한 훈련이 없이는 지속적으로 능력을 발휘한다는 것을 보장하기 어렵다. 이처럼 훈련의 필요성은 매우 명백하다. 팀 작업을 위한 구성원의 선발, 훈련, 그리고 효과적인 팀워크를 위한 필수 지식, 기술, 역량과 관련한 방대한 문헌들을 리더는 적극 활용해야 한다. 팀의 훈련에는 보상과 같은 논리적인 측면뿐 아니라 팀의 원리, 존재이유와 같은 인지적인 측면, 그리고 구성원의 역할, 책임, 팀 규범과 같은 정서적인 측면도 포함되어야 한다. 조직 전체적으로 포괄적인 팀 훈련이 되기 위해서는 필수 기술, 행정영역뿐 아니라 대인간 기술영역들을 적절히 포함되도록 해야 한다(Liberman et al., 2001).

또한 팀 훈련에는 조직의 보상시스템 조직문화가 적절히 반영되어야 한다. 팀 중심으로 운영되는 조직에서 관리자가 겪는 어려움은 예나 지금이나 보상의 문제이다. 개인 보상에 비하여 팀에 얼마만큼의 보상을 할 것인가? 팀 중심의 보상이 팀과 개인의 성과를 과연 향상시킬 것인가? 한국 사회에서 팀제의 운영과 관련하여 이와 같은 물음들은 팀 리더들이 팀을 성공적으로 운영하기 위한 중요한 과제이다. 첫째, 팀 기반의 보상이 팀과 개인, 또는 팀이나 개인의 성과를 향상시키는가? 미국과 같이 팀제로 조직이 운영되는 경험이 깊은 나라에서 팀 중심 조직들은 적어도 팀 중심 보상을 고려하고 있다. 팀 중심 환경에서는 구성원이 성과를 보상받는 다양한 기전이 발달해 있다. 어떤 경우, 팀 구성원은 팀 목표를 달성하기 위한 일련의 기술 습득만으로도 보상받는다. 기술 근거 보상은 직원이 팀이 필요로 하는 기술을 습득함으로써 보상받는 것이다. 이러한 경우, 팀 구성원은 부가가치가 높은 기술을 습득함으로써 보수를 증가시키려고 한다. 다른 경우는, 실제 팀 성과에 근거하여 보상을 받는 경우이다. 하지만, 한국에서는 '무늬만 팀제'라는 말이 난무하는 것처럼 팀 보상제도는 잘 시도되지 않는다. 조직을 팀제로 운영은 하되 개별 보상을 하고 있기 때문에 개인에게 팀은 형식적인 것으로 인식되는 경우가 많다. 그렇다보니 팀은 오히려 팀 구성원들에게 심리적 불안감을 조성하는 원인이 되기도 한다. 이에 따라 팀 리더는 성과를 높이기 위해 팀원들이 심리적 안정감을 갖고 일하도록 해야 할 것이다. 이를 위해 팀 리더는 팀원들이 자신이 당면하는 문제에 대하여 거리낌 없이 의문을 제기토록 하야 하며 오류를 보고하거나 혹은 새로운 아이디어, 의견 등을 제시하는 행동으로 인해 자신의 이미지나 지위, 경력 등에서 다른 사람들이 부정적 반응을 보일 것이라는 두려움을 제거하는데 많은 노력을 기울여야 한다(Edmondson, 1999). 이러한 상황이 개선될 때 팀의 구성원들은 조직의 발전에 필요한 창의성을 발휘하고, 상호 갈등을 초래하는 원인이 되는 심리적 불안감에서 벗어나는 것으로 알려져 있다(Janssen, 2003)

팀 성과에 대한 보상방법은 여러 가지가 있다. 미국에서도 실제 팀 상여금 방식을 사용하는 경우는 비교적 많지 않다고 한다. 1996~1997년에 2,500곳의 회사를 대상으로 실시한 조사에 의하면 그룹 인센티브를 사용하는 회사의 수는 1995년에 16%에서 1997년에 19%로 증가한 것으로 나타났다(Pascarella, 1997). 팀 성과에 대한 보상을 하는 기업들이 증가추세에 있는 것은 분명하지만, 아직 대부분의 기업에서는 팀 중심 인센티브를 실시하지 않는 것으로 달려져 있다. 이와 같은 이유는 팀 중심의 성과 보상방법이 복잡할 뿐만 아니라 조직구성원들이 팀 인센티브와 성과의 관련성에 쉽사리 납득하지 못하기 때문이기도 하다. 성과에 근거한 보상에 대해 직관적으로는 이해가 가는 반면, 이에 대해서는 상당한 이견들이 있다. 많은 관리자들이나 연구자들은 이러한 방법들은 개인, 팀, 그리고 조직의 성과에 매우 해롭다고 믿기조차 한다. 더욱이, 팀 보상체계가 의외의 브정적인 결과를 초래하지 않도록 하기 위해 관리자들이 고려해야 할 사항들이 있는데, 그것은 우선, 뛰어난 팀 성과에 대해 팀 전체를 보상할 것인가 혹은 팀의 개인을 브상할 것인가? 하는 것에서부터 팀 구성원 간 보상의 배분을 다르게 할 경우 관리자는 구성원 간 기여도 차이를 어떻게 평가하는가? 팀 구성원을 행동과 결과, 혹은 양쪽 등 어디에 근거하여 보상할 것인가? 여러 팀에 소속된 경우 어떻게 보상하는가? 하는 질문들이다(Pascarella, 1997).

이들에 대한 대답은 조직문화뿐 아니라 조직 내 팀 운영방식에 따라 달라질 수밖에 없다. 많은 미국의 기업들에서는 혼합된 방식이 동시에 실시되고 있으며 이를 통해 성취가 낮은 팀의 업무향상이 독려되고, 성취가 높은 팀 역시 그 상태를 유지할 수 있도록 훈련은 더 강화된다(Katz, 2001). 혼합적 보상방식의 성공적인 한 예는 팀 목표를 설정하고, 이에 도달하였을 때 개인별로 보상을 하는 것이다. 이것은 숙련되지 않거나 지식이 부족한 동료를 가르칠 수 있는 고도로 숙련된 구성원이 충분할 때 특히 성공적이 된다(김한중 외, 2013).

4. 의료서비스 조직의 문화와 리더십

조직 안에 형성되어 있는 문화를 이해하고 그 기반 위에서 새로운 문화를 만들어 나가는 것은 리더의 중요한 역할이다. 문화의 창조란 조직을 재설계하는 것과 같은데, 조직을 재설계해야 조직 안에서 일하는 구성원 개인의 행동이나 습관이 바뀌고 사람들 사이의 관계가 개선될 수 있다. 과거 피라미드형 계층구조를 그대로 놓고 위임, 자율, 창조성을 강조해봐야 일선 작업현장에서 변화는 일어나지 않는다. 조직에 시대가 요구하는 진정한 문화를 구축하고자 한다면, 리더는 반드시 변화와 관련된 네 가지 영역을 모두 다뤄야 한다. 그것은 리더 개인 차원, 대인차원, 관리차원, 그리고 조직의 변화이다. 이 네 가지 조직구성 요소는 상호 연결되어 있으면서 동시에 독립적이다. 따라서 진정한 변화를 원한다면 리더는 조직구조, 작업시스템 및 현장 운영과정 등을 변화시키는데 더 많은 힘을 쏟아야 한다. 또한 과거 통제의 패러다임으로부터 수평과 위임 및 자율의 패러다임으로 전환하기 위해서는 조직구성원 전체의 내면으로부터 변화를 이끌어내야만 한다. 구성원 각자가 내적 안정감을 가지면서도 사고와 행동에 있어서 변화를 일으키기 의해서는 조직의 문화를 새롭게 만들고 안착시켜야 한다. 그러기 위해서는 과거의 리더십 관행을 바꿔야 한다.

예를 들어, Johnson & Johnson은 창업자의 생각이 조직의 문화로서 잘 형성되어 남아 있는 대표적인 기업이다. 1940년대에 작성된 이 기업의 신조(the CREDO)는 아직도 지켜지며, 기업의 이곳저곳에 제시되어 있다(Collins & Porras, 1998). 최근의 리더십 문헌에서는 기업의 창업자들이 조직의 문화가 조직의 실제 경영에 효과적으로 스며들어 있도록 만들었다는 점에서 그들은 대개 변혁적 리더였다고 평가한다(Tichy & Ulrich, 1984). 병원을 새로 설립하는 경영자나 현재 병원을 경영하고 있는 관리자들은 얼마나 좋은 문화를 정착시켜야 하는지를 이해했을 것이다. 실제로 유럽의 병원에서 간호사들은 그들의 직무를 개별적으로 수행하도륵 인식하고 있다고 한다. 따라서 그런 상황에서 업무를 집단이 하는 방법으로 인식하도록 한다면 어려움을 느낄 수 있고 또 불평하는 것을 볼 수 있다(Munoz & Luckmann, 2005). 문화의 개발이 어렵다는 것을 단적으로 보여주는 사례가 아닐 수 없다. 한국에서는 한국의 가치관에 어울리는 조직문화를 만들 때 구성원들의 바람직한 직무행동을 유도해낼 수 있을 것이다. 하지만 기업들이 멋있는 조직을 만들고 발전시키기 위해 개발한 새로운 조직문화를 병원들이 접목을 시도하고는 있지만 번번이 실패하고 있는 실정이다(곽원섭, 1999). 병원 관리자들이 조직문화에 대한 심도 있는 연구를 통하여 조직구성원들이 가슴에 새길 수 있는 문화를 창조해나가는 리더십을 발휘해야 할 것이다. 그래야 리더십의 중요한 기능인 사람관리를 효과적으로 할 수 있을 것이다. 일찍이 Berg(1986)는 조직문화가 인적자원의 집단적 특성을 기술하는데 매우 유용한 방법이라는 점을 제시했다. 병원 조직에서도 리더의 중요한 활동영역인 인적자원관리 방법이 지속적으로 존재하고 효과적이기 위해서는 그것이 조직문화와 일치되어야 한다(김용순 외, 2004).

조직문화란 무엇인가? Schein(1985)는 조직문화를 조직구성원들이 공유하고 있는 기본적인 가정과 신념이라고 정의한다. 이러한 가정과 신념은 조직이 외부 환경에 적응하면서 생존하는 과정에서 학습된 것이다. 문화가 유지되는 것은 그것이 조직의 문제해결에 효과적이었기 때문이다. 조직문화는 시간의 흐름 속에서 타당성이 입증된 것이다. 조직문화는 거의 무의식적으로 "여기에서는 이렇게 해야 하는" 것으로 받아들여진다. 또한 Schein(1985)에 의하면, 어떤 집단이 외부 적응과 내부 통합의 문제를 해결하는 과정에서 개발되고, 발견되며, 창조된 기본가정은, 그동안의 효과를 통해서 타당한 것으로 여겨지기 때문에 새로운 조직구성원에게도 유사한 문제를 인식하고 사고하며 느끼는 정당한 방식으로서 전수된다. 조직문화의 핵심은 조직 안에서 공유되는 기본적인 가정과 신념이다. 이러한 조직문화는 관찰할 수 있는 형태로 나타나기도 하며 가치로 표현되기도 한다. 드러난 인공물이나 가치가 조직문화의 본질과 일치하지는 않을 수 있지만, 그들이 문화의 핵심을 상징하기 때문에 조직의 리더는 그것들을 잘 이해하고 해석하며 활용해야 한다. 인공물이란 물리적, 심리적, 사회적 환경의 상징으로 만들어진 것이다. 물리적 공간, 문서 또는 구두 커뮤니케이션의 형태, 사용되는 언어, 가시적인 행동이 인공물의 예이다. 의료서비스 분야에서는 조직이 봉사하고자 하는 대상을 가리키는 용어가 인공물의 일종이라 할 수 있다. "당뇨병자"(diabetic patients)와 "당뇨증상을 지닌 환자"(patients with diabetes)라는 표현을 비교해보자. 이처럼 단순히 표현을 바꾸는 것만으로도 질병에 관심을 갖는 대신 질병을 앓고 있는 환자로 초점을 옮길 수 있다. 또 다른 예로 '정신질환자'(mental health patients)를 '정신적 어려움을 겪는 고객'(clients with mental health issues)으로 바꾸어 표현할 수 있다. 조직에서 이메일을 사용하는 방식, 직원회의를 하는 방법, 사무실과 환자 진료 공간의 물리적 구성, 직원의 유니폼 등도 모두 인공물의 예이다.

조직문화를 구성하는 가치란 어떤 집단이나 개인이 반드시 그러해야 한다고 생각하는 것을 말한다. 어떤 조직의 가치가 환자 중심이라고 할 때 현실적으로는 일부 활동이 환자 중심적이지 못할 수도 있다. 그럼에도 불구하고 환자 중심의 가정은 병원 안에서 환자 중심의 가치를 유지할 수 있고, 그것은 그 조직의 문화를 드러내 보이는 단서가 된다. 가치는 커뮤니케이션을 통해서 드러내야만 볼 수 있다는 점에서 그 자체로서는 100% 가시적이지는 못하다. 그러므로 조직문화에 영향을 미치고자 한다면 조직의 가치에 대해서 토의를 하는 것이 우선 필요하고, 그것을 통해서 가치를 조직의 기본적인 신념으로 변모시켜야 한다. 가치가 기본적 신념으로 새겨질 때에만 비로소 조직의 가치가 조직이 당면한 문제, 즉 외부 적응과 내적 통합을 달성하는 방식에 반영될 수 있다. 〈표 12-2〉는 의료서비스 조직에서 기본적 가정과 신념, 가치, 인공물 사이의 관계가 어떠한지를 예로 제시하고 있다.

조직문화의 계층을 이해하는 것은 교화적(敎化的)인 리더십 발휘에 매우 중요하다. 조직의 기본적 가정과 가치관, 인공물이 잘 연계되어 있을 때 조직구성원들이 공통의 목표를 향하여 힘을 집중할 수 있기 때문이다. 조직을 변화시키는 것은 리더의 주된 역할이다. 리더는 조직을 변화시키기 위해 구성원들에게 영향력을 미치게 된다. 영향력을 미칠 수 있는 배경은 바로 권력이다. 리더가 구성원들이 수용할 수 있는 권력, 즉 전문적 권력이나 준거적 권력을 크게 가지고 있으면 수용될 수 있는 영향을 발휘하는데 효과적이다. 또 하나의 효과적인 권력은 문화토부터 파생된다. 문화, 즉 규범, 가치, 신념, 가정 등으로부터 비롯된 권력은 구조로부터 나오는 권력보다 비공식적이지만 그 힘은 상당하다. 오늘날 조직의 비공식적 측면에서 조직문화가 중시되는 이유 중의 하나는 조직관리 활동이 물질적인 것에서 인간적인 측면에 초점을 두기 때문이다. 또한 오늘날의 경영자는 의미의 개척자(cultivators of meaning)가 되어가고 있고, 의례와 의식 및 신화가 조직 관리의 영역으로 들어왔기 때문이다(Lessem, 1990).

〈표 12-2〉 조직문화의 구성 요소: 가정, 신념, 가치, 인공물

기본 가정과 신념	가치	인공물
조직은 환자에게 최선의 이익을 중시한다.	환자 안전과 환자 중심	-환자 안전에 대한 교육 -환자 안전 지표에 대한 이사회 보고 -환자와 가족을 위한 자료실 -최고경영층이 점검하는 고객만족도 조사 -고객 관계 프로그램
건강은 복합적이다.	다학제적 진료	-다학제적 진료 팀과 회진 -매트릭스형 보고 체계 -다학제적 질 향상 -환경 보전을 위한 그린 프로그램 -환자와 가족을 의한 사회적지지 집단
높은 질의 진료가 필수적이다.	질 높은 진료	-질 비표의 정의, 측정, 브고 -질 강조하는 인센티브 처계 (금전적, 비금전적) -진료의 질을 포함하는 성과 평가 -질 지표의 공개 -질 향성 위원회의 구조
진료는 인간의 기본권	형평성과 윤리	-무료 진료 협력관계 -저소득층 진료 봉사 -직원의 자원봉사 활동 -윤리 심사 위원회 -모든 직원에 대한 의료 윤리 교육
의료 자원은 제한되어 있다.	효율성	-중복을 방지하기 위한 프로세스 개선 -제한된 급여 체계 -효율적인 공강 배치 -최소 인력 배치 -이동 및 회의의 최소화

참고문헌 : 김한준 외(2013), p.64

이상 살펴본 바와 같이 일반 기업을 중심으로는 조직문화의 중요성이 크게 강조되고 있고, 또 연구도 활발하게 진행되고 있지만 한국에서 병원 조직의 발전이

나 리더십 개발과 관련한 조직문화 연구는 거의 이루어지지 않고 있다. 실제로 정유민 등(2016)의 연구에 따르면 2010년부터 2014년까지 이루어진 병원경영 관련 1,065편의 연구논문 중 조직문화와 관련된 연구는 거의 없는 것으로 조사되었다. 2014년 한 해 동안의 연구를 보더라도 키워드(key word)로 분석한 다빈도 주제 1위부터 10위까지가 직무만족도, 노무관리, 전략경영, 건축디자인, 환자만족도, 의료마케팅, 직무관리, 인력생산성, 의료정보시스템, 재무성과 등의 순으로 나타났다. 사회과학연구가 현실을 뒤따라가는 측면이 있다는 것에 착안한다면 그만큼 병원경영에 조직문화가 관리의 수단으로 잘 활용되고 있지 못하다는 뜻이다. 따라서 병원 조직의 리더들이 향후 병원의 발전이나 혁신을 추구하고자 한다면 시대를 앞서갈 수 있는 조직문화의 개발과 구축에 힘써야 하는 것은 당연한 일이다.

【찾아보기】

ㅌ

ㅍ

ㅎ

【참고문헌】

곽원섭(1999), 서비스 기업의 조직문화, 인적자원관리, 그리고 고객지향적 서비스 수행의 관계, 지방대육성보고서.

국민건강보험공단(2004), 시장개방 등 환경변화가 의료시장에 미치는 영향, 연구보고서.

권순창(2015), NCS 기반 병원인사관리, 병원NCS연구회.

권영대, 박성진(2011), 의료경영전략, Wise in Healthcare.

김경남(2014), 간호사가 지각한 간호조직문화와 행복지수가 이직의도에 미치는 영향, 보건의료산업학회지, 8(2), pp. 61-72.

김경섭, 김원석, 역, 성공하는 사람들의 7가지 습관, 김영사, pp. 89-97.

김광점(2012), 병원 내 간호사 인적자원관리시스템: 과제와 연구방향, 보건의료산업학회지, 6(1), pp.247-258.

김광점 외(2016), 조직이론과 설계, 제12판, 한경사.

김남현 역(1993), 경영조직론, 경문사.

김명호, 서원식(2014), 공공・민간병원 경영성과 결정요인 비교분석, 병원경영학회지, 19(4), pp. 1-8.

김민수 외 역(2007), 조직 개발과 변화, 한경사.

김서원, 서재현(2008), "비정규직의 직무만족 결정요인: 비정규직 선택 자발성의 효과검증을 중심으로, 인사관리연구, 32(1), pp. 81-109.

김세규, 조우현 역(2007), 설명 잘 하는 의사되기, 아카데미아.

김영배(2007), 병원전략경영, 공주대학교출판부.

김영훈, 이해종(2013), 유승흠의 병원경영학, 아카데미아.

김용순 외(2004), 일개 병원의 조직문화와 인적자원관리활동 및 조직성과에 관한 연구, 병원경영학회지, 9(1), pp. 95-114.

김인원 역(2000), 창의적 문제해결전략, 도서출판 아진.

김정옥 외(2012), 수술실 간호사의 의료기술에 대한 인지와 자기효능감 및 전문직 자아개념에 관한 연구, 보건의료산업학회지, 6(1), pp. 1-14.

김정원, 김동철(2018), 중소/중견기업 인사관리 진단척도 개발을 위한 탐색적 연구, 조직과 인사관리연구, 42(3), pp. 31-66.

김지희 외(2014), 치과위생사의 행동유형(DISC)과 사회적 간접・직접 지지와의 관계, 보건의료산업학회지, 8(2), pp. 127-138.

김한중 외 역(2013), 병원조직관리론, 제6판, 박영사.

김형진(2014), 미국의 선도병원들이 왜 혁신에 목숨을 거는가, 병원경영학회지, 19(3), pp. 65-69.

김훈철(2015), 병원 2세경영의 리더십 변화가 내부 환경 및 조직유효성에 미치는 영향, 병원경영학회지, 20(1), pp. 1-12.

김희래 외(2016), 병원 중간관리자의 리더십과 조직혁신성 간의 관계에서 구성원 성숙도의 조절효과 분석, 병원경영학회지, 21(2), pp. 50-62.

노부호 외(1994), 톰 피터스의 해방경영, 한국경제신문사.

노은경, 신성옥(2016), 간호사의 직무스트레스와 DiSC 행동유형 및 조직사회자본이 직무만족에 미치는 영향, 병원경영학회지, 20(4), pp. 14-30.

노환규(2013), 의료계의 동반성장, 잠시도 미룰 수 없는 시급한 과제(1), 의료정책포럼, 11(4), pp. 9-16.

문병준(2011), 경쟁우위 창출을 위한 마케팅전략, 비즈프레스.

문상식 외(2018), 병원경영학, 보문각.

문상식 외(2012), 병원인적자원관리, 보문각.

민병모 외 역(1998), 핵심역량모델의 개발과 활용, PSI컨설팅.

민순 외(2014), 일개 대학병원 간호사의 상사신뢰, 조직신뢰와 공유가치 인식도가 혁신행동에 미치는 영향, 병원경영학회지, 19(2), pp. 89-98.

박개성(2018), 봉직의의 배신과 병원장의 복수(?), 병원신문, 2018. 10. 15. 12면.

박노율, 서재현(2007), 팀후원인식과 조직지원인식에 관한 연구, 인사관리연구, 31(1), pp. 27-51.

박수경, 조경미(2016), 간호사들의 임상근무의 어려움 관련 주요 요인과 임상근무 활성화 방안 분석: 현장에서 근무하는 간호사 대상, 한국병원경영학회, 21(3), pp. 11-21.

박재영(2013), 개념의료, 청년의사.

박종덕 외(2017), 의료관광, 보문각.

박초희(2016), 외국인환자 유치를 위한 병원의 차별화 마케팅 전략, 건양대학교 대학원 박사학위논문.

병원신문, 2018, 8. 27, 1면.

보건복지부(2018), 2017 보건복지통계연보.

서영준(2015), 조직행동 관점에서 본 병원인력관리의 변화와 과제, 병원경영학회지, 제20권 특별호, pp. 89-98.

서재현(2004), 조직신뢰와 조직후원인식 사이의 관계, 인력개발연구, 6(2), pp. 19-33.

송경원 역(2014), 왜 케이스 스터디인가? 어크로스.

송계충, 정범구(2006), 조직행위론, 경문사.

송호근(2012), 한국의 의료체제-제도와 지배구조, 서울대학교출판부.

신영수(1997), 21세기를 위한 한국 보건의료의 구조개혁, 한국보건행정학회, 1997년도 전기학술대회 연제집, pp. 55-80.

신유근(1985), 조직행위론, 다산출판사.

신현희(2011), 의료진의 커뮤니케이션이 환자의 자발적인 자기정보공개에 미치는 영향, 대한경영학회지, 21(1), pp. 179-198.

안상윤(2007), 우리나라 병원장의 경영자 역할과 조직유효성과의 관계에 관한 연구, 대한경영학회지, 20(4), pp. 1775-1795.

안상윤(2010), 종합병원 직원들의 조직지원인식이 직무태도에 미치는 영향, 한국산학기술학회논문지, 11(3), pp. 1115-1125.

안상윤(2011), 교육훈련에 대한 지각이 구성원들의 조직몰입에 미치는 영향: 우리나라 종합병원을 중심으로, 대한경영학회지, 24(8), pp. 2073-2088.

안상윤(2013), 종합병원 구성원들의 의사소통 만족도가 조직유효성 인식에 미치는 영향, 한국산학기술학회논문지, 14(10), pp. 4935-4942.

안상윤(2015), 병원조직 인사관리, 제3판, 보문각.

안상윤(2016), 성과향상을 위한 병원 조직 관리의 기본, 비즈프레스.

안진환 역(2006), 공공의료제도의 치명적 위험, 나남출판.

에스비엔씨, 박종찬(2004), 한국의 의료와 의료기관 분석, 중앙일보 ECONOMIST.

오미영, 정인숙(2011), 커뮤니케이션의 핵심이론, 커뮤니케이션북스, pp. 84-85.
우정식 외(2013), 병원인증제도가 리더십, 조직문화, 병원경영 활동 및 성과에 미친 영향, 병원경영학회지, 18(2), pp. 33-56.
유동근(2011), 통합마케팅, 한경사.
윤석준 외(2004), 사례로 배우는 의료경영, 아카데미아.
윤석준 외 역(2003), 의료개혁-제3의 길, 한학문화.
윤정구(2010), 100년 기업의 변화경영, 지식노마드.
이동철 역(2003), 眞野 俊樹 저, 의료마케팅, 한올출판사.
이명신, 장영철(2009), 윤리적 리더십이 조직 성과에 미치는 영향: 조직지원인식의 조절효과를 중심으로, 인사관리연구, 33(3), pp. 63-94.
이무열 역(2002), 좋은 기업을 넘어 위대한 기업으로, Jim Collins 저, 김영사, p. 47.
이상규(2019), 경계의 소멸-병원의 미래, 병원행정인신문, 2018. 10. 10, 6면.
이상수 외(2008), 기업윤리풍토가 직무만족, 조직몰이베 미치는 영향관계, 인사관리연구, 32(2), pp. 1-22.
이상욱(2004), 현대 조직의 리더십 적용, 시그마프레스(주).
이상이 외(2008), 의료민영화 논쟁과 한국의료의 미래, 밈.
이상일 역(2007), 벤치마킹을 이용한 병원의 성과개선, E-Public.
이영환(1999), 병원마케팅에 관한 소고, 사회과학논집, 제3호, 건양대학교 사회과학연구소, pp. 169-181.
이용기, 박대환, 박영균(1997), 호텔기업 서비스접점요원의 지각된 서비스 지향성 : 조직가치와 종업원태도 변수의 구조적 관계, 대한경영학회지, 12, pp. 693-721.
이용철 외(2009), 중소병원경영, 보문각.
이원철 외(2015), 의료전달체계 확립을 위한 과제, 의료정책포럼, 13(4), pp. 47-55.
이은주, 김광점(2006), 서번트 리더십이 병원종사자의 직무만족과 조직몰입에 미치는 영향, 병원경영학회지, 11(2), pp. 1-15.
이정우, 김노사(2018). 지방의료원장의 의사결정 유형, 공공기업가 정신 및 경영성과, 보건의료산업학회지, 12(1), pp. 1-12.

이재규 역(2000), 프로페셔널의 조건, 청림출판.

이재형(2005), 호텔 연봉제의 공정성 지각과 관계의 질, 관광학연구, 28(4), pp. 233-253.

이정란, 유동근, 이용기(2006), 인터넷서적 구매사이트에서 기업의 관계노력이 미래행동의도에 미치는 영향: 만족, 신뢰, 몰입의 매개역할, 대한경영학회지, 19(5), pp. 1843-1866.

이철우, 이재희(2015), 전문병원 병원장의 리더십이 조직유효성과 고객지향성에 미치는 영향, 병원경영학회지, 20(4), pp. 31-49.

이학종(1993), 조직문화, 법문사.

이한검, 노남섭(1996), 세계화시대의 기업문화, 형설출판사.

이해종, 민인순(2015), 의료정책 변화에 다른 병원경영의 변화, 병원경영학회지, 20권 특별호, pp. 41-50.

이현길(2012), 핵심 병원 조직 관리론, 현문사.

이현숙(2013), 종합병원 지식근로자의 지식공유 의도와 혁신행동 간의 관계, 보건의료산업학회지, 7(4), pp. 233-242.

임경민 외(2013), 간호사의 셀프리더십과 자기효능감이 조직유효성과 조직시민행동에 미치는 영향, 보건의료산업학회지, 7(4), pp. 259-272.

임창희(1997), 조직행동, 학현사, p. 201.

임환열(2011), 병원 경영의 이론과 실무, 초록미디어.

장원섭 역(2003), 인적자원개발론, 학지자.

장효강(2012), 의료기관 종사자들의 임파워먼트와 직무만족 및 조직몰입이 이직의도에 미치는 영향, 보건의료산업학회지, 6(1), pp.65-76.

정명숙, 김광점(2006), 감정노동과 감성지능이 간호사의 직무만족과 조직몰입에 미치는 영향, 11(4), pp. 1-18.

정병을, 안상윤(2010), 공공기관장의 리더십이 조직유효성에 미치는 영향: 변혁적-거래적 리더십을 중심으로, 병원경영학회지, 15(3), pp. 97-122.

정유민 외(2016), 병원경영 관련 분야의 연구경향 분석, 병원경영학회지, 21(2), pp. 1-12.

조병희(2010), 질병과 의료의 사회학, 집문당.

조우현(1994), 병원경영의 혁신, 학연사.

조주은(2005), 항공사 객실 승무원에 대한 조직지원인식이 신뢰, 친사회적행동, 조직몰입에 미치는 영향, 호텔경영학연구, 14(3), pp. 317-337.

조화순 외(2011), 집단지성의 정치경제, 한울.

정기선(2015), 한국의 병원경영 연구: 성과와 과제, 병원경영학회지, 20권 특별호, pp. 24-40.

진기남, 윤희영 역(2013), 의료서비스, 한언.

차동욱 외 역(2010), 리더십, 한경사.

청년의사, 2018. 4. 25. 인터넷판.

최명기(2010), 병원이 경영을 만나다, 허원미디어.

최항석, 김오현, 임오창(2006), 서비스 기업 구성원의 직무특성과 개인적 정서 특성이 감정노동에 미치는 영향, 대한경학회지, 19(5), pp. 1943-1966.

한경BUSINESS, 인터넷 판, 2018. 8. 31, NAVER.

한국디자인진흥원(2013), Healthcare Design First Aid Kit, 지식경제부.

한국병원경영학회(2011), 인증제가 병원경영에 미친 효과분석, 한국병원경영학회.

한국보건사회연구원(1998), 병원고객만족경영 및 소비자정보의 전략적 활용방안, 한국보건사회연구원.

한근태 역(2006), 기업의 인간적 측면, Douglas McGregor 저, 미래의 창, pp. 288-289.

허훈, 황성완(2015), 병원의 노동생산성 향상에 영향을 미치는 영향요인과 의사결정 행태에 관한 연구, 병원경영학회지, 20(4), pp. 62-71.

현대경제연구원 역(2003), 성과 측정, 21세기북스.

황슬기 외(2013), 병원 근로자의 조직신뢰에 영향을 미치는 결정요인에 관한 연구, 보건의료산업학회지, 7(2), pp. 102-113.

Adams, J. S.(1963), Toward on understanding of inequity, *Journal of Abnormal and Social Psychology*, 67, pp. 422-436.

Akin, G. & Hopeliain, D.(1986), Finding the culture of productivity, *Organization Dynamics*, 7(2), pp. 19-32.

Alderfer, C. P.(1972), Existence, relatedness, and growth, New York: Free Press.

Allport, G. W. & Vernon P. E.(1968), The historical background of modern social psychology, in Lindzey, G. & Aronson, E.(ed.), The handbook of social psychology, London: Addison Wesley.

Alexander, J. A., Jinnett, K., D' Aunno T. A. and Ullman, E.(1996), The effect treatment team diversity and size on assessments of team functioning, *Hospital & Health Services Administration*, 41, pp.37-53.

Altieri, L. B. & Elgin, P. A.(1994), A decade of nursing leadership research. *Holistic Nursing Practice*, 9, pp. 75-82.

American College of Healthcare Executives(ACHE)(2008), American college of healthcare executives announces "top issues confronting hospitals : 2008" (Press Release). Retrieved November 1, 2008, from http : //www.ache.org/Pubs/Releases/2009/ CEOTopIssues_2008.pdf

Angle, H. and Perry, R(1981), An empirical assessment of organizational commitment and organizational effectiveness, *Administrative Science Quarterly*, 26(1), pp. 1-14.

Argyris, C.(1993), Knowledge for action-a guide to overcoming barriers to orga nizational change, San Francisco: Jossey Bass.

Autry. J. A.(1991), Love and profit: the art of caring leadership, NY: Morrow.

Bandura, A.(1977), Social learning theory, Englewood Cliffs, NJ: Prentice-Hill.

Barnard, C. I.(1938), The Function of the Executive, Harvard University Press.

Bass, B. M.(1990), Bass & Stogdill' s handbook of leadership, The Free Press.

Batelden, P. B., Nelson, E. C., Huber, T. P., Mohr, J. J. Godfrey, M. M.(2003), Microsystems in health care: Part 9. developing small clinical units to attain peak performance. *Joint Commission Journal on Quality Improvement*, 29(11), pp. 575-585.

Bateman, T. S., and Organ, D. W.(1983), Job satisfaction and good solider: The relationship between affect and employee citizenship, *Academy of Management Journal,* 26, pp. 587-595.

Becker, B. E., Huselid, M A., & Ulrick, D.(2001), The HR scorecard, Boston, MA: Harvard Business School Press.

Bennis, W., & Nanus, B.(1985), Leaders: the strategies for taking change, Harper &Row.

Berg, D. N.(1998), Resurrecting the muse : Followership in organizations. In E. Klein, F. Gabelnick & P. Herr (Eds.), *Psychodynamics of Leadership*. Madison, CT : Psychosocial Press.

Berg, P. O.(1986), Symbolic management of human resources, *Human Resources Management,* 25, pp. 557-579.

Blankenship, M., Wilhoit, K. & Blankenship, C.(1989), Leadership : Do it with style, *Nursing Management*, 20, pp. 81-82.

Blake, R. R, & Mouton, R.(1982), "Theory and research for developing a science of leadership," *Journal of Applied Behavioral Science*, 18, pp. 275-291.

Blau, P. M(1964), Exchange and power in social life, NY; Wiely.

Bleasen, A. T., Eisenberg, B., & Huppertz, J. W.(2016), Mastering leadership: A vital resource for health care organization, Burlington, MA: Jones & Bartlett Learning.

Boyle, S. M.(2004), Nursing unit characteristics and patient cutcomes. Nursing Economics, 22(3), pp. 111-123.

Bradley, E. H., White, W., Anderson, E., Mattocks, K. & Pistell, A.(2000), The role of gender in MPH graduates' salaries. *Journal of Health Administration,* 18, pp. 375—390.

Bradley, E. H., Cherliri, E. J., Busch, S. H., Epstein, A., Helfand, B. & White, W. D.(2008), Adopting a competency — based model : Mapping curricula and assessing student progress. *Journal of Health Administration Education*, 25, pp. 37—51.

Bradley, E. Ii., Herrin, J Mattera, J. A., Holmboe, E. S., Wang, Y., Frederick, P., et al.(2004), Hospital-level performance improvement : beta-blocker use after acute myocardial infarction. *Medical Cure*, 42(6), pp. 591-599.

Brookfield, S. D.(1994), Adult learning, *The International Encyclopedia of Educators,* 2nd ed., (1), pp. 163-168.

Brown, M. E., Trevino, L. K, & Harrison, D. A.(2006), Ethical leadership: A social learning perspective for construct development and testing, *Organizational Behavior and Human Decision Process,* 97, pp. 117-134

Brown, M. E., and Trevino, L. K.(2006), Ethical leadership: A review and future directions, *The Leadership Quarterly,* 17, pp. 595-616.

Buckingham, M., & Coffman, C.(1994), First, break all the rules: what the world's greatest managers do differently, New York: Simon and Schuster.

Buller, P.(1986), The team building-task performance relation: some conceptual and methodological refinements, *Group and Organization Studies*, 11(3), p. 147.

Buller, M. K & D. B. Buller(1987), Physician's communication style and patient satisfaction, *Journal of Health and Social Behavior*, 28, pp. 375-388.

Burns, J. M.(1978), Leadership, NY: Harper and Raw.

Calhoun, J. G., Dollett, L., Sinioris, M. E., Wainio, J. A., Butler, P. W., Griffi th, J. R., et al.(2008), Development of an inter-professional competency model for healthcare leadership. *Journal of Healthcare Management.* 53(6), pp. 375-390.

Camp, R. C.(1989), Benchmarking: The search for industry best practices that lead to superior performance, Milwaukee, ASQC Quality Press.

Campion, M. A., Medsker, G. J., and Higgs, A. C.(1993), Relations between w ork group characteristics and effectiveness: Implications for designing ef fective work groups, *Personnel Psychology*, 46, pp. 823-850.

Chiaburu, D. S. & Harrison, D. A.(2008), Do coworkers make the place? Conceptual synthesis and meta-analysis of lateral social influences in organizations, *Journal of Applied Psychology*, 93(5), pp. 1082-1103.

Ciulla, J. B.(2004), Ethics, the heart of leadership, 2nd ed., Westport, CT: Praeger.

Clifton, D. O., & Nelson, P.(1992), Soar with your strengths, New York: Delacorte.

Cohen, S. G. & Bailey, D. E.(1997), What makes teams work: group effectiveness research from the shop floor to the executive suite, *Journal of Management*, 23, pp. 239-290.

Collins, J.(2001), Good to great: Why some companies make the leap…and others don' t, Harper Business.

Collins, J. C. & Porras, J. L.(1998), Organizational vision and visionary organizations. In G. R. Hickman (Ed.), Leading organizations : Perspectives in a new era. Thousand Oaks, CA : Sage.

Craig, S. B. & Gustafson S. B.(1998), Perceived leader integrity scale: an instrument for assessing employee perceptions of leader integrity, *The Leadership Quarterly*, 9(2), pp. 127-145.

Cummings, G. G., MacGregor, T., Davey, M., Lee, H., Wong, C. A., Lo, E., et al.(2009). Leadership styles and outcome patterns for the nursing workforce and work environment ; A systematic review. *International Journal of Nursing Studies*.

Cummings, G. G., Miclodzi, W. K., Wong, C. A. & Estabrooks, C. A.(2009), A multilevel analysis of the impact of hospital nursing leadership styles on 30-chy mortality. Technical Report : University of alberta small faculties grant programs. University of Alberta, Edmonton, Canada.

Cummings, G., Hayduk, L. & Estabrooks, C.(2005), Mitigating the impact of hospital restructuring on nurses : The responsibility of emotionally intelligent leadership. *Nursing Research,* 54(1), pp. 2-12.

Davis, K.(1981), Human Relations at Work, 3rd ed., McGraw-Hill, p. 5; R. M. Hodget(1996), Modern Human Relations at Work, 6th ed., The Dryden Press, p. 4.

Denison, D. R.(1990), Corporate culture and organizational effectiveness, New York: John Wiley and Sons.

DeRue, D. S. & Wellman, N.(2009), Developing leaders via experience : the role of developmental challenge, learning orientation, and feedback availability. *Journal of Applied Psychology*, 94(4), pp. 859-875.

Dey, J. G. & Hill, C.(2007), Behind the Pay Gap. Washington, DC : American Association of University Women Educational Foundation.

Dienemann, J. & Shaffer C.(1993), Nurse manager characteristics and skills : Curriculum implications. *Nursing Connections*, 6, pp. 15-23.

Doran, G. T.(1981), There' s a S.M.A.R.T. way to write management' s goals and objectives. *Management Review*, 70, pp. 35-36.

Drucker, P. F.(1954), The practice of management. New York : Harper & Brothers.

Dricks, K. T., & Ferrin, D. L.(2002), Trust in leadership: Meta-analytic findings and implications for research and practice, *Journal of Applied Psychology*, 87. pp. 611-628.

Eagly, A. H. & Carli, L. L.(2007), Through the labyrinth : The truth about how women become leaders. Boston : Harvard Business School Press.

Edmondson, A.(1999), Psychological safety and learning behavior in work team s, *Administrative Science Quarterly*, 44, pp. 350-383.

Eisenberger, R., Armeli, S., Rexwinkel, B., Lynch, P. and Rhoades, L.(2002), "Reciprocation of perceived organizational support." *Journal of Applied Psychology*, 86(1), pp. 42-51.

Eisenberger, R., Huntington, R., Hutchison, S. & Sowa(1986), Perceived organizational support, *Journal of Applied Psychology*, 71, pp. 500-507.

Elling, R.(1980), Cross national study of health system, New Brunswick: Transaction-Inc.

Etzioni, A.(1961), A comparative analysis of complex organizations, New York: Free Press.

Festinger, L.(1957), A theory of cognitive dissonance, Evanston, Ill: Row-peterson.

Field, M. G.(1980), The health system and the policy: A contemporary American dialectic. *Social Science and Medicine*, 14A, pp. 397-413.

Fiedler, F. E.(1967), A theory of leadership effectiveness. New York : McGraw-Hill.

Frenk, J.(1994), Dimensions of health care reform, *Health Policy*, 27(1), pp.19-34.

Garman. A. N. & Tyler, J. L.(2004), CEO succession planning in freestanding U .S. hospitals : Final report. a report submitted to the American college of healthcare executives retrieved from http: //www.ache.org/PUBS/ Research/ Succession Rprt04. pdf.

Gilmartin, M. J. & D'Aunno, T. A.(2007), Leadership in research in health care: A review and roadmap. *Academy of Management Annald*. 1, pp. 387-438.

Gini, A.(1998), Moral leadership and business ethics, in C. B. Ciulla(ed), Ethics the heart of leadership, Quorum Books, Westport, CT.

Goffe, R. & Jones, G.(2005), Managing authenticity, *Harvard Business Review*, 83(12), pp. 86-94.

Goleman, D.(1995), Emotional intelligence: Why it can mattermore than IQ, New York, Bantam Books.

Gouldner, A. W.(1960), The norm of reciprocity: A preliminary statement, *American Sociological Review*, 25(2), pp. 161-177.

Griffi th, J. R., Warden, G. L., Neighbors, K. & Shim, B.(2002), A new approach to assessing skill needs of senior managers. *Journal of Health Administration Education*, 20(1), pp. 75-98.

Hackman, J. R.(1987), The design of work teams. In J. Lorsh(Ed), Handbook of organizational behavior, New York: Prentice-Hill.

Hall, D. T.(2001), Careers in and out of organizations, Foundations for Organiz ational Science.

Hansen, H. E., Woods, C. Q., Boyle, D. K., Bott, M. J. & Taunton, R. L. (1995), Nurse manager personal traits and leadership characteristics. Nursing Administration Quarterly, 19, pp. 23-25.

Hasenfeld, Y.(1983), Human service organizations, Englewood Cliffs, NJ: Prentice-Hall.

Harvey, D. F. and Brown, D. R(1992), An experiential approach to organization development, A Working Paper, University Maryland.

Heifetz, R. A.(1994), Leadership without easy answers. Cambridge, MA : Belknap Press of Harvard University Press.

Herzberg, F.(1966), Work and the nature of man, World Publishing Co.

Herzberg, F.(1987), One more time: How do you motivate employees? *Harvard Business Review,* 65, pp. 109-120.

Hersey, P & Blanchard, K. H(1982), Management of organizational behavior : *Utilizing Human Resources,* 4th ed., Prentice-Hall, Inc.

Homans, G. C.(1961), Social behavior: Its elementary forms: NY: Harcourt, Brace, and World.

Hooijberg, R., Hunt. J. G., Antonakis, J., Boal, K. B., & Lane, R.(2007), Introduction. in R. Hooijberg, J. G. Hunt, J. Antonakis, K. B. Boal & R. Lane (Eds.), Being there when you are not: Leading through strategy, structures, and systems, pp. 1-9. Amsterdam: Elesvier Science.

Houser. J.(2003), A model for evaluating the context of nursing care delivery. *Journal of Nursing Administration*, 33(1), pp. 39-47.

Howell, J. M., & Avilio, B, J.(1993), Transformational leadership, transactional leadership, locus of control and support for innovation: Key predictors of consolidated business unit performance, *Journal of Psychology*, 78, pp. 891-902.

Institute of Medicine(2001), Crossing the quality chasm : A new system for the 21st century.

Institute of Medicine.(2004), Keeping patients safe: Transforming she work environment of nurses. Washington, DC: National Academy Press.

Ivanchevich, J. M. & McMahon, J. T.(1982), The effect of goal-setting, external feedback and self-generated feedback outcome variables: A field experiment, *Academy of Managent Journal*, 25(2), pp. 359-372.

Janssen, O.(2003), Innovative behavior and job involvement at price of conflict and less satisfactory relations with co-workers, *Journal of Occupational and Organizational Psychology*, 73(3), pp. 347-364.

Jenkins, L. S. & Ladewig, N. E.(1996), A self-efficacy approach to nursing leadership for shared governance. *Nursing Leadership Forum*, 2, pp. 26-32.

Johnson, D. and Johnson, F.(1991), Joining together: group theory and group skills, Prentice Hall: Eaglewood Cliffs, New Jersey.

Jones, L. C., Guberski, T. D. & Soeken, K. L.(1990), Nurse practitioners : leadership behaviors and organizational climate. *Journal of Professional Nursing*, 6, pp. 327-333.

Kan, M. M. &. Parry, K. W.(2004), Identifying paradox : a grounded theory of leadership in overcoming resistance to change. *Leadership Quarterly*, 15, pp. 467-491.

Kanfer, R. & Ackerman, P. L.(2004), Aging adult development and work motivation, *Academy of Management Review*, 29(3), pp. 423-439.

Katz, N.(2001), Getting the most out of your team, *Harvard Business Review*, 79, p. 22.

Kellerman, B.(2008), Followership: How followers are creating change and changing leaders. Boston: Harvard Business School Press.

Kelly, H. H.(1971), Attribution in social interaction, Morristown, N.J.: General Learning Press.

Kelley, R. E.(1988), In praise of followers. *Harvard Business Review*, 66(6), pp. 142-148.

Klein, K. J., Ziegert, J. C., Knight, A. P., & Xiao, Y.(2006), Dynamic delegation : Shared, hierarchical and deindividualized leadership in extreme action teams. *Administrative Science Quarterly*, 51, pp. 590-621.

Kleinman, C.(2003), Leadership roles, competencies and education : How prepared are our nurse managers? *Journal of Nursing Administration*, 33(9), pp. 451-455.

Knowles, J. H.(1977), Doing better and feeling worse: Health in the united states, New York: W. W. Notorn & Company.

Koh, W. L., Steers, R. N., & Terborg, J. R.(1995), The effects of transformational leadership on teacher attitudes and student performance in Singapore, *Journal of organizational Behavior*, 16, pp.319-333.

Koontz, H., O' Donnell, C., Weihrich H.(1984), Management, 8th ed, McGraw-Hill, pp. 37-38.

Kotter, J. P.(1996), Leading change. Boston : Harvard Business School Press.

Kotter, J. P. & Schlesinger, A.(1979), Choosing strategies for change, *Harvard Business Review*, March-April, p. 111.

Kotter, J. P. & Heskett, J. L.(1992), Corporate culture and performance, New York: Free Press.

Landy, F. G. & Conte, J. M.(2004), Work in the 21st century : An introduction to industrial and organizational psychology. Boston : McGraw-Hill.

Laswell, H.(1948), The structure and function of communication in society, In L. Bryson (Ed.), The communication of ideas, New York: Harper.

Lessem, R.(1990), Meaning Corporate Culture, Gower, p. 31.

Letts, C. W., Ryan, W. P. & Grossman, A.(1999), High performance nonprofit organizations. Managing upstream for greater impact. New York : John Wil.

Lewin, K.(1951), Field Theory of Social Science, New York: Harper Torch Books, pp. 60-64.

Liberman, R. P., Hilty, D. M., Drake, R. E., & Tsang, H.(2001), Requirement for multidisciplinary teamwork in psychiatric rehabilitation, *Psychiatric Services*, 52(10), pp. 1331-1342.

Light, D.W.(2000), The Sociological Character of Healthcare Market, In Albrecht, pp. 394-408.

Locke, E. A.(1976), Personal attitude and motivation, *Annual Review of Psychology*, 26, pp. 457-480.

Longest, B. B., Jr., Rakich, J. S. & Darr, K.(2000), Managing health services organizations and systems, 4th ed., Baltimore : Health Professions.

Longst, B. B., Jr., & Young, G.(2006), Coordination and communication, In health care management: organization design and behavior, 5th ed., Delmar Cengage Learning.

Lynch, P. D., Eisenberger, R., & Armeli, S.(1999), Perceived organizational support: Inferior versus superior performance by wary employees, *Journal of Applied psychology*, 84, pp. 467-483.

March, J. G. & Simon, H. A.(1958), Organizations. New York : John Wiley.

Marquardt, M. J.(1996), Building the learning organization, New York: McGraw-Hill. p. 226.

Maslow, A. H(1943), A theory of human motivation, *Psychological Review*, 50, pp. 370-396

Mcallister, D. J.(1995), Affect and cognition-based trust as foundations for interpersonal cooperations in organizations, *Academy of Management Journal*, 38, pp. 24-59.

McCall, M. W., Lombardo, M. M. & Morrison, A. M.(1988), The lessons of experience : How successful executives develop on the job. *New York : Free Press.*

McClelland, D I.(1961), The achieving society, Princeton, NJ: Van Nostrand.

Mcdonald, D. and Smith, A.(1995), A proven connection: performance management and business result, *Compensation and Benifits Review*, 27, pp. 59-64

McGregor, M.(1960), The human side of enterprise, New York: Mcgraw-Hill Book Company.

Meyer, J. P. & Allen, N. J.(1984), A Three-component conceptualization of organizational commitment, *Human Resource Management Review*, 1, pp. 61-89.

Meyer, R. C. and Schoorman, F. D.(1998), Differentiating antecedents of organizational commitment a test of march and simon's model, *Journal of Organiztional Behavior,* 19, pp. 15-28.

Minzberg, H.(1970), The structure of organization, Prentice-Hall Inc., pp. 83-84.

Moorman, R. H., & Niehoff, B. P.(1998), Does perceived organizational support mediate the relationship between procedural justice and organizational citizenship behavior? *Academy of Management Journal*, 41, pp.351-357.

Morgeson, F. P., DeRue, D. S. & Karam, E. P.(2010), Leadership in teams : A functional approach to understanding leadership structures and processes. *Journal of Management,* 36, pp. 5-39.

Mowday, R. T., Porter, L. W. & Steers, R. M.(1982), Employee-organization linkages: the psychology of commitment, absenteeism and turnover, New York: Academic Press.

Mumford, M.D., & Marks, M., Connelly, M. S., Zaccaro, S. J., Reiter-Palmon, R.(2000), "Leadership skills: Conclusions and future directions," *Leadership Quarterly*, 11, pp.155-170.

Munoz, C., & Luckmann, J.(2005), Transcultural communication, Clifton Park, NY: Thomson Delmar Learning.

Nadler, D. A.(1977), Feedback and organizational development: Using data based methods, reading mass, Addison-Wesley.

Nelson, E. C., Batelden, P. B., Huber, T. P., Mohr, J. J. Godfrey, M. M., Headdrick, L. A., & Wasson, J. H.(2002), Microsystems in health care: Part 1. learning from high-performing front-line clinical units, *Joint Commission Journal on Quality Improvement*, 28(9), pp472-493.

Nembhard, I. M. & Edmondson, A. C.(2006), Making it safe : The effects of leader inclusiveness and professional status on psychological safety and improvement efforts in health care teams. *Journal of Organizational Behavior*, 27(7), pp. 941-966.

O' Connor, S. J. & Lanning, J. A.(1992), The end of autonomy? Reflection on the post-professional physician, *Health Care Management Review*, 17(1), pp. 63-72.

O'Reilly III, C. and Chatman(1986), J. Organizational commitment and psychological attachment; The effects of compliance, identification and internalization on pro-social behavior, *Journal of Applied Psychology*, 71, pp. 492-499.

Organ, D. W.(1988), Organizational citizenship behavior: The good soldier syndrome, Lexington, MA: Lexington Books.

Parker, S. R.(1998), The society of industry, Asian Edition, pp. 100-102.

Pascarella, P.(1997), Compensating teams, *Across the Board*, February, pp.16-22.

Pavlov, I. P.(1941), Conditioned reflexes and psychiatry, New York: International Publishers.

Patricia A. Hamilton(1984), Health care consumerism, The C. V. Mosby Company.

Patricia Kelly(2008), Nursing leadership & management, 2nd ed., Delmar Cengage Learning.

Peterson, D.(1991), Teamwork: new management ideas for the nineties, London: Victor Gollancz, p. 108.

Petrock, F(1990), Five stages of team development, *Executive Excellence*, 7(6), pp. 9-10.

Pfeffer, J.(1977), The ambiguity of leadership, *Academy of Management Review*, 2, pp. 104-112.

Pfeffer, J.(1988), The human equation: building profits by putting people first, Boston: Havard Business School Press.

Pollack, M. M. & Koch, M. A.(2003), Association of outcomes with organizational characteristics of neonatal intensive care units. *Critical Cave Medicine*, 31(6), pp. 1620-1629.

Porter, M(1980), Competitive strategy, New York: Free Press.

Poter, L. W., Steers, R. M., Mowday, R. T., and Boulian, P. V.(1974), Organizational commitment, job satisfaction and turnover among psychicians, *Journal of Applied Psychology,* 59, pp. 603-609.

Rhoades, L. & Eisenberger, R(2002), Perceived organizational support: A review of the literature, *Journal of Applied Psychology,* 87, pp. 698-714.

Richard, M. D.(1978), Organizational goal structures, St. Paul, Minn: West.

Riedel, J., Nebeker, D and Cooper, B.(1988), The influence of monetary incentives on goal choice, goal commitment, and task performance, *Organizational Behavior and Human Decision Processes*, 42, pp.155-180.

Robbins, S. P.(1991), Organizational behavior: concepts, controversies, and applications, Prentice Hall: Englewood Cliffs, New Jersey.

Robbins, S. P.(2002), Management, 7th ed., Prentice-Hall, p. 38.

Robbins, S. P. & Judge, T. A.(2010), Essentials of organizational behavior, 10th ed., Upper Saddle River, NJ: Pearson Prentice Hall.

Roemer, M. I.(1991), National health system of the world: The countries, 1st., New York; Oxford University of California Press.

Roethlisberger, F. J., & Dickson, W. J.(1939), Management and the worker, Cambridge, MA: Harvard University Press.

Rokeach, M.(1968), Beliefs, attitudes, and values, Sanfrancisco, CA:Jossey-Bass, Inc., pp. 156-178

Rousseau, D. M.(1989), Psychological and implied contracts in organizations, *Employee responsibilities and Rights Journal,* 2, pp. 121-139.

Rush University Medical Center(2008), Reduced emergency room visits for elder ly patients attributed to virtual health care team approach, *Diabetes We ek*, May, p. 222.

Schein, E. H.(1985), Organizational culture and leadership: A dynamic view.

San Francisco : Jossey — Bass.

Schofield, R. F. & Amodeo, M.(1999), Interdisciplinary teams in health care and human services settings : Are they effective? *Healllth& Social Work,* 24(3), pp. 210-219.

Senge, P.(1990), The leader' s new work : Building learning organizations. *Sloan Management Review*, 32(1), pp. 7-23.

Shore, L. M. & Shore, T. H.(1995), Perceived organizational support and organizational justice, In R. S. Cropanzano, & K. M. Kacmar(Eds.), Organizational politics, justice, and support: Managing the social climate of the workplace, pp. 149-164.

Shore, L. M. & Tetrick, L. E.(1991), A construct validity study of the survey of perceived organizational support, *Journal of Applied Psychology,* 76, pp. 637-643.

Shortell, S. M., Arnold D. Kaluzny(2006), Health care management, 5ed., Thomson.

Shortell, S. M, Zimmerman, J. E. Rousseau, D. M., Gillies, R. R., Duffy, J.(199 4), The performance of intensive care units: Does good management m akes difference? Medical Care, 32, pp. 508-525.

Siguaw, Judy, A. and James Brown, and Robert E. Widing, II.(1994), The Influence of the market orientation of the firm on sales force behavior and attitudes, *Journal of Marketing Research*, Vol.31, pp. 106-116.

Skinner, B. F.(1953), Science and human behavior, New York: Free Press.

Skinner, B. F.(1981), Selection by consequences, *Science*, 213, pp. 501-504.

Smith, B., Organ, D. W., & Near, J. P.(1983), Organizational citizenship behavior its nature and antecedents, *Journal of Applied Psychology*, 68, pp. 774-780.

Smith, W. R.(2000), Evidence for effectiveness of techniques to change physician behavior, *CHEST*, 118(2), pp. 88-178.

Steers, R. M.(1981), Introduction to Organizational Behavior, Good Years

Publishing Co. Inc., Santa Monica, California, p. 286.

Stogdill, R. M.(1948), Personal factors associated with leadership: A survey of the literature, *Journal of applied Psychology*, 32, pp. 35-71.

Stoller, J. K.(2008), Developing physician-leaders : Key competencies and available programs. *Journal of Health Administration Education*, 25(4), pp. 307-328.

Stott, K, & Walker, A.(1995), Teams - Teamwork & teambuilding, Prentice Hall Inc., p. 62.

Suter, L. E. & Miller, H. P.(1973), Income differences between men and career ,women, *American Journal of Sociology*, 78(4), pp. 962-974.

Studer, Q.(2003), Hardwiring excellence, Gulf Breeze, FL: Fire Starter.

Swieringa, J., & Wierdsma, A. F. M.(1992), Becoming a learning organization: Beyond the learning curve, New York: Addison Wesley.

Szilaggi, Jr., A. D. & Wallace, Jr., M. J.(1987), Organizational behavior and performance, Scott Foreman and Company.

The MD. Factor, Crossroads(1997), New directions in healthcare management, *A Supplement to Hospitals & Health Networks*, November.

Thorndike, E. L.(1911), Animal intelligence, New York: Macmillan.

Tichy, N. M., & Ulrich, D. O.(1984), The leadership challenge—a call for the transformational leader. *Sloan Management Review*, 26(1).

Urwick, L.(1956), The golden book of management, London Newman Neame Limited, p. 7.

Viswesvaran, C., Deshpande, S. P., & Joseph, J.(1998), Job satisfaction as a function of top management support for ethical behavior, *Journal of Business Ethics*, 15(10), pp. 1065-1069.

Vroom, V. H.(1964), Work and motivation, New York: John Wiley & Sons, Inc.

Washington, DC : National Academy Press.

Wayne, S. J. & Shore, L. M. & Linden, R. C.(1997), Perceived organizational support and leader-member exchange: A social exchange perspective,

Academy of Management Journal, 40, pp. 82-111.

Weaver, G. R., & Trevino, L. K.(1999), Corporate ethics programs as control s ystems: Influence of executive commitment and environmental factors, *Academy of Management Journal*, 42(1), pp. 41-57.

Webster Synthia(1992), What kinds of marketing culture in your service firm? An adult, *The Journal of Service Marketing*, 6(2). Spring. pp. 54-67.

Weick, K. E.(1993), The collapse of sensemaking in organizations : The mann gulch disaster. *Administrative Science Quarterly*, 38(4), pp. 628—652.

Wessel-Krejci, J. W. & Malin, S.(1997), Impact of leadership development on competencies. *Nursing Economics*, 15, pp. 235-241.

WHO(2005), Traditional medicine strategy, WHO.

Wiecha, J. & Pollard, T.(2007), The interdisciplinary eHealth team: Chronic car e for the future, *Journal of Medical Internet Research Electronic Resour ce*, 6(3), Sept.

Wittgenstein, L.(1973), Philosophical investigations, New York: Prentice Hall.

Wong, C. A. & Cummings, G. G.(2007), The relationship between nursing leadership and patient outcomes : A systematic review. *Journal of Nursing Management*, 15, pp. 508-521.

Woodcock, M.(1989), Team development manual, 2nd ed., Gower: Brookfield, Vermont.

Yammarino, F. J., Dubinsky, A. J., Comer L. B., & Jolson, M. A.(1997), Women and transformational and contingent reward leadership: A multiple-levels-of analysis perspective, *Academy of Management Journal*, 40, pp. 205-222.

Yukl, G. A.(2006), Leadership in organizations, 6th ed., Upper Saddle River, NJ : Pearson Prentice Hall.

Yun, S., Faraj, S. & Sims, J. H. P.(2005), Contingent leadership and effectiveness of trauma resuscitation teams. *Journal of Applied Psychology,* 90(6), pp. 1288-1296.

【저자 소개】

안상윤(安相閏)

- 충남대학교 사회학사
- 충남대학교 경영학박사
- 현재) 건양대학교 병원경영학과 교수

의료서비스 리더십

2019년 6월 20일 초판 인쇄
2019년 6월 25일 초판 발행

저자와의 협의하에 인지생략

저 자 안상윤
발행인 추일재
발행처 비즈프레스

서울시 강동구 천호 359-23
E-mail : bizpress@hanmail.net
등록 : 2006년 11월 27일 제324-2006-0044호
전화 : (02) 309 - 5356 / 010-3300-8981

정가 35,000원
ISBN 979-11-86331-52-1 (93320)

이책의 무단 전재 또는 복제행위는 저작권법 제98조에 의거, 5년이하의 징역 또는 5,000만원 이하의 벌금에 처합니다.